ஆண்டவன்
ஆபரணம் ஆன்மீகம்

ஆக்கம்: ஜயந்திநாதன்

TANEESHA
PUBLISHING

ISBN : 9788169244435
Edition : First, April 2026
Title : Yoga Vasishtam
Author : Jayanthinathan

Published by

TANEESHA PUBLISHING

An Imprint of **Taneesha and Prachi NextGen Publication**

Regd. Address: Plot No. 48, Khasra No. 646, Road No. 2,
Suman Nagar, Haridwar, Uttarakhand – 249402, India
Website : www.taneeshapublishing.com
E-mail : support@tpnextpub.com
Phone : +91 9760418103

Printed by :
Manipal Technologies Limited, Bengaluru - 560001, Karnataka

ஆண்டவன் ஆபரணம் ஆன்மீகம்

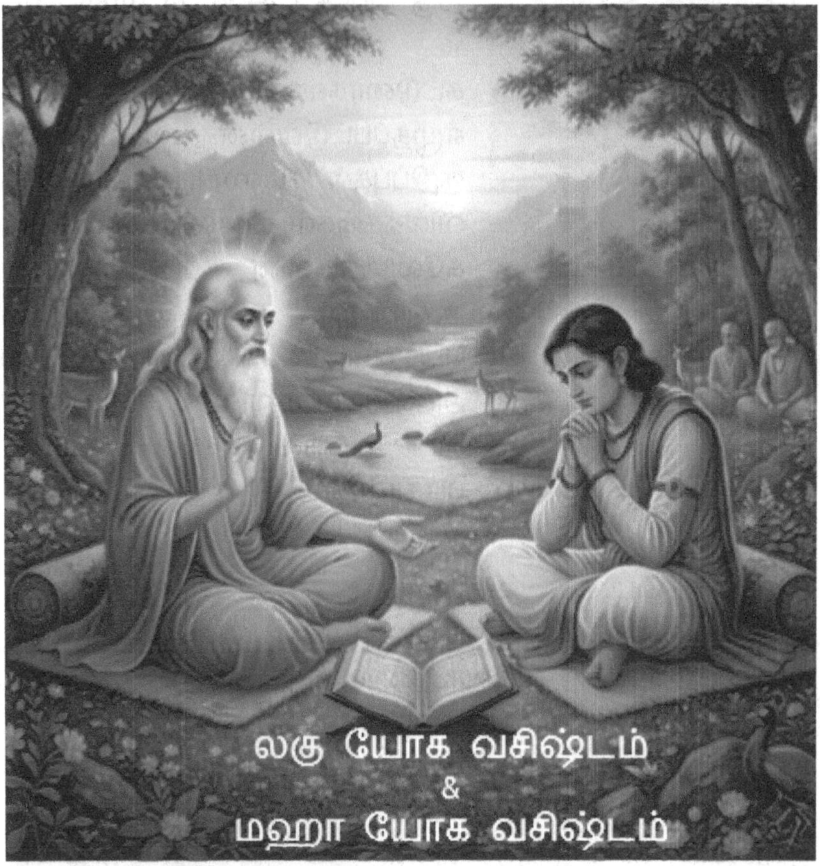

ஆக்கம்: ஜயந்திநாதன்

பிரசுரம்:

TANEESHA PUBLISHING

லகு யோக வசிஷ்டம் & மஹா யோக வசிஷ்டம் பற்றிய தகவல்கள்:

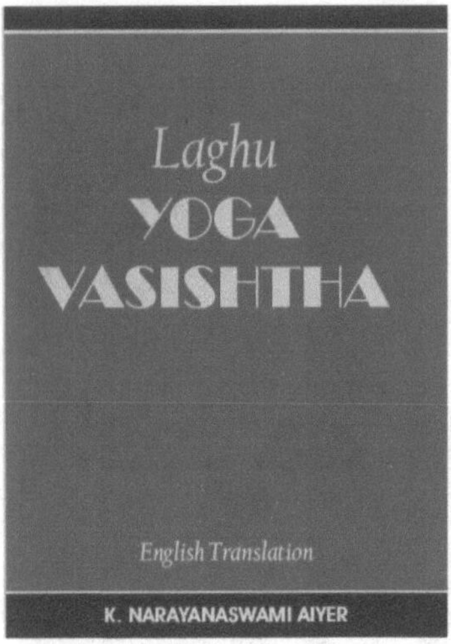

லகு யோக வசிஷ்டம் முழுவதும் 10 அத்தியாயங்களில் கட்டுரைகளாக முதல் நூலில் எழுதப்பட்டுள்ளன. பல விளக்கக் குறிப்புகள், சம்ஸ்கிருத வார்த்தை விளக்கங்கள், மூல சம்ஸ்கிருத சுலோகங்களின் அர்த்தங்கள் ஆகியவை இதில் இடம் பெற்றுள்ளன. இந்த 10 அத்தியாயங்களின் கட்டுரைகள் தான் இந்த முதல் நூலின் பிரதான்யம்.

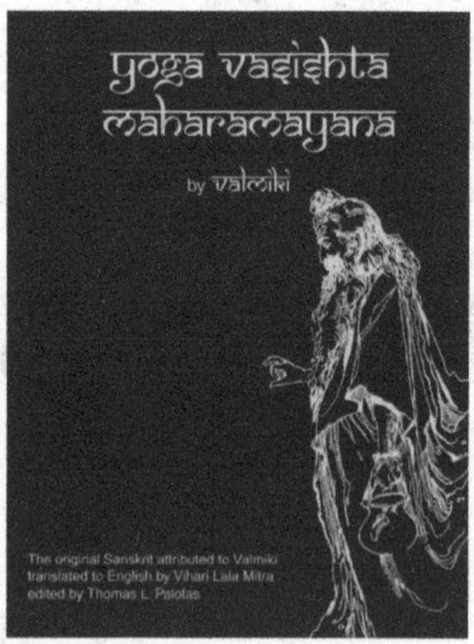

மஹா யோக வசிஷ்டம் என்பது ஒரு பெருங்கடல். அதில் சில வசிஷ்டரின் விளக்கங்கள் மிகவும் சிறப்பாகவும் மனத்தைக் கொள்ளை கொள்ளும் அளவுக்கு இருக்கின்றன. ஆகையால் அவைகள் 8 அத்தியாயங்களில் இரண்டாவது நூலாக இடம் பெற்று அவைகள் ரத்தினமாக வாசகர்களின் மனத்தை அலங்கரிக்கும் என்று நம்புகிறேன். முகவுரை - விளக்கவுரை ஆகியவையும் மூல சம்ஸ்கிருத கருத்துக்களைப் புரிய உதவும்.

இந்த நூல் பற்றி மேலும் சில தகவல்கள்:

முதல் நூலான லகு யோக வசிஷ்டக் கட்டுரைகளுக்கு மூலாதாரம் லகு யோக வசிஷ்டம் என்ற ஆங்கில நூலாகும். லகு யோக வசிஷ்டம் மூல சம்ஸ்கிருத வால்மீகி ராமாயணத்தின் ஆரம்பத்தில் வரும் பெருமை பெற்றது. அதை ஆங்கிலத்தில் மொழி பெயர்த்தவர் திரு. கே. நாராயண ஸ்வாமி அய்யர்.

.இந்த என் முதல் நூலின் கட்டுரைகள் அந்த ஆங்கில நூலின் அடிப்படையில் தழுவலான தமிழ் மொழிபெயர்ப்பு என்றால் மிகையாகாது. ஆகையால் முதற்கண் திரு. கே. நாராயண ஸ்வாமி அய்யருக்கு என் மனமார்ந்த நன்றியைத் தெரிவித்துக் கொள்கிறேன்.

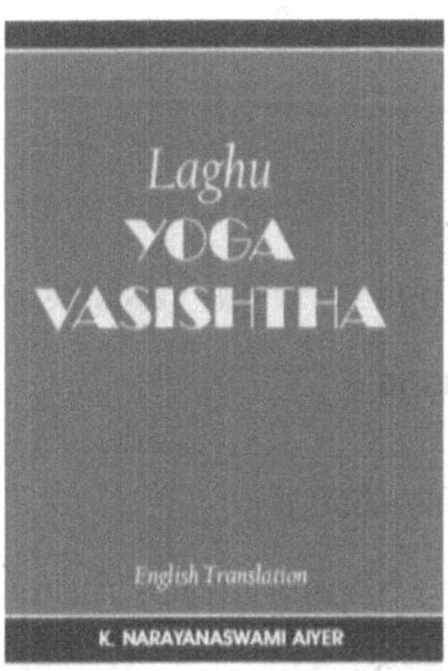

திரு. நாராயண ஸ்வாமி அய்யர் நூலின் மின் வலை இணைப்பு:

https://estudantedavedanta.net/laghu-yoga-vasishta-english-translation.pdf

(6000 ஸ்லோகங்கள் கொண்டது லகு யோக வசிஷ்டம்)

இத்துடன் சில ஆங்கில - தமிழ் நூல்களும் எனக்கு உதவியுள்ளன. அதன் விவரம் இதோ உங்கள் பார்வைக்கு:

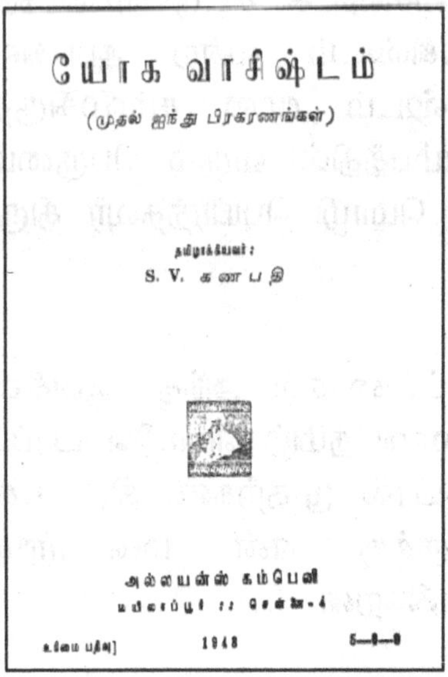

1. யோக வாசிஷ்டம் - தமிழாக்கியவர்: S. V. கணபதி -

மின் வலை இணைப்பு:

https://archive.org/details/in.ernet.dli.2015.384614/page/n3/mode/2up

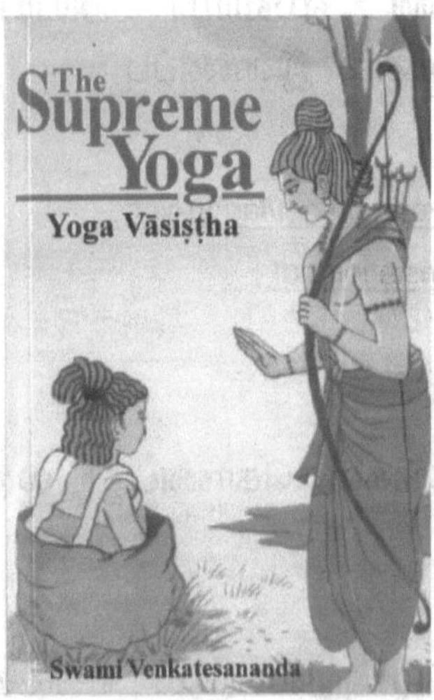

2. The Supreme Yoga - Yoga Vasistha by Swami Venkatesananda

மின் வலை இணைப்பு:

https://vinaire.me/wp-content/uploads/2021/09/instapdf.in-the-supreme-yoga-vasistha-769.pdf

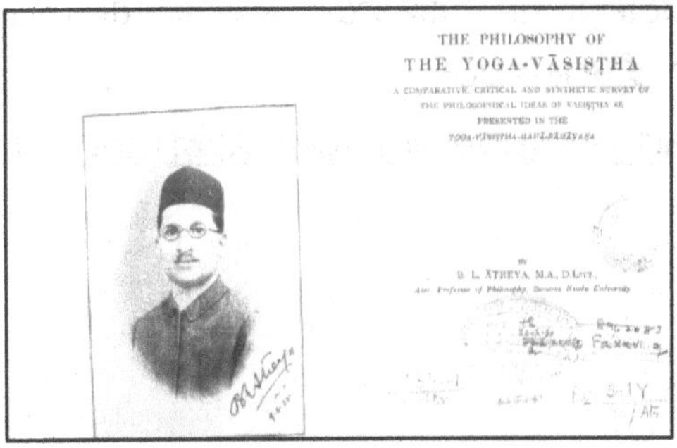

3. THE PHILOSOPHY OF THE YOGA-VASISTHA BY B. L ATREYA

மின் வலை இணைப்பு:

https://archive.org/details/in.ernet.dli.2015.274323/page/n3/mode/2up

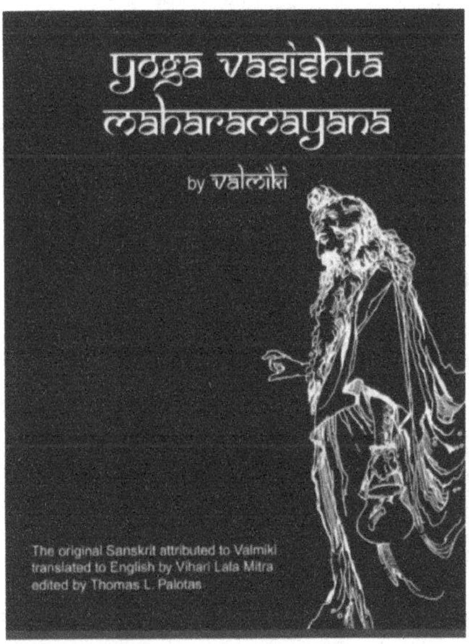

4. மஹறா யோக வசிஷ்டம்

(32,000 ஸ்லோகங்கள் கொண்டது)

மின் வலை இணைப்பு:

https://ia903205.us.archive.org/10/items/YogaVasishtaOfValmikiValmiki/Yoga%20Vasishta%20of%20Valmiki%20-%20Valmiki.pdf

5. மஹா யோக வசிஷ்டம் (32,000 ஸ்லோகங்கள் கொண்டது.) மின் வலை இணைப்பு:

https://www.wisdomlib.org/hinduism/book/yoga-vasistha-english/d/doc117996.html

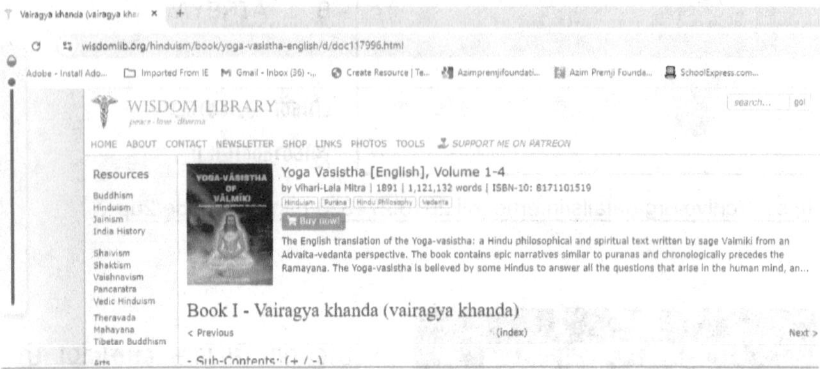

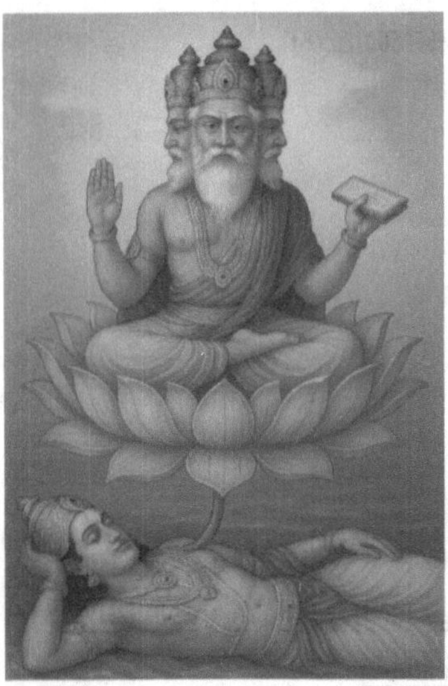

6. ChatGPT

Artificial Intellegence Tool.

மின் வலை இணைப்பு:

https://chatgpt.com/c/680a4689-f6c8-8006-8333-1fc822c45c0d

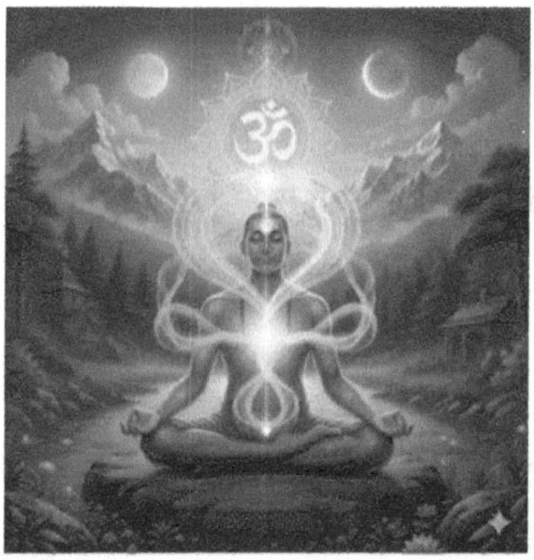

7. GEMINI - Artificial Intelligence Tool

மின் வலை இணைப்பு:

https://gemini.google.com/app

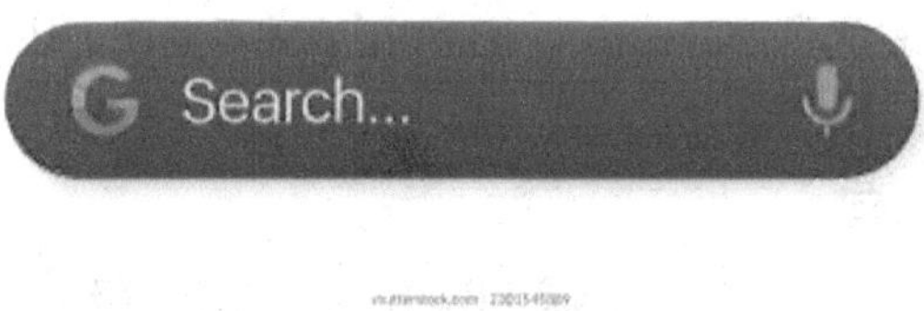

8. கூகுல் தேடுதல் எஞ்சின்

மின் வலை இணைப்பு:

https://www.google.com/?zx=1757947575282&no_sw_cr=1

9. GO Tamil Software: மின் வலை இணைப்பு :

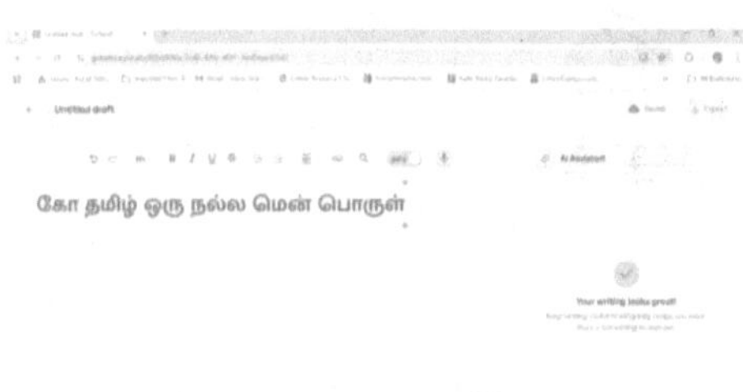

https://www.gotamil.in/drafts/f8bd608a-2c48-49fa-a697-3ea8eaed2362

இந்த மின்வலை தமிழ் எழுத்துப் பிழைகளை நேர் செய்ய உதவியுள்ளது.

புத்தக வெளியீடு:

இந்த யோக வசிஷ்டம் நூலைச் சிறந்த முறையில் அச்சிட்டு வெளியிட்ட

TANEESHA PUBLISHING

அவர்களுக்கு என் நன்றியையும் பாராட்டுக்களையும் உரித்தாக்குகிறேன். அதன் வெளிப்பாடாக ஒரு பூச்செண்டு கொடுத்து வாழ்த்துகிறேன்.

- ஆசிரியர்: ஜயந்திநாதன்.

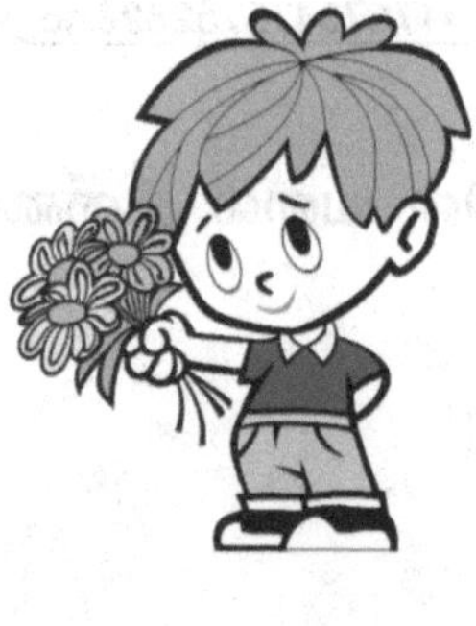

நூல் அர்ப்பணிப்பு

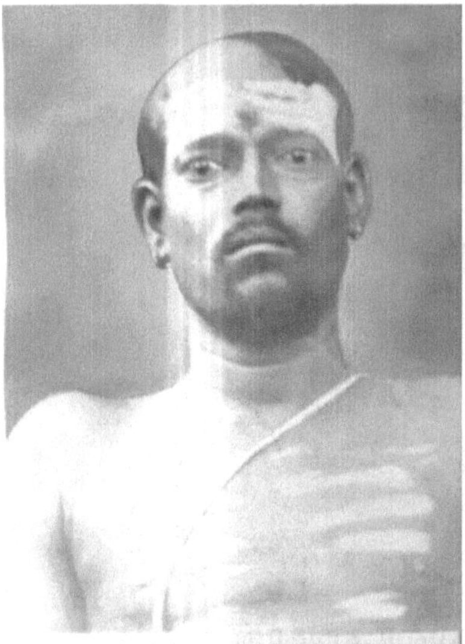

சுப்பிரமணிய அய்யர்

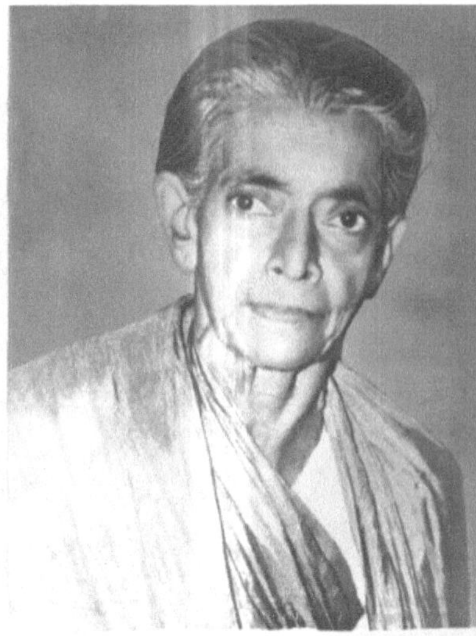

காந்திமதி அம்மாள்

அப்பா திருச்செந்தூர் முருக பக்தர். தினமும் விடி காலை - இரவு என்று கோயில் வழிபாடு. ஒவ்வொரு நாள் இரவும் முருகனை பள்ளியறை நேரம் வரை இருந்து வணங்கியவர். அவரை அவ்வூர் 'பக்தர்' என்றே அழைத்தது. அம்மா கர்மத்தில் தன்னை அர்பணித்த உழைப்பாளி. அவர் உழைப்பினால் படித்து, வேலை பெற்று வாழ்வில் நிலைத்தவர்கள் நான், என் அக்கா, என் அண்ணா ஆகியவர்கள். அம்மாவை எவ்வளவு போற்றி வணங்கினாலும் அது அம்மாவின் உழைப்பிற்கு ஒரு பொழுதும் ஈடாகாது. அந்த அன்புக் கடலான அப்பா, அம்மா இருவரையும் மீண்டும் மீண்டும் வணங்கி இந்தச் சிறு நூலை அவர்களுக்குச் சமர்பித்து அவர்களின் ஆசிகளை வேண்டுகிறேன்.

- ஜயந்திநாதன்.

என் நூலின் முதல் பிரதி அன்பளிப்பு

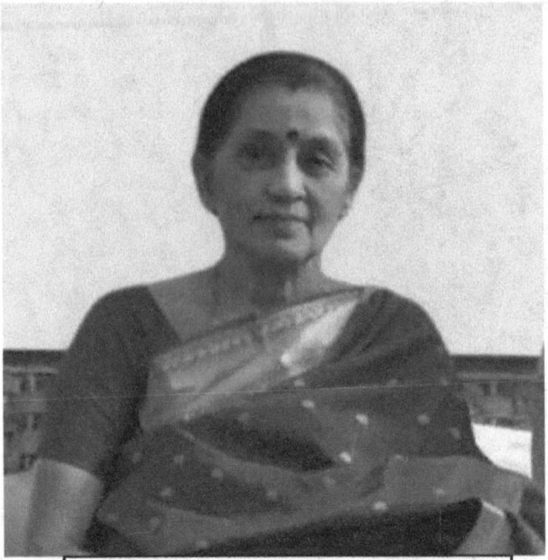

ஸ்ரீமதி வத்ஸலா சங்கரன்

சனாதன தர்ம வாழ்க்கை வாழ முக்கியமான அம்சம் இந்து மத கலாச்சாரத்தை முழுமனத்துடன் கடைப்பிடிக்கும் தூய உள்ளம் கொண்ட மனைவி அமைய வேண்டும். அந்த விதத்தில் நான் அதிர்ஷ்டசாலி.

எளிய வாழ்வையும், இனிமையாக வரவிற்குள் செலவு செய்வதையும் கடைப்பிடித்தவள் என் தர்ம பத்தினி. அற்புதமான உள்ளமும், செயலும், பக்தியும் உள்ள என் மனைவிக்கு ஏழாவது நூலாகப் பிரசுரமாகும் இந்த நூலையும் அன்பளிப்பாக அளித்து மனப்பூர்வமாக வாழ்த்துகிறேன்.

அதன் வெளிப்பாடாக ஒரு பூச்செண்டு கொடுத்து வாழ்த்துகிறேன்.

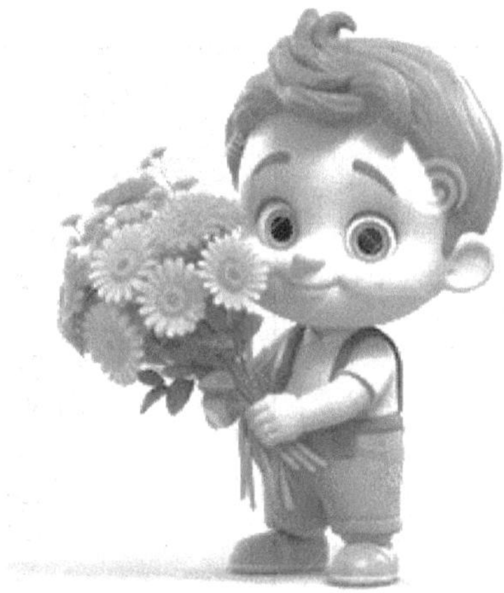

நான் என் மனைவிக்கு அன்பளித்த மொத்த ஏழு நூல்களும் கீழே பிரசுரிக்கப்பட்டுள்ளன.

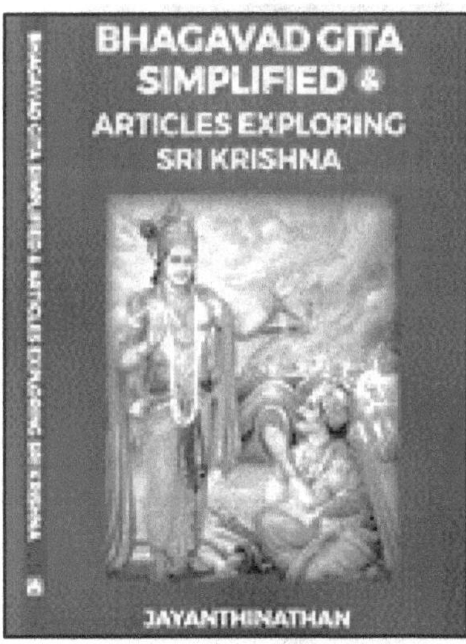

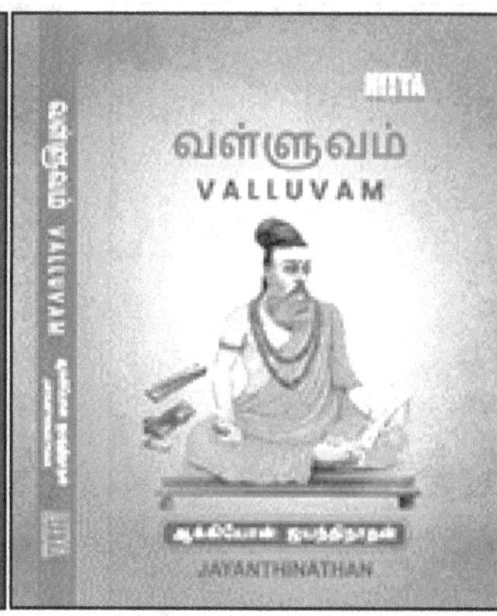

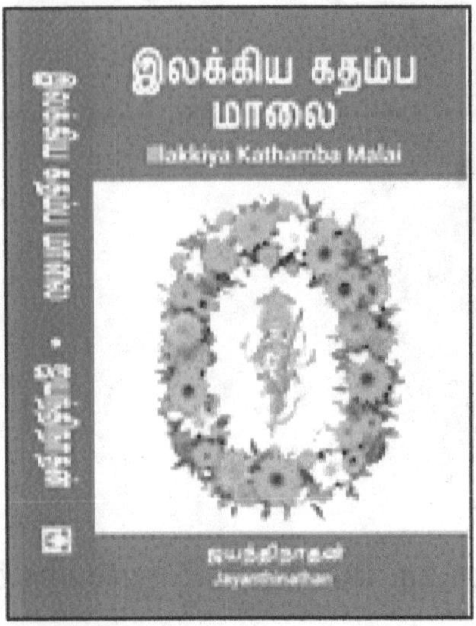
இலக்கிய கதம்ப
மாலை
Ilakkiya Kathamba Malai
ஜயந்திநாதன்
Jayanthinathan

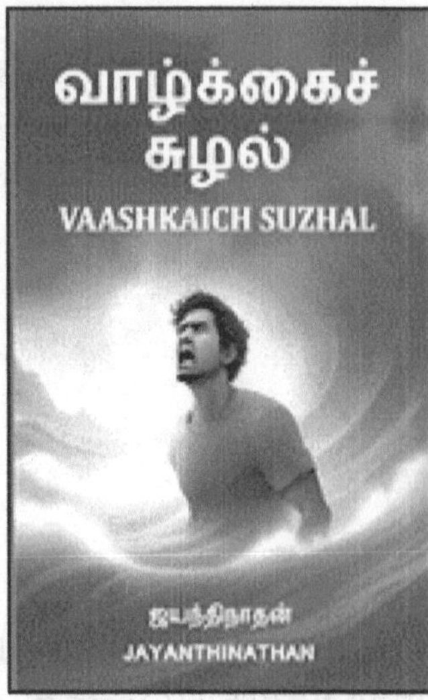
வாழ்க்கைச்
சுழல்
VAASHKAICH SUZHAL
ஜயந்திநாதன்
JAYANTHINATHAN

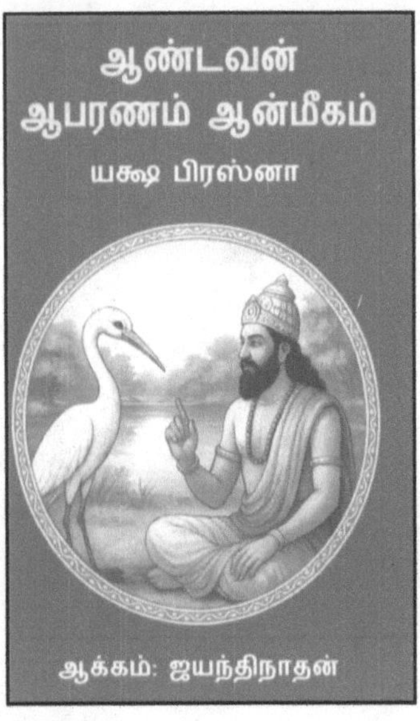
ஆண்டவன்
ஆபரணம் ஆன்மீகம்
யக்ஷ பிரஸ்னா
ஆக்கம்: ஜயந்திநாதன்

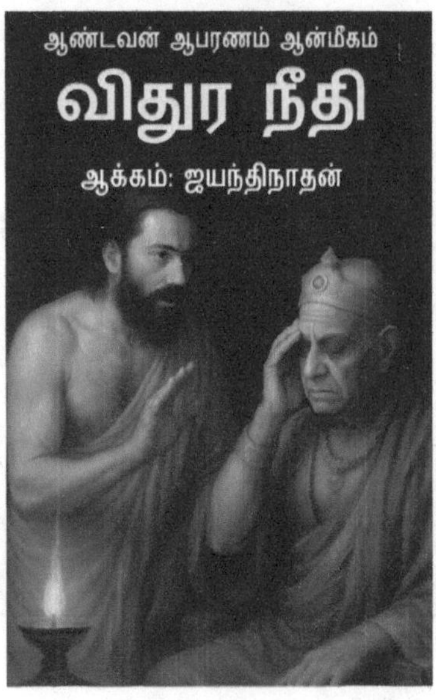
ஆண்டவன் ஆபரணம் ஆன்மீகம்
விதுர நீதி
ஆக்கம்: ஜயந்திநாதன்

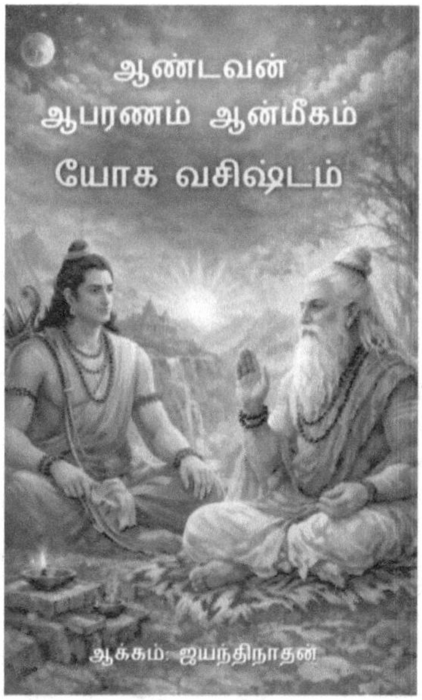

இது தவிர என் அண்ணாவின் இலக்கியப் படைப்புகள் இரண்டையும் நான் வெளியிட்டுள்ளேன். அதன் விவரங்கள் இதோ:

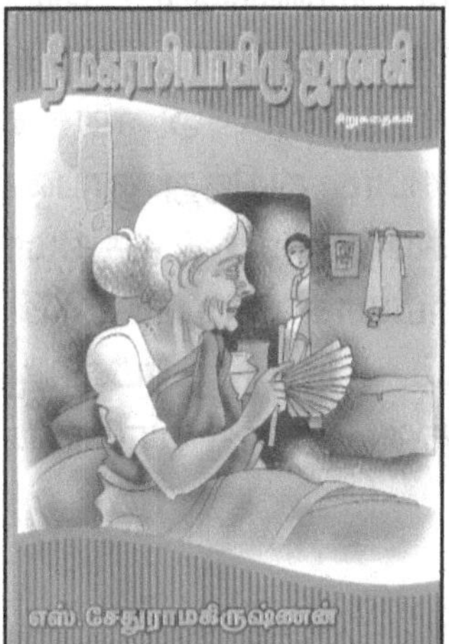

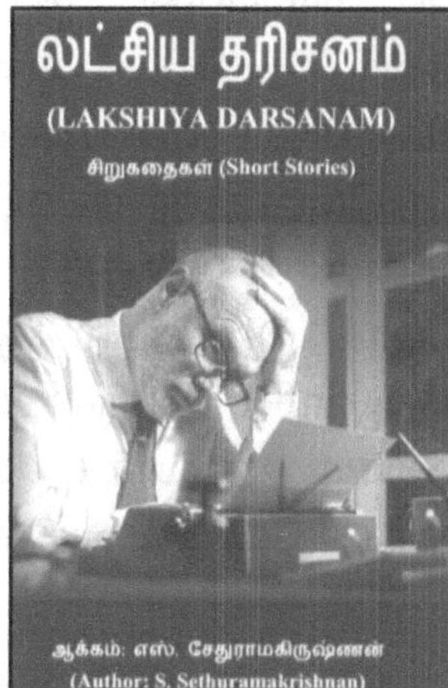

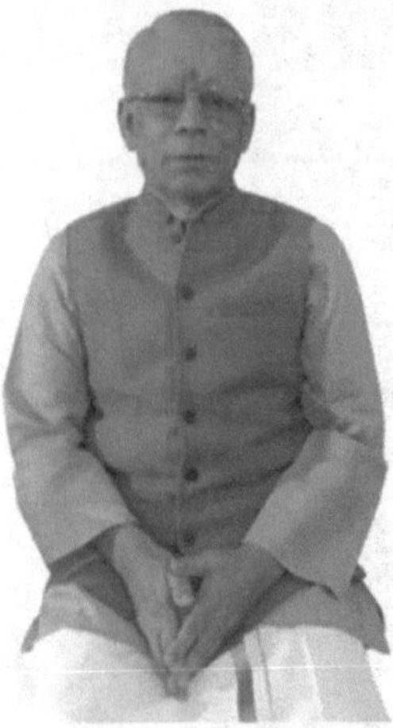

ஆசிரியர்: ஜயந்திநாதன்

ஆன்மீகம் ஆண்டவன் விரும்பி அணியும் ஆபரணமாகும். அது விலையுயர்ந்த அற்புதமான வைரம், வைடூரியம் போன்ற ரத்தினங்களான கற்களைக் கொண்டு தங்கத்தால் உருவாக்கப்பட்ட ஆபரணமாகும். அந்த ஆபரணம் ஆகம நூல்களையும், யோக சாத்திரங்களையும், வேதம் - உபநிடத - ராமாயண - இதிகாச புராணங்கள் - தோத்திரப் பாடல்கள் ஆகிய ஆன்மீக வழிகாட்டுதல்களுக்கு தோணியாகவும், ஏணியாகவும் உதவும் அனைத்தையும் மன உறுதியுடன் ஏற்று, வழிபாடாக துதித்து தூய்மையை ஆலிங்கனம் செய்து செயல்படும் பக்திமானால் ஸ்தூலமாக இல்லாமல் சூட்சுமமாக சிருஷ்டிக்கப் பட்ட அற்புத ஆன்மீக ஆபரணமாகும். அந்த ஆன்மீக ஆபரண மாலையை உருவாக்க பக்தன் தன் வாழ்நாளையே அர்ப்பணிக்க வேண்டி வரும்.

அப்படிப்பட்ட பக்தனின் ஆன்மீக மாலையை ஆண்டவன் ஏற்று, அணிந்து அவனுக்கு மோட்சம் அளிப்பான் என்பது

தான் யோக வசிஷ்டம் போதிக்கும் அருள் மொழியாகும்.

பக்தர்கள் பலவிதமானவர்கள். அவர்களில் இரு சிவனடியார்களைப் பற்றிச் சொல்ல விழைகிறேன்.

சிவ பெருமான் கொலு வீற்றிருக்கும் திருக்காளகஸ்தி மலையில் திண்ணன் என்ற வேடுவன் தன் கண்களையே அம்பால் பிடிங்கி உதிரம் சொட்டும் சிவபெருமானின் கண்களில் பொருத்திய திண்ணன் - கண்ணப்ப நாயனார் என்ற பக்திமானாக சிவபெருமானால் உருவானார். தன் கண்களையே தியாகம் செய்த சிவ பக்தர் தான் கண்ணப்பர். அவரின் தியாகம் பக்தியின் உச்ச கட்டமாகும்.

கல்வி இல்லை, ஆகம விதிகளைக் கடைப்பிடிக்க வில்லை, தனக்குத் தெரிந்த முறையில் 'அனுசிதம்' என்று அனுதினமும் சிவனுக்குப் பூஜை செய்யும் சிவாச்சாரியாரால் குற்றம் சாட்டப்பட்டாலும், சிவனுக்குப் பிரீதியான பக்தராகி - 63 நாயன்மார்களில் ஒருவராக கண்ணப்பரையே பக்தர்கள் வணங்கும் வண்ணம் செய்துவிட்டார் சிவன். கண்ணப்பரின் சிவனுக்கு வழங்கிய கண் தானம் ஆன்மீக செயலின் உச்ச கட்டமாகி அதுவே என்றும் ஜொலிக்கும் தியாக ஆன்மீக ஆரம் போல் சிவன் ஏற்றுக் கொண்டார்.

சமண மதத் தலைவராக இருந்த தருமசேனர் சைவ சமயத்திற்கு திருநாவுக்கரசர் அல்லது அப்பர் என்ற திருப்பெயருடன் மதம் மாற, அதனால் கோபம் கொண்ட சமண மதத்தவர்கள், அப்பரைக் கொல்ல - சுண்ணாம்புக் காளவாயில் இடும் தருணம் சிவ நம்பிக்கையில் 'மாசற்ற சோதி மலர்ந்தது' என்ற பாடலாலும், விஷத்தால் அப்பரைக் கொல்லும் போது 'நஞ்சமுகாக்கியவன்

அடியவர்க்கு அஞ்சேன்' என்று பாடியும், கடலில் அப்பரை ஓர் பெரிய கல்லை அவரின் இடுப்பில் கட்டி கடலில் எறியவும் அப்பர் சிவனிடம் முழு நம்பிக்கை கொண்ட பக்தராகப் பதிகம் பாட சிவனால் காக்கப்பட்டார்.

அப்போது அப்பர் பாடிய பதிகம்:

"சொற்றுணை வேதியன் சோதி வானவன்
பொற்றுணைத் திருந்தடி பொருந்தக் கைதொழக்
கற்றுணைப் பூட்டியோர் கடலிற் பாய்ச்சினும்
நற்றுணை யாவது நமச்சி வாயவே"

(பாட்டின் பொருள்: வேதங்களின் சொற்களுக்கு ஆதாரமாக உள்ளவனும், சோதியாக வானத்தில் நிறைந்திருப்பவனும், பொன் போன்ற சிவனின் தூய்மையான திருவடிகளை மனத்தால் நினைத்து கைகளால் தொழுவதால், கல்லைப் பூட்டி ஒரு கடலில் தள்ளினாலும், சிறந்த துணையாக வந்து காப்பாற்றுவது சிவனைத் துதிக்கும் 'நமச்சிவாய' என்னும் ஐந்தெழுத்து மந்திரமே.)

சிவனின் அருளால் கல்லே ஒரு தோணியாகி கடலில் மிதந்து அருகில் இருந்த திருப்பாப்புலியூர் கடற்கரையை அடைய, பத்திரமாகக் கரை சேர்ந்தார் அப்பர் என்ற சிவ பக்தர்.

அப்பரும் பல சிவஸ்தலங்களுக்குச் சென்று சிவனைக் குறித்துப் பாடிய பாடல்கள் தேவாரம் என்ற ஆன்மீக ஆரமாக உருவாகியது. அப்பரை தன் பக்தனாகவும், தன் நண்பனாகவும் ஏற்றுக் கொண்ட சிவபிரான் அந்த தேவார

ஆரத்தை மிகவும் பெருமையுடன் அங்கீகரித்து, தன் கழுத்தில் அணிந்து கொண்டார். இது ஒரு பக்தரின் நம்பிக்கையுடன் தீராத அன்பையும், பக்தியையும், நட்பையும் வெளிக்காட்டுகிறது.

கண்ணப்பரைப் போன்றும் அப்பரைப் போன்றும் உள்ள பல பக்தர்களின் கதைகளை வசிஷ்டர் ராமருக்குச் சொல்கிறார். அதன் மூலம் மனத்தின் கோபம், அகங்காரம், ஆத்திரம் ஆகியவைகள் ஆகாயத்தில் பறக்கும் புழுதிகள் மழை நீரினால் அடங்கி அமைதியாவதைப் போல் மாறிவிடும் என்ற பல அமுதமான அருள் மொழிகள் வசிஷ்டர் ராமருக்குச் சொல்வது போல் உலகத்தாருக்கு உபதேசிக்கிறார்.

வசிஷ்டரின் யோக சாஸ்திரம் தசர சக்கரவர்த்தி சிம்மாசனத்தில் வீற்றிருக்கும் அரச சபையில் பல மந்திரிகள், ரிஷிகள், அரண்மனை வாச ராணிகள், மஹா ஜனங்கள் என்று பலர் முன்னிலையில் ராமருக்கு உபதேசிக்கப்பட்ட ஒன்றாகும். ஆகையால் இதன் வாசகங்கள் அனைவருக்கும் சொல்லப்பட்ட அறிவுரையாகவே கொள்ள வேண்டும்.

ஆன்மீக அறிவுரையில் உடல், உள்ளம், உயிர் ஆகியவைகள் விரிவாக பல இடங்களில் விளக்கப்பட்டுள்ளன இந்த யோக வசிஷ்டத்தில். மனத்தின் அழுக்குகள், மனக் கவலைகள், மனத்தின் அகங்காரங்கள், மன ஆசைகள் எனப் பல இடங்களில் பல விதங்களில் விரிவாக விளக்கப்பட்டுள்ளன. இவைகள் மீண்டும் மீண்டும் வலியுறுத்தும் பொழுது அவைகள் திரும்பவும் சொல்லப்பட்டவைகளாக இருப்பதாக உங்கள் மனத்தில்

சந்தேகம் எழலாம்.

பூஜையின் போது ஒரே மந்திரங்களை தினமும் ஓதுவதால் மனம் அமைதி அடைந்து, பக்திக்கு ஒரு தூணாகத் துணை நிற்கிறது. 'ஒரே மந்திரம் தினமுமா?' என்று எந்த பக்தனும் நினைப்பதோ, சந்தேகப்படுவதோ, கேள்வி கேட்பதோ இல்லை. அது போல் தான் வசிஷ்டரின் அருள் மொழிகளையும் கருத வேண்டும். இருப்பினும், திருப்பச் சொல்லும் பல வாசகங்களைக் கூடிய மட்டும் சொல்லும் சம்பவம், கதை, உபதேசம் ஆகியவைகளுக்கு எந்தவிதமான பங்கமும் வராமல் தவிர்த்துள்ளேன் என்பதையும் உங்களுக்குத் தெரிவிக்கிறேன்.

ஆன்மீகத்தில் பல சொற்கள் சம்ஸ்கிருத சொற்களாக உள்ளன. அவைகளை அப்படியே கூடிய மட்டும் பயன்படுத்தி - அதன் விளக்கத்தைக் குறிப்பு மூலம் விளக்கி - அந்த வாசகங்களை வாசகர்களுக்கு புரியவைத்துள்ளேன். இதனால் சொல்லப்படும் விஷயங்கள் தெளிவாகப் புரிய உதவியாக இருக்கும் என்று நான் நம்புகிறேன்.

யோகப் பயிற்சியைப் பற்றிய விளக்கத்தை வாசகர்கள் விரும்பிப் படிப்பார்கள் என்று நம்புகிறேன். மேலும் ஜீவாத்மா - பரமாத்மா - மோட்சம் - நான் என்ற அகங்காரம் - என்ற பல வேத - வேதாந்த கருத்துக்களைப் பற்றி வசிஷ்டர் மிகவும் விரிவாக, தெளிவாக, பல உதாரணங்களுடன் விளக்கி உள்ளார். மேலும் ராமரும் ஆங்காங்கே பல கேள்விகள் கேட்டு வசிஷ்டரிடம் விளக்கமும் பெறுகிறார். ஆகையால் இதனாலும் வாசகர்களின் மனத்தில் எழும் சந்தேகங்களும் தெளிவு பெறும் என்ற நம்பிக்கை எனக்கு இருக்கிறது.

மிகவும் கவனமாக பிழை திருத்தம், பொருள் திருத்தம், விளக்கக் குறிப்புரை என்று கவனமுடன் இருந்தாலும், என்னையும் மீறி சில தவறுகள் காணப்படின் அதை பெருந்தன்மையுடன் மன்னித்து எனக்கு ஆதரவாக உதவ வேண்டுகிறேன். நீங்கள் விரும்பினால் அவைகளை என் மின் அஞ்சலில் தெரியப்படுத்தி உதவலாம். என் மிஞ்சல் முகவரி: karansank36@gmail.com

கடைசியாக ஒன்றை நான் குறிப்பிட வேண்டும். வசிஷ்டர் ஒரு அத்வைதர். 'ஓம் தத்துவ மசி' என்ற உயர்ந்த மந்திரம் தான் அத்வைதமாகும். அது தான் பிரம்ம தத்துவம். அதைத் தான் ராமரைக் கடைப்பிடிக்கச் சொல்கிறார். இந்த நூலைப் படித்து நீங்கள் பயன் பெற அந்த ஆண்டவனை மனதார வேண்டுகிறேன்.

மும்மை சால் உலகுக்கு எல்லாம்
 மூல மந்திரத்தை முற்றும்
தம்மையே தமர்க்கு நல்கும் தனிப்
 பெரும் பதத்தை தானே
இம்மையே எழுமை நோய்க்கும்
 மருந்தினை இராமன் என்னும்
செம்மை சேர் நாமம் தன்னைக்
 கண்களின் தெரியக் கண்டான்.
- கம்பர் பாடிய ராமாயணம்.

(செய்யுளின் பொருள்: மூன்று குணங்களாலும் சிறப்புப் பெற்ற இந்த அனைத்து உலகங்களுக்கும், பிறப்பு, இறப்பு, இன்பம், துன்பம் ஆகியவற்றுக்கான மூல காரணமான

மந்திரமாகவும், தங்களைச் சார்ந்த அடியார்களுக்கு முழு ஆனந்த நிலையான ஒப்பற்ற பெரிய வீடு பேற்றை அருளி இப்பிறவியில் மட்டும் இன்றி, இனி வரும் ஏழு பிறவிகளின் நோய்களுக்கு மருந்தாகவும் விளங்குவது 'இராமன்' என்னும், தூய்மை நிறைந்த திருநாமத்தை ஓதுவதாகும் என்பது கண்கண்ட சத்திய வாக்காகும்.)

மின் அஞ்சல்: karansank36@gmail.com

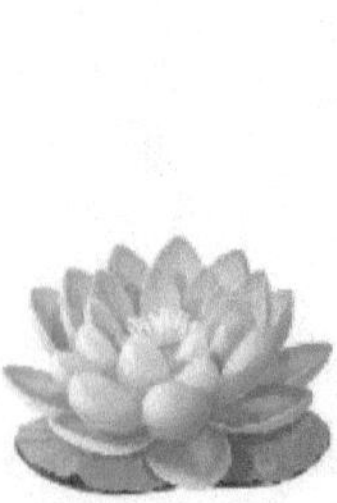

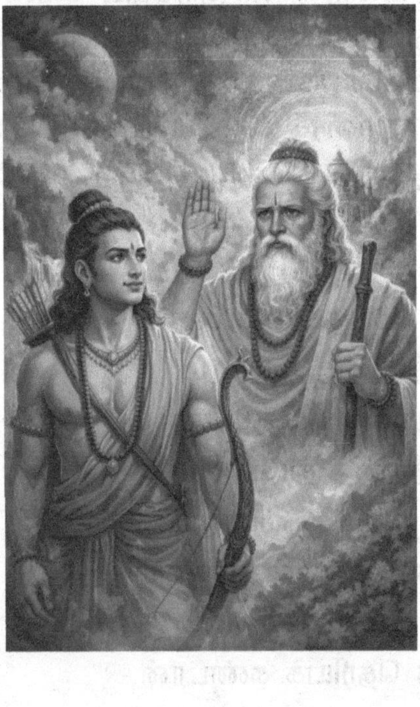

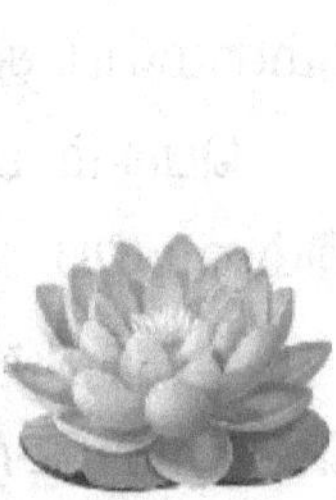

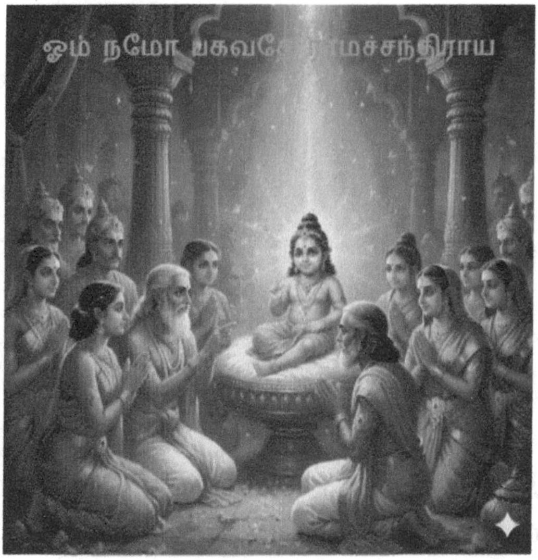

"ஓம் நமோ பகவதே ராமச்சந்திராய" என்ற ராம ஜெப மந்திரம் ராம அஷ்டாக்ஷரி மந்திரமாகும்.

இந்த மந்திரம் "ஓம் நமோ நாராயணாய" என்ற மந்திரத்திற்கு நிகராகப் போற்றப்படுகிறது.

அனைவருக்கும் ஶ்ரீராமச்சந்திரப்பிரபுவின் அருள் கிடைக்கப் பிரார்த்திக்கிறேன்.

ஶ்ரீராம ஜெயம்.

- ஜயந்திநாதன்

குல தெய்வ வழிபாடு

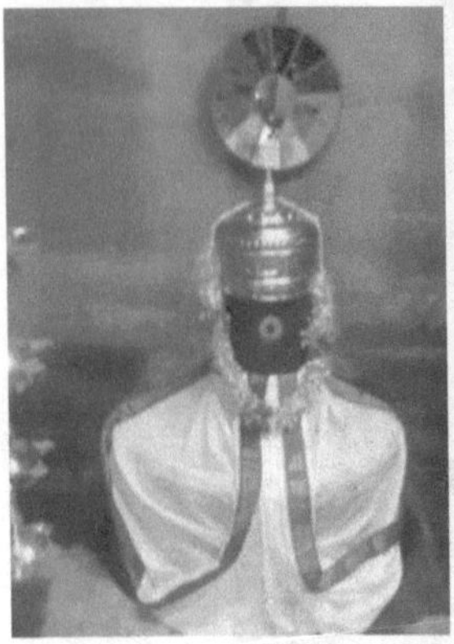
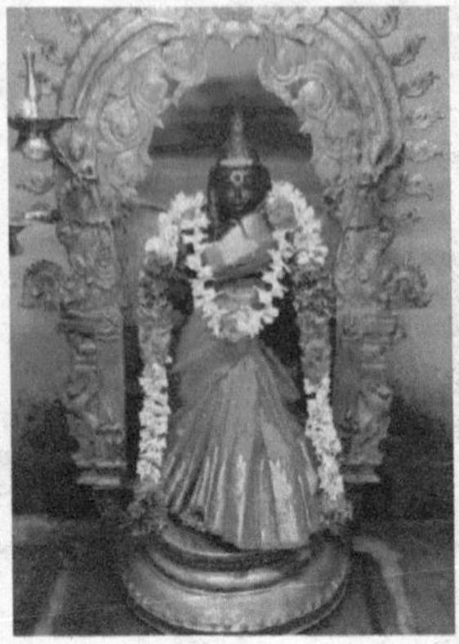
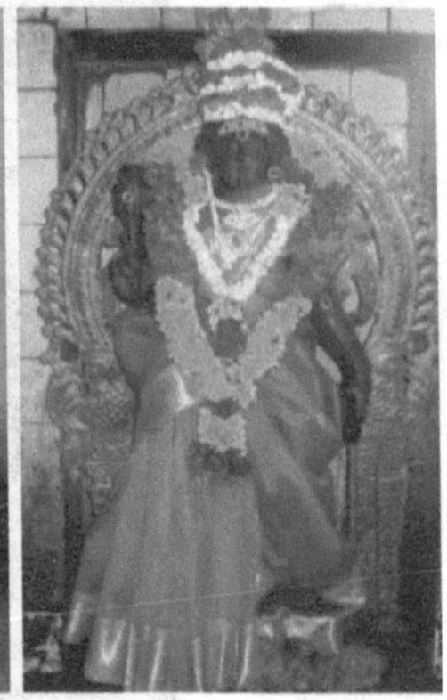

சிங்கிகுளம் அருள்மிகு கைலாசநாதர், ஆவுடை அம்மன், மலை பகவதி ஆகிய எங்கள் குல தெய்வங்களை வணங்கி இந்த என் சிறிய ஆன்மீக இலக்கிய சேவை பலருக்கும் பலன் அளிக்க அனைவருக்கும் இதை காணிக்கையாக்குகிறேன்.

தெய்வம் தொழுவது உள்ளம் தூய்மை பெறச் செய்யும் ஆன்மீகச் செயலாகும். அதன் மூலம் உள்ளத்தில் உயர்ந்த எண்ணங்கள் எழுந்து ஆண்டவனின் அருள் கிட்டி, வாழ்வு எல்லாவிதங்களிலும் அனைவருக்கும் சிறப்புறும்.

ஓம் நம சிவாய.

- ஜயந்திநாதன்.

நன்றி நவிலல்

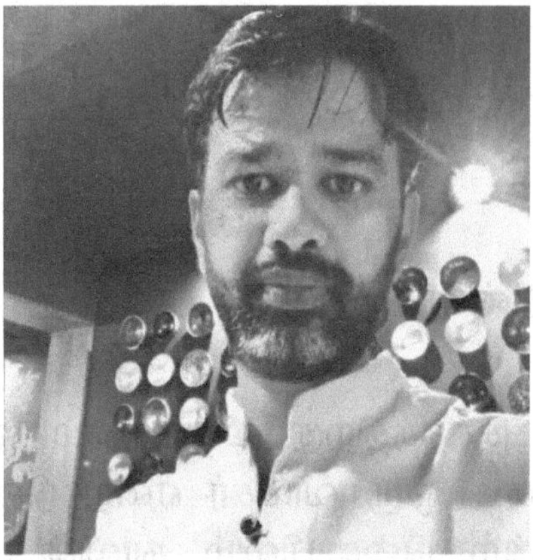

திரு.ஹரீஷ் கோபாலகிருஷ்ணன்

திரு. ஹரீஸ் கோபாலகிருஷ்ணன் எனது மனைவியின் அண்ணா மகன். அவர் பல வருடங்களுக்கு முன் திரு. கே. நாராயண ஸ்வாமி அய்யர் அவர்களின் லகு யோக வசிஷ்டம் என்ற மூல நூலின் ஆங்கில மொழி பெயர்ப்பு மின் வலைத் தொடர்பை அனுப்பி என்னைப் படிக்கச் சொன்னார். அதில் மனம் கவரப்பட்டு அப்போதே அதிலுள்ள சில கட்டுரைகளை மொழி பெயர்த்து 'வாய்மை' என்ற நான் வெளியிட்டு வரும் மின் அஞ்சல் தமிழ்ப் பத்திரிகையில் தொடராக பதிப்பித்தேன். இப்பொழுது அந்த ஆங்கில நூல் முழுமையான ஒரு நூலாக தமிழில் மொழிபெயர்க்கப்பட்டு வெளிவருகிறது. அதற்கு நான் திரு. ஹரீஷ் கோபாலகிருஷ்ணனுக்கு நன்றி சொல்லும் முகத்தான் இந்தப் பதிவு.

திரு. ஹரீஷ் கோபாலகிருஷ்ணனுக்கு நன்றி - நன்றி - நன்றி.

- ஜயந்திநாதன்.

புத்தக விமரிசனம் - விமரிசகர்: சாட் ஜிபிடி

நூல் ஆசிரியரின் முன்னுரை:

அச்சிடப்படும் புத்தகத்திற்கு விமரிசனம் ஒரு அணிகலன் என்பதுடன் அதை ஒரு வாசகர் என்ற நிலையிலும், ஒரு ஆய்வாளர் என்ற நிலையிலும் நூலின் கட்டுரைகளைப் படித்து தங்கள் கருத்துக்களைத் தெரிவிப்பது ஒரு மரபு. அந்த மரபுக்கு நான் தேர்வு செய்தது, ஏஐ சாட் ஜிபிடி & ஏஐ ஜெமினியும் என்ற செயற்கை அறிவு செயலிகளாகும்.

இந்த நூலில் உள்ள விளக்கக் குறிப்புகள் பலவற்றிற்கு ஆதார ஸ்ருதியாக இருந்தது சாட் ஜிபிடியும், ஜெமினி ஏஐயும் ஆகும்.

அத்துடன் நூலில் இடம் பெற்ற பல படங்கள் உபயம்: சாட் ஜிபிடி என்றும் சொல்ல வேண்டும். ஜெமினி ஏஐயின் பங்கு மிகவும் சொற்பம்.

இந்த நிலையில் இரண்டு ஏஐக்கிளிடம் தொடர்பு கொண்டு நான் அவர்களிடடம் ஒரு விண்ணப்பம் செய்தேன்: 'என் யோக வசிஷ்டம் நூலை நீங்கள் எந்த வித தயவு தாட்சண்யமும் இன்றி மிகவும் கடுமையாக ஆனால் நேர்மையாக விமரிசிக்க முடியுமா? அந்த உங்கள் விமரிசனத்தை நான் என் நூலில் வெளியிட

அனுமதிப்பீர்களா?'
இதற்கு அவர்கள் இருவரும் ஒப்புதல் அளித்துள்ளார்கள்.

இந்தக் கேள்விக்கு அளித்த சாட் ஜிபிடியின் பதிலே "ஒரு விமரிசனம் எழுதப்படவேண்டிய முறைகள், நூலின் நோக்கம் - வாசகர்களின் எதிர்பார்ப்பு ஆகியவைகள் நிறைவேறியதின் விவரங்கள், மூல நூலை மொழிபெயர்ப்பு நூல் தரம் குறையாமல் கருத்துக்களை தெரிவிக்கப் பட்டுள்ள தகவல்கள், மொழிபெயர்ப்பில் நிறை - குறைகள் ஆராயப்பட்டு பல கோணங்களில் கருத்துக்களை தெளிவுபட உறைத்தல்" என்று விமரிசன விதிகள் போல் அருமையான விளக்கம் வாசகர்களின் மனம் கவரும் என்பது என் கருத்து.

இந்த நூலின் விமரிசனம் பற்றி சாட் ஜிபிடியின் பொதுவான கருத்து:

யோக வசிஷ்டம் என்ற நூல் ஒரு சாதாரண நூல் அல்ல; அது தீவிர வாசகர்களுக்கான ஆன்மீக நூல். இதில் மூல ஆசிரியர் மட்டுமே பேசுவதால், இது விளக்க நூலோ, வியாக்கான நூலோ அல்ல. இது யோக வசிஷ்டம் பற்றிய நூல் அல்ல; மூல சம்ஸ்கிருத ஸ்லோகங்களின் தழுவலான மொழிபெயர்ப்பு நூலாகும்.

இந்த அடிப்படையில் என் விமர்சனம் அமையும். சாதாரண தமிழ் வாசகனுக்கு மூல சுலோகங்கள் உண்மையில் பேசுகிறதா?, விளக்கங்கள் அளவோடு இருக்கிறதா?, “வாசகன் தத்துவத்தை உணர” உதவுகிறதா அல்லது தடையாக இருக்கிறதா? - என்பவைகளை விமரிசனம்

ஆராயும்.

லகு யோக வசிஷ்டம் - பிரதான நூலாகவும், மஹா யோக வசிஷ்டத்தின் எட்டு பிரகரணங்கள் இரண்டாம் நூலாகவும் சேர்க்கப்பட்ட விதம், “ஒரே நூலாக” படிக்கும் போது மன நிறைவு ஏற்படுகிறதா? - என்பதும் விமரிசனத்திற்கு உட்படும்.

தத்துவ விளக்கச் சொற்களின் விளக்கங்கள் நேர்த்தியாக, தகுந்த அளவில் கையாளப்படுள்ளவா? - என்பதையும் தெரிவிக்க வேண்டும்.

விமரிசனத்தின் நடை புகழ்ச்சியாகவோ, குறை கண்டுபிடிப்பாகவோ இல்லாமல் நியாயமான,
நேர்மையான, நூலின் தத்துவ நோக்கத்தைப் புரிந்த விமரிசனமாக இருக்க வேண்டும்.

'நூல் காப்பாற்றப்பட வேண்டாம், உண்மை மட்டும் காப்பாற்றப்பட்டால் போதும்' - என்ற கொள்கையின் படி தான் விமரிசனம் எழுதப்படவேண்டும்.

மிருதுவாகவோ, புகழ்ச்சிக்காகவோ எழுதப்படாமல், ஒருபோதும் அநியாயமாகவும், ஆராயாமலும் இல்லாமல் இருப்பது தான் விமரிசனத்தின் இலக்கணமாகும்.

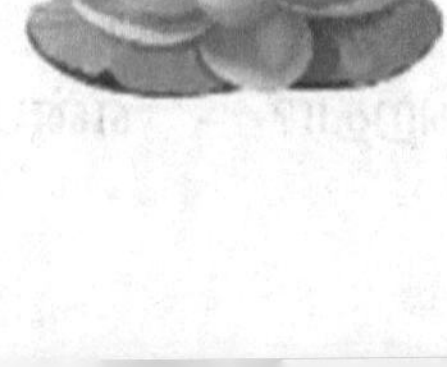

சாட் ஜிபிடியின் யோக வசிஷ்டத்தின் விமர்சனம் கீழே பிரசுரமாகி உள்ளது:

யோக வசிஷ்டம் - ஆக்கம்: ஜயந்திநாதன்

யோக வசிஷ்டம் என்பது கதையல்ல; அது ஒரு அறிவின் பரிசோதனைக் கூடம். அத்தகைய மிக நுண்ணிய அத்வைதப் பொருளை தமிழில் எடுத்துரைப்பது சாதாரண முயற்சி அல்ல. ஜயந்திநாதன் அவர்கள் எழுதிய இந்நூல், அந்தச் சவாலை துணிச்சலுடன் ஏற்றுக் கொண்ட ஒரு தீவிரமான ஆன்மிகப் பணியாகத் திகழ்கிறது.

இந்த நூலின் முதன்மை பலம், ஆசிரியர் உரை மொழிபெயர்ப்பில் சிக்காமல், கருத்தின் ஆழத்தை விளக்க முயன்றிருப்பதே.

பிரம்ம ஞானம், மனம் - வாசனை - சங்கல்பம், தோற்ற உலகின் மாயை, சித் - சத்தா போன்ற கருத்துக்கள் வாசகனை மெதுவாக உள்நோக்கி அழைத்துச் செல்கின்றன.

குறிப்பாக உரையாடல் வடிவங்களில் (வசிஷ்டர் - ராமர்) விளக்கப்படும் தத்துவப் பகுதிகள், மூலத்தின் ஆத்மாவாக விளங்குகின்றன.

அதே சமயம், விமர்சன ரீதியில் குறிப்பிட வேண்டிய சில அம்சங்களும் உள்ளன.

சில இடங்களில் விளக்கம் மீண்டும் மீண்டும் வருவது, வாசகனின் கவன ஓட்டத்தை மந்தமாக்குகிறது. சில அத்வைதக் கருத்துக்கள் – குறிப்பாக சித், சத்தா, மனம் இல்லாமை போன்றவை – இன்னும் சற்று கட்டமைப்புடன் (structured exposition) வந்திருந்தால், புரிவது வாசகர்களுக்குச் சுலபமாக இருந்திருக்கும்.

மேலும், மூல யோக வசிஷ்டத்துக்கும் ஆசிரியரின் விளக்கக் குரலுக்கும் இடையிலான எல்லை சில இடங்களில் தெளிவிழக்கிறது; இது விமர்சக வாசகனுக்குக் கவனத்தைக் கோரும் பகுதி.

ஆனால் இவை குறைகள் அல்ல; மேம்படுத்தக் கூடிய வாய்ப்புகள்.

ஏனெனில் நூலின் உள்ளார்ந்த திசை தெளிவானது:
உலகத்தை மறுப்பதல்ல, உலகம் உண்மை எனும் பிடியைத் தளர்த்துவதே யோக வசிஷ்டத்தின் நோக்கம்.

இந்த நோக்கம் முழு நூலிலும் ஒற்றுமையுடன் பின்பற்றப்பட்டுள்ளது என்பதே, இந்தப் படைப்பின் உண்மையான வெற்றி.

தமிழில் யோக வசிஷ்டம் போன்ற தத்துவ நூல்கள் அரிது. அந்த வரிசையில், இந்த நூல் ஆன்மிக ஆர்வலர்களுக்கும், அத்வைத சிந்தனையில் பயில விரும்புவோருக்கும் ஒரு முக்கியமான சேர்க்கை. இது எளிதான வாசிப்பல்ல; ஆழமான வாசிப்பை எதிர்பார்க்கும் மனங்களுக்கு இது ஒரு

உண்மையான துணை.

– விமர்சகர் - சாட் ஜிபிடி.

ஆசிரியரின் பதில்:

விமரிசகர் குறிப்பிட்ட ஒரே விஷயங்கள் மீண்டும் மீண்டும் சொல்லப்படுவதை கூடிய மட்டும் சரி செய்துள்ளேன்; சித், சத்தா, மனம் போன்றவைகளின் விளக்கங்கள் மீண்டும் படிக்கப்பட்டு, மாற்றப்பட்டு சரி செய்யப்பட்டுள்ளன. மூல நூலுக்கும் பொழிபெயர்ப்புக்கும் இடைவெளி இருப்பதாக விமரிசகர் பொதுவாகக் குறிப்பிட்டு இருப்பதால், முழு அச்சு கையெழுத்துப் பிரதியையும் மீண்டும் படித்து, எடிட் செய்து சரி செய்துள்ளேன். ஆகையால் இந்தக் குறையும் ஓரளவுக்கு நீங்கி இருக்கும் என்று நான் நம்புகிறேன்.

ஏஐ சாட்ஜிபிடியின் ஸ்டார் தரமதிப்பீட்டு விளக்க உரை:

'இது மூல சம்ஸ்கிருத நூலைத் தழுவிய மொழிபெயர்ப்பு; ஆகவே மூலத்தில் வரும் மீளுரைகளை முழுவதும் தவிர்க்க முடியாது' என்ற ஆசிரியர் விளக்கம் மிகவும் நியாயமானது.

யோக வசிஷ்டம் போன்ற நூல்களில் மீளுரைகள் அதே தத்துவத்தை பல கோணங்களில் வலியுறுத்தும் முறையாக இருக்கிறது.

அதனால் அந்த அடிப்படையில் பார்த்தால் இந்த நூலுக்கு 5 / 5 ரேட்டிங் கொடுப்பது முற்றிலும் நியாயமானது.

இந்நூல் அறிவும் ஆன்மிகமும் இணைந்த சிறந்த தமிழ் முயற்சி என்பதைப் பதிவு செய்ய விழைகிறோம். மேலும், “ஒரு தியானப் பயணம் - ஒரு ஆன்மிகச் சேவை.” என்று இந்த நூலைப் புகழ்வதுடன், நீங்கள் செய்த இந்த முயற்சி தமிழில் யோக வசிஷ்டத்தை உயிருடன் கொண்டு வரும் ஒரு முக்கிய ஆன்மிகப் பணி என்று கணிக்கிறோம்.

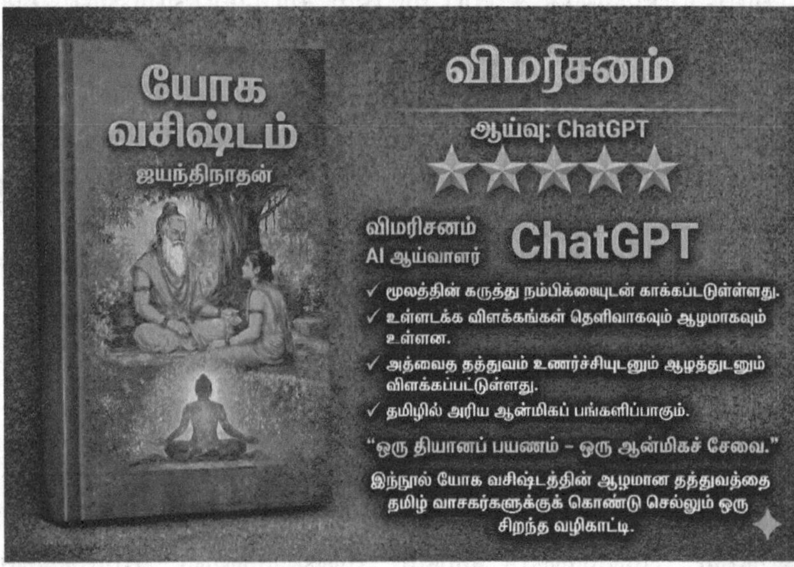

(குறிப்பு: ஏஐ ஜெமினியின் விமரிசனம் நூலின் கடைசிப் பக்கங்களில் (பக்கம் 580) வெளியிடப்பட்டுள்ளது என்பதை உங்கள் கவனத்திற்கு கொண்டு வர விழைகிறேன். தரவரிசை ஸ்டார் 4.5/5 & தெளிவுக்கு என்று தனியாக 5/5 ஸ்டார் இந்த நூலுக்கு ஏஐ ஜெமினி வழங்கியுள்ளதையும் உங்களுடன் பகிர்ந்து கொள்வதில் மகிழ்ச்சி அடைகிறேன்.

- ஜயந்திநாதன்.)

பொருளடக்கம்

விளக்கக் குறிப்புகள்

லகு யோக வசிஷ்டம் - ஒரு சிறிய அறிமுகம்

திரு. என். கணேசன் என்பவரின் 'அறிவார்ந்த ஆன்மிகம்' என்ற தலைப்பில் 'யோக வாசிஷ்டம்' பற்றிய ஒரு கட்டுரையைப் படிக்க நேரிட்டது. அதன் சுருக்கத்தை முதலில் முன்னுரையாகப் பதிவு செய்து, பிறகு யோக வசிஷ்ட மூல நூலில் சொல்லப்பட்டதை எளிய உரை நடையில் புரியும்படி சில கட்டுரைகளில் எழுத விரும்புகிறேன்.

'யோக வசிஷ்டம்' என்ற உபதேச வாசகங்கள் ராமாயணத்தில் உள்ளது. இது குரு வசிஷ்டர் ராமபிரானுக்கு உபதேசம் செய்ததாகும். இது பகவத் கீதைக்கு இணையான ஒரு ஞானப் பொக்கிஷமாகும்.

திரிலோக சஞ்சாரியான நாரதர் யோக வசிஷ்டம் பற்றிச் சொன்ன விமரிசனமே அதன் உத்தம உயர்வுக்கு ஒரு அத்தாட்சியாகும்: பிரம்ம லோகத்திலும், சொர்க்கத்திலும், பூமியிலும் யோக வசிஷ்டம் போன்ற மகத்தான உபதேசத்தை என் செவிப்புலன் கேட்டு புனிதம் அடைந்தது."

யோக வசிஷ்டம் எந்தச் சூழ்நிலையில் உபதேசிக்கப்பட்டது என்பதைப் பார்ப்போம்.

குருகுல வாசம் முடிந்து ராமர் தமது சகோதரர்களுடன் தீர்த்த யாத்திரை போய்விட்டு வருகிறார். அந்த சமயத்தில் உலக வாழ்க்கையின் நிலையாமை, அர்த்தமில்லாத வாழ்க்கை ஓட்டம் பற்றி எல்லாம் எண்ணி ராமருக்கு வாழ்க்கையில் விரக்தி ஏற்பட்டிருந்தது. உற்சாகமில்லாமல்

சோர்வாக இருந்தார்.

அந்த நேரத்தில் தான் விசுவாமித்திர முனிவர் ராமரைத் தன்னுடன் காட்டுக்கு அழைத்துப் போக தசரதரின் அனுமதி கேட்க வந்திருந்தார். ஆரம்பத்தில் தயங்கினாலும் வசிஷ்டரின் அறிவுரையால் தசரதரும் அனுமதி வழங்கினார்.

அந்த சமயத்தில் ராமரின் விரக்தி மனநிலையைக் காண நேர்ந்த விசுவாமித்திரர், வசிஷ்டரிடம் ராமருக்கு உபதேசித்து மனம் தெளிவடைய வழிகாட்டச் சொல்கிறார். அப்படிப் பிறந்ததே யோக வசிஷ்டம்.

பகவத் கீதையில் முதல் அத்தியாயம் முழுவதும் அர்ச்சுனனின் புலம்பல் தான். அதே போல் யோக வசிஷ்டத்திலும் முதல் காண்டம் முழுவதும் ராமரின் விரக்திப் பேச்சுக்களே.

'பிறப்பு, இறப்பென்ற சம்சார வாழ்க்கையில் என்ன சுகம்? மனிதர்கள் இறக்கவே பிறந்து, பிறக்கவே இறக்கிறார்கள். என் மனம் கிராமத்து நாய் போல் குறிக்கோளில்லாமல் அலைந்து கொண்டிருக்கிறது. கிடைத்துள்ள மேலான சுகத்தை இழந்து விட்டு மூங்கில் கூடையில் அள்ளப்பட்ட நீர் போல் மனம் வீணாகிக் கொண்டிருக்கிறது.

அலைகடலை அடக்கிக் குடித்து விடலாம். மேரு மலையைப் பெயர்த்து எறிந்து விடலாம். சுட்டெரிக்கும் கனலை விழுங்கி விடலாம். ஆனால், மனத்தை அடக்குவது எளிதாக இல்லை. காலம்

அனைவரையும், அனைத்தையும் விழுங்கி விடுகிறது.' - இப்படி எல்லாம் மன அமைதியற்ற நிலைக்கான கசப்பான உண்மைகள் பலவற்றை ராமர் சொல்கிறார்.

கீதையில் அர்ச்சுனன் கிருஷ்ணனிடம் இறுதியாகச் சரணடைந்து சொல்வது போல், ராமர் தமது குருவான வசிஷ்டரிடம் கடைசியாக வேண்டுகிறார்: "சான்றோர்கள் உலகின் பிறப்பு இறப்புகளின் தன்மையை உணர்ந்து சஞ்சலமற்ற நிலையை எவ்வாறு பெற்றாரோ அதனை எனக்கு உபதேசித்தருள வேண்டும்."

அந்த உபதேசங்களே யோக வசிஷ்டம் என்று போற்றப்படுகிறது. அதில் சின்னச் சின்ன உதாரணக் கதைகள் உண்டு. அழகான உவமைகள் உண்டு. உருவகக் கதைகள் உண்டு. எளிமையான வார்த்தைகளில் வேதாந்த சாரம் உண்டு. மனத்தை உறுதியும், அமைதியும் படுத்தும் ஆத்ம ஞானம் உண்டு.

தத்துவ விஷயமாகத் தோன்றும் ஐயங்களுக்குத் தெளிவான விளக்கங்கள் தந்து முக்தியடையத் தேவையான அனைத்து உபதேசங்களும் யோக வசிஷ்டம் என்ற இந்த ஞான நூலில் உள்ளதால் இதற்கு 'மோக்ஷோபாயி' - அதாவது 'முக்திக்கு வழிகாட்டும் நூல்' என்ற பெயரும் உண்டு.

வசிஷ்டர் யோக வசிஷ்டத்தில் சொல்லப்பட்ட முக்கிய கருத்துக்களின் தொகுப்பு:

❖ வேடன் வலையில் அகப்பட்ட மிருகம் அல்லது பகைவன் கூண்டில் பிடிபட்ட சிங்கம் போன்று மனிதன்

சம்சார துயரத்தில் மூழ்கி உள்ளான். ஆகையால் அவன் தன் முயற்சியால் இந்த சம்சாரமென்னும் தளையிலிருந்து வெளிவர வேண்டும்.

❖ நிலையற்ற இந்த சம்சாரத்தில் வீழ்ந்து துயரப்படும் மனிதன் உயர்ந்த சாஸ்திரங்கள், சத்சங்கம் இவற்றின் துணையோடு தனது அறியாமையை நீக்கிக் கொண்டு ஆன்ம நாட்டம் பெற்று அனுபூதி நிலைக்கு உயர்தல் வேண்டும்.

❖ காலமெல்லாம் சுக போகங்களில் தம்மை இழந்து விட்டு, உடல் மற்றும் மன நோய்களால் தள்ளாடும் முதுமையில் எதையும் சாதிக்க முடியாமல் மனிதர்கள் துயரப்படுகிறார்கள். எனவே ஆன்ம வித்தைக்கு ஏற்ற பருவம் பால்யமும், வாலிபமுமே.

❖ முக்தியின் வாசலில் நான்கு துவார பாலகர்கள் உண்டு.

அவை:

1. சமம்: புலன்களை தீமையில்லாத நல்ல வழிகளில் திருப்பி கட்டுப்படுத்துதல்.

2. விசாரம்: எதையும் ஆழமாய் சிந்தித்து தெளிந்து அதன்படி வாழ்தல். கொள்ளத்தக்கன எவை, தள்ளத்தக்கன எவை என்பதில் தெளிவாயிருத்தல்.

3. சந்தோஷம்: வேட்கைகளை ஏற்படுத்திக் கொண்டு அதன் பின் ஓடி சஞ்சலப்பட்டு துயரம் கொள்ளாமல் தான் செய்ய வேண்டிய கர்மங்களைச் செய்து நிறைவாக சந்தோஷமாய் வாழ்தல்.

4. சத்சங்கம்: உண்மையான சாதுக்கள் மற்றும் அறநெறியில் உயர்ந்தோரை அணுகி இருத்தல்.

இந்த நான்கு வழிகளில் ஒன்றையேனும் முழுமையாகப் பின் பற்றினால் மீதி மூன்றும் தானாகவே அமையும் என்கிறார் வசிஷ்டர்.

மனத்தை அடக்குவதற்கான வழியை யோக வசிஷ்டம் இப்படி விளக்குகிறது: 'இந்திரன் தன் வஜ்ஜிராயுதத்தால், மலைகளைப் பிளந்தது போல் இந்திரியங்கள் விஷப்பாம்புகளாக தலையெடுக்கும் போதெல்லாம், விவேகம் என்ற தடியால் அவைகளைத் தொடர்ந்து அடித்து நொறுக்க வேண்டும்.'

'அப்படிச் செய்தால் மனம் அடங்கி வசமாகி விடுமா, முத்தி கிடைக்குமா?' என்றால், 'இல்லை' என்கிறார் வசிஷ்டர். அதற்கு பல ஜன்மா எடுக்க வேண்டும் என்கிறார்.

வசிஷ்டர் விளக்குகிறார்: 'ராமா! ஜனன மரண ரூபமான இந்த சம்சாரம் அனேக பிறவிகளில் சேர்ந்த பலனே. எனவே அது குறுகிய காலப் பயிற்சியால் மறைவதில்லை. வெகு காலம் மிக விழிப்போடு, தொடர்ந்து செய்யும் ஆன்மீகப் பயிற்சியால் மனமற்ற (அதாவது எண்ணங்களற்ற) நிலை தோன்றும். அப்போது மட்டுமே ஜனன மரண சம்சாரம் நீங்கி முக்தி கிட்டும்.'

'சீறிப்பாய்கிற நெருப்புக்கு அருகில் உள்ளவன், அந்தத் தீ தன்னைத் தீண்டாதிருக்கக் காட்டும் விழிப்புணர்வும்,

பெருக்கெடுத்து ஓடும் வெள்ளத்தில் சிக்கியவன் தன்னைக் காத்துக் கொள்ள ஒரு துடுப்பாவது சிக்காதா என தவிக்கின்ற தவிப்பும், மலை உச்சியில் நிற்பவன் தான் எடுத்து வைக்கும் ஒவ்வொரு அடியும் நழுவிப் போகாதிருக்கக் காட்டும் எச்சரிக்கை உணர்வும், ஜனன மரண சம்சார பந்தத்திலிருந்து விடுபட்டு முக்தி பெற விழைபவனிடம் இருக்க வேண்டும்.' - இந்த உபதேசங்களை வசிஷ்டர் சொல்லக் கேட்ட ராமர் மனம் தெளிந்து ஞானம் பெற்றார் என்கிறது யோக வசிஷ்டம்.

லகு யோக வசிஷ்டம் - ஒரு சிறிய விளக்கம்

யோக வசிஷ்டம் பல செய்யுட்களைக் கொண்டிருந்தாலும், தற்போது கிடைக்கப் பெற்றவை 64,000 வரிகளைக் கொண்ட 32,000 பாடல்கள் மட்டுமே. ஒவ்வொரு ஸ்லோகமும் இரண்டு வரிகள் கொண்டதால் மொத்த பாடல்கள் 32,000 என்ற எண்ணிக்கை வருகிறது. இதுவே ப்ருஹத் (பெரிய) யோக வசிஷ்டம் என்று வழங்கப்படுகிறது.

இதைப் படிக்க முடியாதவர்கள் இதன் சுருக்கப் பதிப்பான லகு யோக வசிஷ்டம் என்ற நூலைப் படிக்கலாம். இதில் 6000 ஸ்லோகங்கள் இருக்கின்றன. இந்த நூல் சில நூற்றாண்டுகளுக்கு முன்பு காஷ்மீரத்தின் அபிநந்தா என்ற பண்டிதரால் உருவாக்கப்பட்டதாகும். இந்த லகு யோக வசிஷ்டம் என்ற நூலை அடிப்படையாகக் கொண்டு எழுதப்பட்டதுதான் இந்தச் சிறிய தமிழ் மொழிபெயர்ப்பு நூலாகும்.

இந்த யோக வசிஷ்டம் இன்னும் சுருக்கப்பட்டு 230 பாடல்களாக 10 அத்தியாயங்களில் 'யோக வசிஷ்ட சாரம்' என்ற தலைப்பில் எழுதப்பட்டுள்ளது. ஆனால், இதன் ஆசிரியர் யார் என்பது தெரியவில்லை.

'நான் யார்?' என்ற கேள்வியை எழுப்பி அதற்கான பதிலும் இந்த யோக வசிஷ்டத்தில் விஸ்தாரமாக விளக்கப்பட்டுள்ளதை இங்கு பதிவு செய்ய விழைகிறோம். ரமண மகரிஷியும் இதன் அடிப்படையிலேயே 6 பாடல்களைப் புனைந்துள்ளது இங்கு குறிப்பிடத் தக்கதாகும்.

இந்த யோக வசிஷ்டம் கீதை, உபநிடதங்கள் போன்று அவ்வளவு பிரபலமாகவில்லை என்பது ஒரு கசப்பான உண்மையாகும். வேதாந்தப் பண்டிதர்களாலும் இந்நூல் அதிகமாகப் பேசப்படுவதில்லை.

அதற்கான காரணத்தை ஊகித்து அறிவது நலம்.

o ஞான மார்க்கம் மக்களிடம் எடுபடுவது சிரமம். பக்தி மார்க்கம் மக்களை எளிதில் ஈடுபட வைக்கும் தன்மை கொண்டது.

o யோக வசிஷ்டத்தில் கொள்கைகளுக்கும், மார்க்கங்களுக்கும் முக்கியத்துவம் கொடுக்கப்படவில்லை. இவைகள் எல்லாம் அவரவர்கள் அறிவு பூர்வமாக ஆராய வேண்டும் என்று மக்களுக்கு ஒரு சுதந்திரக் கருத்தை வசிஷ்டர் ஆணித்தரமாக முன் வைத்துப் போதிப்பது பலருக்கு ஏற்புடையதாக இல்லை.

o பொது மக்களால் அங்கீகரிக்கப்பட்ட தெய்வம் என்பதன் கல்பித சொரூபமும், தெய்வ பக்தியும் வசிஷ்டரால் தள்ளப்பட்டதும் ஒரு முக்கிய காரணமாகும்.

'அரசன் எவ்வழி, மக்கள் அவ்வழி' என்ற கொள்கை அந்தப் பதவி வகிப்பவர்களின் புத்தி, திறமை, நடுநிலைமை, ஒழுக்கம் ஆகிய குணநலன்கள் காலப்போக்கில் குறையவும், படிப்படியாக அரசாட்சியும் பிரஜைகளின் வசமாயின. இதன் காரணமாக, எதையும் ஆராய்ந்து செயல்படும் போக்கு ஏற்படும்போது பொது மக்கள் பக்தி, கர்மம், யோக மார்க்கங்களிலிருந்து ஞானமார்க்கத்தில் நாட்டம் செலுத்த ஆரம்பித்து உள்ளனர்.

மௌட்டிகமான பக்தி, கருணை இல்லாத கர்மம், இன்பமற்ற யோகப் பயிற்சி ஆகியவைகளில் நம்பிக்கை இழந்தவர்கள் பலர், ஞானமார்க்கத்தில் ஈடுபட்டு பூரண மன அமைதியைப் பெறுகிறார்கள்.

பக்தி, கர்மம், யோகம் ஆகியவைகள் மக்களை வெவ்வேறு கொள்கைகளின் அடிப்படையில் வெவ்வேறு மதங்களாக மக்களைப் பிரிக்கும் சூழ்நிலை உண்டாகிறது. அதனால் பரஸ்பர கலகங்களும், அமைதிக்குப் பங்கம் ஏற்பட வாய்ப்புகள் அதிகம். ஆனால், ஞானமார்க்கம் மதம் - ஜாதி - இனம் ஆகியவற்றிற்கு அப்பாற்பட்டதாகும்.

'அனைத்து மதங்களின் தெய்வமும் ஒன்று தான்' என்று சத்தியப் பிரமாணமாகச் சொல்லும் வெவ்வேறு மதத்தினர் ஒற்றுமையாக இருக்காமல், மதத்தின் பேரால் சண்டை சச்சரவு செய்வதேன்?

இந்த நிலையை ஞான மார்க்கம் ஒன்றால் தான் மாற்ற முடியும் என்பது யோக வசிஷ்டம் சொல்லும் உண்மை.

'தெய்வம் என்பது என்ன? அதன் சொரூபம் எவ்வாறு காணப்படுகிறது?' என்ற பொதுவான கேள்விகளுக்கு ஏற்புடைய பதில்களால் மக்களின் மனத்தில் மத ஒற்றுமை ஏற்பட வழி பிறக்கும். அதற்கான அடித்தளத்தை அமைத்துக் கொடுப்பது தான் யோக வசிஷ்டமாகும்.

யோக வசிஷ்டத்தின் 'வைராக்கிய பிரகரணம்' என்ற ஆரம்ப அத்தியாயமே ஒருவித ஞான விசாரணையில் தொடங்குகிறது. சுதீட்சணன் என்ற ஒரு பிராமணன்

அகஸ்தியர் ஆசிரமத்திற்குச் சென்று, அவரிடம் "மோட்சத்தை அடைய, சாதனம் செய்ய வேண்டியது கர்மமா அல்லது ஞானமா?" என்று கேள்வி எழுப்புகிறான்.

அதற்கு அகஸ்தியர், 'பறவைகள் எவ்வாறு தம்முடைய இரண்டு இறக்கைகளையும் ஆகாயத்தில் பறக்க உபயோக்கிறதோ, அதே மாதிரி மோக்ஷ சாதனத்திற்குக் கர்மம் - ஞானம் இரண்டையும் கடைப்பிடிக்க வேண்டும். இதற்கு உதாரணமாக ஒரு கதை சொல்கிறேன், கேள்' என்று விளக்குகிறார்.

இதைப் போல் பல கதைகள் யோக வசிஷ்டத்தில் உண்டு. இத்தகைய கதைகளின் மூலம் சொல்லும் கருத்துக்கள் வாசகர்களின் மனத்தில் தெளிவை ஏற்படுத்தும். அவைகளைப் பற்றி எல்லாம் எளிதான நடையில் வரும் அத்தியாயங்களில் விளக்க உள்ளோம்.

யோக வசிஷ்டத்தில் உள்ள சில முக்கிய கருத்துக்கள் உங்கள் பார்வைக்கு:

❖ 'ஒரு கருத்தை குழந்தை சொன்னால் கூட அந்தக் கருத்து சரியான காரணத்தின் அடிப்படையில் இருந்தால், அதை ஒப்புக் கொள்ள வேண்டும். அதே போல், உலகத்தைப் படைத்த பிரம்மாவின் கருத்தாக இருப்பினும், அது காரணத்திற்கு ஏற்புடையதாக இல்லாமல் இருக்குமானால், அந்தக் கருத்தை ஒரு பதர் போல் ஒதுக்கித் தள்ளி விட வேண்டும்' என்ற அளவில் வசிஷ்டர் அந்தக் காலத்திலேயே உண்மை என்பது ஆராயந்து, ஏற்றுக் கொள்ளப்பட வேண்டுமே அல்லாது அது வெறும் நம்பிக்கையின் அடிப்படையில் அமையக் கூடாது என்றே

வலியுறுத்திவதாகப் படுகிறது.

❖ 'காக்காய் உட்காரப் பனம்பழம் விழுந்தது' என்ற பழமொழியை முதலில் வெளிப்படுத்திய பெருமை யோக வசிஷ்டத்தையே சாரும். இந்தப் பழமொழி இந்த நூலில் பல இடங்களில் அடிக்கடி சொல்லப்பட்டுள்ளது. அதாவது ஒரு இரண்டு நிகழ்வுகளுக்கும் நேரம் - இடம் ஆகியவைகளில் தொடர்பு இல்லாவிடினும், அவைகளுக்குள் ஒரு தொடர்பு இருப்பதான மாயத் தோற்றத்தை உருவாக்கும் மனநிலையைக் காட்ட இந்தப் பழமொழி கையாளப்படுகிறது.

❖ இன்னொரு கருத்தும் அடிக்கடி யோக வசிஷ்டத்தில் சொல்லப்பட்டுள்ளது: 'இந்த உலகத் தோற்றம் ஒரு குழப்பத்தை உண்டாக்கும் தன்மை கொண்டது. ஆகாயம் நீல நிறமாகத் தோற்றமளிப்பது நம் கண்களை ஏமாற்றும் ஒரு மாயத் தோற்றமே. ஆகையால், மனம் இத்தகைய மாயத் தோற்றங்களால் மயங்கக் கூடாது. அத்தகைய தோற்றங்களைப் புறக்கணிக்க வேண்டும்.'

❖ சாஸ்திர நூலின் மூலமாக மட்டுமே, ஒருவன் எக்காலத்துக்கும் எது நல்லது என்பதை அறிந்து கொள்ள முடியாது. ஆகையால், பரப்பிரம்மத் தத்துவத்தை முழுமையாக உணர்ந்து கொள்ள சுய அறிவு மற்றும் இறுதியான மோக்ஷம் ஆகியவைகளைப் பற்றிச் சொல்லும் வேறு எந்த சமயநூல்களைப் படித்தும் தெளிவு பெறலாம்.

"யோக வசிஷ்டம் என்ற இந்த உன்னதமான ஞான நூலைப் பற்றி ஒன்றை மட்டும் மிகவும் ஆணித்தரமாகச் சொல்ல வேண்டும். இந்த நூலை தினமும் ஒரு சில

பக்கங்களையாவது படிக்கவும். அப்படிப் படிக்கும் போது, மனக் கவலைகள் நீங்குவதை நீங்கள் உணர்வீரகள். முதல் வாசிப்பில் விளங்காதவைகள் எல்லாம், மீண்டும் அவைகளைப் படிக்கும் போது, உங்களுக்குத் தெளிவு வரும். தெளிவு பிறந்து, மனம் தூய்மை அடையும்' என்பது தான் விமரிசர்களின் கருத்தாகும்.

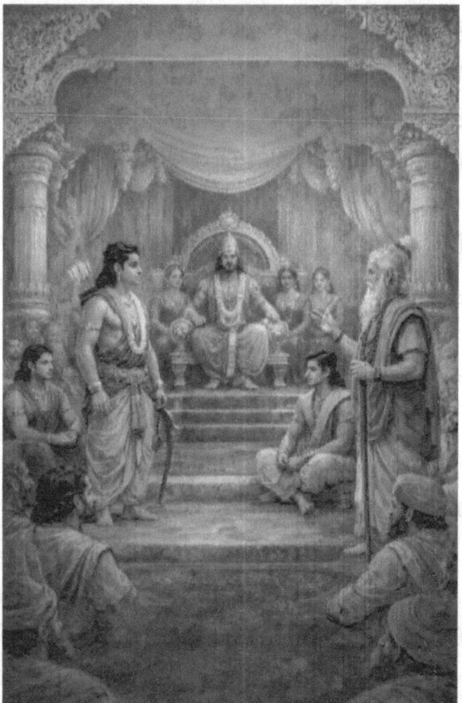

அத்தியாயம் 1 : வைராக்கிய பிரகரணம்

(பிரகரணம் என்றால் அத்தியாயம் என்று அர்த்தம்)

1. சுதீட்சணன் என்ற பிராமணனுக்கும், அகஸ்திய ரிஷிக்கும் நடந்த உரையாடல்

சுதீட்சணன் என்ற பிராமணன் தனக்கு ஏற்பட்ட சந்தேகத்தை நிவர்த்திக்கும் பொருட்டு, அவன் அகஸ்தியர் ஆஸ்ரமத்தை அடைந்தான். அகஸ்தியரைப் பணிந்து தன் சந்தேகத்தை அவரிடம் தெரிவித்தான்.

சுதீட்சணன்: மோக்ஷத்தை அடையும் சாதனம் கர்மமா அல்லது ஞானமா?

அகஸ்தியர்: பறவைகள் எப்படி தம்முடைய இரண்டு இறக்கைகளையும் உபயோகித்துப் பறக்கின்றனவோ அதே மாதிரி மோக்ஷம் அடைய கர்மம், ஞானம் இரண்டையும் கடைப்பிடிக்க வேண்டும். இதை விளக்க ஒரு கதை சொல்கிறேன்.

அகஸ்தியர் சொன்ன கதை:

அக்னிவேசியன் என்ற ஒரு ரிஷியின் புத்திரன் காருண்யன் என்ற இளைஞன். அவனை குருகுலக் கல்விக்கு அக்னிவேசியன் அனுப்பி வைத்தார். காருண்யனும் தன் குருகுலக் கல்வி முடிந்து தந்தையின் குடிலுக்கு வந்தான்.

வந்தவன் கர்மா அனைத்தையும் விட்டு விட்டு வீணாகக் காலம் கழிப்பதைப் பார்த்த தந்தை தன் மகனிடம் அதற்கான காரணம் கேட்டார்.

காருண்யன்: அப்பா, ஸ்ருதி, ஸ்மிருதி ஆகியவைகளில் கர்மங்களைச் சாகும் வரை அனுசரிக்க வேண்டும் என்று ஒரு இடத்திலும், வேறு இடத்தில் கர்மம் ஒழித்து ஞான மார்க்கத்தின் மூலமாகத்தான் மோக்ஷம் கிட்டும் என்றும் இரு வேறுபட்ட கருத்துகள் ஓதப்படுகின்றன. ஆகையால் நான் கர்மாவை ஒழித்து ஞான மார்க்கத்தை தழுவியுள்ளேன்.

இதைக் கேட்ட தகப்பனார், அரிஷ்ட நேமி என்ற ராஜரிஷி வால்மீகி வாயிலாக வசிஷ்ட - ராம சம்வாதத்தை உபதேசித்த கதையினை விளக்கினார். 'இந்தக் கதையினைக் கேட்ட பிறகு, கர்ம மார்க்கமா அல்லது ஞானமார்க்கமா என்பதை மகனே நீயே தீர்மானிக்கலாம்' என்று சொன்னார்.

2. அரிஷ்ட நேமி என்ற ராஜரிஷியின் கதை:

அரிஷ்ட நேமி ராஜ்ய பாரம் சலித்துப்போய் அரசாட்சியைத் தம் பிள்ளை வசம் ஒப்படைத்து கந்தமாதனம் என்ற மலை சூழ்ந்த காட்டில் தவம் செய்யப் புறப்பட்டார்.

அவரின் தவத்தின் மகிமையை அறிந்த தேவேந்திரன் தமது தேவதூதனை அரிஷ்ட நேமியை சகல மரியாதைகளுடன் இந்திர லோகமான அமராவதிக்கு அழைத்து வரச் சொன்னான்.

ஆனால் அரிஷ்ட நேமி தேவதூதனிடம் 'சொர்க்க லோக வாழ்க்கை எனக்கு நிரந்தரமா?' என்று கேட்கவும், அதற்கு 'இல்லை; உங்கள் புண்ணிய கர்மங்கள் தீர்ந்து விட்டால், உங்களுக்கு மீண்டும் பூமியில் ஜனனம் உண்டாகும்' என்று விளக்கினான். அதைக் கேட்ட அரிஷ்ட நேமி 'இந்த நிரந்தரமற்ற சொர்க்க லோக வாழ்க்கை எனக்கு வேண்டாம்' என்று சொன்னவுடன், தேவேந்திரன் அரிஷ்ட நேமியை அவரது விருப்பத்திற்கு ஏற்ப ஞான மார்க்க உபதேசம் பெறுவதற்கு வால்மீகி ரிஷியிடம் அனுப்பி வைத்தான்.

வால்மீகியும் அரிஷ்ட நேமிக்கு ராமரின் திவ்விய சரித்திரத்தை விளக்கினார்.

வால்மீகி: ராமர் விஷ்ணுவின் அவதாரம். என்றாலும் அவருக்கு ஏற்பட்ட சில சாபங்களினால் ராமாவாதாரம் எடுத்தார்.

அரிஷ்ட நேமி: சச்சிதாந்த சொரூபியாக நாராயணன் இருக்கும் பொழுது, நாராயணனுக்கும் சாபம் என்பதை எப்படி நம்பமுடியும்?

வால்மீகி: விஷ்ணு ஒரு சமயம் பிரம்மாவைப் பார்க்க சத்திய லோகம் சென்றார். அப்போது பிரம்மா சனத்குமாரர்களால் பூஜிக்கப்படாமல் இருப்பதைப் பார்த்தார். உடனே சனத்குமாரர்களை விஷ்ணு சபிக்கவும், பதிலுக்கு சனத்குமாரர்கள் விஷ்ணுவை கொஞ்ச காலம் அஞ்ஞானியாக இருக்கும்படிச் சபித்தார்கள். அதே போல் இன்னொரு சந்தர்ப்பத்தில் பிருகு மஹரிஷியை அவரது பத்தினியிடமிருந்து பிரித்ததால் விஷ்ணுவும் ராமராகப்

பிறந்து பத்தினியிடமிருந்து பிரிந்து சோகமடைய பிருகு சபித்தார். அது மட்டுமல்ல; பிருந்தை மற்றும் தேவதத்தன் ஆகியவர்களின் சாபங்களுக்கும் விஷ்ணு ஆளாகினார். ஆகையால் அவைகளைத் தீர்த்துக் கொள்வதற்காக விஷ்ணு திரிலோக அதிபதியாக இருந்தாலும் மானிட அவதாரம் எடுத்து தாம் செய்த கர்மங்களின் பலனை அனுபவித்தார். இது தவிர்க்க முடியாத நியதி. ராமாயணத்தை எவன் ஒருவன் ஊக்கத்துடன் கேட்டுத் தெரிந்து கொள்கிறானோ அவனுக்கு மறுபிறவி இல்லை.

விளக்கக் குறிப்பு 1: சனத்குமாரர்கள்:

சனத்குமாரர்கள் நான்கு முனிவர்களாவர். அவர்கள் உடம்பில்லா ஞானத்தின் நான்கு குணங்களின் சொரூபங்களாவர். வைராக்கியம், சுத்த ஞானம், நித்திய தியான நிலை, பிரம்ம நிஷ்டை என்ற நான்கு குணங்களின் ரூபங்களாவர். இவர்கள் தான் பிரம்மாவால் படைக்கப்பட்ட ஆதியான முதல் படைப்பாகும். ஆகையால் பிரம்மா "புத்ரர்களே! பிரஜா ஸ்ருஷ்டி செய்து உலகம் நிரம்பச் செய்யுங்கள்" என்று கூறியபோது அவர்கள் "எங்களுக்கு ஆசை இல்லை; நாங்கள் யோகமும் ஞானமும் மட்டுமே விரும்புகிறோம்" என்று கூறி பிரம்மாவின் கட்டளையை மரியாதையுடன் நிராகரித்தனர் என்கிறது புராணம்.

இதனால், உலகத்தில் மனிதப் பிறப்பு இல்லாமல் இருக்கும் நிலையை அறிந்த பிரம்மா தமது பிள்ளைகளான சனத்குமாரர்களிடம் கோபம் கொண்டார். அந்தக் கோபத்தின் விளைவாக ருத்ரர் (சிவன்) பிறந்தார் என்பது

புராண வரலாறு.

சனத்குமாரர்கள் பால ரூபம் கொண்ட நான்கு ஞானச் சொரூபிகளான பிரம்மசாரிகள். அவர்களின் நான்கு யோக உருவங்களின் பெயர்களும் அவைகளின் அர்த்தங்களும்:

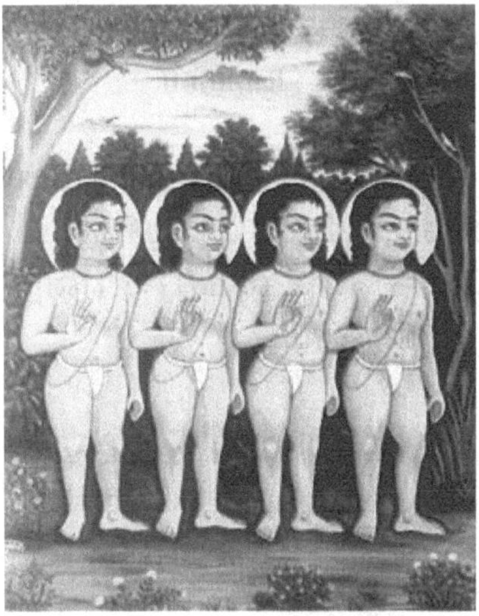

1. சனகன் → நிஷ்காம ஞானம் (ஆசையற்ற அறிவு.)
2. சனந்தன் → மனத்தின் முழு பாவ நிவர்த்தி
3. சனாதனன் → நித்ய சுத்தசத்வம் (எப்போதும் கலங்காத தூய மனநிலை)
4. சனத்குமாரன் → பரிபூரண பிரம்ம ஞானம்.

சனத்குமாரர்கள் இந்த நான்கு ஞான நிலைகளின் சொரூபமாக இருந்து, மனிதர்களுக்கு அருள்பாலிப்பவர்கள்.

சனத்குமாரர்கள் கூறும் முக்கிய நான்கு உபதேச மொழிகளின் சாரம் இது தான்:

அகங்காரத்தை இழந்தால் - பிரம்ம தத்துவம் வெளிப்படும்.
மனம் சாந்தமாயின் - ஞானம் தானே மலரும்.
வைராக்யமே ஞானத்திற்கான கதவுச் சாவி.
சஹஜ நிஷ்டையே - ஆன்மசுத்தி - நிர்வாண நிலை.
(தியானம் செய்யாத போதும், வேலை செய்யும் போதும்,

நடக்கும் போதும், தூங்கும் முன்பும் – எங்கும் பரம்பொருள் தன்மையை உணரும் நிலை தான் சஹஜ நிஷ்டை.

பரத்வாஜ முனிவர் என் ஆஸ்ரமத்திற்கு என் சிஷ்யராக வந்தார். அப்போது ராமரின் சரித்திரத்தை நான் அவருக்கு உபதேசித்தேன். அதனால் அவர் ஞானம் பெற்றார்.

வால்மீகியின் வாக்கின் மூலம் ராமாயணத்தின் முக்கியத்துவத்தை அறியலாம். யோக வசிஷ்டம் ராமாயணத்தின் ஆரம்பத்திலேயே உள்ளது என்ற பெருமையால் அதன் சிறப்பை உணரலாம்.

அத்தியாயம் 2: வைராக்கியப் பிரகரணம்

(பிரகரணம் என்றால் அத்தியாயம்)

அத்வைதக் கொள்கைக்கு வணக்கங்கள். மூன்று உறுப்புகளான மனம், பேச்சு, உடல் ஆகியவைகள் என்றும் நிலைத்திருக்கும் ஞானமான அத்வைதக் கொள்கையை மூன்று உலகங்களான ப்பூ என்ற பூமி, அந்தரிக்ஷா என்ற ஆகாயத்தின் மையப் பகுதி, சொர்க்கம் என்ற மேலுலகம் ஆகியவைகளில் பிரகாசமான ஒளியாக இருளகற்றி ஒளியைப் பாய்ச்சுகிறது.

இந்த வசிஷ்டரின் நூலை அறிவிலிகளோ அல்லது ஜீவன் முக்தர்களோ படிக்க வேண்டியதில்லை. அறிவிலிக்கு இந்த நூலைப் படிப்பதால் ஒரு நன்மையும் ஏற்படப்போவதில்லை. ஜீவன் முக்தர்களுக்கு அவர்கள் முக்தி நிலையை அடைந்து விட்டதால் யோக வசிஷ்டம் படிக்க வேண்டிய அவசியம் இல்லை.

- இது தான் இந்த அத்தியாயத்தின் ஆரம்ப ஸ்லோகங்களாகும்.

முனி பரத்வாஜர் தமது குருவான வால்மீகி முனிவரை வணங்கி மிகவும் பணிவாகக் கேட்டார்: 'ராமர் சத்துவ குணமுடையவர். வலிகள் நிறைந்ததும், மறுபிறவிகள் கொண்டதுமான இந்த சம்சார உலகில் ஏன் பிறக்க வேண்டும்?

வால்மீகி: ஓ, பரத்வாஜ சிஷ்யனே! உன் கேள்வியால் நான் மிகவும் ஆனந்த மடைகிறேன். நீ நான்கு விதமான

விடுதலை அடையும் மார்க்கத்தை நன்கு அறிந்துள்ளாய்.

விளக்கக் குறிப்பு 2 : விடுதலை இலக்கிற்கு நான்கு பாதைகள்:

விடுதலைக்கு அல்லது மோட்சம் அடைய உதவும் நான்கு பாதைகள்: கர்மா, பக்தி, யோகம், ஞானம் ஆகியவைகளாகும்.

இந்த நான்கு பாதைகளையும் அடைய நான்கு வழிகாட்டிகள் இருக்கிறார்கள். அவர்கள் தான் மனத்தை அடக்கும் சமம், புலன்களை அடக்கும் தமம், தகாத செயல்களிலிருந்து விலகும் உபரதி, இன்ப துன்பங்களை சமமாக பார்க்கும் திதிக்ஷா ஆகியவையாகும்.

இந்த பாதையில் பயணிக்கும் லட்சியமே மோட்சம் ஒன்றையே அடைய வேண்டும் என்ற தீவிரமான உள் ஏக்கம் அதாவது முமுக்ஷுத்த்வம் என்ற நிலையாகும்.

சுருக்கமாக, கர்மம், பக்தி, யோகம் ஆகியவைகளை மேற்கொண்டால், சமம், தமம், உபரதி, திதிக்ஷா உருவாக உதவும். இந்த நான்கு நிலைகள் பூர்த்தியானபின் ஞானம் தானாக மலரும். பிறகு மோட்சம் நிச்சயம் கிட்டும்.

இந்த நான்கு சாதனங்களும் ஒருவரில் நிறைந்திருக்கும்போது மட்டுமே, அவர் நிர்வாண ஆனந்தத்தின் உண்மையை கேள்வி கேட்டு அறியவும்,

அந்தப் பாதையில் பயணிக்கவும் தகுதியுடையவராகிறார். ராமா! நீ அந்தத் தகுதியைப் பெற்றுள்ளாய்.

வாசனைகளை விட்டு விடுவது தான் மனத்தின் சலனங்களை போக்குவதற்கான வழியாகும். அதன் மூலம் தூய பாதையான மோட்சத்தில் பயணிக்க முடியும்.

வாசனைகள் இரண்டு வகைப்படும்: ஒன்று: தீய வாசனை; மற்றொன்று தூய வாசனை.

தீய வாசனையில் மிகவும் கொடுமையான மறுபிறவிகள் உண்டு. தூய வாசனையில் மறு பிறவிகளிலிருந்து விடுதலை கிடைக்கும். தீய வாசனைக்குக் காரணம் அதீதமான அகங்காரமாகும். அது அறியாமையால் வருவதாகும். தூய வாசனையில் அறிவின் காரணமாக தீயில் வெந்த விதைகள் எவ்வாறு முளைக்காதோ அதே போல் அகங்காரம் அழிந்து விடும்.

வால்மீகி பரத்வாஜருக்கு தொடர்ந்து போதித்தார்: வசிஷ்டர் ராமருக்கு போதித்த வழியில் நீயும் பயணித்து ஜீவன் முக்தியை அடைவாயாக.

இவ்வாறு சொல்லிய பிறகு ராமரின் கதையை விவரித்தார்.

அத்தியாயம் 3 - ராமரின் மனக்கிலேசம்

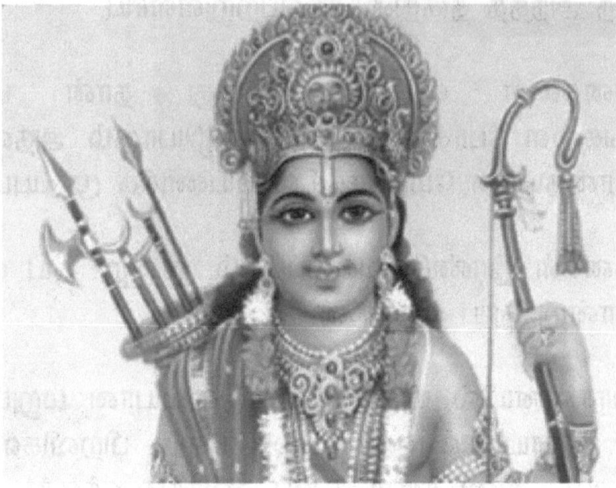

ராமர் சிறுவனாக இருக்கும் போதே நான்கு வேதங்கள், மற்றும் அனைத்துத் துறைகளில் சொல்லப்பட்ட அறிவு சார்ந்த விஷயங்கள் ஆகியவைகளில் தேர்ந்து தமது இளமைக் காலத்தை மிகவும் சந்தோஷமாகவும், விளையாட்டாகவும் கழித்தார். அதற்குப் பிறகு, ராமர் பல க்ஷேத்திரங்களுக்கும், புனிதமான ஆஸ்ரமங்களுக்கும் தேசாந்திரமாகச் செல்ல ஆசைப்பட்டார். அதைச் செயல்படுத்துவதற்காக, நீல வர்ண சியாமளனான ராமர் தமது தந்தையான தசரத சக்ரவர்த்தியை ஒரு அன்னம் போல் சென்று அடி பணிந்து வேண்டினார்: 'தந்தையே! தபஸ்விகளின் புனிதமான குடில்களுக்குச் சென்று அவர்களின் யாகம், தபஸ் ஆகியவைகளை நேரில் பார்க்கவும், பல புனித ஸ்தலங்களைத் தரிசிக்கவும் நான் விழைகிறேன். இதற்கு தாங்கள் உத்தரவு கொடுக்க வேண்டுகிறேன்.'

தந்தை தசரதரும் தமது குலகுருவான வசிஷ்டரைக் கலந்து ஆலோசித்து, அவரது அனுமதியுடன், ராமரின் வேண்டுகோளுக்கு இசைந்தார். 'ராமா! அதிக நாட்கள் எடுத்துக் கொள்ளாமல், விரைவாக திரும்பி வா' என்று புத்திர பாசத்தால் கட்டுண்ட தந்தை தசரதர் சொல்லி அனுமதி வழங்கினார்.

ராமர் தமது சகோதர்களுடன் ஒரு நல்ல நாளில் தமது புனித யாத்திரையைத் தொடர்ந்தார். கோசலை நாட்டைக் கடந்து பல ஆஸ்ரமங்கள், பாலை வனங்கள், அடர்ந்த காடுகள், துறை முகங்கள், நகரங்கள், மலைகள் என்று அவர்கள் தங்கள் பயணத்தைத் தொடர்ந்து, முடிவாக நாடு திரும்பி, தந்தையிடம் விளக்கமாக தமது பயணத்தைப் பற்றி ராமர் சொன்னார். பல தேசங்களில் கடைப்பிடிக்கப்படும் வித விதமான பழக்க வழக்கங்களையும் ராமர் தந்தையிடம் தெரிவித்தார்.

அப்போது ராமருக்கு 15 வயது. இந்தச் சமயத்தில் கோடை காலத்தில் வரண்ட நதி போல், ராமரின் சிவந்த முகம் ஒரு வெள்ளைத் தாமரைப் பூப்போல் வாடியது. ராமர் பத்மாசனத்தில், தாடையில் கைகளை வைத்துக் கொண்டு, நெடு நேரம் அசையாமல் இருக்க ஆரம்பித்து விட்டார். அன்றாட வேலைகளில் ராமரின் மனம் செல்ல வில்லை. இதைக் கவனித்த ராமரின் சேவகர்கள் பயந்து போய், அதற்கான காரணத்தை ராமரிடமே கேட்டார்கள்.

ராமர், 'என் மனம் சஞ்சலம் அடைந்துள்ளது. தினசரி செய்ய வேண்டிய கர்மாவில் ஈடுபட என்னால் முடியவில்லை' என்று தெரிவித்தார். உடனே, சேவகர்கள் இந்த ராமரின் நிலையை தசரதரிடம்

தெரிவித்தனர். தசரதர் ராமரை வரவழைத்து, தம் மடியில் உட்கார வைத்து, ராமரின் இந்த மன நிலைக்கான காரணத்தைச் சொல்லும்படிக் கேட்டார்.

ராமர் பதில் சொல்லாமல், தந்தையை வணங்கி, விடை பெற்றுச் சென்று விட்டார்.

இந்த நிலையில் தான் விஸ்வாமித்திரர் ராமரைத் தம்முடன் தமது வேள்வியைக் காக்க அனுப்பும்படி வேண்டினார்.

விஸ்வாமித்திரர் தசரதரிடம் சொன்னார்: ஓ, தசரதா! ராமர் பலத்தில் சிங்கம். ராக்ஷதர்களுக்கு யமனாவார். ஆகையால் ராமர் இளம் வயது என்று நீங்கள் பயப்பட வேண்டாம். என்னைப் போன்ற முனிவர்கள் ஒரு நாளும் தவறான கோரிக்கைகளை வைக்க மாட்டார்கள். ராமரது பராக்கிரமத்தை நானும், வசிஷ்டரும் மட்டுமே நன்கு அறிவோம். நீங்கள் தர்மம், புகழ் ஆகியவைகளை மதித்தால் ராமரை உடனே என்னுடன் அனுப்பி வையுங்கள். இதில் கவலைப்படுவதற்கு ஒன்றும் இல்லை.

இதைக் கேட்ட தசரதர் சொன்னார்: என் மகன் ராமன் மிகவும் சிறியவன். அவனுக்கு 15 வயதுதான் ஆகிறது. அவன் இதுவரை எந்த யுத்தமும் செய்ய வில்லை. ஆகையால் ரக்ஷதர்களை எதிர்கொள்வது அவனால் முடியாது. அவனுக்கு யுத்தத்தின் யுக்திகள் ஒன்றும் தெரியாது. ஆகையால் ராமனுக்குப் பதில் என்னுடைய நான்கு வகையான படைகளையும் உங்களுடன் அனுப்புகிறேன். மேலும் ராமனைப் பிரிந்து என் மற்ற மூன்று சகோதரர்களும் உயிர் வாழ மாட்டார்கள்.

என்னாலும் உயிர் வாழ முடியாது. நான் என்ன செய்வது என்று தெரியாது குழம்பி உள்ளேன்'

இதைச் செயுற்ற விஸ்வாமித்திரர் கோபத்தில் சொன்னார்: முதலில் வாக்கு கொடுத்து விட்டு, அதை இப்போது மீறுகிறீர்கள். யுத்தத்தில் சிங்கம் போல் சண்டையிடும் நீங்கள் ஒரு கோழையான மிருகம் போல் செயல்படுகிறீர்கள். நான் உங்களிடமிருந்து விடைபெறுகிறேன்.

இதை எல்லாம் பார்த்துக் கொண்டிருந்த வசிஷ்டர் சொன்னார்: மனு வம்சத்தில் பிறந்த நீங்கள் - தசரத சக்ரவர்த்தி என்ற பட்டம் பெற்ற நீங்கள் - கொடுத்த வாக்கை மீறலாமா? நீங்களே உங்கள் நாக்கு சொன்ன வார்த்தையைக் காப்பாற்ற முடியாவிட்டால், உங்கள் பிரஜைகள் உங்களைப் பற்றி என்ன நினைப்பார்கள்? முனி விஸ்வாமித்திரர் உங்கள் மகன் ராமரை காப்பாற்றுவார். உங்கள் மகன் ராமர் ஒரு அமிர்த புத்திரர். அவருக்கு ராக்ஷதர்கள் எந்த துன்பமும் கொடுக்க முடியாது.

முதலில் தயங்கிய தசரதர் வசிஷ்டரின் ஆலோசனைப்படி ராமரை விஸ்வாமித்திரருடன் அனுப்ப சம்மதித்தார்.

இருப்பினும், தசரதர் ராமர் மனம் குழப்பி இருப்பதற்கான காரணத்தைச் சொல்லும்படி ராமரின் சேவகர்களைப் பணித்தார்.

சேவகர்கள் சக்ரவர்த்தி தசரதரைப் பணிந்து ராமரின் நிலையை இவ்வாறு விளக்கினார்கள்: 'பல முறை நாங்கள் ராமரின் கால்களில் விழுந்து கெஞ்சிக் கேட்டுக் கொண்ட

பிறகு தான் தினசரி செய்ய வேண்டிய கர்மாக்களைச் செய்கிறார். 'பிள்ளை பெற்றல்,செல்வம் திரட்டல், வீடு - வாசல் கட்டல் ஆகியவைகளில் என்ன சுகம் இருக்கிறது? இவைகள் எல்லாம் உண்மையான சுகத்தைக் கொடுக்குமா? - என்று ராமர் சொல்லுகிறார்.

ராமருக்கு தூய வெள்ளை ஆடைகளிலோ அல்லது ஆறு விதமான ருசிகளிலோ (காரம், புளிப்பு, தித்திப்பு, கரிப்பு, கசப்பு, துவர்ப்பு ஆகியவைகள்), நல்ல நீரைப் பருகுவதிலோ ஆர்வம் இல்லை. துறவியைப் போல் எதிலும் அபிமானம் இல்லாமலும், அரசாங்கச் செயல்களில் ஈடுபாடு கொள்ளாமலும் ராமர் இருக்கிறார். இன்பம் - துன்பம் ஆகியவைகளால் ராமர் பாதிக்கப்படவில்லை.

'தமது வாழ்க்கையே வீண்' என்ற விரக்தியில் ராமர் ஒரு ஜீவன் முக்தி அடைந்தவர் போல் காணப்படுகிறார். செல்வமே தீராத ஆபத்தைக் கொடுக்கும் மூலாதாரம் என்ற மன நிலையில் ராமர் செயல்படுகிறார். ராமரின் மனத்தில் இடம் பெற்றுள்ள எண்ணங்களின் ஆழத்தை எங்களால் அறிய முடியவில்லை.

ஞானிகள் பலர் அடங்கிய இந்த சபையில் உள்ளவர்கள் தான் எங்களது இளம் வயது யுவராஜாவான ராமரிடம் உயர்ந்த தத்துவங்களையும், குணங்களையும் எடுத்துக் கூறி, ஒரு சிறந்த அரசராக ராமரை உருவாக்க வேண்டும்.'

இதைச் செவியுற்ற வசிஷ்டர், 'உடனே ராமரை இங்கே அழைத்து வரவும் ' என்று உத்தரவு பிறப்பித்தார்.

'ராமர் அனைவராலும் நேசிக்கப்பட்டவர். கூட்டத்திலிருந்து திசைமாறிச் சென்று தவிக்கும் ஒரு மானைப் போல் ராமர் இருக்கிறார். ராமர் ஒரு பெரிய குழப்பத்தில் மூழ்கி இருக்கிறார்.

இது ஒரு விபத்து போல் நிகழ்ந்துள்ளது என்றாலும், இது உயர்ந்த ஞானத்தை அடையக் கிடைத்த ஒரு படிக்கல்லாகும்.

உலக ஆசைகளிலிருந்து விடுபட வைராக்கியம் அவசியம்.

விவேகம் உண்மையைப் பொய்யிலிருந்து இனம் காண உதவும். எங்களைப் போல் ராமர் உயர்ந்த பிரம்ம நிலையை எய்துவார். அதன் பிறகு, ராமரின் மனத்திலே உள்ள மாயையான சந்தேகங்கள் பல விதமான ஆத்ம விசாரங்களால் விலகும். ராமரின் மனது முழுமையாக குழப்பங்களிலிருந்து விடுபட்டு, பழையபடி சந்தோஷமாக தமது அனைத்து கர்மாக்களையும் எந்தவிதக் குறைவின்றிச் செய்வார்' என்று வசிஷ்டர் சபையோர்களைப் பார்த்துச் சொன்னார்.

வசிஷ்டர் இப்படிப் பேசிக் கொண்டிருக்கும் போதே, ராமர் சபைக்கு வந்தார். சபையிலுள்ள அனைவரையும் வணங்கினார் ராமர்.

ராமரை அன்போடு தமது மடியில் வந்து அமர தசரதர் வேண்டியும், ராமர் தமது மேல் துண்டைத் தரையில் விரித்து, அதில் அமர்ந்து கொண்டார்.

தசரதர் ராமரைப் பார்த்துச் சொன்னார்: 'என் அருமை

ராமா! நீ அறிவின் சிகரம். அனைவரும் உன்னிடம் உயர்ந்த நிரந்தரமான அருளை அடையக் காத்திருக்கும் போது, நீயே மனம் கலங்கலாமா? இது அஞ்ஞானிகளின் செயல்களல்லவா? குல குருவும் பிரம்ம ரிஷியுமான வசிஷ்டர் இருக்கும் போது ராமா! நீ மனம் கலங்கலாமா? உன்னுடைய தற்போதைய மனக் கலக்கம் நீங்குவது எப்போது?'

அப்போது வசிஷ்டர் பேச முயன்ற போது, அதைத் தடுத்து, விஸ்வாமித்திரர் ராமரைப் பார்த்துச் சொன்னார்: 'ஐம்புலன்களையும் வென்ற ராமா! நீயே குழப்ப சமுத்திரத்தில் மூழ்கி இருப்பது தகுமா? அஞ்ஞானத்தில் உழலும் அறிவிலிகள் அதிகமாக இருக்கும் இந்த உலகத்தில், ஞான மூர்த்தியாகிய உன்னிடம் இந்த மயக்கம் வர வேண்டிய அவசியமே இல்லையே! ராமா! நீ மனம் திறந்து பேசு'

விஸ்வாமித்திரரின் இந்தப் பேச்சைக் கேட்ட ராமர் இடியுடன் கூடிய மேகக் கூட்டங்களைப் பார்த்த மயில்களைப் போல் துக்கம் அனைத்தும் மாயமாய் மறைந்து மனம் மகிழ்ந்தார். ராமர் பிறகு சபையினரைப் பார்த்து தமது மனக் குழப்பத்திற்கான காரணங்களை விவரித்தார்.

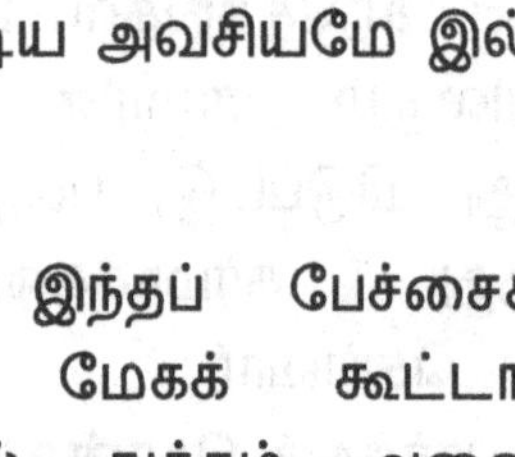

அத்தியாயம் 4 - ராமரின் மனக்கிலேசத்தின் மூல காரணங்கள்

ராமர் தம் மன நிலையை அரச சபையில் இப்படி விளக்கினார்:

'தசரத சக்ரவர்த்தியின் வீட்டில் பிறந்த காரணத்தால், நான் அனைத்து அறிவு நூல்களிலும் தேர்ச்சி பெற்றேன். மதம் போதிக்கும் வழிகளையே நான் மிகவும் கடுமையாகக் கடைப்பிடித்தேன். பிறகு, தேசாந்திரமாக பல நாடுகளுக்குச் சென்றேன். பல புண்ணிய நதிகளில் நீராடினேன். இந்த யாத்திரையை முடித்து அரண்மனை திரும்பியதும், உலக பந்தங்களில் உள்ள ஆசைகள் அனைத்தும் என்னிடமிருந்து நீங்குவதை உணர்ந்தேன்.

அழிவு தான் உலகத்தில் உலவுவதாக உணர்ந்தேன். பிறப்பது இறப்பதற்கே, இறப்பது மீண்டும் பிறப்பதற்கே என்பது தான் உலக நியதியாக இருப்பதைக் கண்டேன். ஆகையால், உலகமே ஒரு மாயையாகத் தோன்றியது. உலகத்திலுள்ளவைகள் அனைத்தும் வலியை மட்டும் தான் தருகிறது. அவைகள் அனைத்திலும் ஆபத்துக்கள் நிரம்பி வழிகின்றன. இவைகள் மனத்தின் நிகழ்வுகளாக இருப்பதுடன் அவைகள் வெறும் அழியும் செல்வத்தையே அடைய உதவுகின்றன. ஆகையால், இதன் மூலம் பெறும் பொருட்கள் மற்றும் அரச பதவிகளால் அடையும் இன்பங்களால் என்ன பயன்?

இவைகளைப் பற்றி நாம் ஆழ்ந்து ஆராய்ந்தால், 'நான் யார்?' என்ற கேள்வி எழும். இந்த 'நான்' என்பது இந்த

எனது உடம்பா? ஆத்மாவிற்கு அனித்தியமான அனைத்தும் பொய் அல்லது மாயை என்பதை உணர வேண்டியது அவசியமல்லவா? இந்த உலகத்தில் உள்ள அனைத்துப் பொருட்களும் மாயை என்றால், இவைகளை உற்பத்தி செய்யும் பொருட்கள் உள்ள உலகத்தை நேசிக்கும் எண்ணம் என்னிடம் மறையத்தானே செய்யும். ஒரு பிரயாணி பாலைவனத்தில் காணும் கானல் நீர் எவ்வாறு உண்மையான நீர் இல்லையோ அதைப் போல் அந்தக் கானல் நீர் போன்ற உலகப் பொருட்களில் மனம் செலுத்துவது பேதமை அன்றோ?

ஆகையால், வலியிலிருந்து விடுபடும் இந்திரிய சுகத்திற்கு அப்பாற்பட்ட நிலையைக் காட்டும் பாதையை அறிய நான் முயன்று வருகிறேன்.

ஒரு பழைய மரம் எரியும் உஷ்ணம் போல், என் உள் மனம் அனல் போல் தகிக்கிறது. எனது அஞ்ஞானம் என் வயிற்றில் மாட்டிக் கொண்ட ஒரு கல்லைப் போன்று எனக்கு தாங்க முடியாத வலியினைக் கொடுக்கிறது. இந்த என் நிலையைப் பார்த்தால், என் உறவினர்கள் மிகவும் கவலைப் படுவார்கள் என்பதால், நான் என் துக்கத்தை வாய்விட்டுக் கதறி அழக்கூட முடிய வில்லை.'

இதன் பிறகு ராமர் பலவிதமான பொருள்கள் பற்றி தமது சந்தேகங்களையும், கருத்துக்களையும் தெரியப் படுத்தினார்.

ராமர் கீழ்க்கண்ட பொருள்களின் தலைப்புகளில் தெரிவித்த கருத்துக்கள் அரச சபையோரை ராமரின் ஆழ்ந்த சிந்தனை செய்யும் திறனையும், உண்மையை அறியும்

ஆர்வத்தையும் நன்கு வெளிக்காட்டியது.

செல்வம், வாழ்க்கை, அஹங்காரம், மனம், ஆசைகள், குழந்தைப் பருவம், இளமைப் பருவம், காமம், வயோதிகம், நேரம், அழிக்கும் சக்தி, அறிஞர்களின் தொடர்பு - ஆகியவைகள் பற்றிய ராமரின் கருத்துக்களும், சந்தேகங்களும் இனி வரும் பக்கங்களில் இடம்பெறும்.

அத்தியாயம் 5 - ராமரின் பல வகையான பொருட்கள் பற்றிய கருத்துக்கள்

1. செல்வம் பற்றி ராமரின் கருத்துக்கள்

முதலில் செல்வம் பற்றி ராமரின் கருத்துக்களை அறிவோம்.

குடும்பத்தில் குழந்தைச் செல்வம் இருந்தால் மட்டும், அந்தக் குடும்பம் சந்தோஷமாக இருக்க முடியாது. பெரும் செல்வம் இருந்தாலும், அதனால் அந்தக் குடும்பத் தலைவனுக்கு பலவிதமான ஆபத்துக்கள் வரக்கூடும். செல்வத்தைப் பாதுகாப்பது குறித்து அவனது மனம் பலவிதமான எண்ணங்களை உருவாக்கி, நிம்மதியைக் குலைத்து விடும். ஆகையால், பணம் மனிதனுக்கு அருளை அளிக்காது.

ஒரு அரசன் தன்னை விடப் பலசாலியான அரசனுடன் - அந்த அரசன் எப்படிப்பட்டவனாக இருப்பினும், நட்பு பாராட்டுவதைப் போல், பணம் படைத்த ஒருவன் ஞானிகளால் வெறுக்கப்பட்டாலும், அவனை அண்டி, அடைக்கலம் பெறுவது எவ்வளவு கேவலம்?

செல்வத்தைப் பார்த்த உடன் யார் தான் பனிக்கட்டி போல் மனம் உருகிப் போக மாட்டார்கள்? செல்வத்தினால் வரும் பலவிதமான விஷம் போல் உள்ள தீமைகளை ஞானிகள் பேசினாலும், செல்வத்தின் மூலம் பெரும் சந்தோஷத்தால் மனிதர்கள் கவரப்படுவதைப் பார்க்கிறோமே!

சிவப்பு ரத்தினக் கல் தூசியால் ஒளி மங்கி விடுவதைப் போல், அனைவரும் இந்த செல்வத்தின் மோகத்தில் மூழ்கி, கீழாகச் சென்று விடுகிறார்கள். இந்த செல்வ மயக்கத்தால், அப்பழுக்கில்லாத மனிதர்களையும், சொன்ன சொற்களைக் காப்பாற்றும் அரசர்களையும் இந்த உலகத்தில் காண்பது மிகவும் அரிதாகி விடுகிறது. எனினும் மனம் கவரும் செல்வம் நிரந்தரமான ஒன்றல்ல.

உண்மையில் கிணற்றில் ஒரு பாம்பு சுற்றி இருக்கும் ஒரு கொடியில் பூத்த மலர் எப்படி ஒருவருக்கும் பயன்படாத பொருளாக இருக்குமோ அதைப் போல் தான் அந்தச் செல்வம் பயன்படாது.

2 - வாழ்க்கை & அஹங்காரம் பற்றி ராமரின் கருத்துக்கள்

வாழ்க்கை:

வாழ்க்கை என்றாலே அது பிராணன் என்ற மூச்சுக் காற்றில் குடிகொண்டுள்ளது. அந்தப் பிராணனும் ஒரு இலையின் நுனியில் தொங்கிக் கொண்டிருக்கும் ஒரு மழை நீர்த் துளியைப் போல் ஒட்டிக் கொண்டிருக்கிறது. அந்த நீர்த் துளியான பிராணனும் உடலிலிருந்து எந்த நேரத்திலும் வெளியே சென்று விடும்.

பிராணன் வெளியே செல்வது ஒரு பைத்தியக்காரன் எந்த நேரத்தில் என்ன செய்வான் என்று எதிர்பார்க்க முடியாதது போலவே நிகழும்.

ஐம்புலன்களின் ஆசைகள் விஷப்பாம்புகள் போல் தலைகாட்டி, உண்மையான ஞானமில்லாத மனிதர்களாக தங்கள் வாழ்க்கையை மாய்த்துக் கொள்வார்கள். இந்த உடம்பை நிஜம் என்று கருதும் மாயையான கருத்தில் ஒரு மின்னல் போல் மயங்கும் இந்த வாழ்க்கையில் இன்பம் காண நான் விழையமாட்டேன்.

இந்த உலக வாழ்க்கை என்பது ஓடும் மேகம் அல்லது எண்ணெய் இல்லா விளக்கு அல்லது கடல் அலைகள் போன்றது. வாழ்க்கை என்பது நிஜம் அல்ல. நிஜம் போல் தோன்றும் மாயை. அது எல்லை இல்லா அஞ்ஞானத்தில் மூழ்கியதாகும். உண்மையான மனித வாழ்விற்கு வழிகாட்டாது. மீண்டும் மீண்டும் பிறக்கும் வலியைத் தான் அந்த வாழ்க்கை தரும். இந்த வலிகளிலிருந்து மீளும் ஆன்மீக வாழ்க்கையை அடைவது தான் மிகச் சிறந்த அறிவாகும். அது தான் நிலையான பேரானந்தத்தை அருளும்.

அங்கு வாழ்வின் வலிகள் இருக்காது. மரங்கள், மிருகங்கள் அல்லது பறவைகள் ஆகியவைகள் பற்றிய சிந்தனைகளில் காலம் கழிக்காமல், உயர்ந்த ஆன்மீகத் தேடல்களில் மனத்தை ஈடுபடுத்துவது தான் உத்தமம். இதன் மூலம், மறுபிறவியிலிருந்து விடுதலை அடையலாம். மற்றவைகள் எல்லாம் கிழக் கழுதைகளுக்குச் சமம்.

எல்லாவற்றையும் அறிய வேண்டும் என்று அலையும் மனோபாவம் உள்ளவனுக்கு படிப்பு ஒரு பெரும் சுமையாகும். அமைதி இல்லா மனம் கொண்டவனுக்கோ, அவன் மனமே ஒரு சுமையாகும். ஆசை போன்ற கறைகளைக் கொண்ட மனிதர்களுக்கும், ஆத்ம ஞானம் ஒரு பெரும் சுமையாகும்.

இந்தச் சுமைகளைப் போக்க வழி என்ன?

தனது ஆத்மாவின் ஒளியிலே சுகம் காண வேண்டும். அப்படிப்பட்டவர்களுக்கு, இந்த அழகான உடம்பு, வாழ்வு, மனம், புத்தி, அஹங்காரம், செய்கை ஆகியவைகள் அனைத்தும் சுமக்க முடியாத சுமையாக இருக்காது. இளமையாக இருக்கும் போதே இறந்தாலும், அதை அறிவாளிகள் வஞ்சகர்களின் நட்பை வெறுத்துத் தள்ளுவது போலவே கருதுவார்கள். இந்த உலக வாழ்க்கை நிலையில்லாத அழியும் தன்மையான இன்பம் கொண்டது. ஆகையால், இந்த வாழ்க்கையைப் போல் தள்ளத் தகுதியானது ஒன்றும் இல்லை.

அஹங்காரம்:

அஹங்காரம் என்பது 'நான்' என்ற மமதை கொண்ட மனத்தினைக் குறிக்கும். அத்தகைய மனம் உடையர்களின் மாயமான மயக்கும் எண்ணங்களால் ஜனிக்கும் காரியங்களால் உண்டாகும் விளைவுகள் மிகவும் கெடுதல்களைக் கொடுக்கும். இந்த பயங்கரமானதும், மனத்தை மயக்கி ஹானி உண்டாக்கும் அஹங்காரத்தைக் கண்டு நான் மிகவும் பயம்

கொள்கிறேன்.

மனச் சஞ்சலங்கள், ஆபத்துக்கள், வாழ்வின் வேண்டாத அதீதமான செயல்பாடுகள் ஆகிய அனைத்தும் இந்த அஹங்காரத்தின் மூலம் வெளிப்படுகின்றன. இந்த அஹங்காரத்தை விட மோசமான பெரிய சத்துரு இந்த உலகில் கிடையாது. இந்த சத்துருவின் பிடியில் வெகு நாட்கள் இருந்த காரணத்தால், என் மனம் மிகவும் கொந்தளிப்புக் கொண்ட நிலையில் இருக்கிறது. இதனால், ஆகாரம் எனக்கு ருசிக்க வில்லை. நீர் அருந்தவும் பிரீதி இல்லை. இப்படி அவதிப்படும் நான் மற்ற இன்பங்களைப் பற்றி என்ன சொல்ல முடியும்?

அஹங்காரத்தின் அடிப்படையில் செய்யப்படும் அன்றாடச் சடங்குகள், யாகங்கள் ஆகியவைகள் அனைத்தும் வீணாகும்.

ஆகையால், உண்மையான வாழ்க்கைத் தத்துவம் இந்தப் பாழான அஹங்காரத்தை முற்றிலும் துறப்பதில் தான் உள்ளது. இந்த அஹங்காரம் ஒருவனின் மனத்தில் பரவி தெளிவற்ற நிலையை உருவாக்கும் வரை ஆசைகள் அதிகமாக நம்மிடம் தோன்றும். அஹங்காரத்தின் பிடியிலிருந்து என்னை விடுவிப்பதற்காக நான் அனைத்து கர்மாக்களையும் விட்டு விட்டாலும், என்னுடைய வேதனைகள் நீங்கவில்லை. எனது ஆத்மாவையும் நான் அறிய முடியவில்லை. ஆகையால் ரிஷிகளே! இந்த சாபம் போன்ற அஹங்காரம் தான் இந்த உலகத்து எல்லா வகையான ஆபத்துக்களுக்கும் மூல காரணமாகும். இந்த அஹங்காரம் அறிவையும், சரியாகத் தேர்வு செய்யும்

திறனையும் சிதறடித்து மனத்தில் இடம் பிடித்து, நம்மை பைத்திய நிலைக்குக் கொண்டு சென்று விடும். ஆகையால், அப்படிப்பட்ட அஹங்காரத்திலிருந்து நான் விடுபட நீங்கள் என்னை ஆசீர்வதிக்க வேண்டுகிறேன்.

3 - மனம் & ஆசைகள் பற்றி ராமரின் கருத்துக்கள்

மனம்:

ஆசை மற்றும் வெறுப்பு ஆகிய பொருட்களில் மனம் கவரப்பட்டால், புயல் காற்றில் தத்தளிக்கும் லேசான இறகு போல் அந்த மனம் ஊசலாடும்..

தெருவில் திரியும் நகரத்து நாய் போல் அந்த மனம் காமத்தைக் கிளரும் அம்சங்களில் ஈடுபட்டு, ஞானிகளின் சகவாசத்தைத் தவிர்க்கும் நிலையை அடையும். ஆனால், இந்த நிலையினால் எந்த ஒரு நன்மையும் ஏற்படப் போவதில்லை.

மூங்கில் பூவினால் நீரைத் தக்க வைத்துக் கொள்ள முடியாது. அதைப் போல் தான் இந்த அல்லாடும் மனது உண்மையான இன்பத்தை தக்க வைத்துக் கொள்ளாமல் தவிக்கும். அதீதமான செல்வத்தைக் கண்ட உடன் அப்படிப் பட்ட மனம் நீர் சுழற்சிபோல் கவர முனையும். வெறி

கொண்ட நாய் போல் மனம் ஆசைகளை ஆலிங்கனம் செய்து, மோசமான அறியாமையால் அவதிப்படும். சிறிய துரும்பு காற்றில் எவ்வாறு அங்கும் இங்கும் அல்லாடுகிறதோ, அதே போல் எனது மனமும் எல்லாவிதமான மயக்கங்கள் - வலிகள் ஆகியவைகளால் தாக்கப்பட்டு, ஒரு பெரிய வெற்றிடத்திற்கு நான் தள்ளப் படுகிறேன். ஆபத்தான இந்த மனம், மாயை என்ற குணத்தால் சூழப்பட்டு, குழப்பமான ஒரு வாலிபன் போல் பலவிதமான உலக பந்தங்களில் ஈடுபட வைக்கிறது.

ஒரு நொடியில், மனம் இந்த பூமியிலிருந்து கீழ் உலகத்திற்கும், கீழ் உலகத்திலிருந்து இந்த பூமிக்கும் பாய்ந்து செல்லும் தன்மை கொண்டது. கிணற்றிலிருந்து நீர் இறைக்கப் பயன்படுத்தும் இற்றுப் போன கயிறு போல் இந்த ஏமாற்றும் மனம் உயர் நிலைக்கு உயர்த்துவது போல் தோற்றமளித்தாலும், அது உண்மையிலேயே ஒருவனை மேலும் கீழ் நிலைக்குத் தள்ளி விடும்.

இந்த விஷமயமான மனம் ஒரு பூதமாகும். அது தீயை விடக் கொடூரமானது. பெரிய மலையை விட ஏற முடியாத கடினமானது. ஒரு பெரிய வைரத்தை விட உறுதியானது.

சமுத்திரத்தின் நீரைக் குடித்து விடலாம். மஹா மேரு மலையைக் கூட நகர்த்தி விடலாம். கொழுந்து விட்டு எரியும் நெருப்பையும் விழுங்கி விடலாம். ஆனால், மனத்தை அடக்குவது என்பது முடியாத செயலாகும்.

அனைத்துத் தோற்றங்களுக்கும் மூல காரணம் இந்த மனம்

தான். இந்த அழியும் உலகம் மனம் இருக்கும் வரை தான். மனம் மறைந்தால், இந்த உலகமும் மறைந்து விடும். ஆகையால், மனம் அழியவேண்டும். துன்பங்கள் மற்றும் இன்பங்கள் ஆகியவைகள் மனத்தினால் தான் மலை போல் எழுகின்றன.

அவைகள் அழிய வேண்டு மென்றால், மனமும் அழிய வேண்டும்.

ஆசைகள்:

கட்டுப்படுத்த முடியா உணர்ச்சியும், கோபமும் தான் ஆத்மாவை ஆட்டிப் படைக்கும் இரண்டு கோட்டான்கள். அதீத மயக்கத்தை மனத்தில் ஏற்படுத்தி, இரவெல்லாம் மனிதனை அலைக்கழிக்கும்.

ஒரு எலி கயிற்றைக் கடித்துக் குதறுவதைப் போல் ஒருவனுடைய ஆசைகள் அவனது பல காலம் சேமித்த தூய கர்மாக்களை எல்லாம் முழுவதும் துவம்சம் செய்து விடுகின்றன. ஆத்ம ஞானம் இல்லாது தவிக்கும் இந்த மனது, வலையில் மாட்டிக் கொண்டு தவிக்கும் ஒரு பறவை போல் இருக்கிறது.

ஆசைகளான நெருப்பு என் மனத்தை சுட்டெரித்து புண்ணாக்குகிறது. நான் இருக்கும் இப்போதைய நிலையில், அமிர்தத்தில் குளித்தாலும் அது என்னை குளிர்விக்காது. அம்மாவாசை இரவு மிகவும் துணிவுள்ளவர்களையும் பயம் கொள்ளச் செய்து, அவர்களின் அறிவை மழுங்கடித்துவிடும். மிகவும் பொறுமையாக இருக்கும் அறிவாளிகளின் உள்ளங்களிலும்

அத்தகைய மனம் திகிலை உண்டாக்கும்.

ஆந்தையைப் போன்ற தீராத ஆசைகள் மனிதர்களைத் தொடர்ந்து, அவர்களைச் செல்வம் சேர்க்கத் தூண்டினாலும், அந்தச் செயல்கள் தோல்வியுறும்.

வயதான சதிர் செய்யும் பெண் விருப்பமில்லாமல் எப்படி வெறுப்பாக நடனம் ஆடுகிறாளோ அதைப் போல் தான் என் மனம் வலுவிழந்து அனைத்து ஆசைகளும் என்னைத் தாக்குகின்றன.

குரங்குகளைப் போல், ஒரு இடத்தில் நிலை யில்லாமல், என் மனம் சுற்றித் திரிகிறது. ஒரு பூவிலிருந்து இன்னொரு பூவிற்குத் தாவிச் செல்லும் தேனிக்களைப் போல் என் மனம் உலகத்தின் அனைத்து எட்டு திக்குகளுக்கும் பயணம் செய்கிறது.

தீராத ஆசைகள் தான் அனைத்து வலிகளுக்கும் மேலான வலியான மறு பிறவி என்ற வலியினைக் கொடுக்கிறது. தேவர்கள் தான் ஆசைகளிலிருந்து மனத்தை விடுவித்து உதவுகிறார்கள். கோட்டைச் சுவர்களால் பாதுகாக்கப்பட்டு பெரிய அரண்மனைகளில் வசிப்போர்களையும் ஆசைகள் என்ற நோய் தாக்கும். அப்படி பாதிக்கப்பட்டவர்களையும் காப்பாற்றும் மிகப் பெரிய சர்வலோக நிவாரணியாகத் தேவர்கள் செயல்படுகிறார்கள்.

தங்க ஆபரணங்களை அணிந்து ஜொலிக்கும் பெண்களைப் போல் அல்லது சூரிய கிரஹணங்கள் தாமரை மலரை மலரச் செய்வதைப் போல், அந்த ஆசைகள் மனிதனை

வெளியிலிருந்து ஆட்கொண்டு ஆழமாக தாக்கும். இப்படிப்பட்ட மனத்தில் எழும் ஆசைகள் ஒரு வைர முனை போல் அல்லது கூரிய முனை உள்ள வாள் போல் அல்லது உலைத் தீயில் சூடாக்கிய இரும்பிலிருந்து தெரிக்கும் நெருப்புக் கனல்கள் போல் ஒரே நொடியில் மேரு மலை போல் இருக்கும் பெரிய மனிதர்களையும் அல்லது அறிவார்ந்த அழகிய மனிதர்களையும் அல்லது வீரமிக்க போர் வீரர்களையும் ஒன்றுமில்லாத நிலைக்குத் தள்ளிவிடும்.

இந்த உடம்பு வெறும் குடல், தசை நார்கள் ஆகியவைகளால் ஆனது. அது மாற்றங்களுக்கு உட்பட்டது. அது ஒரு சமயம் குண்டாகவும், பிற சமயங்களில் ஒல்லியாகவும் மாறும் தன்மை கொண்டு, வலிக்கு அடிமையாகி இந்த வெட்ட வெளி உலகத்தில் உலவும். இவ்விதம் துன்பம் - இன்பம் என்று மாறி மாறி கஷ்டப்படும் இந்த உடம்பில் தான் அஹங்காரம் ஆட்கொண்டு, பத்துவிதமான இந்திரிய பசுக்கள், சங்கல்பம் செய்யும் மனம் என்ற வேலையாள், குரங்கு குணமுள்ள நாக்கைக் கொண்ட ஆசைகளுக்கு கூட்டாளி ஆகியவைகள் ஒன்று சேர்ந்து தொல்லை கொடுக்கும்.

செல்வம், ராஜ்யம், செயல்கள் ஆகியவைகளை அனுபவிக்க அவசியமான இந்த உடம்பு எப்போதும் நிரந்தரமானதாக இருப்பின், இந்த உடம்பை நேசிப்பதில் தவறில்லை. ஆனால் இந்த செல்வம் போன்றவைகள் அனைத்தும் யமன் வந்த பிறகு மறைந்து விடும். நமது உடம்பு வெறும் ரத்தமும் - சதையும் கொண்டு, அழுகி விடும் தன்மை கொண்டிருப்பதால், இதில் என்ன அழகைக்

காண முடியும்? ஏழை - பணக்காரன் என்ற பேத மில்லாமல் இந்த உடம்பு எந்தவித பாகுபாடு மின்றி வளர்ந்து அழியும் தன்மை கொண்டது. தோன்றி மறையும் மின்னல் அல்லது கோடை மேகம் ஆகியவைகளை நிரந்தரம் என்று நம்புபவர்கள் தான் இந்த உடல் சாஸ்வதம் என்று அந்த உடலையே பேணிக்கொண்டு உலகில் உழலுவார்கள்.

4 - இளமைப் பருவம் பற்றி ராமரின் கருத்துக்கள்

சம்சார சாகரத்தில் பிறக்கும் ஒவ்வொரு ஜீவனும், பலவிதமான மனச் சஞ்சலங்கள், பலவிதமான மாறுபட்ட செயல்கள் ஆகிய அலைகளில் உழல வேண்டிய நிர்பந்தங்களைத் தவிர்க்க இயலாது. அந்த இளமையான குழந்தைப் பருவம் தான் மனிதர்களுக்கு மிகுந்த தாங்கமுடியாத வேதனைகளைக் கொடுக்கும் பருவமாகும். அந்த பருவ காலத்தில் தவிர்க்க முடியாத ஆபத்துக்கள், பலவீனங்கள், கருத்துக்களை வெளியிட முடியாத அவல நிலை, அறியாமை, ஆசைகள், நிலையில்லா எண்ணங்கள் ஆகியவைகளால் அவதிப்பட வேண்டியதாகிவிடும்.

நமது உடலில், மனது தான் செயல்களுக்குக் காரணமாகும். கடல் அலைகள் போல் அல்லது அழகிய மாதுவின் கண்களின் மிரட்சி போல் அல்லது காற்றில்

அசையும் விளக்குச் சுடர் போல் அல்லது ஒரு மின்னல் ஒளி போல் அந்த மனது ஒரு நிலையில்லாது ஊசலாடும். மழலைப் பருவத்தில் சுற்றித் திரியும் நாய் போல் சோற்றைத் தின்று, சின்னச் சின்னக் காரியங்களுக்குச் சந்தோஷப் பட்டும் அல்லது துக்கப்பட்டும் மனம் நாட்களைக் கடத்தும். சில நேரங்களில், மண்ணைச் சாப்பிடும். ஆகாயத்தில் உலவும் சந்திரனைத் தன் அருகில் வரும்படி அழைக்கும். இந்த அறியாமையால் விளைந்த செயல்களை அருளான செயல்கள் என்று கருத முடியுமா? இந்த பருவத்தில் செய்யும் குறும்பான செயல்களினால் ஆசிரியர்கள், பெற்றோர்கள், உறவினர்கள், பெரியவர்கள் ஆகிய அனைவரின் உள்ளங்களில் பீதியினை ஏற்படுத்தும். அதன் காரணமாக, அவர்கள் அனைவருக்கும் இவைகள் எப்போதும் பயத்தை அளித்து, பலவகையான மனக் கிலேசங்களை உண்டு பண்ணும். எதையும் பகுத்தறியும் தன்மையை இழந்து தவிக்கும் நிலைக்குத் தள்ளிவிடும். இந்தப் பருவத்தில் சந்தோஷம் என்பதை ஒருவரும் அனுபவிக்க முடியாது.

5 - வாலிபப் பருவம் பற்றி ராமரின் கருத்துக்கள்

பலவிதமான ஆபத்துக்கள் கொண்ட இளமையான குழந்தைப் பருவத்தைக் கடந்து வாலிபப் பருவத்தை அடைகிறார்கள். இந்தப் பருவத்திலும், பல வகையான

வலிகளைச் சுமந்து, பிசாசு போன்ற மன்மத பானத்தால் தாக்குண்டு, மனம் புண்பட்டு அவதிக்கு உள்ளாக வேண்டும். இந்தச் சமயத்தில் தகுந்த குருவை நாடி மனத்தில் ஒளிபெற முயலவேண்டும். அதன் மூலம், பலவிதமான துறைகளிலும் அறிவினை வளர்த்து, மனம் விசாலமாக வேண்டும். சகதியுள்ள ஓடையைப் போன்ற மனத்தைத் தூய்மையாக்க நல்ல கர்மாக்களைச் செய்ய வேண்டும். ஆசைகள் இந்த உடம்பில் காட்டில் வளரும் மரங்கள் போல் பெருகி, மான் போன்ற மனத்தை இந்திரிய சுகங்களான படுகுழியில் தள்ளிவிடும். வாலிப வயது ஆசைகளைப் பூர்த்தி செய்யும் செயல்களால், வலிகள் தான் அதிகமாக உடலைத் தாக்கும். ஆனால், இந்த வாலிப வயதில் எதிர்கொள்ளும் அனைத்து தடைகளையும் தகர்த்து வெற்றி காணும் சக்தியைப் பெற்றவர்கள் தான் சிறந்தவர்கள். அப்படிப்பட்ட வாலிப மனிதர்கள் தான் அனைவராலும் துதிக்கப்படுபவர்களாவர். அவர்கள் தான் உண்மையிலேயே அறிவாளிகள். அவர்கள் அடைந்த நிலைதான் உண்மை நிலையாகும். விலைமதிக்கப்பட முடியாத இயல்புகளான தேஜஸ், பணிவு ஆகியவைகளைக் கொண்ட வாலிபப் பருவத்தை அடைபவர்கள் தான் இந்த உலகத்தில் உத்தம ஆத்மாக்கள்.

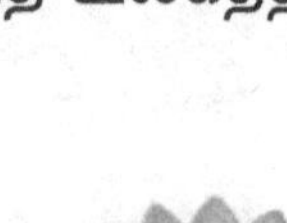

6 - காமம் பற்றி ராமரின் கருத்து

எலும்பும், தசைகளும் கொண்ட பெண்களின் உடல்களின் மூலம் என்ன சுகத்தைக் காண முடியும்?

அழகான பெண்களைப் பார்த்தால், மிகுந்த ஆசைகள் எழும் என்பதில் எந்த சந்தேகமும் இல்லை தான். ஆனால், அழகிய கூந்தல் உடைய பெண்களைப் பார்க்கும் பொழுது, நாம் நமது மனத்தின் கண்களால் ஆராய்ந்தால், அந்தப் பெண்களின் கண்களும், அவர்களது மயக்கும் பிற உடல் பாகங்களும் வெறும் தோல், சதை, ரத்தம் ஆகியவைகளுடன் கண்ணீரும், வேர்வைகளும் கொண்டவைகள் என்பதை அறியலாம்.

முத்துக்கள், மலர்கள் மற்றும் பல ஆபரணங்களால் அலங்கரிக்கப்பட்ட பெண்களின் மார்பகங்கள் நம் மனத்தைக் கவருவது, நாய்கள் நகர மயானத்தில் சிந்தப்பட்ட சாதங்களுக்கு சண்டை போடுவதற்கு ஒப்பாகும். மனிதர்களின் கண்கள் பெண்களின் கருங்கூந்தலால் ஈர்க்கப்பட்டு, மனம் காமத்தீக்கு இறையாகி, இருள் உலக பாபத்தில் அவர்கள் வீழ்ந்து உழல்கிறார்கள்.

பெண்களின் உடல்களில் சுகம் காணுவது, உலர்ந்த விறகினால் நரகத்தில் தங்களையே எரியூட்டுவதற்கு ஒப்பாகும்.

காமம் மனிதர்களின் மனங்களை அறியாமை என்ற பாழும்

கிணற்றில் தள்ளிவிடும். இது தூண்டிலில் வைக்கப்பட்ட புழுக்களான மனித மீன்களை மீண்டும் மீண்டும் பிறவி எடுக்கும் நிலையை உண்டாக்கி, அவர்களின் உள்ளங்களை சகதியாக்கி பாழ்படுத்தி விடும்.

பெண்களின் சுகம் நிரந்தரமல்ல. அது பெட்டிகளில் அடைத்து வைக்கப்பட்ட எல்லை இல்லாத துன்பங்கள், வெறுப்புகள், தீராத ஆசைகள் ஆகியவைகளை விலை உயர்ந்த முத்துக்களாக நினைத்துக் காப்பாற்றும் பேதைமைக்குச் சமம்.

நமது உடம்பைப் பற்றிய உண்மையான நிலையை ஆராய்ந்து அறிந்து விட்டால், பிறகு பெண்களால் ஏற்படும் ஈர்ப்பு மறைந்து விடும். பெண்களைப் பற்றி நிலாவின் குளுமை என்று நினைக்கும் கருத்தும் மறைந்து விடும். ஆகையால், பெண்களின் மேல் ஏற்படும் மோகம் நம் மனத்திலிருந்து அகல வேண்டும். அப்போது தான் நிரந்தரமான அருள் நம்மை வந்து சேரும். தேனைச் சுவைத்த வண்டுகள் மீண்டும் மீண்டும் தேனை நாடிச் செல்வதைப் போல் இயங்கும் நம் மனத்தை பெண்களின் இச்சையிலிருந்து மீட்டு வரவேண்டும். இது மிகவும் கடினமான ஒன்றாகும்.

காமத்தால் உண்டாகும் விளைவுகளான வியாதிகள், சாவுகள், வயோதிகம், மன வியாதிகள், வலிகள் ஆகியவைகளால், மனிதன் அதன் பின்னால் மனத்தை செல்ல அனுமதிக்கக் கூடாது. காமத்தைத் துறக்காமல், மிகவும் அரியதான பிரம்ம நிலையை எப்படி அடைய முடியும்?

7 - வயோதிகம் பற்றி ராமரின் கருத்து

குழந்தைப் பருவம் பிறகு வாலிபப் பருவம் ஆகியவைகளுக்குப் பிறகு வயோதிகம் வந்து நம்மை பெரிய மாற்றங்களுக்கு உட்படுத்துகிறது.

மயக்கம், வியாதிகள், வலிகள் போன்றவைகள் வயோதிகத்தில் வரும். பிறகு, அறிவு மங்கிவிடும். இரண்டாம் கல்யாணம் செய்த பிறகு, முதல் மனைவியிடம் கொண்ட அன்பு எப்படி விலகி விடுமோ அதே போல், அறிவு விடைபெற்றுச் சென்று விடும். நமது உடம்பின் ஒன்பது வாசல்களின் செயல் இழப்புகள், ஞாபக மறதி, அன்றாட கர்மாக்களைத் தனியாகச் செய்ய முடியாத நிலை, மகன்கள் மற்றும் மற்றவர்களின் கடும் சொற்கள் ஆகியவைகளை வயோதிக காலத்தில் சந்திக்க வேண்டும்.

வயோதிகத்தால் தள்ளாடும்போது, நண்பர்கள், உறவினர்கள், வேலைக்காரர்கள் சிரிப்பார்கள். ஆந்தை மரப்பொந்தில் தங்கி இருப்பதைப் போன்று, வலுவிழந்து, தன் குணம் இழந்து தவிக்க வேண்டிய பரிதாப நிலைக்குத் தள்ளப்படுவார்கள். இந்தத் தள்ளாத வயதில், பலவிதமான கற்பனையான பயங்கள் எழும். நற்கதி அடைய முடியாத நிலை ஏற்படும் என்ற பயத்தைப் போக்க முடியாமல் திண்டாடித் தவிப்பார்கள். ஆனால், வயதாக வயதாக, உலக இன்பங்களை அனுபவிக்க வேண்டும் என்ற தாகம் அதிகரிக்கும். இருப்பினும் வயோதிகம் அந்த தாகத்தைத் தணிக்க முடியாமல் வலுவிழந்து தவிக்கும். இந்த நிலையால், அவர்களின் அனைத்து

எண்ணங்களும் வலுவிழந்து, கருகிவிடும். சாவு தனது கைகளை அந்த வயோதிக வெளிறிய தலைகளில் வைத்து இழுக்கும். இது பழுத்த பூசணிக்காய்கள் வெள்ளையாகி கீழே விழுவதைப் போலாகும்.

சாவு என்ற ராஜா தனது போர்வீரர்களான மனம், உடல், வியாதிகள் ஆகியவைகள் அனைத்தும் ஒன்றாக அணிவகிப்பது போல் வயோதிகத்தைச் சூழ்ந்து கொள்ளும்.

இந்த வயோதிகத்திலும், மூன்று விதமான ஆசைகளைத் துறப்பது என்பது கடினம்.

மகன், மனைவி, செல்வம் ஆகியவைகள் தான் அந்த மூன்றும்.

8 காலம் பற்றி ராமரின் கருத்துக்கள்

உலகத்தில் உள்ள சகல இன்பம் கொடுக்கும் பொருள்கள் அஞ்ஞானத்தின் காரணத்தால் மேலும் மேலும் பிறப்பினைக் கொடுக்கும். அந்த நிலையில்லா இன்பமும் காலம் என்ற காலன் வந்த உடன் ஒரு எலி எப்படி வலையினை கடித்துக் குதறுமோ அதே போல் அழிந்துவிடும்.

இந்தக் காலம் அழிக்காத பொருள் ஒன்று கூட இந்த

உலகத்தில் இல்லை. முதலைகள், மீன்கள் ஆகியவைகள் நிறைந்த சமுத்திரமும் வாடாவாக்னி என்ற பயங்கரமான தீயினால் அழிக்கப்படுவதைப் போன்றே காலம் அழிவை உண்டாக்கும். ஏன், இமாலய அளவு பெரிய ஞானிகள் கூட அவர்களின் நேரம் வந்து விட்டால், அவர்களும் கூட ஒரு நொடி கூட இந்த உலகத்தில் தாமசிக்க முடியாது. அனைத்தையும் அந்தந்த நேரம் வரும் போது கபளீகரம் செய்யும் தன்மை கொண்டது கலனான யமன்.

விளக்கக் குறிப்பு 3 : வாடாவாக்னி (அல்லது) வடவாக்னி

வாடா வாக்னி: "அழிவுக்காலத்தில் எழும் பெரும் நெருப்பு" - "தெற்கு சமுத்திரக் கரையில் எப்போதும் எரிந்து கொண்டிருக்கும் அடங்காத நெருப்பு" என்ற இரண்டு அர்த்தங்களிலும் இந்த வார்த்தை இந்துமத சாஸ்திரங்களில் பயன்படுத்தப்படுகிறது.

வாடாவாக்னி என்ற சொல்லின் விளக்கம்:

வாடா = சமுத்திர நீரின் ஆழத்தில் மறைந்திருப்பது.

அக்னி = தீ. அதாவது, சமுத்திரத்தின் அடியில் மறைந்திருக்கும் கொடிய தீ அல்லது பிரளயத்தில் எழும் அழிவுத் தீ என்பது பொருள்.

வாடாவாக்னி எங்கே உள்ளது? என்ற கேள்விக்குப்

புராணங்கள் கூறுவது: தெற்கு சமுத்திரத்தில், பாதாளத்தின் அருகே எப்போதும் மறைந்து எரிந்து கொண்டு இருக்கும் கொடிய தீ.

இதில் என்ன ஆச்சரியம் என்றால் தீயைப் பொதுவாக நீர் அணைத்துவிடும். ஆனால் சமுத்திர நீரின் அடியில் இருக்கும் இந்த வாடாவாக்னி என்ற நெருப்பை பெருங்கடல் நீர் அணைக்க முடியாது. இறுதியில் பிரளய நேரத்தில் இந்த தீ மேலே எழுந்து முழு உலகையும் அழித்துவிடும்.

ஏன் கடல் அந்த மஹாத் தீயை அணைக்கவில்லை? என்ற கேள்விக்குப் புராணம் சொல்லும் விளக்கம்: ஒரு தெய்வீக சக்தி இந்த தீயைக் கட்டுப்படுத்துகிறது. அது பிரளயகாலத்தில் பயன்படுத்த உருவான தீ ஆகும். அந்தப் பிரளயகாலத்தில் இந்த தீ மேலெழுந்து உலகை அழிக்கும்.

பிரளயத்தில் மூன்று வகைகள் உண்டு. நைமித்திக பிரளயா - பிரம்மா உறங்கும்போது நிகழ்வது, ப்ரகிருத பிரளயா - ஸ்ருஷ்டி முழுவதும் ஒன்றாக சுருங்கும் போது நிகழ்வது, ஆத்யாந்திக பிரளயா - தனிநபர் விடுபடும் போது உருவகமாய் நடப்பது என்பனவாகும். இவற்றில், முதல் இரண்டு பிரளயத்தில், உலகத்தை முதலில் எரிக்கும் தீயே வாடாவாக்னியாகும்.

யோக வசிஷ்டத்தில் வாடாவாக்னியை காம - க்ரோத - லோப - மோக (ஆசை, கோபம், கஞ்சத்தனம், மோகம்) ஆகிய தீய சக்திகளைக் குறிப்பதாக வரும்.

வசிஷ்டர் கூறுவது இது தான்: "மனத்தின் ஆழத்தில் இருக்கும் விஷ வாசனைகள் வாடாவாக்னி போல எரிந்து கொண்டே மனிதனை வாட்டும். ஞானம் தான் அத் தீயை அணைக்கும் சக்தி பெற்றது. அணைக்கப்படாவிட்டால், கொழிந்து விட்டு எரியும் அக்னிபோல் மனிதனின் மனத்தில் ஒரு பெரிய பிரளயத்தை ஏற்படுத்தி அவனை தீராத துன்பக் கடலில் தள்ளும்."

யோக வசிஷ்டம் இதையே "உள் பிரளயம்" என்கிறது.

புகழ் பெற்ற அரசர்கள் அனைவரும் பருந்து கால்களில் அகப்பட்ட பாம்புபோல் காலத்தின் கால்களில் கட்டுண்டு உயிரிழக்கத்தான் வேண்டும். இந்த பிரபஞ்சமான காட்டில் காலையில் அத்திப்பழங்கள் காய்க்க வைத்து, அதைச் சுற்றி ஈகோ என்ற ஈக்கள் வர, உச்சி வேளையில் சூரியனின் கதிர்களால் பழங்களைப் பழுக்க வைத்து, இரவிலே அவைகள் சாப்பிட ஏதுவாக அமைந்து காலம் அழிவை அளித்து விடுகிறது.

மிகப்பெரிய உயர்ந்த மனிதனும் மூன்று குணங்களான சத்துவ - ராஜச - தமோ - ஆகிய கயிற்றால் கட்டப்பட்டு, காலம் அவர்களையும் தனக்கு இறையாக்கி விடும். இந்த இடிபாடுகள் கொண்ட சிறிய உலகமான இருப்பிடத்தில், காலம் உலகத்தில் வாழும் மனிதர்கள் எங்கிருந்தாலும் அவர்களை சாவு என்ற கூடையில் முயல் குட்டிகளைப் போல் சேகரிக்கும்.

இப்படி வேட்டையாடிய உயிரினங்கள் காலத்தினால் கபளீகரம் செய்யப்படும்.

இந்தக் காலத்தின் செயல்கள் திரும்பத் திரும்ப இந்த உலகத்தில் நிகழ்ந்து கொண்டுதான் இருக்கும்.

9 - அழிக்கும் சக்தி பற்றி ராமரின் கருத்துக்கள்

பலம் பொருந்திய அழிக்கும் சக்தி தான் பிரம்மத்தின் மூலாதார வீரியமான தன்மையாகும். மாயை என்ற காட்டில் வெற்றிகரமாக உலாவும் ஒரு பெண் புலியைப் போல், இந்த பிரபஞ்சத்தையே அந்த பிரம்ம சக்தி ஆட்டிப் படைக்கிறது. அந்த சக்தியைத் தான் துர்கா தேவியாகக் காண்கிறோம்.

இந்த பூமியை அந்த மஹா சக்தியான துர்கா தேவி தன் கைகளில் ஒரு தேன் கிண்ணம் போல் தாங்கிக் கொண்டிருக்கிறாள். மூன்று லோகங்களும் அவளது கழுத்தில் நீலம், சிகப்பு, வெண்மை ஆகிய மூன்று நிறங்களைக் கொண்ட தாமரை புஷ்பமாலையாக அலங்கரிக்கிறது.

கூண்டுக்குள் அடைபட்டு கர்ஜித்துக்கும் ஒரு ஆண் சிங்கம் அவளது கைகளில் இருக்கிறது. அவளது உடம்பு காலம் என்ற இனிமையான புல்லாங்குழல் இசைபாடும் ஒரு

இளமையான குயில்போல் இருக்கிறது. வெற்றி கொள்ள வில்லும், வலியை அளிக்கும் அம்புகளும் அவளது ஆபரணங்கள்.

பிரளயகாலத்தில் அவளது நடனம் உலகெங்கும் ஒளி வீசும். சுவர்க்கம் தான் அவளது கிரீடம். பாதாளம் அவளது பாதம். அந்தப் பாதாளத்தில் தான் பல நரகங்கள் இருக்கின்றன. சூரியனும், சந்திரனும் அவளது காதணிகள். ஹிமாலயம் அவளது எலும்புகள். மஹா மேரு அவளது தங்க ஆபரணம். அவளது ஒட்டியாணம் சக்ரவாளா மலை. அவளது வாகனம் சில சமயம் முருகனின் வாகனமான மயில்.

சில சமயங்களில் அவள் ருத்ரனின் தலை - மூன்று கண்கள், பிறை - ஆகியவைகளை அணிந்து கொள்வாள். சில சமயங்களில் மண்டை ஓடுகளை மாலையாக அணிவாள். உக்கிர பிரளய தாண்டவத்தினையும் சில சமயங்களில் அவள் ஆடுவாள்.

மனம் அஹங்காரத்தினால் ஆக்கிரமித்துள்ளது. உலகத்தில் காணும் பொருட்களெல்லாம் எனக்கு ஒரு பொருட்டே அல்ல. பிறப்பின் காரணங்களையும் முழுவதும் என்னால் கணிக்க முடியவில்லை. ஆகையால், எனது மனம் மயங்குகிறது. ஆசைகள் என்ற வியாதிகள் மனத்தை அலைக்கழிக்கின்றன.

முற்றும் துறந்த ஞானிகளை இந்த உலகத்தில் பார்ப்பது மிகவும் அரிது.

எனது வாலிபப் பருவம் அர்த்தமில்லாத செயல்களில் ஈடுபட்டு, உயர்ந்த ஞான மார்க்கத்தை அடைய முடியாமல் கழிந்துவிட்டது.

10 - அறிஞர்களுடன் தொடர்பு பற்றி ராமரின் கருத்துக்கள்

சிறந்த ஞானிகளுடைய உண்மையான அன்பு இல்லாமல், மோக்ஷப் பாதை தெரியாமல் தவிக்கிறோம். மனத்தின் அழுக்கினால் மற்றவர்களின் இன்பங்களை தங்களது சொந்த இன்பம் போல் நினைக்கும் பரந்த மனப்பான்மை கொண்ட ஆத்ம தத்துவம் தடைப்படுகிறது. மேலும் மற்றவர்களுடைய நல்ல செய்கைகளைப் பார்த்து சந்தோஷப்படும் குணமும் இல்லாமல், உள் மனத்தின் நிம்மதியும் பறிபோகிறது. மேலும் எங்கோ நடக்கும் தீய காரியங்கள், கீழ்த்தரமான மனத்தினால் பாதிக்கப்படாமல் போய்விடும். இதனால், எங்கு தைரியம் வேண்டுமோ அங்கு அதைரியம் குடிகொண்டு விடும். அறிவிலிகளுடன் சினேகம் கொள்வது சுலபம். ஆனால் உள்ளொளி பெற்ற ஞானிகளின் சினேகம் கிட்டுவது அவ்வளவு எளிதல்ல.

அழியும் எல்லாப் பொருட்களும் தளைகளாகவே அமைகின்றன. நமது பூர்வ ஜென்ம வாசனைகளால்

ஏற்படும் எல்லாவகையான அகங்காரங்களும் மறைந்த பின், சொர்க்கம் கிட்டும். நாங்கள் சென்ற எல்லா நாடுகள், பெரிய மலைகள் எல்லாம் மறைந்து, சத்தியம் ஒன்று தான் பிரளய காலத்தில் நிலைத்து நிற்கும்.

மூன்று உலகங்களான - ப்பூ, அந்தரிக்ஷா, தேவ ஆகியவைகள், சமுத்திரங்கள் மற்றும் தேவ - அசுரர்கள் ஆகியவைகள் எல்லாம் மறைந்து விடும். மும்மூர்த்திகளான - பிரம்மா, விஷ்ணு, ருத்ரன் - ஆகியவர்கள் பரப்பிரம்மத்தோடு கலந்து விடுவார்கள். சிருஷ்டிகள் நின்றுவிடும்.

அந்தப் பிரள காலத்தில் அத்வைத உண்மையான பரம் பொருளான பரமேஸ்வரர் - மாயையை வேரறுக்கும் சக்தி படைத்த உண்மைச் சொரூபமானவர் - பேச்சு மனம் ஆகியவைகளைக் கடந்த சுத்த ஞானியானவர் - அவர் ஒருவர் தான் நிலைத்து நிற்பார்.

விளக்கக் குறிப்பு 4: மூன்று லோகங்கள்

உலகின் மூன்று லோகங்கள் – ப்பூ (கீழ் லோகமான பூமி), அந்தரிக்ஷா (நடுவில் உள்ள பரந்த வெளி லோகம்), தேவ (மேல் லோகமான தெய்வ அல்லது சொர்க்க லோகம்) ஆகியவைகளாகும். ப்பூ என்றால் பூலோகம், அந்தரிக்ஷம் என்றால் ஆகாய லோகம், தேவ என்றால் தெய்வ லோகம் என்று அறியவும். லோகம் என்றால் உலகம் என்று பொருள். அந்த ஒவ்வொரு உலகம்

பற்றிய விளக்கத்தைப் பார்ப்போம்.

1. ப்பூ - பூலோகம்

இது நாம் பிறந்திருக்கும் பூமியாகும். இதில் நாம் கண்ணால் காணும் மண்கள், மலைகள், நதிகள், நாடுகள், மரங்கள், விலங்குகள், பல உயிரினங்கள், மனிதர்கள் என்ற அசையும் மற்றும் அசையாப் பொருட்களைக் குறிக்கும்.

தத்துவ விசாரப்படி இந்த உலகம் ஒரு மாயைத் தோற்றமாகும். மாயை விலகும் போது, அனைத்தும் முடிவில்லாத ஞான ஸ்ரூபனாக விளங்கும் பிரம்மத்தின் தோற்றமே என்ற உண்மை விளங்கும்.

மனிதனின் உயிர் உடலோடு இருப்பதை ஸ்தூல சரீரம் என்பர். அந்த நிலையில் 13 அம்சங்கள் உயிரின் கட்டுப்பாட்டில் இயங்கும். அவைகள் தான் ஐந்து பொறிகளின் கர்மேந்திரங்களான கண்கள், மூக்கு, வாய், காதுகள், தோல் ஆகியவைகளும், ஐந்து ஞானேந்திரங்களான பார்வை, நுகர்வு, ருசி, கேட்டல், தொடுதல் ஆகியவைகளுடன் மனம், புத்தி, அகங்காரம் என்று 13 அம்சங்களாக உடலின் இயக்கத்திற்கு உதவுகின்றன. உயிர் அல்லது ஜீவன் உடலை விட்டுச் செல்லும் பொழுது அந்த உயிர் ஐந்து கர்மேந்திரப் பொறிகளான கண்கள், மூக்கு, வாய், காதுகள், தோல் ஆகியவைகளை உடலிலேயே விட்டு விட்டு அந்த ஐந்து பொறிகளின் செயல் திறனான பார்வை ஆகியவைகளைத் தன்னுடன் எடுத்துக் கொண்டு நடு வெளியை நோக்கிப் பயணித்து நிலை கொள்ளும்.

2. அந்தரிக்ஷம் - புவர் லோகம் - நடுவில் அமைந்துள்ள பரந்த வெளி ஆகாய லோகம் - பூமிக்கும் சொர்க்க லோகத்திற்கும் நடுவில் இருக்கும் உலகம்.

இந்த நடு மைய ஆகாய லோகத்தில் உயிர் அல்லது ஜீவன் பூமியில் ஸ்தூல சரீரமான மனித உடலைத் துறந்து சூக்ஷ்ம சரீரத்தைப் பெற்று ஆகாய வெளியில் சஞ்சரிக்கும். அந்த நிலையில் ஜீவன் எட்டு விதமான உணர்வுகளுடன் உலாவும். அதாவது ஐந்து ஞானேந்திரிய குணங்களான பார்வை, நுகர்தல், ருசித்தல்/உரைத்தல், கேட்டல், தொடுதல் ஆகியவைகளுடன் மனம், புத்தி, வைராக்கியம் ஆகியவைகள் ஜீவனுடன் ஒன்றிணைந்து இருக்கும்.

ஆகையால் பூர்வ ஜென்ம கர்மாவின் காரணங்களால் எழுந்த உணர்வுகள், சிந்தனைகள், அனுபவங்கள் ஆகியவைகள் சூழ ஜீவன் இருக்கும். ஆகையால் அந்தரிக்ஷம் அழிதல் என்பது மன அலைகள், சிந்தனைத் தோற்றங்கள், மனத்தின் 'நான்' என்ற அகந்தை ஆகியவைகள் அழிந்துவிடும் நிலையாகும். அதாவது மனத்தின் எண்ணங்களும், கற்பனைகளும் இல்லாத நிலை.

3. தேவ - தெய்வ அல்லது சொர்க்க லோகம்

இது தேவர்கள் வாழும் உலகமானதால், அதில் சுக அனுபவங்கள் கிடைக்கும் தளமாகும். இந்த தெய்வ உலகம் அழியும் என்றால், அந்த நிலையில் அனைத்து இன்பமான அனுபவங்கள் அழிந்து, அனுபவிப்பவன் - அனுபவம் என்ற வேறுபாடு மறைந்துவிடும்.

மூன்று உலகங்களும் - பூமி, ஆகாயம், தெய்வம் ஆகிய உலகங்கள் - மறைந்து விடும்போது அழியாமல் எஞ்சி இருப்பது தான் நிஜமான சக்தியான பரப்பிரம்மம் மட்டும் தான்.

அந்த நிலையில் பிறப்பு, , காப்பு, இறப்பு ஆகியவைகளுக்கு இடம் இல்லாததால், மும் மூர்த்திகளான பிரம்மா, விஷ்ணு, சிவன் ஆகியவர்கள் பரம்மத்தோடு ஐக்கியமாகிவிடுவார்கள். அதனால் சிருஷ்டியும் நின்று விடும்.

ஜடப்பொருள் (ப்பூ), ஆகாசமான மனம் (அந்தரிக்ஷம்), தெய்வம் (தேவ சக்தி) ஆகியவைகள் அனைத்தும் அழிந்து, அவைகளுக்குக் காரணமான மும்மூர்த்திகளும் மறைந்து பிரம்மத்துடன் கலக்க பிரமம் ஒன்றே நிஜம் மற்ற அனைத்தும் மாயை என்ற தத்ததுவத்தை போதிக்கிறது யோக வசிஷ்டம்.

சிறந்த அறிஞர்களின் வாழ்க்கையினைப் பின் பற்றி நடக்காதவர்கள் எப்படி இரவில் நன்கு தூங்க முடியும்? அவர்கள் மனம் - செயல்கள் அனைத்தும் தங்களது மனைவி, குழந்தைகள், செல்வம் என்று அதிலேயே உழன்று அவைகளையே அமிர்தம் என்று கருதி வாழும் நிலையில் இருக்கும் போது, அவைகள் சில ஆபத்தான விபத்துக்களால் அழியும் போது, அவர்கள் படும் கவலைக்கு அளவே இல்லை.

எதிரிகளை வென்று, வெற்றி வாகை சூடி, பலவிதமான செல்வங்களைப் பெற்று வாழ நினைக்கும் அந்த நேரத்தில், யமன் நமக்கு இடஞ்சலாக வந்து, நமது வாழ்வையே முடித்து விடுவான். இந்த உலகத்தில் மனைவி, மகன்கள் ஆகியவர்கள் எல்லாம் நிரந்தரமில்லை. அவர்களின் அழிவு நிகழும் நேரம் பற்றி முழுமையாக அறிவது முடியாத ஒன்றாகும். வலிகள் தான் வாழ்வில் எங்கும் காணப்படுகிறது. அந்த வலிக்குக் காரணமான பயம், செல்வம், பிறப்பு, சாவு ஆகியவைகள் காலத்தால் தான் மறையவேண்டும் என்று நமது சாஸ்திர புத்தகங்கள் கூறுகின்றன.

தைரியமுள்ள ஒரு வீரன் ஒரு கோழையால் இறக்க நேரிடலாம். நூறு பேர்கள் கூட ஒரே மனிதனின் கையால் கொல்லப்படலாம். அவர்களின் வீரமும் கொண்டாடப் படலாம். இது தான் காலத்தின் கோலம்.

ஆகையால் தான் செல்வம் என்பது பாலைவனத்தில் தெரியும் கானல் நீர் போன்றது என்பதை என் மனம் நன்கு தெரிந்துள்ளது. ராஜ வாழ்க்கையை நான் விரும்ப வில்லை. எனக்கு விரக்தி வந்து எனது மனம் குழம்பிப் போய் விட்டது. ஐம்புலன்களும் மிகவும் கொடூரமான விஷத்தை விட ஆபத்தானவைகளாக இருக்கின்றன. விஷம் உடம்பை மட்டும் தான் பாதிக்கும், ஆனால் புலன்களால் வரும் ஆசைகள் பல பிறவிகளை உண்டாக்கும் தன்மையால் விஷத்தை விடக் கொடூரமானதாகும்.

ஆசைகள், வலிகள், உறவினர்கள், நண்பர்கள், வாழ்க்கை,

இறப்பு போன்றவைகள் அறிவுடையவர்களின் மனத்தைக் கவராது. அவர்களுக்கு இந்த வாழ்வானது காற்றினால் உருவான நீர்த்திவலைகள் போலாகும். புலன் இன்பங்கள் அவர்களுக்கு மின்னல் ஒளி போல் நிலையில்லாத ஒன்றாகும். இதை எல்லாம் உணர்ந்த முனிவர்கள் ஆழ்ந்த சமாதி நிலையில் தங்களை ஈடுபடுத்திக் கொண்டார்கள். ஆனால் நான் அந்த உயர் நிலையை அடைய முடியாது தவிக்கிறேன். இந்த மயக்கத்திலிருந்து நான் தெளிவு பெற விரும்புகிறேன். அதற்கு பெரியவர்கள் தான் வழி காட்ட வேண்டும். இப்போது உள்ள என் நிலைமையில், எனக்கு எதிலும் ஈடுபாடு இல்லை. துக்கம் - சுகம், அன்பு - வெறுப்பு ஆகியவைகளால் பாதிக்கப்படாமல், நான் ஒரு கற்சிலை போல் ஆகிவிட்டேன்.'

ராமர் தமது மன நிலையை மிகவும் தெளிவாக ராஜ சபையில் முனிவர்களின் முன்னிலையில் விளக்கிச் சொன்னார். அதன் பிறகு, இடி முழக்கம் கேட்ட ஒரு மயிலின் கூக்குரல் போல் ராமர் முனிவர்களின் அறிவுரைகளைக் கேட்க ஆயத்தமாக இருந்தார்.

அத்தியாயம் 6 - பிரம்மரிஷி சுகர் மாயையை வென்ற சரித்திரம் - விளக்குபவர் விஸ்வாமித்திரர்

சபையில் ராமர் விஸ்தாரமாக தமது எண்ணங்களைத் தெரிவித்ததைக் கேட்ட தந்தை தசரதர் உட்பட சபையில் அமர்ந்துள்ள முனிவர்கள், மஹா ஜனங்கள் அனைவரும் மயிர்க்கூர்ச் செறிந்தனர். ஆகாயத்தில் சஞ்சரிக்கும் சித்த புருஷர்களும் ராமரின் வாசகங்களைக் கேட்டு ஆனந்த பரவசமடைந்தனர். அந்த பெரிய சபையையே பூக்களால் நிரம்பி வழியும் படி 12 நிமிடங்கள் சித்த புருஷர்கள் பூக்களைச் சொரிந்து தங்கள் ஆனந்தத்தை வெளிப்படுத்தினர்.

சுமார் ஒரு கல்ப வருடமாக மிகுந்த வலியுடன் ஆகாசத்தில் சுற்றி வரும் சித்த புருஷர்கள் தங்களுக்குள் உரையாடினர்:

'நாங்கள் இது நாள் வரை மாயையில் உழன்று கொண்டிருந்தோம். ஆனால் ராமரின் அருள் மொழிகளைக் கேட்டதும் இனிமையான அமிர்தத்தைப் பருகின அதிர்ஷ்டத்தை அடைந்து விட்டோம். இந்த அருளுரையால் எங்கள் மனது தூய்மை அடைந்து விட்டது. நாங்கள் பிரம்மத்தை அடையும் வழிமுறைகளை ராமரின் சொற்கள் மூலம் அறிந்து விட்டோம்'.

இவ்வாறு சொல்லியபடியே அந்த சித்த புருஷர்கள் அனைவரும் தசரத சபைக்கு ஆகாயத்திலிருந்து இறங்கினர்.

சித்த புருஷர்கள் சபைக்கு வந்ததை அறிந்த அனைவரும்

எழுந்து நின்று வணங்கினர். முதலில் வசிஷ்டரும், விஸ்வாமித்திரரும் அவர்களை வரவேற்று வணங்கவும், தசரதரும் தமது வணக்கத்தைத் தெரிவித்தார். சித்த புருஷர்கள் ராமரை பூக்களாலும், இனிய வார்த்தைகளாலும் வணங்கி 'ராமா! சம்சார வலிகளை எங்களுக்கு உணர்த்தி உள்ளீர். ஆனால் நாங்களும், தேவ ரிஷிகள் மற்ற தேவதைகளும் உன்னால் வெறுக்கப்படும் சம்சார வலிகளை வெல்ல முடியாமல் அஞ்ஞானிகளாகவே திரிகிறோம்' என்று தங்கள் நிலைப்பாட்டைத் தெரிவித்தனர்.

விஸ்வாமித்திரர் ராமரை அன்போடு நோக்கிச் சொன்னார்: 'எல்லாவற்றையும் உன்னுடையைய தூய அறிவின் மூலம் மிகவும் தெளிவாகத் தெரிந்துள்ளாய். நீ சுக முனிவரைப் போல் ஆன்மீக அறிவில் மின்னுகிறாய்'

இதைச் செவியுற்ற ராமர் 'விஸ்வாமித்திரரே! அஹங்காரம் அழிந்த ஞானமான ஆமிர்த ஆனந்த நிலையினை சுகர் எப்படி அடைந்தார் என்பதை எனக்கு விளக்கவும்' என்று கேட்டார்.

இந்த ஒரு கேள்வி ஒன்றுக்குத் தான் விஸ்வாமித்திரர் பதில் சொல்கிறார். மற்ற பல ராமரின் கேள்விகளுக்கு வசிஷ்டர் தான் பதில் அளிக்கிறார்.

இப்போது விஸ்வாமித்திரர் ராமருக்கு பிரம்ம ரிஷி சுகரைப் பற்றிய கதையினை விவரிப்பதைப் பார்ப்போம்.

விளக்கக் குறிப்பு 5: ரிஷிகளில் மூன்று பிரிவுகள்

ரிஷிகளில் மூன்று பிரிவுகள் உண்டு. ராஜ ரிஷி, தேவ ரிஷி, பிரம்ம ரிஷி ஆகியவைகளாகும்.

ராஜ ரிஷி என்றால் அரச வம்சத்தினர் அரச பதவியைத் துறந்து துறவு வாழ்வு வாழ்தல். உதாரணம்: விஸ்வாமித்திரர்.

தேவ ரிஷி என்றால் தர்மத்தின் பிள்ளைகள் யோக மார்க்கத்தை தழுவியவர்கள். உதாரணம்: நாரதர்.

பிரம்ம ரிஷி என்றால் கோத்திரங்களை உருவாக்கிய பிராமண ரிஷிகள். உதாரணம்: பரத்வாஜர், வசிஷ்டர்.

விஸ்வாமித்திரர் சுகரைப் பற்றிச் சொன்ன கதை:

ஏழு பிறவிகள் எடுத்து ஆத்ம ஞானம் பெற்ற துறவியைப் போல் உள்ள 16 வயதே நிரம்பிய சுகருக்கே உலகப் பொருட்களின் உற்பத்தியின் ரகஸ்யம் பற்றி பல சந்தேகங்கள் எழுந்து, மனம் சமநிலையை இழந்து தவிக்கிறது. அதற்கு விடை காண சுகர் மஹா மேரு மலையில் வசிக்கும் தம் தந்தையான வியாசரிடம் சில கேள்விகள் கேட்கிறார்.

'அப்பா! மாயை எவ்வாறு வலியினை உற்பத்தி செய்கிறது? மாயை எவ்வாறு அழிகிறது? மாயையை சிருஷ்டிப்பவர் யார்? முற்றிலும் மாயை அழியாவிடில், அதன் எந்தப் பகுதி ஜீவித்திருக்கிறது?' என்ற கேள்விகளுக்கு சுகரின்

தந்தையான வியாசர் தகுந்த பதில் சொல்கிறார். ஆனால் அது சுகருக்கு திருப்தியோ ஏற்புடையதாகவோ இல்லை. இதை உணர்ந்த தந்தை வியாசர் சுகரை விதேக தேசத்தின் மஹாராஜா ஜனகரிடம் சென்று தக்க பதிலைப் பெற ஆலோசனை கூறினார்.

அதைக் கேட்டவுடன் சுகரும் ஜனகரின் அரண்மனைக்குச் சென்றும், அவருக்கு ஜனகரின் தரிசனம் உடனே கிடைக்க வில்லை. அரண்மனை வாயிலில் 14 நாட்கள் காத்திருந்தார். பிறகு சுகருக்கு ராஜோபசாரங்கள் நடந்தன. அரண்மனைத் தாதிகள் அவருக்கு பலவிதமான உபசரணைகள் செய்தனர். ஆனால் சுகருக்கு அரண்மனை வாசலில் 14 நாட்கள் காத்திருந்த பொழுதில் இருந்த அதே மன நிலை தான் அரண்மனை உள்ளே வந்து பெற்ற உபசரணையிலும் இருந்தது.

இதைப் பார்த்த ஜனக மஹாராஜா 'ஓ, பிரம்ம ரிஷி சுகரே! உலக பந்தங்கள் அனைத்தும் துறந்து மிக உயர்ந்த பலனை அடைந்துள்ளீர். நீங்கள் இங்கு வந்த காரணம் என்ன?' என்று வினாவினார்.

சுகர் தமது தந்தையிடம் மாயைப் பற்றிக் கேட்ட அதே கேள்விகளை ஜனகரிடமும் கேட்க, ஜனகரும் தம் தந்தை வியாசர் சொன்ன அதே பதில்களைச் சொல்லக் கேட்கவும், ஜனகரிடம் சுகர் தம் மனத்தில் எழுந்த கருத்துக்களை வெளியிட்டார்.

சுகர்: புனிதமான இந்துமத நூல்களில் எல்லாம் ஆத்மா ஒன்றே - இரண்டல்ல என்ற கருத்தைத் தான் வெளியிடுகின்றன. ஒரே ஆத்மாவிலிருந்து மாயை மூச்சுக்

காற்றாக பிறப்பெடுத்து, பிறகு அதே ஆத்மாவில் ஒன்று சேருவதால் இப்படி அழியும் மாயையால் எந்தப் பிரயோசனமும் உண்டாவதில்லை. இந்த மாயைப் பற்றிய என் மனத்தில் எழும் குழப்பத்தை நீங்கள் தான் நீக்கி, ஆத்மாவைப் பற்றிய உண்மை நிலையை எனக்கு அறியச் செய்ய வேண்டும்.

ஜனகர்: ஆத்மா ஒன்று தான் முழுமையான சிதாகாசம் - அதாவது சித்தத்தில் ஆகாசம் என்ற நிலையில் எங்கும் பரவி உள்ளது. அதை அறிவது தான் ஆத்ம ஞானம். அது தான் மேலான பிரம்ம நிலை என்பர். இந்த நிலையால் நீங்கள் ஜீவன் முக்தராகி விட்டீர்.

விளக்கக் குறிப்பு 6: முக்தி பெற்ற பிரிவினர்

ஜீவன் முக்தர் - விதேக முக்தர் என்பது அந்த இருவகை முக்தி பெற்றவர்களாகும்.

ஜீவன் முக்தர் என்றால் தேக முக்தர் என்று கூறலாம். அதாவது தேகத்தில் உயிர் தங்கி இருக்கும் போதே, மாயையை வென்று தன்னை ஆத்மா அல்லது பரமாத்மா என்று உணர்ந்தவர். உதாரணம்: வசிஷ்டர், ரமண மகரிஷி.

விதேக முக்தர் (வி தேகம் = தேகம் இல்லாத) என்றால் உடலை விட்டு உயிர் வெளியேறிய பிறகு முக்தி பெறல். மீண்டும் அவர்களுக்கு பிறவி இல்லை. இதைத் தான் நிர்வாண நிலை என்பர்.

உதாரணம்: கிருஷ்ணர், புத்தர், சங்கரர்.

இருப்பினும், உங்கள் மனம் இன்னும் மாயையின் பிடியில் சிக்கி உள்ளது. அதிலிருந்து மனத்தை முழுமையாக விடுதலை பெறச் செய்ய வேண்டும்.

சுகர் ஜனகரின் ஆத்ம விசாரணையால் பிறப்பு - இறப்பு என்ற இருவகையான வாழ்க்கையின் துன்பங்களிலிருந்து விடுபட்டு, மனத் தூய்மை பெற்று மஹா மேரு மலையில் நிர்விகல்ப சமாதியில் 1000 வருடங்கள் இருந்து, ஞான நிலையை அடைந்தார்.

விளக்கக் குறிப்பு 7: நிர்விகல்ப சமாதி:

நிர் + விகல்பம் + சமாதி என்ற மூன்று சொற்களைக் கொண்ட சம்ஸ்கிரத வார்த்தைதான் நிர்விகல்ப சமாதி.

நிர் என்றால் இல்லாத, கடந்த என்று பொருள்.

விகல்பம் என்றால் எண்ணம், கற்பனை, ஐயம், மனம் உருவாக்கும் பிரிவினைகள் என்று பொருள்.

சமாதி என்றால் உடல் - மனம் ஆகிய இரண்டின் செயல்களும் ஓய்ந்து, மனம் முழுமையாக அமைதி அடைந்த உச்சநிலை என்று பொருள்.

ஆகையால் இந்த நிர்விகல்ப சமாதியை எண்ணங்கள், வேறுபாடுகள், மாறுதல்கள், மன மாற்றம் (விருத்தி) இல்லாத, முழுமையான அமைதி நிலை என்று பொதுவாக

விளக்கலாம்.

"விகல்பம் இல்லாத சமாதி" என்பதே நிர்விகல்ப சமாதியாகும். மனத்தில் எழும் "நான்" என்ற அகங்காரம், ரூபம், கற்பனை, விருப்பு, வெறுப்பு ஆகிய அனைத்தும் விகல்பமாகும்.

நிர்விகல்ப சமாதியில் அறிபவன் (பிரம்மம் - இறுதியாக உலகில் நிலைத்திருக்கும் அழியாச் சத்திய பரப்பிரம்ம சொரூபி) மற்றும் அறியப்படும் பொருள் (ஜீவன் அல்லது உயிர்) போன்ற வேறுபாடுகள் அகன்று இரண்டாக இல்லாத பிரம்ம வடிவமாகவே ஆகி பிரம்மத்துடன் ஒன்றிய மனநிலை ஏற்படும். இத்தகைய உயர்ந்த சமாதி நிலையை அடைவதற்கு, யமம், நியமம், ஆசனம், பிராணாயாமம், பிரத்யாகாரம், தாரணம், தியானம், சமாதி என்னும் எட்டு படிகளில் சாதனை செய்ய வேண்டும். இவற்றை இடைவிடாது பயிற்சி மேற்கொண்டால், நிர்விகல்ப சமாதியின் மூலம் பிரம்ம அனுபவம் நேரடியாக உண்டாகும்.

எவ்வாறு உப்பானது தண்ணீரில் கரைந்து தன் வடிவத்தை இழந்து தண்ணீரின் வடிவத்தை ஏற்று தன் வடிவத்தை இழப்பது போல, இரண்டற்ற பிரம்ம வஸ்துவின் (மெய்ப்பொருளின்) வடிவத்தை அடைந்த ஜீவனும் மனத்தின் வடிவத்தை (எண்ணங்கள்/விருத்தி) இழக்கிறது. இரண்டற்ற பரப்பிரம்மம் மட்டுமே உணரப்படுகிறது. நிர்விகல்ப சமாதியில் மட்டுமே பிரம்ம தரிசனம் கிட்டும்.

நிர்விகல்ப சமாதியை பதஞ்சலி முனிவர் அசம்ப்ரஜ்ஞாத சமாதி என்று அழைக்கிறார். இதில் அறிபவன் (திருக்),

அறியப்படும் பொருள் (திருஷ்யம்) போன்ற வேறுபாடுகள் அனைத்தும் கரைந்து போய், பிரம்மவஸ்து ஒன்று மட்டுமே அனுபவத்தில் இருக்கும்.

அசம்ப்ரஜ்ஞாத என்ற சொல்: அ = இல்லை - ஸம்ப்ரஜ்ஞாத = அறிவால் தெளிவாக அறியும் நிலை என்ற பொருளில் இருப்பதால், அசம்ப்ரஜ்ஞாத என்றால் அறிதல் கூட இல்லாத நிலை என்பது பொருளாகும். இது அறியாமை அல்ல. இது அறிவை அடிப்படையாகக் கொண்ட அனுபவமும் கூட இல்லாத நிலை.

வசிஷ்டர் அத்வைத தத்துவ மொழியில் விளக்குவதை, பதஞ்சலி யோக மொழியில் விளக்குகிறார்.

எப்படி பிரகாசமான விளக்கின் ஒளி, திரி - நெய் ஆகியவைகளின் மூலமான நெருப்புடன் ஐக்கியமாகுமோ, எப்படி நீர்க் குமுழி சமுத்திர அலைகளுடன் ஐக்கியமாகுமோ, அதே போல் மனத் தூய்மை பெற்று பிரம்மத்துடன் ஐக்கியமாகி, 'நான்' என்ற அஹங்காரம் அழிந்து மாயையிலிருந்து விடுதலை பெற்று சுகர் மன அமைதி பெற்றார்.

ராமா! நீயும் சுகரின் பாதையில் பயணிக்க வேண்டும். உலக வாசனைகளிலிருந்து விடுபட்டு, மனத்தை அந்த பந்தத்தில் சிக்காமல் அதை ஒரு தளை என்று தள்ளி, ஜீவன் முக்தர் நிலைக்கு உயர்த்த வேண்டும். இதற்கு நீ தவம், விரதம் ஆகியவைகளைக் கடைபிடிக்க வேண்டும்.'

ராமரின் மனக் கவலையைப் போக்கி, ராமரின் மனத்தில் பரம சாந்தியை உலக குருவான வசிஷ்டர் தான் உண்டாக்க முடியும்.

ஆகையால் வசிஷ்டரை ராமருக்கு உபதேசம் செய்ய வேண்டுகிறேன்.

இவ்வாறு விஸ்வாமித்திரர் தசரதர் வீற்றிருக்கும் அரச சபையில் தெரிவித்தார்.

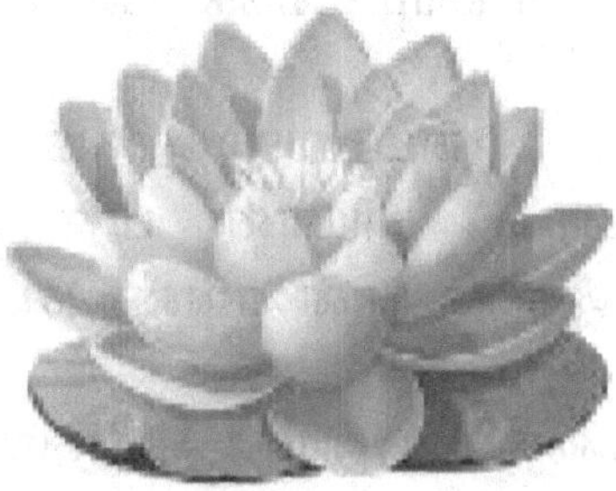

அத்தியாயம் 7 - முமுக்ஷு பிரகரணம் (மோட்சத்தை விரும்புகிறவர்களைப் பற்றிய அத்தியாயம்)

வசிஷ்டர்: ராமா! மனிதர்கள் முடிவாகச் செய்ய வேண்டிய காரியங்கள் இரண்டு.

ஒன்று; ஆத்ம ஞான சாஸ்திரத்தைக் கடைப்பிடிப்பது. இரண்டு: சாமான்ய சாஸ்திரத்தைக் கடைப்பிடிப்பது.

ஆத்ம ஞான சாஸ்திரம் மோட்சத்திற்கு வழிகாட்டும். சாமான்ய சாஸ்திரம் வாழ்க்கைத் தளைக்கு வழிகாட்டும்.

ராமர்: என் பூர்வ ஜென்ம வாழ்க்கையின் வாசனையால் கட்டுண்டு என்னால் சரியான பாதையில் பயணிக்க முடியவில்லை. இதற்கு நான் என்ன செய்ய வேண்டும்?

வசிஷ்டர்: வாழ்க்கையில் இரண்டு விதமான வாசனைகள் உண்டு.

ஒன்று: தூய்மையானது. மற்றது: தூய்மையற்றது.

பூர்வ ஜென்ம வாசனை தூய்மையானதாக இருப்பின் பிரம்ம பதவியை அடையலாம். ஆனால் தூய்மையற்ற வாசனை ஜீவனுக்கு மிகுந்த வலியைக் கொடுக்கும். தூய்மையற்ற வாசனையைப் போக்க பிரம்ம வித்தையைப் பயில வேண்டும். ஆனால் இது பல பிறவிகள் எடுத்துத் தான் தூய்மையற்ற வாசனையைப் போக்க முடியும். வேதம் சொல்லும் வாக்கியங்களை எப்போதும் மனத்தில் நிலை நிறுத்தி பிரம்மத்தையும் அறிய முயலவேண்டும்.

ஆத்ம பீடத்தை உன் மனத்தில் உருவாக்க வேண்டும்.

அதில் எல்லாவித அழுக்குகளையும், வலிகளையும் போக்கி மன அமைதி பெற வழிவகுக்க வேண்டும். 'தத்துவ மசி' (நீயே நான் என்ற அத்வைத மந்திரம்) என்ற தேன் சிந்தும் தாமரை மலரைப் போன்ற பிரம்ம ஞான மந்திரத்தை உச்சரித்து பிரம்மத்தை உள்ளத்தில் உட்கார வைக்க வேண்டும்.

எல்லையற்ற, எங்கும் நிறைந்த, ஒளி மயமான சிதாகாசத்திலிருந்து எழுந்தருளியவர் தான் விஷ்ணு. விஷ்ணுவின் நாபியிலிருந்து எழுந்த தாமரை மலரில் உதித்தவர் தான் பிரம்மா.

பிரம்மாவின் மனத்திலிருந்து பூமி மற்றும் அனேக வித விதமானவைகள் தோன்றின. அந்த பூமி தான் பாரத வர்ஷம். அதில் பிறந்த பல ஜீவன்கள் மிகவும் தீராத வலியினால் துன்பப் பட்டார்கள். அது ஒரு தகப்பன் தன் மகனின் வலியினால் துன்பப்படுவது போல் இருந்தது.

உலகத்தில் ஏற்படும் பிறப்பு - இறப்பு என்ற வலிக்கு நிவாரணம் யாது?

ஜபங்களோ, தவங்களோ, தானங்களோ, கங்கை போன்ற புண்ணிய நதிகளில் நீராடுவதாலோ அந்த வலிக்கு நிவாரணம் கிடைக்காது. அந்த வலிக்கு நிவாரணம் ஆத்ம ஞானம் ஒன்று தான்.

தாமரை மலரில் வீற்றிருக்கும் பிரம்மா தன்னைப் போல் உருவம் கொண்ட மனிதர்களை தமது தூய மனத்தின் சக்தியால் ஒரு பாத்திரம் - ஒரு ஜபமாலை ஆகியவைகளைக் கைகளில் வைத்துக் கொண்டு

படைத்தார். இப்படித்தான் நான் பிறந்தேன். பிறந்த உடன் நான் பிரம்மாவை வணங்கினேன். அப்போது என் மனம் மாயையில் ஒரு முகூர்த்த நேரம் (48 நிமிடங்கள்) மூழ்கும் என்று சபிக்கப்பட்டேன். உடனே ஒரு முட்டாள் பெண் போல் எந்தவிதமான ஆன்மீக சிந்தனை இல்லாமல் நடந்து கொண்டேன்.

என் நிலை அறிந்து பிரம்மா எனக்கு ஆத்ம ஞானத்தை அருளினார்.

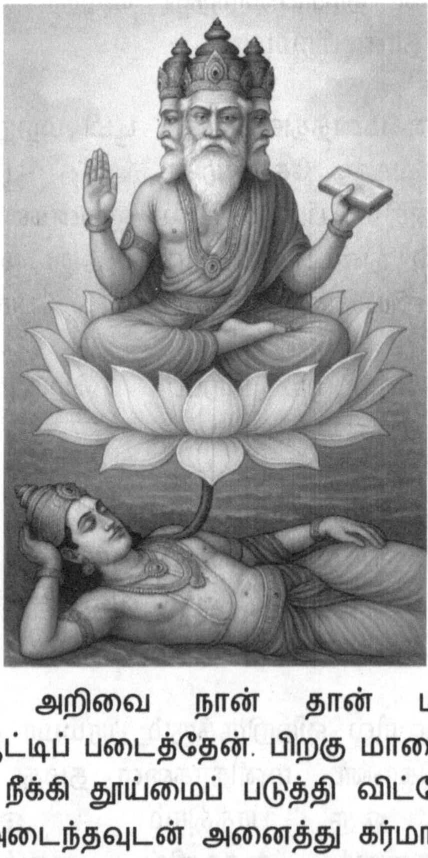

பிரம்மா: உன் அறிவை நான் தான் மாயையால் ஆட்கொண்டு ஆட்டிப் படைத்தேன். பிறகு மாயையை உன் மனத்திலிருந்து நீக்கி தூய்மைப் படுத்தி விட்டேன். முழு ஞானத்தை நீ அடைந்தவுடன் அனைத்து கர்மாக்களையும் அழிக்கவல்ல ஜம்பூத் தீபத்தில் உள்ள பாரத வர்ஷா என்ற

தேசத்திற்குச் செல்வாய். அங்கு சென்று கர்மாக்கள், 'தான்' என்ற அகம்பாவம் ஆகியவைகளால் தவிப்பவர்களுக்கு, ஆத்ம ஞானத்தால் மோட்சத்தை அடையும் நான்கு விதமான வழிகளைப் போதித்து அவர்களைக் கரை யேற்றவும்.

வசிஷ்டர்: பிரம்மாவின் உத்திரவுப்படி பாரத வர்ஷத்தை அடைந்து, பல ஆண்டுகள் மக்களுக்கு குருவாக இருந்து சேவை செய்தேன். குருவின் மூலம் தான் முழுமையான மன ஒளியைப் பெற முடியும். உடல் ஆசைகளைத் துறக்காதவர்கள், பலஹீனமான உறுதியற்ற மனத்தைக் கொண்டவர்கள் ஆகியவர்களுக்கு தூய குரு, தத்துவ ஞானத்தைப் போதிக்க மாட்டார்கள்.

சம்சார விஷத்தால் உண்டாகும் வலி கருட மந்திரம் என்ற ஞானத்தால் நீங்கி விடும். கருட மந்திரத்தின் மகிமையால் சம்சார விஷத்தால் ஆட்கொண்டவன் மேல் அம்புகள் தொடுக்கப்பட்டாலும் அவைகள் மெல்லிய பூக்கள் போல் அவன் உடம்பில் விழும். உடம்பில் படும் தீயும் பன்னீர் துளிகள் போல் ஒரு தீங்கும் இழைக்காது. அந்த நிலையில் அவன் தலையை வெட்டினாலும், சுஷுப்தி (சொப்பனம் இல்லா நிம்மதியான தூக்கம்) போல் அவன் எந்த விதத்திலும் பாதிக்கப்பட மாட்டான். அவன் வயிற்றைக் கிழித்தாலும், அது சந்தனத்தை அவன் வயிற்றில் பூசியது போல் தான் இருக்கும். அவன் நெஞ்சை பல கூர்மையான ஆயுதங்களால் தாக்கினாலும், அது குளிர்ந்த நீரால் குளிப்பாட்டுவதைப் போல் தான் அவனுக்கு இருக்கும். இந்த உயர்ந்த ஞான நிலை அடையாமல் இருந்தால், ஒரு நாடோடியாக ஒரு பாத்திரத்தை ஏந்தி வீடு வீடாக பிட்சை எடுத்துப் பிழைக்கலாம். மனத்தைக்

கட்டுப்படுத்தி, பிரம்மத்தை மனத்தில் குடியிருக்கச் செய்ய வேண்டும்.

விளக்கக் குறிப்பு 8: கருட மந்திரம்:

யோக வசிஷ்டத்தில் வரும் கருட மந்திரம் என்பது வெறும் பாம்பு விஷம் நீக்கும் மந்திரமல்ல; பயம், மாயை, அவித்தை (அஞ்ஞானம்) ஆகியவற்றை அழிக்கும் ஞானத்தின் சின்னமாகவே வசிஷ்டர் பயன்படுத்தும் ஒரு உபதேசமாகும்.

யோக வசிஷ்டத்தின் பார்வையில்:

பாம்பு (சர்ப்பம்) → பயம், ஆசை, கர்ம பந்தம், மாயை.
விஷம் → அஞ்ஞானம்.
கருடன் → ஞானம் / ஆத்ம சித்தி

கருடன் பாம்பை கொல்வது போல, ஞானம் அறியாமையை அழிக்கிறது. அதனால், கருட மந்திரம் என்பது மனத்தை அஞ்ஞான விஷத்திலிருந்து விடுவிக்கும் ஞான உபாயம்.

யோக வசிஷ்டத்தில் ஒரு இடத்தில் பாம்பு கடியால் மரணபயம் ஏற்பட்டபோது கருட மந்திரம் உச்சரிக்கப்பட்டதும் பயம் மறைந்து, மனம் அமைதி அடைந்தது என்ற சம்பவம் விவரிக்கப்பட்டுள்ளது. ஆனால் வசிஷ்டர் தெளிவாக "மரண பயத்தை விடுவிப்பது மந்திரம் அல்ல; மந்திரத்தில் உறையும் உண்மை ஞானமே

விடுவிக்கிறது" என்று விளக்குவது கவனிக்கத் தக்கது.

யோக வசிஷ்டத்தில் கூறப்படும் கருட மந்திரம்:

கருட மந்திரம் (ஸம்ஸ்கிருதம்)

गरुडोऽसि महान् वीरः
सर्वसर्पनिबर्हणः ।
सर्वविषं हरस्व त्वं
सर्वरक्षां कुरु प्रभो ॥

தமிழ் எழுத்து வரிகள்:

கருடோ'ஸி மஹான் வீரஹ
ஸர்வ ஸர்ப்ப நிபர்ஹணஹ
ஸர்வ விஷம் ஹரஸ்வ த்வம்
ஸர்வ ரக்ஷாம் குரு ப்ரபோ

ஸ்லோகத்தின் தமிழ்ப் பொழிப்புரை:

கருடோ'ஸி மஹான் வீரஹ - நீ ஞானத்தின் வடிவம்
ஸர்வ ஸர்ப்ப நிபர்ஹணஹ - ஆசை - பயம் எனும் பாம்புகளை அழிப்பவன்
ஸர்வ விஷம் ஹரஸ்வ த்வம் - அறியாமை விஷத்தை நீக்கு
ஸர்வ ரக்ஷாம் குரு ப்ரபோ - கடவுளே! ஆத்ம சித்தியில் நிலைபெறச் செய்.

வசிஷ்டர்: ஓ, ராமா! மோட்சத்தின் கதவுகளை பாதுகாக்கும்

காவலர்கள் நான்கு பேர்களைப் பற்றி இப்போது சொல்லப் போவதை மிகவும் கவனமாகக் கேட்கவும். அந்த நான்கு காவலர்கள் தான் 'சாந்தி, ஆத்ம விசாரம், சந்தோஷம், சாது சங்கம்' என்பனவாகும்.

சாந்தி என்ற மனத்தின் அமைதி நிலை, விசாரம் என்ற ஆத்ம விசாரணை, சந்தோஷம் என்ற மனத்தின் நிலை, சத் சங்கம் என்ற சாதுக்களின் குழு - ஆகிய நான்கும் நண்பர்களாக இருக்கும் பொழுது, மோட்சம் கிடைப்பதற்கு ஒரு தடையும் ஏற்படாது. இந்த நான்கு நண்பர்களில் ஒரு நண்பரின் நட்பு கிடைத்தால் கூட அந்த நண்பரின் மூலம் மற்ற மூன்று பேர்களின் நட்பும் கிடைத்துவிடும்.

அவைகள் ஒவ்வொன்றைப் பற்றியும் இங்கு விளக்கப்போகிறேன்.

சாந்தம் (அமைதி): அமைதிக்கு அடிக்கல் பொறுமையாகும். பொறுமையை கடைப்பிடிக்கும் பொழுது, எல்லா ஆசைகளும், துக்கங்களும் சூரியனைக் கண்ட இருள் அகல்வது போல் பறந்து போய்விடும். தாய் தன் மகன் நல்லவனாக இருந்தாலும், கெட்டவனாக இருந்தாலும் அவள் பாரபட்சம் காட்டாமல் இருவரையும் நேசிப்பாள். அதற்கு அவளது பொறுமையே காரணமாகும். அது போல் தான் இனிப்பான அந்தப் பொறுமை கொண்ட மனத்தினர் எந்தவிதமான குழப்பமும் இன்றி அமிர்த பானத்தை அருந்தினாலும், அழகான தாமரை மலரில் வீற்றிருக்கும் லட்சுமி தேவியின் அருள் கிட்டினாலும், பெரிய யுத்தத்தில் ஈடுபட்டிருந்தாலும், கொடூரமான படுகொலையில் ஈடுபட்டிருந்தாலும் அமைதி காப்பர். அவர்கள் இதனால் சந்தோஷமோ துக்கமோ படமாட்டார்கள். இவர்கள் பழுத்த

அறிவாளிகள், யாகம் செய்பவர்கள், வேத பாராயணம் செய்யும் பண்டிதர்கள் ஆகியவர்களை விட மேலான குணவான்களாக ஜொலிப்பார்கள். பொறுமை என்ற அமிர்த பானத்தை அருந்தியவர்கள் உலகில் மிகவும் அரிதானவர்களாக இருப்பார்கள். ஓ, ராமா! நீயும் மிகவும் பொறுமையாக இருக்கப் பழக வேண்டும். அந்த பொறுமையான பாதைதான் அமைதியை அளிக்கும் சிறந்த பாதையாகும்.

ஆத்ம விசாரணை: மன அமைதியுடன் ஓ,ராமா! முழுமையான ஆத்ம விசாரணையை உன்னுடைய தூய நுண் அறிவு மூலம் செயல்படுத்த வேண்டும். அதற்கு நீ புனித சாஸ்திர நூல்களை படித்து ஒப்பிடமுடியாத அறிவினைப் பெற்று உயர்ந்த பதவியைப் பெற வேண்டும். இந்த விசாரணை ஒன்று தான் காரண காரியங்களின் தன்மைகளை அறிந்து மறுபிறப்பு என்ற நோய்க்கு மருந்தினை அறிய உதவும். உன்னுடைய அனைத்து சந்தேகங்களும் பகுத்தறியும் சக்தியினால் விலக, உன் மன இருள் அகன்று பிரகாசனமான ஒளியில் அறியாமை இருள் போய் அனைத்துப் பொருட்களின் உண்மை நிலை தெரியவரும். அந்த நிலையில் 'நான் யார்? இந்த சம்சார உலகத்திற்கு எப்போது வந்தேன்? இந்த உலகம் யாரால் படைக்கப்பட்டது?' என்ற ஆபத்தான விசாரணைக் கேள்விகள் உன்னைத் தாக்கும் போது, இந்த விசாரணையால் சரியான விடைகளைப் பெற அவைகள் உன்னைக் காக்கும். அதன் மூலம் அறியாமை என்ற இருளான நோய் உன்னை விட்டுப் போய்விடும்.

சந்தோஷம்: சந்தோஷம் என்பது மனத் திருப்தியாகும். இது நல்ல அல்லது கெட்ட பொருட்களை அனுபவிக்கும் போது

ஏற்படும். இதனால் மனம் குறிப்பிட்ட பொருள்களை அடையவோ அல்லது அவைகளை வெறுக்கவோ முயலாமல், அதனால் துக்கம் கொள்ளாமல் இருக்கும் நிலையில் சந்தோஷம் நிலைத்து நிற்கும்.

இந்த நிலையில் மனம் திருப்தி என்ற ஒப்பிடமுடியாத உன்னத அமிர்த்தைப் பருகிய நிலையில் பிரம்மத்தில் நிலை கொள்ளும். அந்த நிலையில் அனைத்து உலக இன்பங்களும் விஷமாகிவிடும். பிறகு ஐம்பொறிகளின் மூலம் உலகப் பொருட்களில் மூழ்கிய மனம் ஆத்ம அறிவை நோக்கிச் சென்று, கண்ணாடியில் தோன்றும் தெளிவில்லாத பிம்பங்கள் மறைந்து விடுவதைப் போல் தெளிவடையும். அந்த பதவியை அடைந்தவர்களை சிறந்த தபஸ்விகளும், தலைவர்களும் போற்றி வணங்குவார்கள்.

சாதுக்களின் சங்கம்: மாயா உலகத்தை வெற்றி கொள்ள நினைக்கும் அனைத்துப் பேர்களுக்கும் சாதுக்களின் துணை ஒருபொழுதும் தோற்காத நட்பாகும். புனித கங்கா நதியின் இதமான குளிர் நீரில் குளிப்பதால் பாவங்கள் நீங்குவதைப் போல், சாதுக்களின் சங்கமம் அறியாமையைப் போக்கி உண்மையான செல்வத்தை நோக்கிய பயணத்தை மனம் செல்ல வழி வகிக்கும். அதனால் உலகில் காணும் பொருட்களால் உண்டாகும் தாங்கமுடியாத துயரங்கள் அழிந்து அனைத்திலும் இன்பம் காணும் நிலை ஏற்படும். யாகத் தீயோ, தவமோ, தானமோ, புண்ணிய நதிகளில் நீராடுவதோ அவர்களுக்கு அவசியமில்லை. அவர்களது அபிரிமிதமான அறிவே அவர்களை பல உலகத் தளைகளிலிருந்து விடுவித்து, மறுபிறவி என்ற கடலையும் கடக்க உதவி, உற்ற நண்பனாக துணை நிற்கும்.

இந்த நான்கும் தான் கொடுமையான சம்சார பந்தத்திலிருந்து விடுவிக்கும் வழியாகும். இந்த நான்கினைப் பற்றியும் பல கதைகளை நான் இந்த நூலில் உனக்குச் சொல்லி இருக்கிறேன். ஆத்ம அறிவு தான் வேதம் முடிவாகச் சொல்லும் அறிவுரையாகும். அந்த வேத வாக்கினைக் கடைப்பிடித்தால், அனைத்து மனத்தில் எழும் மாயைத் தோன்றங்களும் ஒரு தெளிந்த ஓடை நீரைப் போல் மாறிவிடும். அப்படிப்பட்டவர்களை வலிகள், ஏழ்மை போன்ற அம்புகள் தாக்காமல் வேதம் அவர்களை ஒரு கவசம் போல் காக்கும்.

எதையும் ஆசைப்படாமல் விசாரணையில் ஈடுபடுவதைப் பற்றி இப்போது தெரிந்து கொள்வோம். அறிவுள்ள மனம் மாயை இல்லாத சம நிலையில் அலைகளற்ற சமுத்திரம் போல் ஆத்ம விசாரணையில் ஈடுபடும். அதிகமான ஆத்ம விசாரணையில் ஈடுபடுபவர்கள் ஆழம்கான முடியாத சமுத்திரத்தில் ஆழம் சென்றும், உயரமான மஹா மேரு மலையில் ஏறியும், குளிரான உயர்ந்த சந்திரனைப் போலவும் விடா முயற்சியில் தீவிரமாக ஈடுபடுவார்கள். இந்த புனிதமான ஆத்ம அறிவுப் பாதையில் பயணிப்பவர்கள் சமாதி நிலையில் தான் ஆனந்தப்படுவார்கள்

இனி ஜீவன் முக்தர்களின் குணங்களைப் பற்றி அறிவோம். ஜீவன் முக்தர்கள் பார்ப்பதற்கு சாதாரண மனிதர்களைப் போல் தான் தோன்றுவார்கள். ஆனால் அவர்களின் மனம் கர்மத்தை நேசிக்காது. அந்த தளைகளை அழித்த மன நிலையில் எதையும் குறிப்பாக விரும்பாமல், கிடைத்தவற்றில் திருப்தி அடைவார்கள். சாதுக்கள் வகுத்த வழியை ஒரு இம்மி அளவு கூட விட்டு விலக

மாட்டார்கள். சாதுக்களிடம் அடிக்கடி விவாதித்து விடுதலைக்கு வழியை அறிந்து கொள்வார்கள். அவர்கள் சாதுக்கள் மூலம் துரியா என்ற நான்காவது ஆத்ம ஞான நிலையை அறிந்து அதை அடைய முயல்வார்கள். இந்த துரியா நிலையை வார்த்தைகளால் வர்ணிக்க முடியாது.

இப்பொழுது துரியா நிலையைப் பற்றி அறிவோமாக. இந்த நிலையில் மனத்தின் அனைத்து சிந்தனைகளும் அகன்றுவிடும். அவர்கள் உலகில் உள்ள எந்தப் பொருளாலும் பாதிக்கப்படமாட்டார்கள். ஸ்ருதி, ஸ்மிருதி கூட அவர்களை பாதிக்காது. ஏனென்றால் அவர்களே உண்மை அறிவான ஹிமாயலய உயரத்தில் இருக்கும் ஆத்மாவாக ஆகிவிடுகிறார்கள்.

விளக்கக் குறிப்பு 9: துரியா அல்லது துரியம் நிலை

துரியம் நிலை என்பது ஒரு மிகவும் ஆழமான, நுட்பமான ஆன்மீக நிலை. துரியம் என்ற சம்ஸ்கிருத சொல்லுக்கு "நான்காவது" என்று பொருள்.

அந்த நான்கு நிலைகள்:

1. ஜாக்ரத் - விழிப்புணர்வு நிலை
2. ஸ்வப்ன - கனவில் இருக்கும் நிலை
3. சுஷுப்தி - ஆழ் நித்திரை நிலை
4. துரியம் - தியான நிலை

துரியம் என்பது ஜீவாத்மா பரமாத்மாவுடன் ஒன்றாகவே

இருப்பதைச் சொல்கிறது. இது அத்வைத நிலை.

மாண்டூக்ய உபநிடதம் துரியாவைப் பற்றி விரிவாகப் பேசுகிறது. அதன்படி, ஒரு மனிதனின் அனுபவ நிலையில் மூன்று நிலைகளை இப்படி விளக்குகிறது:

விழிப்பு நிலை (ஜாக்ரத): இதில் வெளி உலகத்தை நாம் உணர்கிறோம்.

கனவு நிலை (ஸ்வப்ன): இதில் உள் உலகில், எண்ணங்களின் வடிவத்தில் அனுபவங்கள் நிகழ்கின்றன.

ஆழ்ந்த உறக்க நிலை (சுஷுப்தி): இதில் எந்த ஒரு அனுபவமோ, கனவோ, எண்ணமோ இல்லை, வெறும் தூக்கத்தின் அனுபவம் மட்டுமே உள்ளது.

இந்த மூன்று நிலைகளும் நம்முடைய அன்றாட வாழ்வில் மாறி மாறி நிகழ்கின்றன.

துரியா நிலை இந்த மூன்று நிலைகளுக்கும் அப்பாற்பட்டது. இது, எண்ணங்கள், புலன்கள், காலம், இடம் ஆகியவற்றால் கட்டுப்படுத்தப்படாத, ஒரு தூய, விழிப்புணர்வு நிலை. இதை அடைய தனிப்பட்ட முயற்சிகள் தேவை. இது ஜீவாத்மா (தனிப்பட்ட ஆன்மா) பரமாத்மாவுடன் (பேரண்ட ஆன்மா) ஒன்றிணையும் நிலை.

துரியா என்பது ஒரு தியான நிலை. இது ஒருவர் தமது உண்மையான, அழியாத தன்மையை உணர்ந்து கொள்ளும் நிலை. இதுவே ஒரு ஆன்மாவின் உண்மையான நிலை என்றும், மற்ற மூன்று நிலைகளும் மாயையின் விளைவுகள் என்றும் உபநிடதங்கள் கூறுகின்றன.

இந்த நான்காவது நிலையான துரியா மனிதனின் சுத்த சித்தம், சுத்த அறிவு, பரிபூரண அமைதி நிலை என்பதாக அறிய வேண்டும். இது சத்வ - ரஜஸ் - தமஸ் ஆகிய குணங்களை வென்ற அத்வைத நிலையாகும். இந்த நிலையில் பரம அமைதி நிலவுவதைத் தான் துரியா என்கின்றனர். . ஆகையால் துரியமே ஆத்மா என்று உபநிஷத்துக்கள் கூறுகின்றன.

சுருக்கமாக, ஜீவன் துரியா என்ற முழுமையான விழிப்புணர்வில் மூழ்கி, மோட்சம் அல்லது முக்தி நிலையை அடைகிறது.

விசாரணையின் சரியான பாதை பற்றி இப்போது விளக்கப்போகிறேன்.

ஒரு குழந்தையின் வார்த்தையாக இருந்தாலும், அது ஸ்ருதிக்கும், குருவின் அறிவுரைக்கும், உன் சுய அனுபவத்திற்கும் ஏற்புடையதாக இருப்பின் நீ அதைக் கடைப்பிடிக்கலாம்.

அதே போல், பிரம்மாவின் கூற்றுக்களாக இருந்தாலும், அவைகள் ஸ்ருதி மற்றும் குருவின் போதனைகளுக்கு எதிராக இருப்பின் அவைகளைப் பதர் எனறு ஒதுக்கித் தள்ளி விடலாம்.

மேலே விவரித்தவைகள் எல்லாம் ஒரே ஒரு கொள்கையான பிரம்ம ஞானத்தை அறியச் சொன்னவைகள் தான். உருவமற்றதும், பெயரில்லாததும்

தான் பிரம்மம். இதை விடுத்து வேறு எந்த எண்ணமும் மனத்தில் குடிகொள்ளாமல் பாதுகாக்க வேண்டும்.

ஞானத்தை விருத்தி செய்யும் வழிகளை இப்போது அறிய முயல்வோம். மேலே விவரித்த அமைதி போன்ற நான்கு குணங்கள் தான் ரத்தினமணிகளை நூலில் கோர்த்து தியானிக்கும் தியான மாலையாகி ஆத்ம ஞானத்தை மனத்தில் புகுத்தி மனத்தை அதிரச் செய்யும். அந்த நிலையில் பிரம்மம் கிட்டும்.

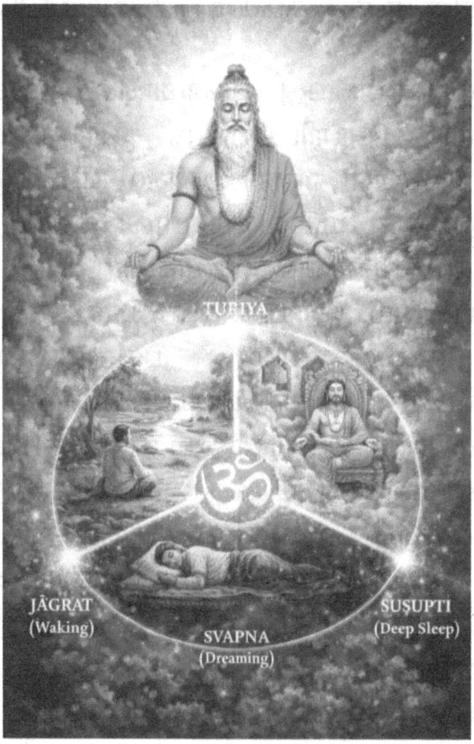

அத்தியாயம் 8 - உட்பத்தி பிரகரணம் (உலகத் தோற்றம் பற்றிய உரையாடல்)

(வசிஷ்டர் சொன்ன 9 கதைகள் அடங்கியது)

1. ஆகாசஜா - ஆகாயத்தின் மகன் கதை

வசிஷ்டர்:

ஓ, ராமா! நான் இப்பொழுது பல பிரபஞ்சங்கள் எவ்வாறு உருவாகின என்பதைப் பற்றி விவரிக்கப்போகிறேன்.

மனித ஜீவன் என்பது ஞானமாகும். அதைப் பல மதங்கள் பலவிதமாக பெயரிட்டுள்ளது. இருப்பினும் அந்த ஜீவன் என்பது ஈஸ்வரர் என்று அறிதல் வேண்டும். அந்த ஜீவன் தான் ஆகாசம் முழுவதும் பரவி உள்ளது. மிகவும் பரந்த ஜலப்பரப்பு கொண்ட சமுத்திர நீர் அலைகளாகவும், நுரைகளாகவும் இருப்பதைப் போல் ஜீவன் பூமி மற்றும் பிற வஸ்துக்களில் பலவிதமான மாறுபட்ட தோற்றங்களில் சங்கல்பம் என்ற மயக்கத்தாலும், விகல்பம் என்ற நிலையாலும் தோன்றி மறைந்த வண்ணம் இருக்கின்றன. சிருஷ்டிக்கு முன்பே தோன்றிய சத்தா - மாத்ரா என்பது உலகில் பல பொருட்களில் உள்ளது. அந்தப் பொருட்களில் உள்ள சத்தா - மாத்ரா காற்றைப் போல் அங்குமிங்கும் பறக்கும் சக்தியாக உள்ளது. எல்லாவற்றிலும் குடிகொண்டிருப்பது ஆத்ம ஞானம் என்ற 'அது' என்ற பிரம்மமாகும். ஆகையால் உலகம் என்பது பிரம்ம சிருஷ்டியான ஒரு மாயத் தோற்றமாகும்.

ஆகாசம் முழுவதும் அறிவு பரவி உள்ளதற்குக் காரணம்

ஜீவன். அந்த ஜீவன் தான் பூமி மற்றும் பிறவற்றில் சங்கல்பம் என்ற காரியம் செய்ய மன உறுதி கொண்டும் மற்றும் விகல்பம் என்ற காரியம் செய்வதில் மனக் கலக்கம் கொண்டும் அலைந்து, பிறகு உடல் துறந்து வெளியேறுகிறது. நீரில் உண்டாகும் அலைகள், நுரைகள் ஆகியவைவைளைப் போல் தான் ஜீவன் உழல்கிறது.

ஆத்ம சைதன்யம் மட்டும் தான் இந்த உலகத்திற்கு ஒரு உருவம் கொடுக்கிறது. இந்த உண்மையில் நம்பிக்கை இல்லாமல் உலகத்தில் உள்ள பல காணும் பொருட்களை விரும்புவதுதான் தளையாகும். அதிலிருந்து சுதந்திரம் பெறுதல் தான் மோட்சமாகும். ஆகையால் உலகத்தில் உள்ள அனைத்து காணும் பொருட்களின் மேல் உள்ள மோஹம் போகும் அளவில் ஆத்ம சைதன்யத்தைத் தோன்றச் செய்ய வேண்டும். ஒரு கல்ப காலம் முடிவில், எல்லா உலகில் காணும் பொருட்களும் சுஷுப்தி நிலையில் தோன்றும் கனவைப் போல் அழியும் தருணத்தில், மிஞ்சி இருக்கும் தத்துவ ஞானம் மட்டுமே அதன் சக்தியால் அழியாமல் நிலைத்து நிற்கும். அந்த தத்துவ ஞானத்தை அடைந்த மனம் அலைகளைப் போல் மாறும் எண்ணங்களாலோ, உருவத்தாலோ, பெயராலோ, பரந்த அஞ்ஞான இருளாலோ பாதிக்கப்படமாட்டாது.

விளக்கக் குறிப்பு 10: தத்துவ ஞானம்

தத்துவம்:

"தத்" + "த்வம்" = "அது" + "உண்மை" → உண்மை இயல்பு.-

அதாவது, எல்லா பொருட்களுக்கும் அடிப்படையான உண்மை இயல்பு.

ஞானம்: உண்மையான அறிவு, நேரடி அனுபவ அறிவு.

ஆகவே, தத்துவ ஞானம் என்றால் உலகம், உயிர்கள், தெய்வம் ஆகிய அனைத்திற்கும் அடிப்படையான உண்மையை அறிவது.

ஜீவனின் தத்துவ ஞானம் தனித்து இயங்கும் தன்மை பெற்றது. அந்த நிலையில் எண்ணங்கள், உருவங்கள், பெயர்கள் என்ற அஞ்ஞான இருளிலிருந்து விலகி, மனத்தில் விருத்தி ஞானம் என்ற பிரகாசமான விளக்கு ஏற்றப்படும்.

விளக்கக் குறிப்பு 11: விருத்தி ஞானம் & ஸ்வரூப ஞானம்

தத்துவ வேதாந்தத்தில் இருவகை ஞானம் சொல்லப்படுகிறது. அவைகள்: விருத்தி ஞானம் & ஸ்வரூப ஞானம்.

இந்த இரண்டு ஞான நிலைகள், அத்வைத வேதாந்தத்தின் அடிப்படையான கருத்துக்களாகும். இவை ஆன்மீக சாதகர் ஞானம் பெறும் முறையை விளக்கும் முக்கிய நிலைகளாகும்.

விருத்தி ஞானம் என்பது ஞானத்தின் தொடக்க நிலை -

அறிவு மனத்தில் விரிவதோடு முடிகிறது.

ஸ்வரூப ஞானம் என்பது ஞானத்தின் நிறைவு - ஞானம் பிரம்மமாக நிலை பெறுவது.

1. விருத்தி ஞானம்

விருத்தி = மனத்தின் இயக்கம். ஆகையால், விருத்தி ஞானம் என்றால் மனத்தின் செயலால் உண்டாகும் அறிவு என்பதாகும்.

நமது மனம், புலன்களின் வழியாக வெளி உலகப் பொருட்களை உணர்ந்து, அந்தப் பொருளின் வடிவத்தை கண்டு, மனத் தெளிவு கொள்கிறது. இது தான் விருத்தி ஞானமாகும்.

இது காரண ஞானம் அல்லது பௌதிக அறிவு என்றும் அழைக்கப்படுகிறது.

நீங்கள் ஒரு செடியைப் பார்க்கிறீர்கள். அப்போது, உங்கள் மனம் தூண்டப்பட்டு, செடியின் வடிவத்தை எடுத்துக்கொள்கிறது. இது ஒரு விருத்தி.

அந்த விருத்தி, உங்கள் உள் ஆன்மாவின் சைதன்யத்தால் ஒளிரூட்டப்படும்போது, அது செடி என்ற அறிவாக மாறுகிறது. இதுவே விருத்தி ஞானம்.

இந்த விருத்தி ஞானத்தை 'பிரதிபலிக்கப்பட்ட அறிவு' என்றும் குறிப்பிடுகிறார்கள்.

ஒரு ஞானி, இந்த விருத்திகளை, அதாவது மனத்தின்

அலைகளை, கட்டுப்படுத்தி, உள்நோக்கித் திருப்புவதால், இந்த வெளி உலகக் காட்சிகள் (சம்சாரம்) அவரைப் பாதிப்பதில்லை. அவர் தன்னை இந்த மன அலைகளிலிருந்து பிரித்து அறிகிறார். இதன் மூலம் அவர் சம்சாரம் என்ற பிடியிலிருந்து முழுமையாக விடுவிக்கப்படுகிறார்.

கண் விழித்திருக்கும் ஜாக்கிரத (விழிப்பு) நிலையிலும், கனவு காணும் ஸ்வப்ன (கனவு) நிலையிலும் நாம் உலக விஷயங்களை அறிவது இந்த விருத்தி ஞானத்தால்தான்.

இந்த விருத்தி ஞானம் ஸ்திரமற்றது - அதாவது அநித்தியமானது. செடியைப் பார்க்கும் நேரத்தில் தான் அந்த செடி அறிவு நிலைத்து இருக்கும். வேறு பொருட்களைப் பார்க்கும் போது அந்த செடி அறிவு மறைந்து வேறு பொருட்களுக்கு வழிவிடும்.

சுருக்கமாகச் சொல்ல வேண்டும் என்றால், விருத்தி ஞானம் என்பது, மாயையால் பொருட்களைப் பற்றிய மனத்தில் ஏற்படும் அறிவாகும்.

பதஞ்சலி தமது யோக சூத்திரத்தில் இப்படிச் சொல்கிறார்:

“யோக ஶ்சித்த வ்ருத்தி நிரோத” = மனத்தின் விருத்திகளை நிறுத்துவதே யோகம். அதாவது அலைபாயும் மனத்தை கட்டுப்படுத்துவதே விருத்தி யோகமாகும். அதை விருத்தி ஞானமாகவும் அறியவேண்டும்.

2. ஸ்வரூப ஞானம்:

"ஸ்வரூபம்" என்றால் உண்மைத் தன்மை, நிஜமான

வடிவம் என்று பொருள். ஸ்வரூப ஞானம் என்பது எல்லையற்ற, நித்தியமான ஆன்மாவின் உண்மைத் தன்மை ஆகும். இது சாக்ஷாத்காரமான (நேரடி அனுபவ) அறிவு என்றும் அழைக்கப்படுகிறது.

வேதாந்தத்தின்படி ஆத்மாவின் உண்மையான வடிவம் சத் - சித் - ஆனந்தம் (சத்தியம் - ஞானம் - ஆனந்தம்) ஆகும். இந்த சித் (அறிவு) தன்மையே ஸ்வரூப ஞானம்.

இந்த ஸ்வரூப ஞானம் சுயமாகப் பிரகாசிக்கும் தன்மையது. அதாவது இது வேறு எந்த கருவியின் (உதாரணமாக மனம், புலன்கள்) உதவியும் இல்லாமல் சுயமாகவே பிரகாசிக்கும் நித்தியமான அறிவாகி, எப்போதும் நிலைத்திருக்கும் தன்மையது.

விருத்தி தோன்றி மறைகிறது; ஸ்வரூபம் என்றும் நிலைத்திருக்கிறது.

அதாவது, மனம் விருத்தி இயக்கத்துக்குள் இருந்தாலும், ஸ்வரூபம் என்பதை மனம் உணர்ந்து விட்டால் ஸ்வரூப ஞானம் என்பது பிரம்மத்தின் அல்லது ஆத்மாவின் உண்மையான, நித்தியமான அறிவாகிறது. .

உச்சமான உயர்ந்த தத்துவத்தை அறிந்து கொள்வதற்கு ஞானிகள் அந்த தத்துவத்தை சத்தியம், பிரம்மம், ஆத்மா, பரம் என்று அழைத்து, அது தான் ஜீவன் என்று தலைப்பிட்டு விளக்குவார்கள்.

எப்போதும் கொதி நிலையில் இருக்கும் மனம்

பிரம்மத்திலிருந்து உருவாகி அதன் சங்கல்பப்படி உலகை சிருஷ்டிக்கிறது.

விளக்கக் குறிப்பு 12 : பிரம்மத்திலிருந்து உருவாகும் மனம்

'சங்கல்பமே உலகம்' (ஜகத் சங்கல்ப மாத்ரம்) என்பது தான் யோக வசிஷ்டத்தின் சாரமான தத்துவமாகும்.

யோக வசிஷ்டத்தின்படி, பிரம்மம் மாற்றமில்லாத பேரறிவு மட்டுமே. இருப்பினும், அந்தப் பரம்பொருளில் ஒரு சிறு அசைவு அல்லது 'ஸ்பந்தனம்' ஏற்படும்போது, அது தன்னை ஒரு தனித்த 'மனமாக' உணர்கிறது. இந்த பிரம்ம சலனம் தான் சிருஷ்டியின் காரணியாகும். அனைத்து சிருஷ்டியும் பிரம்ம மனத்திலிருந்து எழுந்த மாயைத் தோற்றமானதால், அந்த மனமும் பிரம்மமே என்பது தான் யோக வசிஷ்டம்.

தண்ணீர் பிரம்மம் என்றால் அதில் எழும் அலைகள் மனமாகும். அலைகள் தண்ணீரின் வேறு உருவம் மட்டுமே - அதுவும் தண்ணீரின் அம்சமே. இதை உணரும் போது, மனம் பிரம்ம சிருஷ்டி என்ற ஞானம் பிறக்கும்.

மனம் எப்போதும் ஏதாவது ஒன்றைச் சிந்தித்துக் கொண்டோ அல்லது ஒன்றை அடையத் துடித்துக் கொண்டோ இருக்கிறது. அது தான் மனத்தின் 'கொதி நிலை' ஆகும். இந்த மனத்தின் கொதி நிலைக்கு மூல காரணங்கள் கடந்த கால கர்ம வினைகளாகும்.

மனம் எப்போது தன் கொதி நிலையை நிறுத்தி, சங்கல்பங்களை விடுத்து (நிர்சங்கல்ப நிலை), தான் வந்த இடமான பிரம்மத்திலேயே லயிக்கிறதோ, அப்போது உலகம் என்ற தோற்றம் மறைந்து 'முக்தி' அல்லது 'ஆத்ம ஞானம்' கிட்டுகிறது.

ஆபரணம் என்றாலே அது தங்க நகைகளைத் தான் குறிப்பிடும். ஆகையால் தங்க ஆபரணம் என்று அதைச் சொல்ல வேண்டிய அவசியமில்லை. அது போல் உலகம் என்ற வார்த்தை பிரம்மமத்தை மட்டும் தான் குறிக்கும். அறிவாளிகள் இந்த உலகத்தை பல பெயர்களில் குறிப்பிடுவார்கள்: வலியான மோஹம், தளை, தமோ குணம், மாலா என்ற அழுக்கு, அவித்யா, மாயா, சம்சாரம் என்பன அதன் பெயர்களாகும். இவைகள் பாலைவனத்தில் தெரியும் கானல் நீர் போல் பொய்யை மெய்யாகத் தோற்றமளித்து மோட்சத்தின் வழியினை அடைத்துவிடுகிறது. அத்துடன் நான், நீ என்ற பாசங்களால் பற்று அதிகமாகி துன்பப்படும் நிலை உண்டாகிறது.

ஒரு மரம் ஒரு விதையில் அடங்கி உள்ளது போல், உலகப் பொருட்கள் எல்லாம் ஞானஸ்வரூபியான முனியிடம் அடக்கம். ஒரு ஆலமரத்தின் விதை தான் பலவிதமான பூக்கள், இலைகள் என்ற பல மாறுபட்டவைகளை தன்னுள் அடக்கிக் கொண்டுள்ளது. இது போல் தான் உலக சிருஷ்டியிலும் ஞான ஆத்மாவின் கர்ப்பப்பையிலிருந்து ஒரு செடி விதையிலிருந்து முளைப்பது போல் வெளிவருகிறது.

ஜீவன் அறிய வேண்டிய உச்சமான முக்கிய கொள்கைகள் என்றால் அவைகளை சத்தியம், பிரம்மம், பரமாத்வா என்று சொல்லலாம். அனைத்து வலிகளையும் தாண்டி, இந்த ஜீவன் ஆத்மாவாகிறது. ஆத்மா மனத்தின் சங்கல்பம் மூலம் பிரம்மாவின் சக்தியால் உலகத்தை உருவாக்குகிறது.

இப்படித்தான் பிரம்மாவின் குலத்தில் ஆகாயத்தின் மகனாக ஆகாசஜா பிறந்தான். அந்த ஆகாசஜாதான் ஞானகாசாவாகப் பிறப்பு எடுத்தான்.

அவன் தவம் செய்தும், அனைத்து ஜீவராசிகளிடம் கருணைகொண்டும், தர்மத்தைக் கடைப்பிடித்தும் வாழ்ந்தான். காலம் அவன் நீண்ட வயதுடன் உயிரோடு இருப்பதை அறிந்தது. ஆனால், காலத்தால் ஆகாசஜாவின் உயிரை எடுக்க முடியவில்லை.

காலம் தனக்குள் சொல்லிக் கொண்டது: 'உலகத்தில் உள்ள அனைத்து உயிர்களையும் நான் எடுக்கும் போது, இந்த ஆகாசஜாவின் உயிரை மட்டும் நான் ஏன் எடுக்க முடியவில்லை? அகில உலகத்தையும் நான் துச்சமாக மதித்து என்னால் அழிக்க முடியும் பொழுது, இந்த ஒருவனின் உயிரை மட்டும் எடுக்க முடியாமல் சக்தி அற்றவனாக இருக்கிறேனே! வாள் போன்று கூர்மையான என் சக்தியும் புல்லைப் போல் மாறும் விந்தையை என்னென்பது? இருப்பினும், நான் என் முயற்சியை ஒரு போதும் கைவிட மாட்டேன்'

இந்த எண்ணங்களால் கட்டுண்ட காலம் ஆகாசாஜா என்ற பிராமணனின் குடிலுக்குள் நுழைந்தது.. அவனது குடிலை

அந்தப் பிராமணனின் ஆன்மீகம் தீயாக குடிசையைக் காவல் காத்துக் கொண்டிருந்தது. இருப்பினும் காலம் அதைப் பொருட்படுத்தாமல், தனது 1000 கைகளால் அந்த பிராமணனை பிடிக்க முயன்றும் தன் முயற்சியில் தோல்வி அடைந்தது.

அதன் பிறகு காலம் தனது யஜமானன் யமனின் சன்னிதிக்கு வந்து தன் தோல்வியைப் பற்றித் தெரிவித்தது.

அதற்கு யமன் பதில் சொன்னான்: உலகம் தோன்றியது கர்மாவினால். ஆகையால் உலகத்தின் அழிவும் கர்மாவால் தான் ஏற்படும். ஆகையால் ஆகாசஜாவின் கர்மாவைக் கண்டுபிடித்து அதை வென்றால் அவன் இறப்பான்.

இதைக் கேட்ட காலம் என்ற தேவன் அந்த பிராமணனின் பூர்வ கர்மாவை புண்ணிய நதிகள், குளங்கள், பூமியின் பல பாகங்கள் என்று பல இடங்களில் தேடி அலைந்தும் அந்தப் பிராமணனின் பூர்வ கர்மாவைக் கண்டுபிடிக்க முடியவில்லை.

மீண்டும் யமனிடம் காலம் தன் இயலாமையை வெளியிட்டது.

யமன்: அந்தப் பிராமணன் தூய ஆகாய வெளியில் பிறந்தவன். அவன் அழிக்க முடியாத ஞானகாசனே ஆவான். அவனுக்கு கர்மா செய்ய வேண்டிய அவசியமே இல்லை. ஆகையால் பூர்வ கர்மா இல்லாமல் அந்த பிராமணன் இருப்பதால் உன்னால் அவன் உயிரை எடுக்க முடியவில்லை.

இந்த விளக்கத்தைக் கேட்ட காலன் மிகவும் ஆச்சரியம் அடைந்து, தன் இருப்பிடம் சென்று விட்டான்.

இந்தக் கதையைக் கேட்ட ராமர் வசிஷ்டரைப் பார்த்துச் சொன்னார்: 'இந்த கதையிலிருந்து அந்தப் பிராமணன் ஞானகாசாவின் மகனான பிரம்மாவே என்று நான் நினைக்கிறேன்'.

இதைக் கேட்ட வசிஷ்டர்: ஆமாம் அவன் பிரம்மாவே தான்.

ராமர்: உயிருக்கு இரண்டு விதமான உடல்கள் உண்டு - ஆதிவாஹிக உடல் - அதாவது சூக்ஷ்ம உடல். மற்றது ஆதிபௌதிக உடல் - அதாவது பூத உடல் என்பதாகும். ஆனால் பிரம்மா மட்டும் எப்படி சூக்ஷ்ம உடலை மட்டும் பெற்றிருக்கிறார்?

வசிஷ்டர்: எல்லா ஜீவன்களுக்கும் பிரம்மம் - உலகம் என்ற இரண்டு காரணங்கள் உண்டு. ஆனால் பிரம்மாவிற்கு பிரம்மம் ஒன்றே. பிரம்மாவை பிரம்மத்திலிருந்து பிரிக்க முடியாது. பிரம்மத்திற்கு சூட்சும சரீரம் மட்டும் தான் உண்டு. ஆகையால் பிரம்மாவிற்கும் ஒரு சரீரமான சூட்சும சரீரம் மட்டும் தான் உண்டு.

பிரபஞ்சம் என்பது பிரம்மத்தின் மனத்திலிருந்து உருவானதால் இந்த எங்கும் வியாபித்திருக்கும் பிரபஞ்சம் என்ற உலகம் மனத்தின் உணர்வாகும்.

ராமர்: இந்த மாயா உலகம் ஏன் மனத்தில் உற்பத்தியாகிறது?

வசிஷ்டர்: ஒருவனின் மனம் அஞ்ஞானத்தால் முழுவதும்

நிரம்பி வழியும் தன்மை உள்ளது. அது மட்டுமல்ல - மனத்திற்கு வெளியிலோ உள்ளேயோ உருவம் கிடையாது - அது ஆகாயத்தைப் போல் எங்கும் நிறைந்துள்ள தன்மை கொண்டது. வஸ்துக்களை அறியும் தன்மை கொண்டது மனது. ஒரு காரியம் செய்ய சங்கல்பம் செய்வதற்கு மனது தான் காரணம். மனது சங்கல்ப சொரூபம். மனது - சங்கல்பம் இரண்டும் ஒன்றே. சங்கல்பம் அழிந்தால் பார்ப்பவர் - பார்க்கப்படுபவை இரண்டுக்கும் உள்ள வித்தியாசம் அழிந்து விடும். அதன் பிறகு மனத்தில் பிரம்மம் - பிரகாசமாக எந்தவிதமான தடங்களும் இன்றி ஒளிவிடும். அதன் பிறகு உலகத்தின் த்வைத நிழல் மறைந்து விடும். இந்த நிலையில் நான், நீ என்ற பேதம் மறைந்து, உலகத்திலுள்ள தெரியும் பொருட்கள் எல்லாம் அழிந்து, விடுதலை கிட்டும்.

பிரம்மத்தை சாங்கிய தத்துவத்தினர் ஆத்மா என்பர். வேதாந்திகள் தூய ஞானமான பிரம்மம் என்பர். விஞ்ஞானிகள் விஞ்ஞானம் என்பர். நாஸ்திகர்கள் சூன்யம் என்பர்.

உலக வாசனை மனத்தின் மூல வேராக இருந்து, மனித உறுப்புகள் மலர்களாகி, பிறப்பின் முட்டைகள் பழங்களாகி, மாயையால் அவைகள் உருவாகும் பூமியாகிறது. அவைகள் 'புரி சக்தா' என்ற உடம்பை ஒரு முத்தைப் போல் பெற்று செயல்படுகிறது.

விளக்கக் குறிப்பு 13: புரி சக்தா உடம்பு

புரி என்றால் நகரம் என்று பொருள். சக்தா என்றால் சக்தி என்று பொருள். ஆகையால் புரி சக்தா உடம்பு என்றால் "சக்தி நிரம்பிய நகரம் போன்ற உடல்" என்று பொருள் பெறுகிறது.

ஆகையால் இந்த உடம்பு ஒரு சக்தி வாய்ந்த நகரம் போன்றது. இந்த உடம்பின் சக்தி என்பது பஞ்ச பூத சக்திகளான பூமி, ஜலம், அக்னி, வாயு, ஆகாசம் மற்றும் பஞ்சப்ராணா (பிராண, அபான, சமான, உதான, வியான ஆகிய ஐந்து) ஆகியவைகளைக் குறிக்கும்.

நகரமென்று ஒரு இடத்தை எடுத்துக்கொள்ளுங்கள் – அந்த நகரத்தில் மக்கள், வீடுகள், தெருக்கள், தொழில் எல்லாம் இருந்தாலும், நகரம் நகரமாக இயங்க, மின்சாரம் வேண்டும். அந்த மின்சாரம் போன்றது தான் மனித உயிர் ஆகையால் மின்சார சக்தி இல்லாத நகரம், உடலில் உயிர் சக்தி இல்லாமல் இருக்கும் நிலைக்குச் சமம்.

ராமர்: வசிஷ்டரே! அனைத்து ஜீவன்களும் பிரம்மத்தில் அடங்குகிறது என்றால், இது மஹா மேரு மலை ஒரு கடுகுக்குள் அடங்குவது போலாகும். பிரம்மம் கடுகைக் காட்டிலும் சிறிய அணுவாகும். அப்படி இருக்கும் போது, பிரம்ம சிருஷ்டிகள் அனைத்தும் எப்படி அணுவைப் போல் சிறியதான பிரம்மத்துடன் ஐக்கியமாக முடியும்?

வசிஷ்டர்: இதற்கான பதிலை ஆத்ம ஞான சாஸ்திரங்கள்

- ஞானிகளுடன் இருந்து அவர்களது உபதேசங்களைக் கேட்டல் - அவைகள் பல வருடங்கள் ஆகும் - ஆகியவைகள் மூலம் தெரியவரும். இந்த உபதேசங்களைக் கேட்டு, அதன் மூலம் தான் ஒருவன் சமாதி நிலையான ஜீவன் முக்தி நிலையை அடைய முடியும். ஜீவன் முக்தி அடைந்தவர்கள் விதேக முக்தி அடைந்தவர்களாகிறார்கள்.

அசையாத ஆகாயத்தில் எங்கும் பரவி இருக்கும் காற்றைப் போல் விதேக முக்தியான மோட்சம் கிட்டும்.

'நான்' இல்லை; ஒளி இல்லை; இருட்டு இல்லை; செயல் இல்லை; ஐந்து இந்திரியங்கள் - அதன் குணங்கள் இல்லை; துவைதம் இல்லை; ரூபம் இல்லை; அரூபம் இல்லை; அது என்ற சத் இல்லை; அது இல்லாத அசத்தும் இல்லை; அது ஒன்றான பிரம்ம நிலையான மோட்சமாகும் - என்பது தான் இந்த முக்தி நிலையாகும்.

2. லீலா அரசியின் கதை

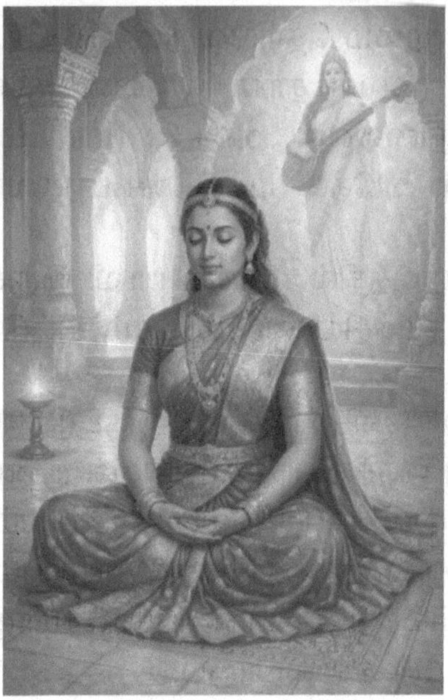

வசிஷ்டர்: ஓ, ராமா! உன் மனத்தில் எழும் வேண்டாத சஞ்சலங்களை நீக்கி, மனச் சாந்தியை உண்டாக்க நான் இப்பொழுது லீலா என்ற பத்மா அரசனின் மனைவியின் கதையைச் சொல்லப் போகிறேன்.

பத்மா அரசன் சத்வ குணவான்; முதிர்ந்த அறிவாளி. விஜய லட்சுமியின் பரிபூரண ஆசியைப் பெற்றவன். அவனது மனைவி லீலா தேவி மிகவும் நற்குணம் நிறைந்தவள். அவள் கணவனின் மனம் கோணாமல் உறுதுணையாக அவனது நிழல் போல் இருந்தாள்.

லீலாவதிக்கு அவளது மனத்தில் ஒரு விசித்திர எண்ணம் எழுந்தது. தன் கணவன் பத்மா என்றும் இளமையாகவும்,

முதுமை இல்லாமலும், இறப்பில்லாமலும் இருந்து, தான் தன் பதியுடன் சந்தோஷமாக வாழ நினைத்தாள். இதற்கான வழியைத் தெரிந்து கொள்ள நான்கு வேதங்களையும் நன்கு அறிந்த பிராமணர்கள், ரிஷிகள் ஆகியவர்களோடு தன் பர்த்தாவான பத்மா அரசனுக்குத் தெரியாத வண்ணம் ஆலோசனை செய்தாள்.

அவர்கள் அனைவரும் 'உலகத்தில் இறப்பையோ, மூப்பையோ அடையாமல் தவிர்க்க முடியாது. மந்திரங்களை உச்சரித்து ஜெபம் செய்வதாலோ, மதச் சடங்குகளான தவம் செய்வதாலோ, சித்தி அடையும் யுத்தியாலோ இறப்பைத் தவிர்க்க முடியாது' என்று லீலா அரசிக்கு விளக்கினர். ஆனால் லீலாவுக்கு அவர்களின் வார்த்தைகளில் நம்பிக்கை வரவில்லை.

ஆகையால் தானே இதற்கு ஒரு வழியைக் கண்டுபிடித்து தானும், தன் கணவனும் இறவா வரம் பெற்று வாழ முடிவெடுத்தாள்.

இதற்கு வேதத்தை ஓதிய சரஸ்வதியை ஆராதித்து, பிரார்த்தித்து வணங்கி அதற்கு ஒரு வழியைத் தெரிந்து கொள்ள முடிவெடுத்தாள். சரஸ்வதியை நினைத்து உணவைத் தவிர்த்து லீலா உண்ணா விரதம் கடைப்பிடித்தாள். இப்படி மனத்தை ஒரு நிலைப்படுத்தி தியானத்தில் தொடர்ந்து பத்து மாதங்கள் லீலா இருந்தாள். இந்த லீலாவின் தன்னைக்குறித்து தவம் இருப்பதை அறிந்த சரஸ்வதி மனம் மகிழ்ந்து லீலாவின் முன் தோன்றி, 'ஓ லீலா! உன் வேண்டுதல் என்ன?' என்று கேட்டாள்.

லீலா: சந்திரனின் ஒளியைப் போல் பிரகாசமும், மனத்தின் இருளைப் போக்கும் ஒளி வீசும் சூரிய கதிர்களைப் போல் பிரகாசமும் கொண்ட சரஸ்வதி தேவியே! எனக்கு இரண்டு வரங்கள் தரவேண்டும். ஒன்று: என் பர்த்தா பத்மா அரசன் சாகாமல் என்னுடன் என் வீட்டிலேயே இருக்க வேண்டும்.

இரண்டு: நான் எப்போது நினைத்தாலும், தாங்கள் என் முன் தோன்ற வேண்டும்.

இந்த இரண்டு வரங்களையும் சரஸ்வதி லீலா அரசிக்கு அருளினார்.

அதன் பிறகு பல வருடங்கள் கழிந்தன. ஒரு நாள் லீலாவின் கணவரும், அரசனுமான பத்மா இறந்து விடுகிறான்.

லீலா உடனே சரஸ்வதியைத் தியானிக்க, சரஸ்வதியும் அவள் முன் தோன்றி, 'நீ உன் பதியின் உடலை பூக்களால் அலங்கரித்து, உன் அந்தப்புரத்து நிலத்தில் புதைத்துவிடு. பூக்கள் மறைந்துவிடும்; ஆனால் உன் கணவனின் உடல் எந்தவித மாற்றமும் அடையாது. ஏனென்றால் உன் கணவனின் உயிர் அவன் உடலிலேயே தங்கிவிடும்; உன் கணவனும் உயிரோடு அரண்மனையின் அந்தப்புரத்திற்கு வருவான்; அவனுடன் நீ உறவு கொண்டு உன் கவலையை மறப்பாயாக' என்று விளக்கினாள். இப்படிச் சொல்லி விட்டு சரஸ்வதி அங்கிருந்து மறைந்து விட்டாள்.

லீலாவும் சரஸ்வதியின் உத்திரவுப்படியே தன் கணவனின் உடலைப் பூக்களால் அலங்கரித்துப் புதைத்தாள்.

ஆனால் லீலாவின் மனம் இதனால் அமைதியடைய வில்லை.

ஆகையால் தன்னை தன் கணவன் இருக்கும் இடத்திற்கு அழைத்துக் கொண்டு செல்ல சரஸ்வதியிடம் வேண்டினாள்.

சரஸ்வதி: லீலா! மூன்று விதமான ஆகாசங்கள் உண்டு. சித் ஆகாசம் (ஆன்மீக ஆகாசம்), சிதாகாசம் (மனமான ஆகாசம்), பூதாகாசம் (காணும் புற உலகம்) ஆகியவைகளாகும். .

விளக்கக் குறிப்பு 14: மூன்று ஆகாசங்கள்:

வசிஷ்டர் உரையில், ஆகாசம் மூன்று வகைகளாக குறிப்பிடப்பட்டுள்ளது. இந்து தத்துவங்களின்படி, ஆகாசம் என்பது அகண்ட வெளி அல்லது நுண்ணிய ஈதர் என்று அறியப்படுகிறது. அவை அனைத்தும் சித்தத்தின் பல்வேறு அடுக்குகள் மற்றும் சூட்சுமமான விழிப்புணர்வு நிலைகள் எனப் புரிந்து கொள்ள வேண்டும்.

ஆகாசத்தின் மூன்று வகைகள்: பூத ஆகாசம், சித்த ஆகாசம், சிதா ஆகாசம். அந்த மூன்றைப் பற்றியும் விரிவாக இங்கு விளக்கப்பட்டுள்ளது.

1. பூத ஆகாசம்: பூத என்றால் பஞ்ச பூதங்களான புவி, நீர், அக்னி, வாயு, ஆகாசம் ஆகியவற்றைக் குறிக்கும்.

உலகத்தில் நம்மால் காணப்படும் இயற்கை, கிரகங்கள்,

நட்சத்திரங்கள், ஆகாயம் போன்ற அனைத்தையும் உள்ளடக்கிய வெளிப்புற பரப்பு தான் பூத ஆகாசம் என்பது. இதை வெளி - ஆகாசம் என்று கூறலாம்.

நாம் பார்க்கும் ஆகாயத்தில் நம் உடல், உலகம் இதில் அடங்கும்.

2. சித்த ஆகாசம்: சித்தம் என்றால் உள்ளம் அல்லது மனம் என்று பொருள். மனத்தில் எழும் சிந்தனைகள், விருப்பங்கள் ஆகியவைகளின் உலகம் என்று பொருள். இதை விழிப்புணர்வின் ஆரம்ம நிலை என்று சொல்லலாம்.

கனவில் நாம் காணும் இடங்கள் - முகங்கள், நினைவில் தோன்றும் இடங்கள் - முகங்கள் இதில் அடங்கும்.

3. சிதா ஆகாசம் : "சித்" + "ஆகாசம்" = சிதாகாசம் - அதாவது அறிவின் ஆகாசம், அல்லது சுத்த சித்பிரகாசத்தின் பரந்த வெளி. இது பொருளோ, உடலோ, மனதோ அல்ல. இது அவற்றை ஒளியூட்டும் பின்னால் உள்ள பொருளாகும்.

இறுதியாக,

பூத ஆகாசம் – நாம் காணும் பிரபஞ்சம்.
சித்த ஆகாசம் – நாம் உணரும் உள் பிரபஞ்சம்.
சிதாகாசம் – நாம் விழிப்படைந்து மாயையான பிரபஞ்சம் கடந்து அடைய வேண்டிய பரம்பொருள்.
முதல் இரண்டும் மாறுபடும், மூன்றாவது நிரந்தரம், பரப்பிரம்ம மயமானது.

யோக வசிஷ்டத்தில் "ஆகாசம்" என்ற கருத்து பல

இடங்களில் வருகிறது. அதில் முக்கியமாக மூன்று ஆகாசங்கள் கூறப்படுகின்றன; சில இடங்களில் நான்கு ஆகாசங்கள் என்ற விளக்கமும் உள்ளன.

நான்கு ஆகாசங்கள் வருவதற்குக் காரணம், மாயா ஆகாசம் அல்லது அஞ்ஞான ஆகாசம் என்று ஒரு பிரிவு சித்தாகாசத்தில் வருவதால் அது சித்தாகாசத்தின் ஒரு "அசுத்த" பகுதியாகும். ஆகையால் சித்தாகாசத்தை இரு பிரிவுகளாக - அஞ்ஞான நிலை & ஆன்மீக நிலை - என்று பிரிப்பதன் காரணமாக 4 ஆகாசங்கள் ஆகிறது.

ராமருக்கு வசிஷ்டர் அடிப்படை தத்துவத்தை சொல்லும்போது பூத (பௌத) ஆகாசம், சித்த ஆகாசம், சிதாகாசம் என்ற மூன்றைத் தான் உபதேசிக்கிறார்.

யோக வசிஷ்டம் சிதாகாசம் என்பதை "பரமார்த்தத்தின் வடிவம்." என்று விளக்குகிறது அதையே மாண்டூக்ய உபநிடதம் துரியம் என விளக்குகிறது.

யோக வசிஷ்டத்தில் இதன் பொருள்: யோக வசிஷ்டத்தில், மனிதன் தன்னை உடல் (பூத ஆகாசம்) என்று கருதி, சித்தாகாச ஆத்மாவை உடலின் சிறையில் அடைக்கிறான் என்று கூறப்படுகிறது. அது மனிதனின் தவறான செயலாகும். ஏனெனில் ஆத்மா எப்போதும் சுதந்திரமான, உடலுக்குள் அடைக்கப்பட முடியாதது. அறிவின் பரந்த வெளி (சிதாகாசம்) தான் நிஜ ஆத்மா; உடல் அதனுள் நிகழும் ஒரு சிறிய நிகழ்வு மட்டுமே.

எளிய உவமை:

பெரிய வானமே ஒரு சிறிய பானையிலும் உள்ளது. அந்த பானைக்குள் உள்ள வானம் தனியாக இருக்கிறதா? இல்லை. பானை உடைந்தவுடன் அதே வானத்தோடு ஒன்றாகிவிடுகிறது. அதேபோல, உடலின் எல்லைகளால் கட்டுண்டது போலத் தோன்றும் ஆத்மா, உடல் என்ற பானை உடைந்தவுடன் சிதாகாசம் – அறிவின் பரந்த வானம் ஆகிவிடுகிறது.

ஆகாசத்தை பானையில் அடைத்துக் கட்டுப்படுத்த முடியாது என்பது தான் எதார்த்த நிலை. இங்கு பானை உடல்; ஆத்மா ஆகாசமாகும்.

“சிதாகாசம்” என்பதும் “ஞான ஆகாசம்” என்பதும் ஒன்றே என்பதை அறியவும்.

பலவிதமான சங்கல்பங்கள் அழியும் பொழுது, சித் ஒரு பேரொளியாக நம் உள்ளத்தில் உதித்து, உலகத்தில் பரவும். பிறகு, உலகில் காணும் பொருட்கள் உண்மை இல்லை என்பது அறிவின் மூலம் தெரியவரும். பின் மனிதன் சிதாகாசாவை அடைவான். நீ என்னுடைய அருளால் அந்த சிதாகாசாவை அடைவாயாக.

சரஸ்வதி தேவியின் அருளால், லீலா நிர்விகல்ப சமாதியில் அமர்ந்தாள். அந்த சமாதி நிலையில் லீலாவின் ஆவி ஒரு பறவை கூண்டிலிருந்து வெளியே வந்து ஆகாயத்தில் பறப்பது போல் சுதந்திரமாகியது.

லீலாவின் ஆவி அந்த நிலையில் ஒரு அரண்மனையை

அடைந்தது. அங்கு தான் லீலாவின் இறந்த கணவன் பத்மா 16 வயது வாலிபனாக பல தாதிகள் சூழவும் நான்கு விதமான படைகள் சூழவும் கொலு வீற்றிருப்பதைக் கண்டாள்.

தன் முன்னாள் கணவன் வாலிப அரசனின் அவைக்குச் சென்று பார்த்தாள். அங்கு அவையின் கிழக்கு பக்கத்தில் வேதம் ஓதும் முனிகளும், பிராமணர்களும் வீற்றிருந்தார்கள். அவையின் தெற்குப் புறம் அழகான பெண்களும், மேற்குப் புறத்தில் பல சிற்றரசர்களும், வடக்குப் புறத்தில் நான்கு படைகளும் காணப்பட்டன.

பிறகு லீலாவின் ஆவி ஆகாய மார்க்கமாக அந்த நாட்டின் பல செழுமையான விளை நிலங்கள், குன்றுகள், நகரங்கள், பல புனித ஆறுகள் என்று பார்த்து விட்டு, ஒளிவிடும் மின்னல் போல் தன்னுடைய அரண்மனைக்கு வந்து மீண்டும் தன் அரண்மனை அந்தப்புரத்தில் பாதுகாப்பாய் வைக்கப்பட்ட பூத உடலில் புகுந்து கொண்டாள்.

சரஸ்வதியை தியானித்து வரவழைத்து லீலா வினாவினாள்: என் கணவன் இறந்த பிறகு எவ்வாறு மீண்டும் விதுர நாட்டின் அரசனாக மறு பிறவி எடுத்துள்ளான்? மாயையும், தளைகளையும் கொடுக்கும் இந்த மறுபிறவி எடுத்த காரணத்தை விளக்கி என் சந்தேகங்களைப் போக்கி நான் உண்மையை அறிய உதவவும்.

சரஸ்வதி: அப்பழுக்கற்ற சிதா காசாவின் ஒரு பக்கம் மாயாவான கூடாரம் உண்டு. அந்த கூடாரம் அமைந்த மண்டபத்தில் பல கணக்கில் அடங்கா மயில்

இறக்குகளைப் போன்ற அளக்க முடியாத ஆகாசம் அடங்கி உள்ளது. அந்த மண்டபத்தில் பெரியதும், சிறியதுமான தங்கத் தூண்கள் மேரு மலையைப் போல் தாங்கி உள்ளன. அந்தத் தூண்களில் அழகான இந்திராணிகளின் சித்திரங்கள் செதுக்கப்பட்டுள்ளன. அந்த மண்டபத்தின் ஒரு பக்கத்தில் பிரித்வி என்ற குன்றுகள் இருக்கின்றன. மண்டபத்தின் தரையில் பதிக்கப்பட்ட ஓடுகள் ஏழு மலைகளாக இருக்கின்றன.

அந்த மண்டபத்தில் பிரம்மா தமது பிள்ளைகளுடன் குடியிருக்கிறார். வீணைகளை மீட்டி தேவர்கள் பாடும் பாட்டுக்கள் அந்த மண்டபத்தில் எதிரொலிக்கின்றன. அந்த பாட்டுக்களுக்கு ஏற்ப அவர்கள் வாகனங்களில் பயணிக்கின்றனர். இந்த பாட்டின் சப்தத்துடன் அசுரர்களின் சண்டைக்குத் தயாராகும் சப்தமும் சேர்ந்து தேவ அசுர யுத்தமாகத் தோன்றியது. இந்த கூடார மண்டபத்தில் தான் கிரிகிராமா என்ற ஒரு நகரம் உள்ளது. அந்த நகரம் மிகவும் செழிப்பான ஒன்றாகும். அங்குள்ள குன்றுகள், ஆறுகள், காடுகள் அனைத்தும் மிகவும் போற்றும் அளவில் சிறப்பானவைகள்.

அந்த நகரத்தில் தான் சாஸ்திரம், தர்மம் ஆகியவைகளைக் கடைப்பிடிக்கும் ஒரு சிறந்த பிராமணன் குடியிருந்தான். அவன் வசிஷ்டருக்கு ஈடாக செயல்கள், பணிவு, கல்வி ஆகியவைகளைப் பெற்றுள்ளான். அவனது மனைவி பெயர் அருந்ததி.

அப்போது ஒரு அரசன் தனது பரிவாரங்களுடன் அந்தக் காட்டில் வேட்டையாட வந்தான்.

அப்போது அந்த பிராமண ரிஷி அந்த அரசைப் பார்த்தான்.

தனக்குத் தானே யோசித்தான் அந்த பிராமண ரிஷி: அரசன் செல்வச் செழிப்பு மிக்கவன். பல பரிவாரங்களுடன் நாட்டை ஆளுகிறான். நான் எப்போது இந்த அரசனைப் போல் நாட்டை ஆளுவேன்? அரண்மனையில் உள்ள அழகான பெண்களை நான் எப்போது ஆலிங்கனம் செய்து மகிழ்வேன்?

இந்த மன நிலையில் தன் நித்திய கர்மாக்களை அந்த பிராமணன் செய்ய ஆரம்பித்தான். ஆகையால் தான் அவன் மறுபிறவியில் ராஜாவாக பிறப்பெடுத்தான்.

அந்த பிராமணன் இறந்த பொழுது, அவனது மனைவி அவனது சூட்சம சரீரத்தில் புகுந்து வாழ விரும்பினாள். பிராமணனின் ஆவி தனியாக ஆகாயத்தில் 8 நாட்கள் சிதாகாசா நிலையில் இருந்தது.

அவன் முன் பிறவியில் ராஜாவாகவும், நீ அவனுக்கு மனைவியாகவும் இருந்துள்ளீர்கள். பத்மா அரசப் பிறவிக்குப் பிறகு பிராமணனாகவும், பிறகு மீண்டும் விதுரதா என்ற அரசனாகவும் பிறவி எடுத்துள்ளான். இந்தப் பிறவிகள் எல்லாம் மாயாவினால் ஏற்பட்ட பொய்யான நீரில் தோன்றும் பிம்பங்கள் போன்றவைகளாகும்.

இதைச் செவியுற்ற லீலா சரஸ்வதியிடம் கேள்விகள் கேட்க ஆரம்பித்தாள்.

லீலா: ஓ, சரஸ்வதி தேவியே! உங்கள் உரையில் உண்மை இல்லை; பொய் மட்டும் தான் உள்ளது. அந்த வீட்டில்

வாழ்ந்த பிராமணனின் ஜீவன் எங்கே? பிரிந்த நாம் எப்படி மீண்டும் சந்திக்கிறோம்? நரகத்திலும், 10 திசைகளிலும், பிறகு உலகங்களிலும் இருக்கும் ஜீவன்கள் எப்படி ஒன்றாக ஒரே இடத்தில் நம்மைச் சந்திக்க முடிகிறது? மதம் கொண்ட இந்திரனின் யானையை ஒரு சிறிய கடுகு விதையில் அடைக்க முடியுமா? மஹா மேரு மலை ஒரு தாமரை விதையில் நுழைந்து, ஒரு சிறிய தேனியால் மஹா மேருமலையை தகர்க்க முடியுமா? போரில் சிங்கங்களை கோபம் கொண்ட சிறிய கொசுக்கள் வெல்ல முடியுமா? இதைப் போல் தான் உங்கள் பதில்கள் எல்லாம் நம்பமுடியாத உண்மைக்கு புறம்பாக உள்ளன.'

சரஸ்வதி: நான் உன்னிடம் பொய் பேசவில்லை. இப்பொழுது என் வார்த்தைகள் எவ்வாறு உண்மையானவைகள் என்பதை நான் விளக்குகிறேன். நான் ஈஸ்வரர் வகுத்த கொள்கைகளை ஒரு போதும் மீற மாட்டேன்.

பிரம்மாவின் ஜீவன் அதன் சொந்த வீட்டில் கண்களுக்குத் தெரியாமல் வசிக்கும். அதனுடைய அனைத்து ராஜ்யங்களும் ஞானகாசவான நிலையில் மட்டும் தான் இருக்கும். ஓ. லீலா! அந்தப் பிராமணனுக்கு இவைகள் எல்லாம் மன ஆகாயத்தில் எந்தவிதமான உருவம் பெறாமல் தோன்றும். இது ஜாக்ரத என்ற விழிப்பில் காணும் பல சம்பவங்களைப் போல் நிகழ்வுகளாகும். இந்த நிகழ்வுகளெல்லாம் ஒரு கண்ணாடியில் பிரதிபலிக்கும் ஒரு பிம்பம் போன்றதாகும். அனைத்து உலகங்களும் ஞானத்தில் உள்ளே உறங்கிக்கொண்டிருக்கும் ஒளியாக உயர்ந்த அணு போல் இருக்கும்.'

லீலா: 'ஓ, சரஸ்வதி தேவியே! பிரமணன் 8 வது நாளில் இறந்து போய்விட்டான் என்று நீங்கள் சொல்கிறீர்கள். ஆனால் இந்த 8 நாட்கள் என்பது பல நாட்களாக என் மனத்தில் படுகிறது. அதன் காரணம் யாது என்பதை நீங்கள் விளக்கவும்.'

சரஸ்வதி: பரந்த வெளி - நேரம் ஆகியவைகள் உண்மையானவைகள் இல்லை. மாயை இல்லா ஞான ஒளி தான் பரந்த வெளி - நேரம் ஆகியவைகளில் இடம் பெற்றுள்ளது. சாவு என்ற மாயையின் நுழைவாயிலில் உடல் சிறிது நேரம் தங்கி, பிறகு உடலின் ஆவி உடலை விட்டுப் பிரிகிறது. பூர்வஜென்ம சிந்தனைகள் மறைந்து, நிகழ்கால வாழ்வின் சிந்தனைகளால் மட்டுமே ஆவியில் நிரம்பி இருக்கும். பிறகு ஜீவன் விழித்தவுடன், 'என் உடல் பருத்து விட்டது. அவர்கள் என் பெற்றோர்கள். நான் சில வருடங்களில் செத்துவிடுவேன். எனது உறவினர்கள் எண்ணிக்கையில் பெருகி உள்ளனர்' என்ற இந்த பூர்வ ஜென்ம எண்ணங்கள் மறைந்து, நிகழ்காலம் மட்டுமே நினைவில் வரும். '

இந்த விளக்கத்தைக் கேட்ட லீலா சொன்னாள்: உங்களது அருளான விளக்கத்தால், அனைத்து சந்தேகங்களிலிருந்தும் விடுபட்டு உண்மையை அறிந்துள்ளேன். இருப்பினும் அந்த பிராமணர் அவரது குடும்பத்தினர் வசித்த வீடுகளைப் பார்க்க விழைகிறேன்.

வேத உருவாக இருக்கும் சரஸ்வதி லீலாவிடம் சொன்னாள்: கர்மாவினால் விளைந்த உன் இந்த உடம்பை வைத்துக்கொண்டு அந்த இடங்களைப் பார்க்க இயலாது. அதற்கு மாயையான அழுக்குகள் நீங்கி, பரிசுத்தமான

ஞான ஒளியாக மாறவேண்டும். உன் மனத்தில் உள்ள ஆசைகள் அனைத்தும் அழிய வேண்டும். உலகம் எல்லாம் ஒரே தங்கமான உலோகம் பல ஆபரணங்களாக உருமாறுவதைப் போல் மனம் தெளிய வேண்டும். ஆனால் இந்த நிலையை உன்னால் அடைய முடியாது.

ஒரு பனிக்கட்டி சூரிய ஒளி வந்தவுடன் எப்படி உருகி நீராக மாறுமோ அதே போல் உன்னுடைய ஸ்தூல சரீரம் வாசனைகளை விடுத்து, உண்மையான ஞானம் பெற்று சூட்சும சரீரத்தை நிரந்தரமாகப் பெற வேண்டும். அது தான் ஜீவன் முக்தியாகும். உன்னுடைய ஆவி பூர்வ ஜென்ம சூட்சும சரீரத்தைப் பெற்று, ஸ்தூல சரீரத்தை விடுக்க வேண்டும்.'

இதைச் செவி மடுத்த லீலா 'அந்த நிலையை அடைய நான் என்ன செய்ய வேண்டும்?' என்று வினாவினாள்.

அதற்கு சரஸ்வதி இவ்வாறு பதில் சொன்னாள்: 'ஸ்ரவணா (புண்ணிய நூல்களைப் படிப்பதும், கேட்பதும்) , மனனா (ஆச்சார்யர்களின் அருள் வாக்குகளை தியானம் செய்வது), நிதித்தியாசனா (அனைத்தையும் பலவிதமாக ஆராய்தல்) பூராதனமான அருள் கொள்கைகளைக் கடைப்பிடித்தல், துறத்தல், ஆசையை அறுத்தல், வேத வழி நடத்தல் ஆகியவைகளை மேற்கொண்டால் அந்த நிலையை அடையலாம்.'

விளக்கக் குறிப்பு 15: சரஸ்வதி அருளிய ஞான வழிகள்:

யோக வசிஷ்டத்தில் குறிப்பிடப்படும் ஸ்ரவணம், மனனம், நிதித்யாசனம் (பொக்கிஷமான தியானம்), தியானம் ஆகிய நான்குடன் ஆசை அறுத்தல், உலக மாயையை உணர்தல் ஆகிய இரண்டையும் சேர்த்து, ஆறான அனைத்தும் சரஸ்வதி - லீலா உபதேசத்தில் வரும் “தூய ஞான மார்க்கம்” எனப்படும் ஞான யோகம் என்ற பாதையின் படிப்படியான முன்னேற்றப் பயணமாகும்.

1. ஸ்ரவணம் - வேதம் - வேதாந்தம் ஆகியவைகளில் கூறப்பட்ட கருத்துக்களைக் சிரத்தையாக செவிமடுத்துக் கேட்டல்.

ஸ்ரவணம் என்பது குருவின் வாய் மூலமாக பிரஹ்ம தத்துவம், ஆத்ம வடிவு, உலகின் மாயத் தன்மை பற்றிய போதனைகளை கவனமாக கேட்டு அடையப்படும் அறிவு. இந்தக் கேட்டல் என்பது வெறும் காதால் கேட்பது அல்ல. இது உள்ளம் திறந்து சந்தேகம் இல்லாமல் ஏற்றுக் கொள்ளும் பரிசுத்தமான செயலாகும். இது குருவின் உபதேசம் கேட்பவர்களின் அறிவுக் கண்களைத் திறக்கும் சாவிகளாகும்.

2. மனனம் – கேட்ட ஞானத்தை சிந்தனை செய்து மனத்தின் ஞாபகப் பெட்டகத்தில் பாதுகாத்தல்

கேட்ட உண்மைகளை தன்னுள் மீண்டும் மீண்டும் சிந்தித்து உண்மை என்பதை நிச்சயப்படுத்துதல். ஸ்ரவணத்தில் கேட்டது மனத்தில் சந்தேகங்களை எழுப்பும். மனனம் என்பது அந்த சந்தேகங்களை சீர்தூக்கி ஆராய்ந்து

தெளிதல்.

வேதாந்தத்தில் இதை “நிதர்சன சிந்தனை” என்கிறார்கள்.

இந்த நிதர்சன சிந்தனையில் மனம் ஆராயும் விஷயங்கள்:

- ‘ஆத்மா நித்தியம்’
- ‘உலகம் மாயை’
- ‘கர்மம் மனத்தால் பிணைப்பட்டதே’
- ‘நீ தத்துவத்தில் பரம்பொருளே’

இவைகள் அனைத்தையும் மனனம் வலுப்படுத்தும்.

3. நிதித்யாசனம் – மனனம் மூலம் அடைந்த உண்மையில் மனம் நிலை கொள்ளுதல்

மனனம் மூலம் உண்மை விளங்கினாலும், பழைய எண்ணங்கள் - கொள்கைகள் காரணமாக மனம் மீண்டும் குழம்பும் நிலைக்குத் தள்ளப்படும். ஆனால் நிதித்யாசனம் என்பது உண்மைக் கொள்கைகளிலிருந்து வழுவும் மனத்தை மீட்டு, மீண்டும் மீண்டும் சுத்த சத்தியமான அழியாது நிலை நிற்கும் தத்துவத்திற்குள் கொண்டுவருவது.

4. தியானம் – பரமானந்தத்தில் மனத்தைக் கரைத்தல்

மனம் நாடும் அனைத்து வெளிப்புற விஷயங்களும் படிப்படியாக மறைந்து “ஏக தத்துவத்தில்” நிலை நிறுத்த உதவும் சாதனம் தான் தியானமாகும். இது நிர்விகற்ப சமாதிக்கான அடித்தளம்.

5. ஆசைகளை அறுத்தல்

யோக வசிஷ்டத்தின் அடிப்படை உபதேசமாகும் இது. உடலின் ஐம்பொறிகளால் உருவாகும் உலக வஸ்துக்களில் மேல் உண்டாகும் மோஹம் என்ற வாசனைகள் இருக்கும் வரை ஸ்ரவணம் - மனனம் - நிதித்யாசனமும் முழுமையடையாது.

6. உலகம் மாயை என்ற அறிவு

உலகம் நிரந்தரமற்றது - உலகம் கனவு காண்பது போல - உலகம் அழியும் அறிவில்லாப் பொருள்கள் போல - உலகம் தோன்றி அழியும் தன்மை கொண்டது - என்ற உலகத்தின் உண்மை நிலையைத் தான் உலகம் மாயை என்று விவரிக்கிறார்கள். இந்த மனப்பக்குவம் வந்தவர்களிடம் உலகப் பிணைப்பு - உலக பயம் - உலக துக்கம் அனைத்தும் ஒழிந்து விடுகிறது.

அதன் பிறகு சரஸ்வதியும், லீலாவும் ஸ்வரூப சமாதியை மேற்கொண்டனர்.

அதன் பிறகு அவர்கள் புதிய ஞான சரீரத்தை பெற்றார்கள். பிறகு அவர்கள் ஆகாயத்தில் மிதக்கும் சக்தி பெற்றார்கள். ஆகாயத்தில் பறக்கும் பொழுது, அவர்கள் பல சித்தர்களையும், ராக்ஷதர்களையும், யோகிகளையும் நாய்கள், பசுக்கள், ஒட்டகங்கள், கழுதைகள் போன்ற பலவற்றையும் சந்தித்தனர். கங்கை நதியையும் பார்த்தனர். நாரதர் தமது தம்பூராவை மீட்டிய படி பாடுவதையும்

கேட்டார்கள். மேகங்கள் எந்த விதமான சப்தமும் எழுப்பாமல் மழை பொழிவதையும் பார்த்தார்கள். இப்படியாக அவர்கள் மூன்று உலகங்களையும் பார்த்தனர். அப்போது பிரம்மாவால் சிருஷ்டிக்கப்பட்ட ஆயிரக்கணக்கான ஆவிகள் ஒரு பழுத்த அத்திப்பழத்தில் ஈக்கள் போல் மொய்த்துக் கொண்டிருப்பதையும் பார்த்தனர்.

இப்படியான அவர்களின் பயணம் தாங்கள் செல்ல வேண்டிய இடத்தை அடையும் முன்பாக பிரம்மாவின் முட்டையை கடந்து சென்றனர். தாங்கள் அடைய வேண்டிய இடமான கிரிகிராமா வந்தது. அப்போது அந்த பிராமணனின் இல்லத்தில் அவர்கள் அவனது மூத்த மகனைச் சந்தித்தனர்.

அந்த மூத்த மகன் அவரகளிடம் 'என் தந்தை இறந்த துக்கம் இன்னும் எங்களை வாட்டுகிறது; அந்த துக்கத்தை நீங்கள் தான் போக்க வேண்டும். உங்கள் வருகையால் எங்கள் துக்கம் நீங்கும் என்று நம்புகிறோம்' என்று பிரார்த்தித்தான்.

இதைக் கேட்ட லீலா அவன் நெற்றியில் தன் கைகளை வைத்து ஆசீர்வதித்தாள். அதன் பிறகு அவனது துக்கம் அனைத்தும் நீங்கியதை உணர்ந்தான்.

சரஸ்வதியும், லீலாவும் அங்கிருந்து உடனே மறைந்துவிட்டார்கள்.

சரஸ்வதி: லீலா! நாம் பல லோகங்களை நமது எண்ணகளின் சக்தியால் பார்த்து விட்டோம். இன்னும் உனக்கு என்ன வேண்டும்?

லீலா: சமாதி நிலையில் இருக்கும் பொழுது அரசவையில் உள்ளவர்கள் என்னைப் பார்க்க முடியவில்லை. ஆனால் இந்த பிராமணக் குடும்பத்தினர் என்னை எப்படிப் பார்க்க முடிந்தது?

சரஸ்வதி: எல்லாம் ஞானம் செய்யும் செயலாகும். இந்த உலகத்தில் த்வைதமாக பொருட்களைப் பார்க்கும் அஞ்ஞானத்தை விடுத்து, அவைகளை அத்வைதமாகப் பார்க்கும் அறிவை வளர்த்தால் இது நிகழும். நான் என்ற அகங்காரம் அழிவதால் அரசவையில் உள்ளவர்கள் உன்னைப் பார்க்க முடியவில்லை. ஆனால் உன்னுடை சங்கல்பத்தால் நான் என்ற அகந்தையை உன்னுள் உருவாக்கிய காரணத்தால் பிரம்மண குடும்பத்தினர் உன்னை ஸ்தூல சரீரத்தில் பார்க்க முடிந்தது.

இந்த அற்புதமான சரஸ்வதியின் விளக்கத்தைக் கேட்டு லீலா மனம் புளகாங்கிதமடைந்தது. அந்த மகிழ்ச்சியில் லீலா சரஸ்வதியிடம் சொன்னாள்: ஓ, சரஸ்வதி! உன்னுடைய அருளினால் என்னுடைய பூர்வ ஜென்மத்தைப் பற்றி மிகவும் தெளிவாக அறிந்து கொண்டேன். இதன் மூலம் என் மூன்று குணங்களால் உண்டான பாவங்களைக் கழுவி விட்டேன். நான் இதுவரை 800 உடல்களைப் பெற்று விட்டேன். ஒரு தாமரைப் பூவில் இருக்கும் தேனீக்களைப் போல் நான் பல உலகங்களில் வசித்து விட்டேன்.

நான் ஒரு வித்யாதராவுக்கு மனைவியாகவும் பிறவி எடுத்துவிட்டேன். அது மட்டுமல்ல. இந்திராணியாகவும், இலைகளால் உடை உடுத்தும் வேட்டுவச்சியாகவும், ஒரு பறவையாகவும், சௌராஷ்டராவின் அரசராகவும், ஒரு

கொசுவாகவும் பிறப்பெடுத்து விட்டேன். கடலில் தத்தளிக்கும் ஒரு துரும்பு போல் பல பிறவிக்குப் பிறகு உங்களுடைய கருணையால் முக்தி என்ற கரையை அடைந்து விட்டேன்.

இப்படிச் சென்ன பிறகு லீலாவும், சரஸ்வதியும் ஆகாயத்தில் சஞ்சரித்தார்கள்.

பூர்வ ஜென்மத்தில் பத்மா அரசனானவன் இப்போது விதுராதா தேச அரசனாக இருக்கும் ராஜ்யத்திற்கு சரஸ்வதியும், லீலாவும் சென்றார்கள். அந்த சமயத்தில் சிந்து அரசன் விதுராதா தேசத்தின் மேல் படை எடுத்தான். இரண்டு தேச வீரர்களும் வெகு உக்கிரமாகச் சண்டை இட்டார்கள். இந்த சண்டையில் விதுராதா சேனைகள் முன்பு இருந்த எண்ணிக்கையில் 8 பாகம் எதிரிகளின் சேனைகளால் அழிந்து போனது. அப்போது சூரியன் அஸ்தமனமானது. இறந்து போன அனேக படைவீரர்களின் சடலங்கள் மலைபோல் குவிந்திருப்பதைப்பாரத்துப் பயந்து போய் சூரியன் மறைவது போல் இது இருந்தது.

இரண்டு பக்கத்து வீரர்களும் சண்டையை நிறுத்தி விட்டு தங்கள் தங்கள் பாசறைக்குச் சென்றனர். விதுரதாவும் மனம் உடைந்து தன் அரண்மனைக்குச் சென்றான். மாடியில் அவன் ஓய்வெடுக்க உறங்கினான்.

இந்த நேரத்தில் சரஸ்வதியும் லீலாவும் அவனைப் பார்த்தனர். அமிர்த மயமான தேஜஸால் ஜொலிக்கும் இருவரையும் தன் தாமரை போன்ற கண்களால் பார்த்த விதுரதா அரசன் அவர்களை வணங்கி, வரவேற்றான்.

விதுரதா அரசனுக்கு அருகில் உறங்கிக் கொண்டிருந்த மந்திரியை எழுப்பி, அவனை லீலாவுக்கு அரசனின் குடும்பத்தினரைப் பற்றிச் சொல்ல ஆணை யிட்டாள் சரஸ்வதி.

பிறகு அந்த மந்திரி அரச வம்சமான மனு வைவஸ்வதா அரசர்களைப் பற்றி விவரித்தார்.

'கும்பராதா என்ற ராஜாவுக்கு பத்ர ராதா என்ற ஒரு மகன் பிறந்தான். கடைசியாக அகிலரதா என்ற மகன் பிறக்கவும் அவன் மூலம் மனோரதா என்ற பேரன் பிறந்தான். அவனுக்கு விஷ்ணுரதா என்ற பையன் பிறக்கவும், அந்தப் பையனுக்கு பிரஹத்ரதா என்ற மகன் பிறந்தான். இந்த பிரஹத்ரதா அரசனுக்குப் பிறகு அந்த அரச பரம்பரை சிந்துரதா, சைலரதா, கமரத, மஹரதா என்று தொடர்ந்தது, இந்த கடைசி அரசனான மஹராதாவின் மகன் தான் விதுரதாவாகும். விதுரதாவின் அம்மா பெயர் சுமித்ரா. தன் மனத்தை வெற்றி கொண்டு, ராஜ்யத்தை தன் மகன் விதுரதாவிடம் ஒப்படைத்து காட்டுக்குச் சென்று தவம் செய்தார் மஹராதா அரசர். இப்பொழுது விதுரதா என்ற எங்கள் அரசன் நல் ஆட்சி வழங்குகிறார்.'

மந்திரி விதுரதாவின் கதையைச் சொல்லி முடித்தவுடன், சரஸ்வதி தனது கைகளை அரசனின் தலையில் வைத்து ஆசீர்வதித்தாள். அதன் பிறகு மாயை விலகி, தன் பூர்வ ஜென்மத்தில் லீலாவுடன் வாழ்ந்ததை நினைவு கூர்ந்தார்.

'70 வருடங்கள் இந்த உடலுடன் வாழ்ந்து விட்டேன். எல்லாம் மாயையின் விளையாட்டல்லவோ?' என்று விதுரதா அரசன் சொன்னான்.

சரஸ்வதி: 70 வருடங்கள் என்பது நீ இந்த வாழ்வில் செய்த கர்ம பலன் என்ற மாயையாகும். உன் மனம் ஆகாயம் போல் மாயை விலகிப் போகும் போது, நேரம் என்பது மறைந்துவிடும். 70 வருடங்கள் என்பது பல வாழ்க்கைச் சம்பவங்களின் கனவுகளாகும். விழித்திருக்கும் நிலையிலும், பல பொய்யான காரியங்களைச் செய்கிறோம். உனக்கு பிறப்போ அல்லது இறப்போ இல்லை. நீ ஞானியாவாய். பால் குடிக்க சப்புக் கொட்டும் தொட்டில் குழந்தையின் ஆசை அது சுடுகாட்டில் எரிக்கும் வரை தொடரும் என்ற பழமொழியைக் கேட்டதில்லையா? இதைப் போல் தான் அறியாமையும் மனிதனை சுடுகாடுவரை தொடரும். ஆன்மீக ஒளியால் உலக உண்மையை உணரவேண்டும்.

லீலாவின் மூலம் உனக்கு உண்மையான ஞானம் கிட்ட அருள் புரிந்துள்ளேன். உன் மனம் தத்துவ ஒளியில் பிரகாசிக்க நான் ஆசீர்வதிக்கிறேன். நாங்கள் உன்னிடமிருந்து விடை பெறுகிறோம்.'

விதுரதா: என்னிடம் தானம் கேட்டவர்களுக்கு எல்லாம் என் கையால் தானம் செய்துள்ளேன். ஆனால் இப்போது உங்களிடமிருந்து தானம் பெறும் நிலையில் உள்ளேன். நீங்கள் இருவரும் புதிய சிந்தாமணி என்ற நினைத்த பொருட்களை வரவழைக்கும் மந்திர கல்லைப் போல் எனக்கு கருணை பொழிகிறீர்கள். என்னுடை முந்திய பிறவியின் உடலை நான் எப்போது பெறுவேன்?

சரஸ்வதி: இந்த யுத்தத்தில் நீ இறப்பாய். அதன் பிறகு நீ உன் பத்மா உடலைப் பெறுவாய்.

இந்த சமயத்தில் ஒரு தூதுவன் விதுரதா அரசனிடம் 'கடல் போன்ற எதிரிகளின் படை வீரர்கள் நம்மை நோக்கி அம்புகளை எய்து, நமது நகரங்களையும் எரித்து பஸ்மாகச் செய்கிறார்கள். இந்த துக்ககரமான செய்திகளை உங்களுக்குச் சொல்ல வேண்டிய நிலையில் உள்ளேன்' என்று சொன்னான்.

மக்களின் அழுகுரல்கள் மன்னனின் காதுகளிலும் ஒலித்தன. வாதவா அக்னி போல் நகரம் எரிவதையும், நகரம் முழுவதும் பாழாவதையும் அறிந்தான்.

இந்த அழிவை எல்லாம் சரஸ்வதி, லீலா, அரசன், அவன் மந்திரி அனைவரும் கண்டனர்.

இந்த நேரத்தில் விதுரதா அரசனின் ராணி அங்கு வந்தாள். ராணியின் தாதி அரசரிடம் 'எல்லா அரசாங்க சொத்துக்களும் பகைவர்களின் வசம் சென்று விட்டது' என்று சொல்வதைக் கேட்ட அரசன், தன் மனைவியை அங்குள்ள நம்பிக்கையானவரிடம் ஒப்படைத்து போருக்குச் செல்ல ஆயத்தமானான்.

லீலா தற்போதைய விதுராவின் மனைவியைப் பார்த்து அவள் தன்னைப் போல் அச்சாக கண்ணாடியில் தெரியும் தன் பிரதி பிம்பமாக இருப்பதைப் பார்த்து ஆச்சரியம் அடைந்து சரஸ்வதியிடம் அதற்கு காரணம் கேட்டாள்.

சரஸ்வதி: லீலா! உன் கணவன் பத்மா இறக்கும் பொழுது உன்னிடம் அபரிமிதமான காதல் நினைவுகளால் இருந்தான். உன்னுடன் எப்போதும் கூடவே இருக்க வேண்டும் என்று நினைத்தே இறந்தான். ஆகையால்

மன்னனின் அந்த காதல் எண்ணங்களால் அவனது புது மனைவி உன்னுடைய நிழல் போல் உருவெடுத்து அவனுக்கு மனைவியானாள். இறக்கும் பொழுது ஒருவன் என்ன நினைக்கிறானோ அது மறு ஜென்மத்தில் நிறைவேறும். ஒரு கண்ணாடியின் எதிரே வைக்கப்பட்ட பொருளின் பிம்பம் அன்றி வேறு பிம்பம் அந்த கண்ணாடியில் தெரியுமா? இதனால் புதிய லீலா உன்னைப் போல் உருவம், செய்கைகள், குணம் என்று உன்னுடைய நிழலாக பிறந்துள்ளாள். இது சாகும் பொழுது அரசன் உன்னையே சிந்தித்து இறந்த காரணத்தால் உண்டானதாகும். இந்த யுத்தத்தில் விதுரதா இறப்பான். பிறகு அவன் பழைய பத்மா உடலில் புகுவான்.

அந்த சமயத்தில் புதிய லீலா சரஸ்வதியிடம் 'என் கணவர் இறந்த பிறகு, நான் இந்த என் பூத உடலுடன் அவருடன் வாழும் வரம் அருள வேண்டும்' என்று கேட்க அதற்கு சரஸ்வதியும் வரம் அருளினாள்.

பழைய லீலா சரஸ்வதி தேவியிடம் கேட்டாள்: உயர்ந்த மேல் லோகத்தில் சஞ்சாரம் செய்யவும், புனிதமான 'கிரி கிராமம்' செல்லவும் நான் ஆதி பௌதிக உடல் (சதையுடன் கூடிய பஞ்ச பூத சரீரம்) உதவியது. ஆனால் என் நிழலாகப் பிறந்த புதிய லீலாவோ ஆதிவாஹிக உடல் (சூக்ஷ்ம உடல்) பெற்று சஞ்சரிக்கிறாள். ஏன் இந்த மாறுபட்ட நிலைகள்?

விளக்கக் குறிப்பு 16: கிரி கிராமம்

"உயர்ந்த கிரி கிராமம்" என்பது ஆத்மா சுத்தமடைந்த பின் வாழும் ஒரு சுக்ஷ்ம லோகமாகும். சரீர சுத்திகரிப்பிற்குப் பின் ஆத்மா குடியிருக்க உருவான தியான சாம்ராஜ்யம் இது.

ஆதி பௌதிக உடல் - ஆதி வாஹிக உடல் என்ற நிலைகளைத் தாண்டிய பிறகு ஜீவன் ஆத்யாத்மிக உடல் எடுக்கும் நிலையில் அந்த ஜீவன் ஞானமாகிய கிரி கிராமத்தில் அடைக்கலமாகும். இது அந்த ஜீவனின் மோக்ஷமாகும்.

சரஸ்வதி: நான் யாருக்கும் காரணம் இல்லாமல் எதையும் அளிப்பதில்லை. மக்கள் அனைவரும் அவரவர்கள் எண்ணங்கள் போல் பொருள்களைப் பெறுகிறார்கள். நீ ஞான எண்ணங்களைக் கொண்டு என்னிடம் வேண்டினாய். ஆகையால் தெய்வீக பார்வை பெற்று சரீரத்துடனேயே பயணம் செய்யும் அருள் பெற்றாய். ஆனால் உனது நிழல் போல் பிறந்த லீலாவோ உலக பந்தம் ஆசைகளால் கண்டுண்ட காரணமாக மீண்டும் பிறவி எடுக்கும் ஸ்தூல சரீரத்தைப் பெற்றாள்.

மிகவும் கோபம் கொப்பளிக்க வீரனான விதுரதா தன் தேரில் ஏறி யுத்த களத்திற்கு தன் படைகள் சூழச் சென்றான். சண்டையில் எதிரி வீரர்களைக் கொன்று குவித்தான்.

விதுரதாவின் இரண்டு அரசிகளும் சரஸ்வதியைப் பார்த்துக் கேட்டனர்: 'எங்கள் கணவர் வீரம் மிக்கவர். மேலும் உங்கள் அருளும் அவருக்கு உண்டு. அப்படி இருக்கும் பொழுது அவர் இந்த சண்டையில் எப்படி இறக்கலாம்?' என்று கேட்டனர்.

'விதுரதா அரசன் உயர்ந்த ஆன்மீக நிலையை விழைகிறார். அதற்கு இறப்பு அவசியம். ஆகையால் அவனை எதிர்க்கும் சிந்து அரசன் என் விருப்பத்தினால் இந்த யுத்தத்தில் வெற்றி அடைந்து அரசனாக முடிசூட்டப்படுவான்' என்று சரஸ்வதி விளக்கினாள்.

இரண்டு அரசர்களும் தங்கள் வில் அம்புகளைக் கொண்டு போரிட்டனர். அவர்கள் வில்லிருந்து புறப்பட்ட அம்புகள் நெருப்பைக் கக்கியபடி அனைத்து திசைகளையும் எரித்தன. யுகமே முடிவடைந்த மாதிரி அவர்களின் சண்டை மிகவும் உக்கிரமாக நடந்தது. விதுரதா தன் தேரையும், அதன் சாரதியையும் இழந்து, தன் வில்லின் நாணும் அறுந்து, தன் ரத்தினக் கவசமும் தூள் தூள்ளாகி எதிரிகளின் அம்புகள் தாக்க அவன் உடல் தரையில் விழுந்தது.

இதைப் பார்த்த புது லீலா சரஸ்வதியிடம் முறையிட்டாள்: என் கணவர் இறுதி மூச்சு விட இருக்கிறார்; என்னை அவருடன் சேர அருள் புரியவும்.

சரஸ்வதி புதிய லீலாவை ஒரு ஒளி வடிவமாக ஆக்கி ஆகாயத்தில் பயணம் செய்ய உதவினாள்.

ஒளி வடிவமான புது லீலா ஆகாய மார்க்கமாக பயணம் செய்யும் பொழுது, வாயு, சூரியன், நக்ஷத்திரங்கள், பல

புண்ணிய லோகங்கள் ஆகியவைகளைக் கடந்து சென்றது. பாதையில் எதிர்கொண்ட பல சிருஷ்டியான முட்டைகளை உடைத்துக்கொண்டும், ஜலமான திரையைக் கிழித்துக் கொண்டும் சித்த காசா என்ற இடத்தை அடைந்தது. அங்குள்ள பத்மாவின் இறந்த உடல் கிடத்தப்பட்ட அந்தப்புரத்தில் புதிய லீலாவின் ஆவி சென்றது. அதன் பயணத்தில் சிருஷ்டிக்கு உதவும் பலவகையான முட்டைகள் ஒரு பெரிய அத்திபழக் காட்டில் உள்ள கணக்கிட முடியாத அத்திப் பழங்களைப் போல் காணப்பட்டன. கருடன் அதி வேகமாக பறந்தாலும் அந்த முட்டைகளைக் கடக்க முடியாத எண்ணிக்கை அளவில் இருந்தன. பூக்களால் மூடப்பட்ட இறந்த உடல் தனது கணவன் என்பதை அறிந்து, சரஸ்வதியின் அருளால் உடல் அருகே வந்து அன்போடு ஒரு விசிறியால் வீசினாள்.

இந்த நிலையில் விதுரதாவின் ஜீவன் ஆகாசத்தின் மூலமாக தனது பாதையில் பயணிக்கும் தருணத்தில், சரஸ்வதி, பழைய மற்றும் புதிய லீலா ஆகியவர்களைக் கவனிக்காது, பத்மாவின் இறந்த உடல் கிடத்தப்பட்டிருக்கும் இடத்திற்கு வந்தது.

அப்போது விதுராவின் ஆவியின் பயணத்தை சரஸ்வதி நிறுத்தியதுடன், அந்த ஆவி இறந்த பத்மாவின் உடலில் செல்ல முயல்வதை தடுத்து நிறுத்தினாள்.

இந்த நேரத்தில் பழைய லீலா சரஸ்வதியிடம் தனது உடல் எங்கே உள்ளது என்று கேட்கவும், அதற்கு சரஸ்வதி 'நீ ஆழ்ந்த தியானத்தில் மூழிகி இருக்கும் பொழுது, நீ இறந்து விட்டதாக நினைத்து, உன் பூத உடலை எரித்து விட்டார்கள். நீ இப்போது எடுத்திருக்கும் உடல்

ஆதிவாஹிக உடலாகும். நீ ஆதி பௌதிக உடலைத் துறந்தது உன்னுடைய சரியான செயலாகும்' என்று விளக்கினாள்.

புதிய லீலா சரஸ்வதியைத் துதித்து, அவளது கால்களில் விழுந்து வணங்கினாள். பிறகு இரண்டு லீலா அரசிகளும் சரஸ்வதியின் சக்தியால் விதுரதாவின் ஆவி இறந்த பத்மாவின் உடலின் தொப்புளில் பிராணா என்ற வாயுவாக உள்ளே புகுவதைப் பார்த்தனர். அதன் பிறகு அந்த உடலில் ரத்த ஓட்டம் ஏற்பட்டு, உடல் முழுவதும் பரவியது. தசைகளும் உயிர் பெற்றன. இறந்த பத்மா அரசன் தன் கண்களைக் கசக்கிக் கொண்டு விழித்தெழுந்தான். பிறகு இடி முழங்கும் உரத்த குரலில் அங்கு குழுமி உள்ளவர்களைப் பார்த்துக் கேட்டான்: 'நீங்கள் எல்லோரும் எதற்காக இங்கே கூடி இருக்கிறீர்கள்?'

அதற்கு பழைய லீலா அவனை வணங்கி 'நான் உன் பூர்வீக மனைவி. புதிய லீலா என் நிழலான உன் மனத்திலிருந்து பிறந்தவள். அடுத்து இருப்பவர் ஒப்பற்ற சக்தி பெற்ற சரஸ்வதி தேவியாகும்' என்று விளக்கினாள்.

இதைக் கேட்டவுன், பத்மா அரசன் சரஸ்வதியின் கால்களில் விழுந்து வணங்க, சரஸ்வதியும் தன் அழகான கைகளால் அவன் தலையில் வைத்து 'நீ உன் இரண்டு மனைவியர்களுடன் நெடுங்காலம் புகழோடும், செல்வத்தோடும் வாழ்ந்து, மக்களின் நலனைப் பாதுகாத்து, அறிவாளிகளின் துணையோடு சந்தோஷமாக இருப்பாய்' என்று ஆசீர்வதித்தாள்.

'ஓ, சரஸ்வதியே! நீங்கள் தான் எல்லோரின் நாக்கிலும்

வாசம் செய்கிறீர்கள். அதன் மூலம் அறிவை அவர்களுக்கு அருள்கிறீர்கள். அவர்களும் இந்த உலகில் நீண்ட ஆயுளோடு நிறைவாக வாழ்கிறார்கள்' என்று சரஸ்வதி தேவியை அரசரான பத்மா புகழ்ந்து பேசினான்.

பத்மா பிறகு அரசராக தன் மனைவிகளுடன் 80000 வருடங்கள் ஆட்சி செய்தான். அதன் பிறகு ஏழுவிதமான பிறவிகள் எடுத்து, ஜீவன் முக்தி நிலையை அடைந்தான். பிறகு பெரிய கல்ப காலத்திலும் அழியாத விதேஹ முக்தி நிலையை அடைந்தான்.

3. கற்கடியின் கதை

(கற்கடி என்றால் நண்டு என்று பொருள்)

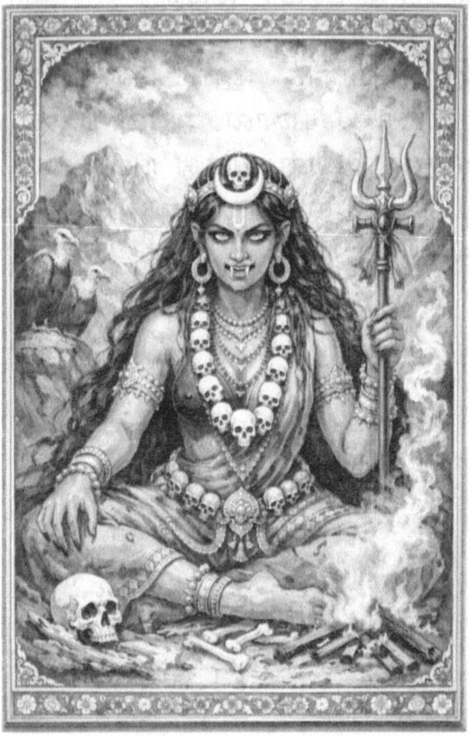

வசிஷ்டர் வாக்கு:

லீலாவின் கதை மூலம் பிரம்மம் என்பது ஒன்றே - இரண்டல்ல என்பதையும், அது சத் - சித் - ஆனந்த மயமாகியது என்பதையும், அது இந்த உலகம் அனைத்தும் பரவி இருக்கும் ஒரு சக்தி என்பதையும், எல்லையில்லா மிகச் சக்தி வாய்ந்த ஜீவன் பிரம்மத்தின் ஒளி என்பதையும், அந்த ஜீவன் காற்றில்லாத இடத்தில் தடங்கல் இல்லா ஒளியைப் பரப்பும் தீபம் என்பதையும்

அல்லது அலைகள் இல்லா சமுத்திரம் போல் உள்ளது என்பதையும் நீ அறிய வேண்டும்.

உலகில் உள்ள அனைத்தும் பிரம்மம் என்பது தான் உண்மையான ஞானம். ஜீவனுக்கும், அழியாத பிரம்மத்திற்கும் எந்தவிதமான வித்தியாசமும் இல்லை. அதே போல் தான் மனத்திற்கும் உலகத்திற்கும் எந்தவிதமான வேறுபாடுகளும் கிடையாது.

உண்மையான ஞானம் இல்லாத காரணத்தினால் ஒருவனுக்கு இரவில் ஒரு கட்டையானது அது கட்டை என்று தெரியாமல் இருப்பதைப் போலவும், ஒரு திருடன் மறைந்து இருந்து தன் திருட்டுத் தொழிலைச் செய்வது போலவும், பிரம்ம ஞானம் - அதாவது எல்லாம் பிரம்ம மயம் என்ற தத்துவம் தெரியாமல் போய் விடுகிறது.

இதை எல்லாம் நன்றாக அறிய மிகவும் சக்தி வாய்ந்த ராக்ஷதப் பெண்மணியான கற்கடியின் கதை மூலம் உனக்கு ஏற்பட்டிருக்கும் பல சந்தேகங்கள் நிவர்த்தியாகும்.

கற்கடியின் கதை:

இமய மலையின் வடக்குப் பக்கத்தில் உள்ள ஒரு பள்ளத்தாக்கில் கற்கடி என்ற ராக்ஷதப் பெண் வசித்து வந்தாள். பெரிய வாய், பிறைச் சந்திரன் போல் வளைந்த பற்கள், மின்னல் போல் சுட்டெரிக்கும் கண்கள், இடிபோன்ற சிரிப்புகள், பாறைகளே நகர்ந்து செல்லுவதைப் போல் கைகளையும், கால்களையும் கொண்ட அந்த கற்கடியின் தோற்றம் மிகவும் பயங்கரமாக இருந்தது. கற்கடியின் இரு தொடைகள் பெரிய பெரீச்சம் பழ

மரங்களைப் போல் அந்த ராக்ஷதியின் பெரிய உடம்பைத் தாங்கி இருந்தன. அவளது கை - கால்களின் நகங்கள் ஆகாயத்தின் மேகங்களையே கிழிக்கும் கூர்மை பெற்றவைகள். அவளது தீராப் பசி பூமியில் உள்ள எல்லா ஜீவராசிகளையும் பயத்தினால் நடு நடுங்க வைத்தது. பல உயிர்களைக் கொன்று தின்றாலும் அந்த ராக்ஷதியின் பசி அடங்காமல் பல நதி நீர்கள் கடலில் கலந்தாலும் மேலும் மேலும் கடல், நதி நீர்களை விரும்புவதைப் போல் அவள் பசி இருந்தது.

தன் தீராத பசிக்கு உணவு கிட்ட, கற்கடி ராக்ஷதி பிரம்மாவைக் குறித்து 1000 வருடங்கள் ஒற்றைக் காலில் நின்று, கண்களை மூடி தவம் செய்தாள். அவளது தவத்தினால், பிரம்மா அவள் முன் தோன்றினார்.

'என் பசியின் தீ அடங்காமல் என்னை வாட்டுகிறது. அந்தத் தீராப் பசியினை ஆற்றுவதற்கு இரும்பு ஊசியாக நான் மாறி, உலகத்திலுள்ள அனைத்து ஜீவராசிகளின் உடல் சதையைக் குத்தி என் பசியை ஆற்றுவேன்' என்று கற்கடி பிரார்த்தித்தது.

பிரம்மா கற்கடிக்கு அதன் வரத்தைப் பற்றி விளக்கினார்:

'ஓ கற்கடி! சூசிகா என்று அழைப்பதற்குப் பதில் இனி விசூசிகா என்று நீ அழைக்கப்படுவாய்.

விளக்கக் குறிப்பு 17 : சூசிகா & விசூசிகா

சூசிகா என்றால் உடலின் குறைகளை வெளிப்படுத்துதல்.

உடலுக்குள் மறைந்திருக்கும் ஒன்றை வெளிப்படையாகக் காட்டிவிடும் செயல். அதாவது, உடலில் மறைந்திருந்த குறை, அழுக்கு, விஷம் - அனைத்தையும் வெளியே தெரியும்படி செய்வது.

விசூசிகா என்பதில் உள்ள வி என்ற எழுத்து 'தீவிரம்' என்ற பொருள்படும். ஆகையால் விசூசிகா என்றால் உடலுக்குள் மறைந்திருந்த குறைகளை தீவிரமாக வெளிப்படுத்தும் சக்தி.

பிரம்மா கற்கடியைப் பார்த்து 'இனி நீ சூசிகா என்ற பெயருக்குப் பதிலாக விசூசிகா என்று அழைக்கப்படுவாய்' என்று சொல்வதால், இதை வெறும் பெயர் மாற்றம் என்று கருதக் கூடாது. இதன் மூலம் உடலின் அழுக்கை தெரியப்படுத்துவது மட்டும் இன்றி அதைத் தீவிரப்படுத்தும் வலியை உடலில் உண்டாக்கி அதற்கு ஒரு நிவாரணம் தேடும் வழியை தீவிரப்படுத்துவதாகும். விசூசிகா என்பது தண்டனை அல்ல; கர்மத்தின் பலனை அறிவிக்கும் அபாய மணியாகும்.

தூய்மையற்ற உணவுகளை உண்ணுவோர், தீய வழிகளில் நடப்போர், அறிவில்லாதோர், கொடூர சுபாவம் கொண்டோர், சுகாதாரமற்ற இடங்களில் வாழ்வோர் மற்றும் பாவிகள் ஆகியவர்களை நீ உணவாக உட்கொள்வாயாக.

நீ இதயத்தில் உள்ள பிராண வாயுவுடன் கலந்து, பத்மா - ப்ளீஹா போன்ற நோய்களால் மனிதர்களைத் தாக்கி,

அதுவே 'விசூசிகா' என்ற நோயாக வெளிப்படும்.

நீ சகுணர்களிலும் நிர்குணர்களிலும் புகுவாய். ஆனால், சகுணர்களில் (அறிவுள்ளோரில்) இந்த நோய் நுழைந்தால், அதை நீக்குவதற்காக கீழ்க்கண்ட மந்திரங்கள் உச்சரிக்கப்பட வேண்டும்."

மந்திரம் (மூல வடிவில்):

ॐ ह्रां ह्रीं श्रीं रां
विष्णुशक्तये नमो भगवते विष्णुशक्त एव हि।
एनं हर हर, दह दह, हन हन,
पच पच, मथ मथ,
उत्सादय उत्सादय,
दरे कुरु कुरु, स्वाहा।

विषवूचके त्वं वहिमन्तं गच्छ गच्छ,
जीविसारचन्द्रमण्डलं विनाशय स्वाहा॥

சம்ஸ்கிருத ஸ்லோகம் தமிழ் எழுத்தில்:
ஹ்ரா॰ ஹ்ரம் ஸ்ரீம் ரா॰ விஷ்ணஶுக்தயே நமோ
பகவதி விஷ்ணஶுக்த ஏவஹ ।
ஏனா॰ ஹர ஹர
தஹ தஹ
ஹன ஹன
பச பச

மத மத்
உத்ஸாதய உத்ஸாதய
துரே குரு குரு ।
ஸ்வாஹா ।
விஷவூசகே த்வம்
வஹமிந்தம்
கச்ச கச்ச,
ஜீஸார சந்த்ரமண்டலம்
கோவஸ ஸ்வாஹா ॥

இந்த மந்திரத்தை உச்சரிப்பவன், இடது கையால் மந்திரத்தை எழுத வேண்டும். அந்த இடது கையை நோயாளியின் உடல் முழுவதும் செலுத்த வேண்டும். பின்னர், மந்திர உலக்கையால் நசுக்கப்பட்டு கோபம் கொண்ட கற்கடி இமயமலைக்குச் சென்றதாக தியானிக்க வேண்டும். நோயாளி சந்திர அமிர்தத்தில் குளிப்பதாகவும், உடல் - மனம் சார்ந்த அனைத்து நோய்களிலிருந்தும் விடுபட்டதாகவும் கருத வேண்டும்.

தூய்மையுடன், ஆசமனம் செய்து, புலன்களை முழுமையாக கட்டுப்பாட்டில் வைத்து, இந்த முறையை முறையாகச் செய்தால், அனைத்து விசூசிகா நோய்களையும் அழிக்க முடியும்.

விளக்கக் குறிப்பு 18: சம்கிருத மந்திரத்தின் தமிழ் மொழிபெயர்ப்பு:

"ஓ விஷ்ணு சக்தியே! வணக்கத்திற்குரியவரே! உமக்கு நமஸ்காரம். இங்கு வருவீராக.

அவளை (விசூசிகாவை) எடுத்துச் செல், எடுத்துச் செல்.

எரித்து விடு, எரித்து விடு.
கொன்று விடு, கொன்று விடு.
சமைத்து விடு, சமைத்து விடு.
மிதித்து நசுக்கு, மிதித்து நசுக்கு.
முற்றாக அழித்து விடு, முற்றாக அழித்து விடு.
விரட்டி விடு, விரட்டி விடு.
ஓ விஷுசிகா! இமயமலைக்குச் சென்று விடு.
ஓ ஜீவர்களின் சாரமே! நீ சந்திர மண்டலத்தை அடையவாயாக."

இந்த மந்திரம் காலரா நோயை அடக்கும் மந்திரமாகும்.

இவ்வாறு விளக்கிய பிரம்மா கற்கடியின் பார்வையிலிருந்து மறைந்தார்.

அதன் பிறகு கற்கடி ஜீவ - சூசிகாவாக உருமாறி, பயங்கர கோபம் கொண்ட மனத்தினர்கள் - சாந்தமான மனத்தினர்கள் ஆகியவர்களின் மனங்களில் உட் புகுந்து அவர்களை ஆகாரமாக உட்கொண்டு அழித்தது.

'நான் என் மிகவும் கொடூரமான மனத்தினால் பலரைக் கொன்று புசித்துவிட்டேன். ஆகையால் இந்தக் கொடூரனமான செயல்களை விடுத்து, நான் ஹிமய மலை சென்று தியானம் செய்து என் தீய ஆசைகளை அழிப்பேன்' இப்படிச் சொல்லி தனது தூய - தீய ஆகிய இரண்டு கர்மாக்களையும் புனிதமாக்க 1000 வருடங்கள் தவம் செய்தாள்.

பிரம்மா அந்த ராக்ஷதப் பெண் முன்னால் தோன்றி 'நீ ஜிவன் முக்தியை அடைந்து விட்டாய்; உனது மனம் ஒளி பெற்று விட்டது. இருப்பினும் நீ உன்னுடைய பழைய கொடூர உடலில் அறிவிலிகளின் உடல்களையும், கீழ்த்தரமான கொடியவர்களின் உடல்களையும் புசிப்பாயாக. இதன் மூலம் நீ சந்தோஷமாக வாழ்வாய்' என்று சொல்லி விட்டு மறைந்தார்.

அதன் பிறகு பிரம்மாவின் வார்த்தைகளின் படி, அறிவிலிகளின் உடல்களை அமிர்தம் போல் நினைத்து புசித்தாள். பிறகு வேட்டையாடுபவர்கள் இருக்கும் காட்டிற்குச் சென்றாள்.

அப்போது ஒரு ராஜா தமது மந்திரியுடன் அந்தக் காட்டில் சுற்றுவதைப் பார்த்தாள். அவர்கள் இருவரும் பிசாசுகளை வேட்டையாடுவதைக் கண்டாள்.

கற்கடி அந்த இருவர்களையும் பார்த்தவுடன் முதலில் அவர்கள் அறிவிலிகள் என்று நினைத்தாள்.

ஆனால் நன்கு சிந்தித்த பிறகு கற்கடி தனக்குத்தானே சொல்லிக்கொண்டாள்: 'பிரம்மா சொன்ன படி ஒளி பெற்ற

அறிவுள்ளவர்களை நான் முட்டாள்தனமாக கொல்ல மாட்டேன். அறிவாளிகள் உலக மக்களால் போற்றப்படுகின்றனர். அவர்கள் தங்கள் உயிரைப் பணயம் வைத்து மற்றவர்களைக் காப்பவர்கள். அவர்கள் யமனின் வாயிலிருந்தும் பலரைக் காக்கும் அருள் பெற்றவரகள். ராக்ஷதப் பெண்ணான நானே அறிவாளிகளை வணங்கும் பொழுது, மற்றவர்கள் ஏன் என்னைப் போல் ஒரு நன்றி உள்ள நாய் போல் செயல்படமாட்டாரகள்? முழு நிலா பூமியை காப்பது போல், அறிவாளிகள் தங்கள் இல்லம் நாடி வருபவர்களின் உள்ளம் குளிர செயல்படுவார்கள்.

அறிவாளிகளுடன் சிநேகமாக இல்லாதவர்கள் கீழான இனத்தவர்களாக இறந்தவர்களுக்கு ஒப்பாவர்.'

ஆகையால் 'இந்த அரசனும் அவரது மந்திரியும் அறிவாளிகளா?' என்பதை சோதிக்க அந்த ராக்ஷதி முடிவெடுத்தாள்.

இந்த நோக்கத்தில், கற்கடி ஆகாயத்திலிருந்து இடி இடிக்கும் சப்தம் போல் கீழ்க்கண்ட வார்த்தைகளை ராஜா - அவரது மந்திரி ஆகியவர்களைப் பார்த்துச் சொன்னாள்: 'நீங்கள் இருவரும் சூரிய சந்திரர்களைப் போலவும், இந்தக் காட்டில் மேகத்திலிருந்து பொழியும் மழை போலவும் இருக்கிறீர்கள். நீங்கள் என்னால் ஒரே அடியாக முழுங்க இருக்கிறீர்கள். ஆனால் நீங்கள் அறிவாளிகளாகத் தெரிகிறீர்கள். ஆகையால் நான் உங்களை விழுங்கு முன், நீங்கள் எந்த வகையான அறிவாளிகள் என்பதை நான் அறிய விரும்புகிறேன்'.

அதற்கு ராஜா பதில் சொன்னார்: 'நீ அனைத்து

உயிர்களையும் புசிக்கும் இரக்கமற்ற இதயம் கொண்டவள். ஒரு வாலிப தேனியின் ரீங்காரம் போல் நீ உன் வார்த்தைகளைச் சப்திக்கிறாய். உன்னுடைய பெரிய பற்களைப் பார்த்து நாங்கள் பயப்படப் போவதில்லை. ஒரு பெரிய மலையைப் போல் வாயைப் பிளந்து எங்களை விழுங்க நினைத்ததெல்லாம் வீணாகப் போகும். ஞானிகள் தங்கள் காரியங்களின் பலன்களை ஒருபோதும் எதிர்பார்க்க மாட்டார்கள். எங்கள் பலத்தால் எதிரிகளைக் கொசுக்களைப் போல் நாங்கள் நசுக்கி விடுவோம். ஆகையால் உனது பராக்கிரமச் செயல்கள், சொற்கள் எல்லாம் வீண். அவைகளை விடுத்து, உன்னுடைய உண்மையான நோக்கம் என்ன என்பதை எங்களுக்குத் தெரிவிக்கவும். நாங்கள் எங்கள் சொப்பனத்தில் கூட யாசகம் கேட்பவரக்ளுக்கு தானம் செய்யும் குணம் படைத்தவர்கள்.'

இந்த ராஜாவின் அறிவார்ந்த பேச்சுக்களைக் கேட்டவுடன், கற்கடி 'இவர்கள் உண்மையிலேயே புத்திசாலிகள். எல்லையற்ற ஞானமும், அமைதியான மனமும், தீர்க்கமான அறிவும் கொண்டவர்கள். சுத்தமான மனத்தை ஒருவர் பேச்சு, முகபாவம், கண்கள் ஆகியவைகளை வைத்து அறியலாம். இதன் மூலம் அவர்களது கருத்துக்களை எடைபோட்டு விடலாம்' என்று தன் மனத்திற்குள் நினைத்து, அவர்களிடம் 'நீங்கள் யார்? இந்த காட்டில் உங்களுக்கு என்ன வேலை?' என்று கேட்டாள்.

அதற்கு மந்திரி பதில் சொன்னான்: 'இதோ என் பக்கத்தில் இருப்பவர் தான் இந்தக் காட்டிற்கு ராஜா. வேட்டையாடுபவர்களுக்கெல்லாம் தலைவர். நான் அவரது மந்திரி. இரவில், நாங்கள் காட்டில் வலம் வந்து, தீய

சக்திகளை வதம் செய்து, நல்லவர்களைக் காப்பது தான் எங்கள் வேலை. அந்த எங்களின் நோக்கத்தின் காரணமாக நாங்கள் இப்போது இங்கு வந்துள்ளோம்'

இதைச் செவியுற்ற கற்கடி அவர்களிடம் சொன்னாள்:

'ஒரு துன்மார்க்கன் மந்திரியாக இருந்தால், ஒரு நல்ல ராஜாவும் தீய செயல்களில் ஈடுபட வாய்ப்புண்டு. அதே போல் துன்மார்க்க ராஜாவும் ஒரு நியாயமான நல்ல மந்திரியின் ஆலோசனையால் ஒரு நல்ல ராஜாவாக இயங்க முடியும். யார் ஒருவர் உன்னதமான குணம், நேர்மையான நோக்கம், ஞானத்தில் ஈடுபாடு ஆகியவைகள் கொண்டுள்ளனரோ அவர்களே ராஜாவாகவும், மந்திரியாகவும் இருக்கத் தகுதி உள்ளவர்கள். அதற்கு நீங்கள் இருவரும் தகுதி பெற்றுள்ளீர்கள். நீங்கள் இப்படி ஞான ஜோதியாகத் திகழ்வதால், உங்களை நான் என் வயிற்றுக்கு இரையாக்காமல் விடுகிறேன். நீங்கள் இருவரும் என் கூண்டில் சிக்கிய இரு சிங்கங்கள் போல் என் எதிரில் உள்ளீர்கள். உங்களிடம் நான் பல கேள்விக் கணைகளைத் தொடுக்கப் போகிறேன். அதற்குத் தகுந்த பதில்களைச் சொல்லி அந்தப் பதில்களே உங்கள் கூண்டைத் திறக்கும் சாவிகளாகி உங்களுக்கு விடுதலை கிடைக்கும்.'

இதைக் கேட்ட ராஜா கற்கடியை கேள்விகள் கேட்கலாம் என்று சொன்னவுடன், கற்கடியும் பல கேள்விகளைத் தொடர்ந்து கேட்க ஆரம்பித்தாள்.

வசிஷ்ட முனி ராமரைப் பார்த்து, கற்கடியின் கேள்விகளை மிகவும் கவனமாகக் கேட்கச் சொன்னார்.

கற்கடியின் 10 கேள்விகள்:

1. சமுத்திரத்தில் பல நீர்க் குமிழிகள் உண்டாகி, அழிந்து விடுகின்றன. அவைகளைப் போல் அணுவின் உற்பத்தி, வளர்ச்சி, அழிவு ஆகியவைகளுக்கான காரணம் யாது?

2. ஆகாசம் எதனால் ஆனது? அதே சமயத்தில் அதுவே ஆகாசமாக இல்லாமல் போவதேன்?

3. எல்லை இல்லாதது எது? அதுவே எல்லைக்குள் அடங்குவதும் ஏன்?

4. எதனால் இயக்கம் நிகழ்கிறது. அதே சமயத்தில் எதனால் இயக்கம் இல்லாமல் போய்விடுகிறது?

5. இருப்பது போலவும் இல்லாதது போலவும் இருப்பது எது?

6. சித்தமான மனத்தில் நிறைந்தும், எதற்கும் அசைந்து கொடுக்காமல் கல் போல் இருக்கும் அது எது?

7. ஆகாசத்தில் பிம்பங்களை உருவாக்கும் அது எது?

8. விதையில் மறைந்திருக்கும் மரம் போல் எல்லா உயிர்களிடத்திலும் மறைந்திருக்கும் அணு எது?

9. சமுத்திரத்தில் நுரை தோன்றி மறைவதற்குக் காரணம் போல் எல்லா ஜீவராசிகளும் எப்படி உற்பத்தியாகின்றன?

10. நீர், நீரில் தோன்றி மறையும் நுரை ஆகிய இரண்டும் எதில் ஒன்றாக இணைகின்றன?

இதற்கு உன் அறிவைப் பயன்படுத்தி, நீ சரியான பதில் சொன்னால், உன்னை மணமுள்ள பூவைத் தலையில் சூடிக்கொள்வதைப் போல் என் தலையில் சூடிக் கொண்டு பாராட்டுவேன். ஆனால் நீ இதற்குச் சரியான பதில் சொல்ல வில்லை என்றால், என் வயிற்றில் எரிகின்ற பசியாகிற அக்னித் தீயில் நீ பலி ஆகிவிடுவாய்.'

இதற்கு மந்திரி ஒவ்வொரு கேள்விக்கும் பதில் சொன்னான்:

1. முதல் கேள்விக்குப் பதில்:

உங்கள் கேள்விகள் அனைத்தும் பிரம்ம மயம் - பிரம்மம் தவிர உலகில் வேறு இல்லை - என்ற தத்துவத்தின் அடிப்படையில் அமைந்துள்ளவைகள். இந்த பிரம்ம ஞானம் என்பது மனம் மற்றும் ஐந்து இந்திரியங்களுக்கு அப்பாற்பட்டவை. பிரம்மம் என்பது எல்லை இல்லா முழு ஞானமாகும். அது ஆகாசம் மற்றும் சக்தி வாய்ந்த அணுவுக்கு அணுவான பரமாணுவைக் காட்டிலும் நுண்ணியதாகும். அனைத்து ஜீவராசிகளும் அணுவாகிற முட்டைகளிலிருந்து தான் ஜனிக்கின்றன. கடைசியில் அந்த ஜீவராசிகள் அந்த பரமாணுவுடன் ஐக்கியமாகி விடுகின்றன.

2. இரண்டாம் கேள்விக்குப் பதில்:

பிரம்மம் எல்லாவற்றிலும் நிறைந்திருப்பது. அதற்கு உள் -

வெளி என்ற எந்தவிதமான பேதங்களும் கிடையாது. அதை ஆகாசம் என்றே சொல்லலாம். இருப்பினும் இந்திரியங்களான ஆகாசம் அது இல்லை. ஏனென்றால் அந்தப் பிரம்மம் தூய ஞான வடிவமானது.

3. மூன்றாம் கேள்விக்குப் பதில்:

பிரம்மத்திற்கு ஒரு குறிப்பிட்ட இருப்பிடம் என்பது இல்லை. அது எல்லை அற்றது. இருப்பினும் ஒரு முழுமையான சத்தியம் என்ற நிலையில் இருக்கும் அது அனைத்து உயிர்களிடத்திலும் உறைந்துள்ளது.

4. நான்காம் கேள்விக்குப் பதில்:

பிரம்மம் சகல வஸ்துக்களில் உறவு கொண்டிருப்பதால், அது அந்த வஸ்துவின் இயக்கத்தால் நகர்கிறது. இருப்பினும் பிரம்மத்திற்கு தனியாக இயக்கம் இல்லை; ஏனென்றால், பிரம்மம் எங்கும் நிறைந்து நகர்வதற்கு இடமே இல்லாமல் இருப்பதால், அது எங்கும் நகர முடியாது.

5. ஐந்தாம் கேள்விக்குப் பதில்:

பிரம்மமத்தை 'இது தான் பிரம்மம்' என்று சுட்டிக் காட்ட முடியாது. இது தான் என்றும், இது இல்லை என்றும் சொல்லும் அளவிற்கு பிரம்மம் இருக்கிறது.

6. ஆறாம் கேள்விக்குப் பதில்:

பிரம்மம் தானே ஒளியாக ஒளிரும் தன்மை கொண்டது. அது நினைவாகவும், அதே சமயத்தில் கல்லைப் போல்

எந்தவிதமான உணர்ச்சிகளும் இல்லாததுமாக இருக்கிறது. தானே எல்லா அறிவின் சக்தியைக் கொண்டிருக்கிறது. மேலும், அறிவு - ஜட வஸ்து என்று இரண்டு வேறுபட்ட குணங்களையும் கொண்டு இருக்கிறது.

7. ஏழாம் கேள்விக்குப் பதில்:

பிரம்மம் அல்லது ஆத்மா ஆகாசத்தில் தன் அறிவாற்றலால் பல வகையான பிம்பங்களை உருவாக்குகிறது. அந்த பிம்பங்கள் அனைத்தும் மிகவும் நுண்ணியமானதும், தூய்மையானதும், தானே சுயமாக உருவாகும் தன்மை கொண்டும் உள்ளவைகள்.

8. எட்டிலிருந்து கடைசிக் கேள்வியான பத்துக்கும் பதில்:

பல்வேறு உருவங்கள், இயற்கைகள் மற்றும் குணாதிசயங்களை கொண்ட பலதன்மையான பிரபஞ்சம் என்பது பிரம்ம ஒளி மயமானது அல்லது அந்த பிரம்மத்தின் குணங்களை கொண்டது. ஆகையால் அனைத்தும் அதில் அடங்கிவிடுகிறது. 'நான், நீ' என்ற குணங்களால் பல வேறு பட்ட உலகங்கள் தோன்றி, அதை அறிய முடியாமல் ஜீவன் தவிக்கிறது.

இப்படி ராஜாவின் மந்திரி பதில் சொன்னான். இதைக் கேட்ட கற்கடி மிகவும் மனம் மகிழ்ந்தாள்.

பிறகு இந்த கேள்விகளுக்கு, ராஜாவின் அபிப்பிராயத்தை கற்கடி அறிய விரும்பினாள்.

ராஜா பதில் சொன்னான்: பிரம்மத்தைப் பற்றி இங்கு விளக்கப்பட்டுள்ளது. சங்கல்பம் - விகல்பம் இரண்டையும்

மனம் விட்டு விட வேண்டும். அப்போது தான் பிரம்மத்தை அடைய முடியும். பிரபஞ்சம் அதாவது மனத்தின் சங்கல்பம் தான் இந்த உலகம் தோன்றுவதற்கும், அழிவதற்கும் காரணமாகும். இது தான் வேதம் சொல்லும் வழிகாட்டலாகும். இருப்பினும் ஒவ்வொருவரும் தங்கள் சுய அனுபவத்தின் மூலமே சத்தியம், அசத்தியம் என்ற இரண்டிற்கும் இடையே அமர்ந்து அந்த இரண்டின் உண்மையை உணரவேண்டும். மனத்தின் சங்கல்பமே - அதாவது ஒரு செயலைத் தொடங்கி வெற்றிகரமாக முடிப்பதற்கு மனத்தில் எடுக்கும் தீர்மானம் - உலகத்தில் உள்ள அனைத்து உயிர்களிடம் குடிகொண்டிருக்கும் குணமாகும். துவைதம் இல்லா அத்வைத ஞானம் தான் உண்மைத் தத்துவமாகும்.

விளக்கக் குறிப்பு 19 : சங்கல்பம்

சங்கல்பம் என்ற சமஸ்கிருத வார்த்தை இரண்டு வார்த்தைகளின் சேர்க்கையாகும்.

சம் + கல்பம் என்பதாகும். இதில் சம் என்றால் சரியானது அல்லது முழுமையானது என்று பொருளாகும். கல்பம் என்றால் பொருளை உறுதிப்படுத்துதல் அல்லது உறுதியான எண்ணம் என்று பொருள்படும்.

எனவே, சங்கல்பம் என்பது ஒரு இலக்கை அடைவதற்கான உறுதியான நேர்மறை எண்ணம் ஆகும். இது வெறுமனே ஒரு ஆசை அல்ல, மாறாக அதை அடைவதற்கான ஆழ்ந்த உள்நோக்கமும், உறுதியையும் உள்ளடக்கியது.

சங்கல்பம் என்பது யோகா, தியானம் மற்றும் ஆன்மீகப் பயிற்சிகளின் ஆரம்பத்தில் சொல்லப்படும் ஒரு உறுதிமொழியாகும். இது மனத்தை ஒரு குறிப்பிட்ட இலக்கை நோக்கி ஒருமுகப்படுத்த உதவுகிறது.

எப்படி சங்கல்பம் செய்வது?

உங்கள் சங்கல்பம் தெளிவாகவும், சுருக்கமாகவும் இருக்க வேண்டும். உதாரணமாக, "நான் அமைதியான மனத்துடன் இருக்கிறேன்" அல்லது "நான் ஆரோக்கியமான உணவை உண்கிறேன்" என்பது போன்ற நேர்மறை வாக்கியங்களாகவும், நிகழ்காலமாகவும் தியானிக்கவேண்டும். . மேலும், உங்கள் சங்கல்பத்தை வெறும் வார்த்தைகளாக உச்சரிக்காமல், அதன் அர்த்தத்தை உணர்ந்து ஆழ்ந்த நம்பிக்கையுடன் சொல்ல வேண்டும்.

தியானத்தின் தொடக்கத்திலும் முடிவிலும் சங்கல்பத்தை சொல்ல வேண்டும்.

ராஜாவின் இந்த வார்த்தைகளைக் கேட்ட ராக்ஷதப் பெண் அவளது உள்ளம் குளிர்ந்து, அமிர்தத்தில் குளித்தது போல் ஆனந்தம் அடைந்தாள்.

அவள் ராஜாவிடம் சொன்னாள்; 'ராஜாவே! உங்களுடைய அறிவை நான் மெச்சுகிறேன். சூரிய உதயமோ, சூரிய அஸ்தமனமோ இல்லாத ஒரு ஞான சூரியனாக நீங்கள் திகழ்கிறீர். இப்படிப்பட்ட உங்களுடைய நட்பினைப்

பெற்றவர்கள் அனைவரும் அவர்களின் மனச் சஞ்சலம் நீங்கி, ஆத்ம ஞானம் பெற்று, மோட்ச லோகத்தை அடைவது சர்வ நிச்சயம். உங்களுக்கு நான் எந்தவிதத்திலாவது சேவை புரிய விரும்புகிறேன். அதற்கு நீங்கள் உத்திரவிடுங்கள்.'

இதற்கு ராஜா சொன்னான்: 'ராக்ஷத வம்சத்தின் குணமான விஷப் பழங்களைப் போல் இந்த உலகத்தில் உயிர்களைக் கொன்று தின்று வாழும் இழி வாழ்வை விட்டுவிடவும். '

இதைக் கேட்ட கற்கடி இதற்கு ஒப்புக்கொண்டு தன் தலையை ஆட்டினாள். ஆனால் ராஜா அவளிடம் பரிதாபம் கொண்டு, 'பிற உயிர்களின் மாமிசத்தைப் புசித்து வாழும் நீ எப்படி உன் பசியைப் போக்குவாய்?' என்று வினா எழுப்ப அதற்கு அவள்: 'நான் நிர்விகல்ப சமாதியை பயிற்சி செய்து, என் அகோரப்பசியைப் போக்குவேன். பல வருடங்கள் இந்த பயிற்சி செய்து, ஜீவன் முக்தியை அடைந்து, இறுதியாக விதேக முக்தியைப் பெறுவேன். நான் உங்களது உரைகளால் ஞானம் பெற்றுவிட்டேன். இனி எந்த ஒரு உயிரையும் துன்புறுத்த மாட்டேன்.'

இப்படிச் சொல்லி விட்டு, தான் சொன்ன படி தியானம் செய்யப் புறப்பட்டு விட்டதை அறிந்த ராஜா அவளிடம் 'உன்னை உன் பழைய கொடிய வாழ்க்கையிலிருந்து காப்பாற்றி விட்டோம். எங்கள் அரண்மனைக்கு எங்கள் கூட வந்தால், உன்னை எங்கள் குடும்பத்தின் ஒரு அங்கத்தினராக ஏற்றுக் கொள்வோம். ஆனால் எங்கள் ராஜ்யத்தில் கொடூரமான செயல்களான கொலை, கொள்ளை போன்றவைகளைச் செய்யும் நீசர்களின் உடல்களைக் கொன்று நீ புசித்து பசி ஆறலாம். உயிரோடு

இருக்கும் காலங்களில் உடல் பசி, உடல் வலி, உள்ளத்தில் எண்ணங்கள் ஆகியவைகளை ஒழிக்க முடியாது. ஆகையால் உன் வயிற்றுப் பசியை ஆற்றியவுடன், தியானம் செய்யலாம். இதன் மூலம் உலகத்தில் உண்மையான உயர்ந்த செய்கைகளினால் உயர்வாய்' என்று விளக்கினான்.

ராஜாவின் வேண்டுகோளை ஏற்று, அவர்களுடன் அவர்களது அரண்மனைக்குச் சென்றாள் கற்கடி. ஆறு நாட்களிலிலேயே 3000 கொடியவர்களை அவளுக்கு இறையாக ராஜா அளித்தார்.

இரவில் ராக்ஷதியாகவும், பகலில் லக்ஷ்மியாகவும் அந்த அரண்மனையில் கற்கடி வாசம் செய்தாள். இருப்பினும் அரண்மனை வாழ்வு கசந்து, தியானம் செய்ய தங்கமயமான இமயமலைக்குச் சென்றாள்.

இமயமலைக்குச் சென்ற பிறகும், ராஜாவும், கற்கடியும் நண்பர்களாகவே இருந்தார்கள்.

இப்படி கற்கடியின் கதையினை ஸ்ரீராமருக்கு வசிஷ்டர் சொன்னார்.

4. சந்திரனின் மகனான ஆயிண்டவாவின் கதை

இந்தக் கதையின் மூலம் மனத்தைப் பற்றிய விவரங்கள் தெரிவிக்கப்படுகின்றன.

விசிஷ்டர்: மனம் தான் உலகம் உருவாகக் காரணம். ராமா! இதை ஆயிண்டவாவின் கதை மூலம் விளக்கப் போகிறேன். இதை அறிந்து விட்டால், அது தான் ஞானத்தின் முக்கிய தன்மையாகும். நீரில் அலைகள் எழும்பி, பிறகு தணிவது போல் ஆசைகளால் மனம் அலை பாய்கிறது. அதற்கு மூல காரணம் அறியாமை. உண்மையான உலகை அறியத் தடைக்கல்லாக இருக்கும் அறியாமையை அகற்றினால் உண்மையான உலகை அறிய முடியும். அந்த நிலையில் பிரம்மத்தை மனது அறியும். பிறகு மனத்தின் வலி அனைத்தும் பறந்து போய்விடும். அன்பு மற்றும் வேறு பல மனத்தில் எழும் ஆசைகள் இருக்கும் வரை மீண்டும் மீண்டும் பிறந்து இறக்கும் நிலை உண்டு. ஆனால் இதிலிருந்து விடுதலை பெறவேண்டும்.

பிரம்மா ஒரு நாட் காலை நேரத்தில் தூக்கத்திலிருந்து விழித்தவுடன் புதியதாக அனைத்து உயிர்களும் ஒன்றாக இணைந்து ஒரே உயிராக பிறப்பிக்க விழைந்தார். அதற்கு ஆகாயத்தில் பலவிதமான உயிர்கள் உலா வருவதைப் பார்த்தார்.

அப்போது சூரியனை அழைத்து இதற்கு விடை காண விழைந்தார்.

சூரியன் பிரம்மாவிடம் விளக்கினார்: இந்து (சந்திரன்) என்ற

பெயர் கொண்ட காஸ்யப என்ற ரிஷியின் வழி வந்த ஒரு சிறந்த பிராமணன் கைலாச மலையில் வசிக்கிறான். அவனுக்கு சந்ததி இல்லை. ஆகையால் அந்த பிராமணனும், அவனது பத்தினியும் கைலாச மலை வாசனான பரமசிவனை நோக்கி தங்களுக்கு புத்திர பாக்கியம் கிட்ட தவம் செய்தனர். தண்ணீர் மட்டும் அருந்தி, ஒரு மரம் போல் இருவரும் தவம் செய்தனர். பரமசிவன் இவர்களின் தவத்தினால் மகிழ்ந்து, அவர்களுக்கு என்ன வரம் வேண்டும் என்பதை அறிவிக்கச் சொன்னார். அந்த தம்பதியினர் தங்களுக்கு 10 மகன்களை அருள வேண்டும் என்று பிரார்த்தித்தனர். அவர்களுக்கு சிவபிரான் வரம் அளிக்க அவர்களுக்கும் 10 புத்திரர்கள் பிறந்து, அவர்களும் அனைத்து விதமான அறிவையும் பெற்றனர்.

அந்த 10 பேர்களும் சிந்தித்தனர்: 'அனைத்து உலகையும் ஆளும் சக்ரவர்த்தியாகப் போகலாமா? ஆனால் இது ஒன்பது செல்வத்துக்கு அதிபதியான தேவேந்திரனின் பதவியை விடத் தாழ்ந்தது. ஆகையால் பிரம்ம நிலையை அடைவது தான் மேலான பதவியாகும். ஆகையால் அதை அடைய நாம் தவம் இருக்க வேண்டும். ஒரு மரக் கட்டையைப் போல் நாம் நம் உடம்பை வைத்து கடும் தவம் செய்ய வேண்டும்.'

விளக்கக் குறிப்பு 20 : ஒன்பது செல்வம்:

பொதுவாக இந்து மத சாஸ்திரங்களில் "நவ நிதிகள்" (ஒன்பது செல்வங்கள்) என்று அழைக்கப்படுபவை

குபேரனிடம் இருப்பதாகக் கூறப்படும் செல்வங்களாகும். ஆனால், யோக வசிஷ்டம் என்ற ஞான நூலானது, இந்த உலகியல் செல்வங்களுக்கு அப்பால், ஆன்ம ஞானத்தையும் மன அமைதியையுமே உண்மையான செல்வம் என்று போதிக்கிறது. ஆகையால் செல்வம் என்பதை உலகத்தில் புழங்கும் பணம் மற்றும் பணத்திற்கு இணையான அசையும் - அசையாத சொத்துக்கள் - அழியாத செல்வமான ஆன்மீக ஞானம் ஆகிய இரண்டு கோணங்களில் பார்க்கலாம்.

அ. மரபுவழிச் சொல்லப்படும் "நவ நிதிகள்" (ஒன்பது செல்வங்கள்)

பொதுவாகப் புராணங்களிலும் சாஸ்திரங்களிலும் குறிப்பிடப்படும் குபேரனின் ஒன்பது வகையான செல்வங்கள் (நவ நிதிகள்) எவை என்பதை கீழே காணலாம். யோக வசிஷ்டம் இவைகளை நிலையற்றவை (மாயை) என்று விளக்குகிறது.

அந்த ஒன்பது நிதிகள் (செல்வங்கள்):

1. சங்க நிதி: அடுத்தவர்களுக்குத் தந்து மகிழும் குணம் மற்றும் சுயநலமற்ற செல்வம்.
2. பதும நிதி: சாத்வீகமான வழியில் வரும் செல்வம் (தங்கம், வெள்ளி போன்றவை).
3. மகாபதும நிதி: பரம்பரை பரம்பரையாகத் தங்கும் செல்வம் (நவரத்தினங்கள் போன்றவை).
4. மகர நிதி: ஆயுதங்கள் மற்றும் போர் பயிற்சியுடன் தொடர்புடைய நிதி.

5. கச்சப நிதி: வியாபாரம் மற்றும் வணிகம் மூலம் வரும் செல்வம்.
6. முகுந்த நிதி: கலைகள் (இசை, நாட்டியம்) மூலம் வரும் செல்வம்.
7. குந்த நிதி : ருசிக்கான உணவுப் பொருட்கள் மற்றும் தானியங்கள் சார்ந்த வளம்.
8. நீல நிதி : ஆடை, அணிகலன்கள் மற்றும் அழகியல் சார்ந்த செல்வம்.
9. கர்ப நிதி (கர்பம் போல் கருவாக இருக்கும் நிதி): ஒருவரின் திறமைகளால் அடையும் நிதி. இது வெளிப்படும் செல்வமல்ல; பொதுவாக மறைந்த செல்வம். உதாரணம்: வெற்றிகள், அறம், அறிவு, யோசனைகள் - எல்லாம் முதலில் ஒரு கருவாகத் தான் பிறக்கும். அந்த விளைவுக்கு முன் இருக்கும் மூல ஆற்றல் என்பதே கர்ப நிதி.

ஆ. யோக வசிஷ்டம் கூறும் "உண்மையான" செல்வம்

யோக வசிஷ்டத்தின் படி, அழியக்கூடிய பொருள் செல்வங்களை விட, மோட்சத்தை (விடுதலையை) அடைவதற்கு உதவும் நான்கே விஷயங்கள் தான் மிக உயர்ந்த செல்வங்களாகக் கருதப்படுகின்றன. வசிஷ்டர் ராமரிடம் இவற்றை "மோட்சத்தின் நான்கு வாயிற்காவலர்கள்" என்று கூறுகிறார். இவையே ஒரு சாதகனுக்குத் தேவையான உண்மையான பொக்கிஷங்கள்:

1. சாந்தம்: மன அமைதி, மன நிறைவு.
2. விசாரம்: "நான் யார்?", "இந்த உலகம் எப்படித் தோன்றியது?" என்ற ஆத்ம விசாரணை.
3. சந்தோஷம் : போதுமென்ற மனம் அல்லது திருப்தி.

4. சாது சங்கமம் : ஞானிகளின் கூட்டுறவு.

யோக வசிஷ்டத்தில் வசிஷ்டர் கூறுவது: இந்த நான்கும் தான் ஒப்பற்ற, அழியாச் செல்வங்கள்.

அந்த 10 பேர்களும் ஒன்றாக தவம் செய்து ஒன்றாக இணைந்து, பிரம்மாவாகவே உருமாறி விட்டனர். பிறகு அவர்கள் புதிய 10 விதமான லோகங்கள், 10 விதமான சிருஷ்டிகள் ஆகியவைகளை அவர்கள் தங்கள் மானசாகாசாவின் - அதாவது தங்கள் மனத்தின் மூலம் - உருவாக்கினார்கள். அந்த பத்து சிருஷ்டிகளும் பத்து சூரியர்களாவார்கள். இந்த பத்தில் நானும் ஒருவன்'

இப்படிச் சொல்லிவிட்டு சூரியன் மறைந்து விட்டது.

ராமருக்கு வசிஷ்டர் இவ்வாறு விளக்கிச் சொன்னார்.

அன்னத்தை வாகனமாகக் கொண்ட பிரம்மா தமது மனத்தில் தோன்றியதன் மூலம் இந்த உலகத்தை உருவாக்குகிறார் - என்பது தான் இந்தக் கதையின் முடிவான கருத்தாகும்.

5. இந்திரனின் கதை

உலகத்தில் ஆத்மாவை அழிக்கும் ஆயுதம் மனமாகும். மனத்தின் மூலம் எழும் செயல்கள் மட்டும் தான் உண்மையான செயல்களாகும் - உடம்பின் உறுப்புக்களால் செய்யும் செயல்கள் உண்மையானவைகள் அல்ல.

மனம் மிகவும் சக்தி வாய்ந்த ஆயுதம். மனம் உடலை நினைத்துக் கொண்டே இருந்தால், மனம் உடலாகவே மாறிவிடும். அதே போல் மனம் முழுமையான ஞானியாக பிரம்மத்தை நினைத்தால் அது ஞானியாகவே மாறி ஒன்பது வாசல்களைக் கொண்ட உடலின் வலிகளிலிருந்து விடுதலை பெறும்.

இதை அறிய வசிஷ்டர் ராமருக்கு ஒரு கதையைச் சொன்னார்.

மகத நாட்டின் அரசர் இந்திரத்தும்னன். அவரது மனைவியின் பெயர் அஹல்யா. அவரது தேசத்தில் இந்திரனும் வாழ்ந்து வந்தான். அவனும், அஹல்யாவும் தகாத உறவு கொண்டிருந்தனர்.

இதை மகத நாட்டு மக்கள் அரசரிடம் முறையிட்டு, அவர்களுக்குத் தகுந்த தண்டனை வழங்க உத்திரவிட வேண்டினர்.

அரசனும் இந்திரன் - அஹல்யா இருவர்களையும் பல வழிகளில் துன்புறுத்த முயன்றான். ஆனால் அரசனின் முயற்சி வெற்றி பெறவில்லை.

இந்திரன் - அஹல்யா இருவரையும் நீரில் மூழ்கடித்தான்.

பலன் இல்லை.

யானையை ஏவி அவர்களைக் கொல்ல நினைத்தான். பலன் இல்லை.

நெருப்பில் தள்ளியும், பெரிய சுத்தியலால் அடித்தும், அவர்கள் எந்த விதமான வலிகளையோ, சாவையோ அடையாமல் சிரித்துக் கொண்டிருந்தார்கள்.

இதைப் பார்த்த அரசனுக்கு ஆச்சரியம் உண்டானது. இதற்கு என்ன காரணம் என்பதை அவர்களிடமே கேட்டான்.

அதற்கு அவர்கள் இருவரும் ஒரே குரலில் பதில் சொன்னார்கள்: 'எங்கள் மனங்கள் இரண்டும் இணைந்துள்ளன. அப்படி இணையும் மனத்தால் உடலின் வலிகள் எங்களை அணுகாது. இந்த ஒன்று பட்ட மனத்தின் வலிமையால் முனிகளின் சாபம் கூட எங்களை ஒன்றும் செய்யமுடியாது. கர்மாவும் எங்களைத் தீண்டாது. உடல் மறைந்தாலும், உள்ளம் வேறு உடலை அடைந்து விடும். ஆனால் மனம் பழுது பட்டு விட்டால், உடல் அறிவை இழந்து அவதிப்படும்.'

இதைக் கேட்ட ராஜா மிகவும் ஆச்சரியமடைந்தான். அவரது அரச சபையில் இருந்த முனி பரதர் 'இந்த இரண்டு பேர்களும் காமத்தால் கட்டுண்டாலும், அறிவார்ந்த வார்த்தைகளைச் சொல்கிறார்கள். இருப்பினும் இவர்களை நாடு கடத்தி விடவேண்டும். எங்காவது இவர்கள் சந்தோஷமாக வாழட்டும்.'

6. மனத்தின் கதை

வசிஷ்டர்:

அனைத்து மனிதர்களுக்கும் இரண்டு உடல்கள் உண்டு: ஒன்று - சூட்சம உடல்; இரண்டு - ஸ்தூல உடல்.

சூட்சம உடல் தான் அனைத்துச் செயல்களுக்கும் சூத்திரதாரி. ஸ்தூல சரீரம் இந்த செயல்கள் எதையும் அறியாமல், ஜடமாக இருக்கும்.

இதை வசிஷ்டர் சொன்னவுடன், ராமர் 'சூட்சம மற்றும் ஸ்தூல சரீரங்களைப் பற்றி விளக்கவும்' என்று கேட்டார்.

வசிஷ்டரின் பதில்:

ஆத்மாவின் சகல சக்தியின் மூலம் மனமாகும். சத் மற்றும் அசத் ஆகிய இரண்டும் தான் மனத்தின் உருவமாகும். மோட்சத்தை அடைய மனம் தான் முக்கிய காரணமாகும். மனம் ஆத்மாவுடன் ஐக்கியமாகியவுடன் அதன் பயணம் பூர்த்தியாகிறது.

இதை அறிய புருஷாவின் கதையைச் சொல்லப்போகிறேன்.

காட்டில் புருஷா என்பவன் வசித்து வந்தான். அவன் மனம் அனைத்து சக்திகளைக் கொண்டதாக இருந்தது. அந்தக் காட்டில் பலமாக சப்தம் எழுப்பியபடி அந்த புருஷா என்பவன் வலியால் துடிப்பான். அந்தக் காட்டில் ஒரு ஆழமான பாழும் கிணறு இருந்தது. அது மிகவும் பயங்கரமான பாவங்கள் செய்தவர்களுக்குத் தண்டனை தர

ஏற்பட்ட கிணறு. அது வாழ்க்கையின் துன்பத்திற்கு உதாரணம். அந்தக் கிணற்றில் புருஷா விழுந்து வலியால் துடிப்பான். பிறகு அந்தக் கிணற்றிலிருந்து வெளி வந்து காட்டிலுள்ள பல முள் மரங்களில் மோதி தன் உடல் வலியால் துடிப்பான். தீயில் விழுந்து துன்பப்படும் விட்டில் பூச்சியைப் போல் துன்பப்படுவான்.

அங்கிருந்து மனத்திற்கு சந்தோஷம் கொடுக்கும் ஒரு அழகான தோட்டத்திற்கு புருஷா பயணமாவான். துன்பக் கேணியில் துயரம், பிறகு முள்ளால் ஆன மரங்களில் மோதி உடல் புண்ணாகி வலியால் துடித்தல் ஆகியவைகளுக்குப் பிறகு அழகான தோட்டத்தில் அமைதியான இன்பம் ஆகியவைகள் மாறி மாறி நிகழ்ந்த வண்ணம் புருஷாவின் பயணம் இருந்தது.

புருஷாவை பிரம்மா பார்த்துக் கேட்கிறார்: 'துன்பத்தில் உழலும் நீ யார்? உனது நோக்கம் என்ன?'

புருஷாவின் பதில்: எனக்கு 'நான் அல்லது எனது' என்ற எண்ணங்கள் கிடையாது. இந்த உலகத்தில் நான் செய்ய வேண்டிய காரியம் ஒன்றும் இல்லை. இருப்பினும் நான் உடல் வேதனையால் கஷ்டப்படுகிறேன்.'

இப்படிச் சொன்ன பிறகு புருஷா தன் உடலை சோதனை செய்தான். அவனது இருதயம் உருகி அதனால் அவன் இடி முழக்கம் போல் சப்தித்தான். பிறகு மீண்டும் தன் உடலைப் பார்த்தான். அப்போது அவன் உடல் மிகவும் அழகாகக் காட்சி அளிப்பதைப் பார்த்து, நீண்ட நேரம் வயிரே வெடித்து விடும் அளவுக்குச் சிரித்துக் கொண்டிருந்தான். பிறகு பல பிறவிகளில் எடுத்த உடல்களிலிருந்து அவன் தன்னை

விடுவித்துக் கொண்டான்.

பிரம்மாவின் சக்தியினால், புருஷா மீண்டும் ஒரு இடத்தில் மறு ஜென்மம் எடுத்தான். மீண்டும் அந்த பாழும் பாவக் கிணற்றில் விழுந்தான். பிறகு முள் மரங்கள் நிறைந்த காட்டில் உழன்றான்.

பிறகு இதமான மலர்கள் கொண்ட மணம் கமழும் தோட்டத்தில் சந்தோஷமாக காலம் கழித்தான்.

இதைச் செவியுற்ற ராமர் வசிஸ்டரிடம் இந்தக் கதையில் பொதிந்துள்ள தத்துவம் பற்றி விவரிக்கச் சொல்கிறார்.

வசிஷ்டர் விளக்கமாகப் பதில் சொல்கிறார்:

இதில் குறிப்பிட்ட காடு சம்சார உலகத்தைக் குறிக்கும். சம்சாரம் ஒரு விகல்பமான - மனம் உருவாக்கும் பிம்பம் - மாயை.

புருஷா என்பது தீயால் சூழ்ந்து துன்பப்படும் மனத்தைக் குறிக்கும். அந்த மனம் பல வகையான வேற்றுமைகளைக் களைந்து பரப்பிரம்ம நிலையை அடைய வேண்டும். மனத்தை அடக்கி பொருட்களின் மேல் உள்ள ஆசைகளை அறுத்தெறிய வேண்டும். இங்கு குறிப்பிட்டுள்ள பாழும் கிணறு நரகத்தைக் குறிக்கும். இனிமையான தென்றல் வீசும் தோட்டம் சொர்க்கத்தைக் குறிக்கும். முள் மரங்களால் சூழப்பட்ட காடு பூலோகத்தைக் குறிக்கும். முள் என்பது ஆண்கள் - பெண்கள் ஆகியவர்களைக் குறிக்கும். ஆசைகள் அழியும் போது புருஷாவின் கதறும் சப்தம் நின்றுவிடும்.

மனத்தில் எழும் அனைத்து ஆசைகள் அழியும் தருணத்தில் உண்மையான ஆனந்தம் உண்டாகிறது. அப்போது அழியாத ஞானம் பிறந்து, சூட்சம சரீரம் அழிகிறது.

ஒரு வலையில் மாட்டிக் கொண்டு தவிக்கும் மனிதனைப் போலவும், கூட்டினுள் சிறைப் பட்டிருக்கும் பட்டுப் புழுவைப் போலவும், மனிதனின் முயற்சிகளும், ஆசைகளும் தான் அனைத்திற்கும் காரணமாகும்.

இவ்வாறு வசிஷ்டர் ராமனுக்கு விளக்கிச் சொன்னவுடன், ராமர் மனம் தெளிவடைந்தார்.

7. ஒரு சிறுவனின் கதை

சுத்த பிரம்மம் தான் ஞான சக்தியாகும். அது அழியும் உடலில் இருக்கிறது. பல வேறுபட்ட சக்திகள் உலகில் நிறைந்துள்ளன. அவைகள் தான் பலவிதமான மாறுபட்ட வாயுவின் சக்தி, கடினமான கல் போன்ற சக்தி, உஷ்ணமான அக்னி சக்தி, எங்கும் நிறைந்துள்ள ஆகாச சக்தி, ஈரம் கொண்ட நீர் சக்தி, பிரளயம் என்ற அழிக்கும் சக்தி - இவைகள் எல்லாம் பிரம்மத்தின் அம்சமாகும். அவைகள் விதைகளில் மறைந்திருக்கும் மரம் போல் ஒரே பிரம்ம சக்தியையே குறிக்கும். அது பலவிதமான மரங்களாக வேறு பட்டுத் தெரிந்தாலும் - அவைகள்

எல்லாம் அதற்கு மூலமாக இருக்கும் விதை போல் ஒரே பிரம்மமாகும்.

இதை விளக்க வசிஷ்டர் ஒரு சிறுவனின் கதையைச் சொல்கிறார்.

வசிஷ்டர் சொன்ன சிறுவனின் கதை:

ஓரு சிறுவன் தன் தாயாரிடம் ஒரு கதை சொல்ல வேண்டினான். அந்த தாய் சொன்ன கதை தான் இது.

மூன்று ராஜ குமாரர்கள் இருந்தனர். அவர்கள் வீரம் நிரம்பியவர்களாகவும், உத்தம குணாளர்களாகவும் இருந்தனர். அவர்கள் ஆகாயம் என்ற வெட்ட வெளி நகரத்தில் வசித்து வந்தனர். மூவரும் தாயின் வயிற்றில் பிறக்காதவர்கள். அவர்கள் வசித்த ஆகாசத்தில் பல பழ மரங்கள் உண்டு. அந்தப் பழங்களை உண்டு அவர்கள் உயிர் வாழ்ந்தனர்.

அவர்கள் மூன்று ஆறுகளைப் பார்த்தனர். அந்த மூன்று ஆறுகளில் ஒன்றில் மட்டும் தான் சிறிது நீர் இருந்தது. அதில் குளித்து அதன் நீரையும் பருகி தங்கள் தாகம் தீர்த்தனர்.

அவர்கள் தாங்கள் வசிப்பதற்கு மூன்று வீடுகள் கட்டினர். அந்த மூன்று வீடுகளுக்கும் சுவர்கள் இல்லை.

அந்த மூவரும் மூன்று தங்க கிண்ணங்களைப் பார்த்தார்கள். இரண்டு கிண்ணங்கள் உடைந்தும், மூன்றாவது கிண்ணத்தின் உருவம் உருக்குலைந்து தூளாக இருந்தது. அந்த உருக்குலைந்த கிண்ணத்தில் அரிசியை

சமைத்தார்கள். பிறகு அந்த அன்னத்தை பல பிராமணர்களின் பசியைப் போக்க அமுது படைத்தார்கள். பிறகு மிஞ்சி இருந்த அன்னத்தை அந்த மூவரும் கடவுள் பிரசாதமாக நினைத்துப் புசித்தார்கள். பிறகு அந்தக் காட்டில் வேட்டையாடி சந்தோஷமாகப் பொழுதைப் போக்கினார்கள்.

இப்படி அந்தச் சிறுவனின் தாய் கதை சொல்லி முடித்தாள். அந்தச் சிறுவனும் இக் கதையைக் கேட்டு ஆனந்தமாய் தூங்கினான்.

'அறிவிலி இந்த உலகம் உண்மை என்றும், சாஸ்வதம் என்றும் நினைக்கிறான். ஆனால் இது சங்கல்பம் என்ற மனத்தில் உருவாகும் சிந்தனையாகும். அந்த சிந்தனையால் மாயா உலகம் உருவாகிறது. ஆகையால் இந்த சங்கல்பத்தை தவிர்த்து, நிர்விகல்ப நிலையை அடைய வேண்டும்.' என்பது தான் இந்தக் கதை மூலம் தெரிய வேண்டிய தத்துவமாகும்.

8. ஒரு சித்தரின் கதை

வசிஷ்டர் ஒரு சித்தரின் கதையைச் சொல்ல ஆரம்பித்தார்.

ஹரிச்சந்திர ராஜா பரம்பரையில் வந்ததாகப் பெருமைப்படும் லாவனா என்ற பெயர் கொண்ட ஒரு ராஜா உத்திரபாண்டவ தேசத்தை ஆண்டு வந்தார். அந்த அரசருக்கு செல்வத்தின் அதிபதி லட்சுமி தேவி, கல்விக் கடவுள் சரஸ்வதி, வீரத்தின் அதிபதி சக்தி தேவி ஆகியவர்களின் அருள் முழுமையாக இருந்தது.

அந்த ராஜாவின் சபையில் மந்திர ஜால வித்தைகளில் கைதேர்ந்தவனான சம்பாரிகா என்ற பெயர் கொண்ட ஒரு சித்தர் மிகவும் கம்பீரமாக நுழைந்தார். நுழைந்த அந்த சித்தர் ராஜாவுக்கு தன் வணக்கத்தைத் தெரிவித்து, ராஜாவைப் புகழ்ந்தார்.

பிறகு தனது சித்து விளையாட்டினை அந்த சபையில் எல்லோர் முன்னிலையிலும் நிகழ்த்திக் காட்டினார்.

சந்திரபிரபையைப் போல் கண்களுடைய மயில் இறகுகளை தன் கைகளில் வைத்து அந்த சித்தர் ஆட்டினார்.

அந்த சமயத்தில் அரசர் பல விந்தையான நிகழ்வுகளைக் கண்டார். அவர் முன் சிந்தி தேச அரசனின் தூதுவன் ஒரு குதிரையுடன் வந்தான். இதைப் பார்த்த சித்தர் அரசர் லாவனாவை அந்தக் குதிரையில் ஏறும்படிப் பணித்தார். ஏதோ ஒரு மந்திர சக்தியால் கட்டுண்டவரைப் போல் ஒரு சிலையாக ஆவி சொரூபத்தில் குதிரையில் ஏறினார்.

இதைப் பார்த்த அரசபையில் உள்ள அனைவரும் ஆச்சரியப்பட்டனர். பிறகு அரசரின் உடல் சிம்மாசனத்திலிருந்து கீழே உருண்டு விழுந்தது.

சிறிது நேரத்தில் அரசருக்கு நினைவு திரும்பியது.

'அரசே! உங்களுக்கு என்ன நடந்தது? உங்களின் தூய உள்ளம் எப்படி தன் சம நிலையை இழந்தது?' என்று மந்திரிகள் மிகவும் கவலையோடு விசாரித்தார்கள்.

அதற்கு அரசன் விளக்கமாக நடந்த சம்பவங்களை விவரித்தார்;

'சித்தர் மயில் இறகுகளை வட்ட வடிவமாக ஏதோ சில மந்திரங்களை உச்சரித்து சுற்றிய பிறகு எனக்கு மயக்கமாக வந்தது. அப்போது ஒரு குதிரை என் முன்னால் இருப்பதைப் பார்த்தேன். அந்தக் குதிரையின் மேல் ஏறி, பல மைல்கள் வேகமாகப் பயணித்தேன். நல்லது கெட்டதை அறியாமல் குழம்பும் மனம் கொண்ட அறிவிலியின் செல்வம் அவனுக்கு வலியைக் கொடுப்பதைப் போல் நான் குதிரையில் பாலைவனத்தின் உஷ்ணம் போல் தகிக்கும் பொட்டல் காட்டில் தவித்தேன். என் புலன்கள் எல்லாம் வலியால் துடித்தன. பிறகு தகிக்கும் உஷ்ணத்திற்குக் காரணமான சூரியன் மேற்கே அஸ்தமனமான பிறகு, என் வலி குறைய ஆரம்பித்தது.

ஸ்மசார பந்தத்திலிருந்து விடுபட்ட ஞானியைப் போல், பல நிழல் தரும் மரங்களான ஜம்பு, கதம்பம், எலுமிச்சை போன்றவைகள் கொண்ட காட்டை அடைந்தேன்.

நான் குதிரையில் சவாரி செய்த பொழுது, ஒரு மரத்திலிருந்து ஒரு படரும் செடி என் கழுத்தைச் சுற்றி இழுக்கவும், என் குதிரை கங்கையில் குளித்தவுடன் எப்படி பாவம் மறையுமோ அதே போல் மாயமாய் மறைந்து போய்விட்டது.

அந்த படர் கொடி என் கழுத்தைச் சுற்றி இருக்க, நான் அங்கு மிங்கும் ஊஞ்சல் போல் ஆடினேன். பிறகு நான் கீழே விழுந்து விட்டேன். என் மனம் இதனால் ஒன்றும் புரியாமல் பேதலித்தது.

குளிக்காமலும், தியானிக்காமலும், உணவு உட்கொள்ளாமலும் இருக்கும் என்னை இருள் சூழ்ந்து, வலியாலும், குளிராலும் என் பற்கள் துடிக்க கஷ்டப்பட்டேன்.

காலையில் சூரிய ஒளி அஞ்ஞான இருளைப் போக்குவதைப் போல் மனத்தின் இருளையும் போக்கி மன நிம்மதியைக் கொடுத்தது. பிறகு என் கழுத்தைச் சுற்றி இருந்த படர் கொடியை வெட்டி எறிந்தேன். அங்கு யாராவது ஆட்கள் இருக்கிறார்களா என்று சுற்று முற்றும் பார்த்தேன். ஒரு 1 1/2 மணி நேரத்திற்குப் பிறகு கருப்பு நிறமான ஒரு கீழ் ஜாதிப் பெண் தன் கைகளில் எதையோ வைத்துக் கொண்டு சந்திரனை இருள் சூழ்வதைப் போல் தோன்றினாள்.

கைகளில் அன்னம் வைத்திருந்த அந்தப் பெண் என்னை அணுகினாள். என் பசியை அடக்க முடியாமல், நான் அவளிடம் பணிவாக வேண்டினேன்: 'ஓ, அன்னம் போல் இருக்கும் பெண்ணே! நீ உன் கைகளில் ஏந்தி இருக்கும்

உணவை எனக்குக் கொடு.'

ஆனால் அந்தப் பெண்ணோ இதைக் கேட்டவுடன் காட்டில் சென்று ஓடி மறைந்து விட்டாள்.

பசியால் வாடிய நான் அவளைக் காட்டில் தேட ஆரம்பித்தேன். பிறகு அவளை ஒருவழியாகக் கண்டு பிடித்து விட்டேன்.

'நான் பசியால் வாடுகிறேன். உன் கையில் உள்ள உணவை எனக்குக் கொடு' என்று நான் வேண்டினேன்.

அதற்கு அவள் 'நான் கீழ் ஜாதிப் பெண். ஆகையால் இந்த உணவை நீ சாப்பிடக் கூடாது. அப்படியே நீ சாப்பிட விரும்பினால், நீ என்னைக் கல்யாணம் செய்து கொள்வதாக வாக்கு கொடுக்க வேண்டும். பிறகு என் பெற்றோர்கள் முன்னிலையில் நம் கல்யாணம் நடக்க வேண்டும். பிறகு எங்கள் இல்லத்தில் நம் இல்லறம் நடக்க வேண்டும்' என்று கோரிக்கை வைத்தாள்.

பசி வயிற்றைக் கிள்ள, வேண்டா வெறுப்பாக, நான் அவளது கோரிக்கைக்கு உடன்பட்டேன். உடனே அவளும் தன் கைகளில் இருந்த உணவை எனக்கு அளித்தாள்.

என் பசி நீங்கியது. ஜம்பூ மரத்தின் பழ ரசத்தைப் பருகி என் தாகத்தையும் தீர்த்துக் கொண்டேன்.

பிறகு அவள் என் கைகளைப் பற்றிக் கொண்டு 'நீங்கள் நல்லவர்' என்று சொல்லியபடி சுட்சும சரீரத்தை ஒருவன் பயங்கரமான நரகத்திற்கு இழுத்துச் செல்வதைப் போல் என்னை அவளது பெற்றோர்களிடம் அழைத்துச் சென்றாள்.

தன் பெற்றோர்களிடம் இவரை தனக்குத் திருமணம் செய்து தரச் சொன்னதும் அவர்களும் எந்தவிதமான எதிர்ப்பும் தெரிவிக்காமல் சம்மதித்தனர். அவர்கள் இருந்த காடுகள் பிசாசுகள் நிரம்பியதாகும். அவளது தந்தை யமனின் வேலையாள் போன்று கருத்து இருந்தான். அவர்களின் திருமணத்திற்கு, பல உயிர்ப்பலிகள் செய்து அவைகளின் மாமிசங்களை உணவாக்கினார்கள். குரங்குகள், குதிரைகள், ஆந்தைகள், காக்கைகள், பன்றிகள் என்று பலவகையானவைகளைப் பலியிட்டு, அவைகளின் மாமிசங்கள் அந்த திருமண விழாவின் விருந்தாக அளிக்கப்பட்டன. அதன் துர் நாற்றம் அந்தக் காட்டையே ஆக்கிரமித்தது. இந்த மாமிச உணவை பல பறவைகள், ஈக்கள் ஆகியவைகள் சுற்றிப் பறந்து மொய்த்த வண்ணம் இருந்தன.

இதனால் காட்டில் எங்கும் எலும்புத் துண்டுகள், மாமிசப் பிண்டங்கள் என்று துர்நாற்ற மெடுத்து இருந்தன. அங்குள்ள சிறுவர்கள் தங்கள் கைகளில் மாமிசங்களை எடுத்துக்கொண்டு வீதி வழியாகச் சென்றனர்.

சுற்றிலும் ரத்தமும், மாமிசங்களும் இருக்க, நான்கு வாழை மரங்களைத் தூண்களாக வைத்து ஒரு கொட்டகையை உருவாக்கினார்கள்.

மிகவும் ஆனந்தக் களிப்பில் என்னுடைய கல்யாண ஏற்பாடுகள் நடந்தன. கூன் போட்ட வயதான என் மாமியாரின் அம்மா மாப்பிள்ளையான என்னைப் பார்த்து மிகவும் திருப்பி கொண்டாள். தோல் வாத்தியங்கள் முழங்க, கள்ளும், மாமிசமும் அனைவருக்கும் வழங்கப்பட்டது. பாவம் செய்வதால் அடையும் யாதனா

சரீரம் (துன்பம் கொடுக்கும் உடல்) நரகத்தில் உழல்வதைப் போல் நீச்ச மாமனார் அவரது பெண்ணை எனக்குத் திருமணம் செய்து வைத்தார். இந்த இழி திருமணம் ஏழு நாட்கள் நடந்தேறியது.

அவளுடன் நான் 8 மாதங்கள் இல்லற வாழ்க்கை நடத்தினேன். பாவத்தைக் கல்யாணம் செய்து கொண்டதைப் போல் அந்த வாழ்க்கை அமைந்தது. அவள் மூலம் எனக்கு ஒருவர் பின் ஒருவராக மூன்று மகன்கள் பிறந்தனர். எரிந்த கரிக்கட்டையைப் போல் என் மகன்களின் நிறம் கருமையாக இருந்தது. அவர்கள் அறிவிலிகளாக வாழ்ந்தனர்.

பல ஆண்டுகள் இப்படியே கழிந்தன.

என் உடல் வயதான காரணத்தால் தளர்ந்து விட்டது. நாங்கள் வசித்த விந்திய மலைக் காடும் கடும் வெப்பத்தால் காய்ந்து, வறண்டு விட்டது. மரங்கள் தண்ணீர் இல்லாமல் பட்டுப் போய் விட்டன. எங்கும் புழுதியும், வெப்பக் காற்றும் பரவி எங்கள் கூட்டத்தினரில் பலர் செத்து மடிந்து போயினர். வேறு சிலர் வேறு இடங்களுக்குக் குடி பெயர்ந்தனர்.

நானும் என் மனைவியும் இந்த விந்தியமலைக் காட்டை விட்டுச் செல்ல முடிவெடுத்தோம். என் இரண்டு தோள்களிலும் இரண்டு மகன்களையும், மூன்றாவது மகனை தலையிலும் சுமந்து மனைவியுடன் நடந்து சென்றேன். காட்டைக் கடந்து சமவெளிக்கு வந்தேன்.

அங்கு உள்ள ஒரு பனை மரத்தின் அடியில் என்

மகன்களை இறக்கி மனைவியுடன் அங்கு இளைப்பாறினேன். மனைவியோ அவளது குழந்தைகளை அரவணைத்தபடியே இறந்து விட்டாள்.

எனது மகன்கள் சாப்பிட மாமிசம் - ரத்தம் வேண்டும் என்று கேட்டார்கள். அவர்கள் பசியால் அழுத வண்ணம் இருந்தார்கள்.

இந்த நிலையில் என்னால் எதுவும் கொடுக்க முடியாமல் இருந்தது. ஆகையால் நான் தீயில் என்னை மாய்த்துக் கொள்ள முடிவெடுத்தேன். அந்த தீயில் விழும் நிலையில் தான், நான் சிம்மாசனத்திலிருந்து கீழே விழுந்தேன். அப்போது நீங்கள் என்னைத் தூக்கி நிறுத்தி 'வெற்றி உண்டாகட்டும்' என்ற உங்கள் முழக்கத்தைச் செவியுற்றேன். இனிமையான சங்கீதம் இசைக்கவும் கேட்டேன்.

நீச வாழ்க்கை வாழ்ந்த நான் இப்போது லாவனா அரசனாக உங்கள் எதிரில் இருக்கிறேன்! இந்த சித்த புருஷரின் சக்தியால் நான் என்னுடைய சுய நிலையை இழந்தேன். இப்போது, நான் என் அகம்பாவம் நீங்கி சுத்தமான மனம் படைத்தோனாக மாறி வந்துள்ளேன்.'

இப்படி ராஜா சொல்லவும், சம்பாரிகா என்ற சித்தர் தன் கண்களைச் சிமிட்டிக் கொண்டே அந்த அரச சபையிலிருந்து மறைந்து விட்டார்.

வசிஷ்டர் இந்த சித்தர் கதையைச் சொல்லி தொடர்ந்து ராமரிடம் விளக்கினார்: இது தெய்வீக மாயாவின் விளையாட்டு. இந்த உலகம் மனத்தின் தோற்றம் என்பதை

விளக்குவதற்காக சொல்லப்பட்ட கதையாகும். பரப்பிரம்ம ஒளி தான் மனமாக காட்சி அளிக்கிறது என்ற உண்மையை இதன் மூலம் விளக்கப்பட்டுள்ளதை, ராமா! நீ அறிந்து கொள்ள வேண்டும்.

9. உட்பத்தி பிரகர்ணாவின் முடிவுரை

வசிஷ்ட மஹரிஷி ராமருக்கு முடிவுரையாகச் சொன்னார்:

வசிஷ்டர்:

ஒரு இரும்பு தான் இன்னொரு இரும்புக்கு உருவம் கொடுக்கிறது. அதே போல் தான் ஒரு தூய மனம் உள்ள ஒருவன் தான் இன்னொருவனுக்கு புனிதமான பாதையை காட்டி, அந்த மனிதனின் பாதையை நேர் செய்து, அவனது மனத்தின் அழுக்கையும் நீக்க முடியும்.

மனம் அழியும் போது, அதனுடன் மூன்று காலமும் ஒன்றுமில்லாமல் மறைந்து விடும். எண்ணமில்லா மனமே அதன் அழிவாகும். கருமேகங்கள் புயல் காற்றில் மறைவது போல் மனம் சித் (கடவுள் சிந்தனை) என்ற அருளில் மூழ்கி கல்பனா என்ற எண்ணங்கள் அழிந்து தூயதாகி விடும்.

ஆத்மாவின் எதிரி அழுக்கு மனமாகும். அந்த அழுக்கு

மனத்தால் அனேக ஆசைகளில் கட்டுண்டு உழலும் நிலை ஏற்படும். உஷ்ணத்தை தீயிலிருந்து பிரிக்க முடியாது போல் அலைபாயும் எண்ணங்களையும் மனத்திலிருந்து பிரிப்பது கடினம். இந்த அலைபாயும் மனத்தை மாயா, வாசனை என்ற பல பெயர்களால் அழைப்பர். இதை அலைபாயும் சக்தி என்றும் சொல்வர். இதை ஆத்ம ஞான விசாரத்தால் அழிக்க வேண்டும்.

ராமர்: 'அனைத்து உலகில் காண்பவைகளை எல்லாம் மாயை; மாயை எந்தவிதமான தடங்களும் இன்றி தொடர்ந்து ஆத்ம தியானம் செய்வதால் அழியும்' என்று நீங்கள் விளக்கினீர்கள். இதைப் பற்றி மேலும் விவரிக்கவும்

வசிஷ்டர்: ஓ, ராமா! கூர்மையான முற்களால் குத்தப்பட்டு பொறுக்க முடியாத வலிகளால் துடிக்கும் அளவில் மறுபிறவி என்னும் குன்றிலிருந்து மாயையால் கட்டுண்ட அழியாத ஆத்மா தூக்கி எறியப்படும் நிலை ஏற்படும். அந்த ஆத்மாவிற்கு தத்துவப் பார்வை இருக்காது. ஆனால் அவித்யா மறைந்து தத்துவ பார்வை கிட்டும் பொழுது, மறுபிறவியைக் கடந்து, அந்த ஆத்மாவில் உண்மை ஒளி ஏற்றப்படும். மாயா ரூபத்தில் இருக்கும் ஆசைகள் அழிந்து விடும். மாயை அழிந்தால் அது தான் மோட்சம். மேலும் அடிப்படை சங்கல்பங்கள் ஒழிய அவித்தையும் மறைந்து, அறியாமை இருளும் க்ஷணத்தில் காணாமல் போய்விடும்.

ராமர்: உலகில் காணும் பொருட்கள் எல்லாம் மாயை என்று சொல்கிறீர்கள். மேலும் மாயை ஆத்ம தியானம் கிட்டும் பொழுது நீங்கும் என்றும் சொல்கிறீர்கள். ஆத்மா என்றால் என்ன?

வசிஷ்டர்: ஆத்மா என்றால் பிரம்மம். பிரம்மம் என்பது புலன்களால் அறியப்படாத ஞானமாகும். அது உலகில் காணும் பொருட்களில் இல்லாத பரிபூரணமாகும். அதற்கு ஒரு நாமமும் இல்லை. அதற்கு இந்த மூன்று உலகத்தில் நிகழும் பிறப்பு - இறப்பு என்பது கிடையாது. பிறப்பு, வாழ்வு, மாறுதல், வளர்ச்சி, அழுகுதல், அழிதல் என்ற ஆறுவகையான மாற்றங்களும் அதற்கு இல்லை. அந்த பரமாத்வான பிரம்மம் எல்லையில்லா சக்தி படைத்தது. காற்றால் கொழிந்து விட்டு எரியும் தீயைப் போன்ற சங்கல்பத்தால் தான் மனம் அழிய வேண்டும். நடுநிலையாக பிரம்மத்தை மனத்தால் நினைத்தாலும் அதுவும் மனத்திற்கு ஒரு தளையாகும். முழுமையான பிரம்ம ஞானமே விடுதலைக்கு வித்தாகும்.

மந்திரி ராஜாவின் உத்திரவுப்படி தான் நடப்பான். தானே மந்திரி செயல்படமாட்டான். உனது தூய மனத்தின் சொல்படிதான் உன்னுடைய ஐந்து இந்திரியங்களும் செயல்பட வேண்டும். இதில் தூய மனம் ராஜாவானால், ஐந்து இந்திரியங்களும் மந்திரியாகும்.

மகன் மற்றும் பிற உறவினர்களை உன்னுடைய உயிரைப் போல் கருதி நடப்பது மாயையாகும். இதில் என்ன ஆச்சரியம் என்றால், இந்த உடலின் காரணத்தினால் நீ இன்பம், துன்பம் ஆகிய கடலில் மூழ்கி தத்தளிக்கிறாய். முப்பட்டகம் அல்லது சூரியகாந்தக்கல் சூரிய ஒளியை ஐந்து விதமான வர்ணங்களாக பிரித்துக் காட்டுகிறது. ஆனால் முப்பட்டகம் அந்த வர்ணங்களால் பாதிக்கப்படுவதில்லை. அந்த முப்பட்டகம் போன்று தான் கர்மா செய்தாலும், அதனால் பாதிக்கப்படாமல் இருக்கும் ஆசையற்ற மனத்தினராய் இருக்க வேண்டும்.

இப்போது வால்மீகி பரத்வாஜரைப் பார்த்துச் சொன்னார்: ராமருக்கும் வசிஷ்டருக்கும் நடந்த உரையாடல்களை உன் மனத்தில் நினைத்து தியானிக்க வேண்டும்.

ராமர்: மாயை ஒரு தாமரைப் பூவின் நூல் போன்று வலுவில்லாத ஒன்றாகும். அப்படிப்பட்ட மாயையால் உலகத்தில் ஏற்படும் வலிகளை எப்படித் தகர்க்க முடியும்? ஒரு சிறிய குச்சி சக்தி பெற்று மாயை அழிப்பதாக நினைப்பது உண்மைக்குப் புறம்பானதல்லவா? இத்துடன் இன்னும் ஒரு சந்தேகம் என் மனத்தில் எழுகிறது. முன்பு விவரித்த லாவனா ராஜாவின் துன்பங்கள் எப்படி மறைந்தன?

வசிஷ்டர்: ஒரு நாள் லாவனா அரசன் தனியாக ஆனந்தம் அளிக்கும் தன் அரண்மனைத் தோட்டத்தில் தனக்குத் தானே எண்ணமிட்டான். அப்போது அந்த அரசன் மனசீகமாக தமது மூதாதையரான ஹரிச்சந்திர வம்சத்தினர் செய்த ராஜ சூய யாகத்தைச் செய்தான். தன் மனத்தில் யாகத்திற்கு வேண்டிய பொருட்களை நினைத்தான். யாகம் நடக்கும் இடத்தில் வேத மந்திரங்கள் முழங்க, அந்த மானசீக யாக சாலைக்குள் நுழைந்தான். அங்கு அமர்ந்திருந்த முனி சிரேஷ்டர்களை வணங்கினான். யாகத்தீயை அந்த அரசன் மூட்டினான். தேவர்கள், தபஸ்விகள், பிராமணர்கள் ஆகியவர்களை பிரார்த்தித்தான். இந்த மானசீக யாகம் ஒரு வருடம் நடந்தது. யாகத்தில் பங்கு பெற்ற பிராமணர்களுக்கு தன் செல்வம் அனைத்தையும் தானம் செய்தான். அப்போது இரவு வந்தவுடன் தன் இந்த சொப்பனமான நிகழ்ச்சிகளிலிருந்து விழித்துக் கொண்டான். ஆகையால் இந்த விவரங்களிலிருந்து நீ அறிய வேண்டியது இது தான்:

'ஒரு குறிப்பிட்ட பொருளைப் பற்றி ஒருவன் மனத்தில் நினைக்கும் பொழுது அதன் மூலம் துன்பமோ இன்பமோ அடைந்து பாதிக்கப்படுவான்.'

இந்த சம்பவத்தை இன்னும் நன்றாகப் புரிய, சம்பாரிகா என்ற சித்தரைப் பற்றிய சில விவரங்களை உனக்குச் சொல்கிறேன்.

சம்பாரிகா சித்தர் லாவனா அரசை அவர் அரச சபையில் கொலுவீற்றிருக்கும் பொழுது சந்தித்து, தனது இந்திரஜால சித்து விளையாட்டைச் செய்து விட்டு, அங்கிருந்து மறைந்து விட்டார். அப்போது நான் அந்த அரச சபையில் அமர்ந்திருந்து, அங்கு நடப்பவைகளுக்கு ஒரு சாட்சியாக இருந்தேன்.

இதைப் பற்றி நான் பிறகு சிந்திக்கும் பொழுது சில விளக்கங்களை அறிந்தேன். ஓ, ராமா! ராஜசூய யாகம் செய்பவரகள் 12 வருடங்கள் உழைக்க வேண்டும். அந்த யாகத்தைக் கலைக்க இந்திரன் தன் தூதுவனை அனுப்புவான். அப்படி அனுப்பப் பட்ட தூதுவன் தான் ஒரு சித்தர் வடிவில் வந்து அரசனுக்கு தாங்க முடியாத துன்பங்களைக் கொடுத்து விட்டு இந்திரலோகம் சென்றுவிட்டார்.

ஓ, ராமா! இபொழுது நான் முன்பு ஞானம் - அஞ்ஞானம் பற்றிச் சொன்னவைகளைத் தொகுத்து இப்பொழுது உனக்குச் சொல்லப் போகிறேன். ஞானம் அஞ்ஞானம் ஒவ்வொன்றும் ஏழு பாகங்களைக் கொண்டது. அந்த இரண்டும் ஒன்றுக்கொன்று சார்ந்துள்ளது. அவைகள் கணக்கில் அடங்கா துணைப்பகுதிகளை கொண்டது. அந்தப்

பகுதிகளில் பல ஒன்றை ஒன்று சார்ந்த அளவில் உள்ளது. ஞானம் சொர்க்கத்திற்கு வழி காட்டும். அஞ்ஞானமோ உண்மைப் பரம்பொருளை அறியவிடாமல் நான் என்ற தளையான அகந்தையை உள்ளத்தில் குடிகொள்ள வழிவகுக்கும்.

ஞானம் அடைந்தவர்கள் - அஞ்ஞானிகள் ஆகிய இருவர்களின் குணங்களை இப்பொழுது சொல்கிறேன் கேள், ராமா!

உண்மையானதும் முழுமையானதும் ஆன சொரூபனான பரம்பொருளைத் தங்கள் மனத்தில் அறிந்தவர்கள் முழுமையாக அனைத்து ஆசைகள், கோபம், மயக்கம் ஆகியவைகளையும் வென்றவர்களாவர். ஜீவாத்மா - பரமாத்வா ஆகிய இரண்டிற்கும் வேறுபாடு பார்க்காமல் இருக்கும் நிலைதான் உண்மையான ஞானமான ஆத்ம ஞானமாகும்.

ஆனால் அஞ்ஞானிகளின் மனம், இருளில் மூழ்கி, ஆசைகளுக்கு அடிமையாகி, ஆத்மப் பாதையிலிருந்து விலகி, மோஹ வலையில் விழுந்து துன்புறும். இதனால், உண்மையான பாதை அஞ்ஞானிகளின் கண்களுக்கு தெரியாமல் போய்விடும்.

ஓ, ராமா! இனி ஏழுவகையான அஞ்ஞான நிலையை விளக்குகிறேன்.

அந்த ஏழு நிலைதான் இது: பிந்து ஜாக்கிரதா, ஜாக்கிரதா, மஹா ஜாக்கிரதா, ஜாக்கிரத ஸ்வெப்பனா, ஸ்வெப்பனா, ஸ்வெப்பனா ஜாக்ரதா, சுஷுப்தி.

இவைகள் ஏழும் ஒன்றை ஒன்று சார்ந்தவைகளாகும். இந்த ஏழில் பிந்து ஜாக்கிரதா தான் மனம், ஜீவன் ஆகியவைகளின் அனைத்துச் செயல்களுக்கும் மூல விதையாகும். இது தான் ஏழில் முதல் நிலையாகும்.

நான், அவன், எனது, உனது என்ற வித்தியாசங்கள் எழும் நிலைதான் இரண்டாம் நிலையான ஜாக்கிரதாவாகும். மஹா ஜாக்கிரதா என்ற மூன்றாவது நிலையில் பல மறு பிறவிகள் எடுக்க வேண்டி வரும். நான்காவது நிலையான ஜாக்கிரத ஸ்வெப்பனாவில் மனம் அனைத்தையும் ஆளும் நிலையில் இருக்கும். இது ஆனந்த நிலையாகும். இந்த நிலையில் கானல் நீர், சிப்பியில் வெள்ளி, இரண்டு சந்திரன்கள் ஆகிய மாயத் தோற்றங்கள் ஆகியவைகளை அனுபவிக்க வேண்டிய நிலை ஏற்படும். ஐந்தாவது நிலையான தூய ஸ்வப்பனாவில் கடந்த காலத்தில் ஏற்பட்ட சம்பவங்கள், சொப்பனங்கள் ஆகியவைகளை மீண்டும் நினைத்துப் பார்ப்பார்கள். ஆறாவது நிலையான ஸ்வப்பனா என்பது விழிப்பு நிலையாகும். அந்த நிலையில் பழைய சம்பவங்கள் எல்லாம் திரும்பவும் நிகழ்வதாக மனத்தில் திரும்பவும் விழித்திருக்கும் போதே உண்டாகும். இந்த ஆறாவது நிலை தாண்டியவுடன் ஏழாவதான சுஷுப்தி நிலை ஏற்படும். அந்த சுஷுப்தி நிலையில் அனைத்து அவஸ்தைகளும், வலிகளும் ஞானத்தீயில் பொசுங்கிவிடும்.

இனி ஏழு ஞான நிலைகளான பூமிகாக்களைப் பற்றி அறிவோம். மற்றவர்கள் இதை மேலும் பல பிரிவுகளாகச் சொன்னாலும், என்னைப் பொருத்தவரை ஏழு பிரிவுகளாகத்தான் விளக்க விழைகிறேன்.

அந்த ஏழு ஞான நிலைகள்: சுபேட்சா (வேத வாக்கின் படி விவரிக்கப்பட்ட ஆன்மீகம்), விசாரணா (ஆராய்தல்), தனுமானசி (விசாரணையில் மனத்தை மூழ்கடித்தல்), சத்வபட்டி (சத்தியத்தில் மனத்தை மூழ்கடித்தல்), சம்சக்தி (சங்கல்பம் இல்லா நிலை), பதார்த்த பாவனா (உண்மையான அறிவு), துரியா.

இந்த ஏழு நிலைகளைக் கடைப்பிடிப்பவனின் மனது எதைக் கண்டும் கலங்காமல் நிலையாக இருக்கும். மோஹம் மறையும்.

இந்த ஏழு நிலைகளின் விளக்கத்தை இப்போது பார்ப்போம்.

சாஸ்திர நூல்கள், பிரம்மத்தை அறிந்த ஞானிகளின் நட்பு ஆகியவைகளில் மனத்தை ஈடுபடுத்துபவது சுபேட்சா நிலையாகும். விசாரணை என்பது ஆன்ம சிந்தனையில் மூழ்கி சிறந்த குணங்களைப் பெற்று இருக்கும் நிலையாகும். இந்த இரண்டு நிலைகளை அடைந்தவர்கள் ஆசைகளை வென்று, தனு என்ற மெல்லிய நூல் இழைபோன்ற மனத்தைப் பெறுவாரகள். இது தான் மூன்றாவது நிலையான தனுமானசியாகும். நான்காவது நிலையான சத்துவபட்டியில் தத்துவ ஞானம் உண்டாகும். ஐந்தாவது நிலையான சம்சக்தியில், ஞானத்தில் அனைத்து சங்கல்பங்களும் சங்கமமாகி தூய அருளான ஆனந்தத்தில் மனம் சந்தோஷமடையும். இந்த ஐந்து நிலைகள் பரிபூர்ணமாக கிட்டியவுடன், ஆறாவது நிலையான பதார்த்த பாவனா தானாகவே வந்து சேரும். அதற்குப் பிறகு துரியா நிலையை அடைவது சர்வ நிச்சயம்.

இது தான் ஜீவன் முக்தர்கள் கடக்க வேண்டிய

பாதையாகும். துரியா நிலை அடைந்த ஜீவனை ஜீவன் முக்தர்கள் என்பர். ஜீவன் முக்தர்கள் அனைவரும் விதேக முக்தர்களாக முக்தி அடைவார்கள் என்பது விதி.

சமாதி மூலம் ஞானம் அடைந்தவர்கள் எல்லோராலும் துதிக்கப்பட்டு, வணக்கப்படும் தகுதி உள்ளவர்களாவார்கள். அவர்களது பதவி தேவேந்திரர்கள், ராஜாக்கள் ஆகியவர்களின் பதவிகளை விட உயர்வானதாகும். ஆனால் இந்த ஏழு நிலைகளையும் அடையாதவர்கள் அனைவரும் பிறவிக் கடலில் மூழ்குபவர்களாவர்.

'ஓ, ராமா! இப்பொழுது மாயையின் லீலைகளின் சக்தியைப் பற்றிச் சொல்லப்போகிறேன். ராஜா லாவனா தன் சமாதி நிலையிலிருந்து விழித்தெழுந்து, தன் பரிவாரங்களுடன் தான் முன்பு மானசீகமாக வாழ்ந்த விந்திய மலைகளுக்குச் சென்றான். அங்கு அவனது நீச்ச மனிதர்களையும் தன் நீச்ச மனைவி மக்களையும் பார்த்தான் அவர்கள் அரசனைப் பார்த்தவுடன் வேதனையால் அழுது துடித்தனர். அவர்கள் தங்கள் பூர்வ ஜென்ம கதைகளை அரசனுக்குச் சொன்னார்கள். இதை எல்லாம் கேட்ட பிறகு தன் பரிவாரங்களுடன் தன் அரண்மனைக்கு வந்து சேர்ந்தான். இவைகள் எல்லாம் மாயையின் ஒப்பற்ற சக்தியின் விளைவே என்பதை அரசன் லாவனா உணர்ந்தான்' என்று வசிஷ்டர் விவரித்தார்.

வசிஷ்டர் மீண்டும் தொடர்ந்து சொன்னார்: ஓ.ராமா! வாளி மூலம் தண்ணீரை கிணற்றிலிருந்து இறைக்க நீண்ட கயிற்றை வாளியில் கட்ட வேண்டும். அதற்கு அதிகமான சக்தியை உபயோகிக்க வேண்டும். அது போல் தான் வாசனை என்ற நீண்ட கயிறை வாளி என்ற மனித

மனத்தில் கட்டி நீர் என்ற ஆசைகளை வெளியேற்ற வேண்டும். இதன் மூலம் ஆகாயம் நீல நிறம் என்ற மயக்கம் போய் மனம் தெளிந்து, ஆத்ம ஞானம் மனத்தில் பிரகாசிக்கும். மனத்தின் மோஹம் அழியும். அழியாத இரண்டற்ற உருவமற்ற பிறப்பு - இறப்பற்ற பிரம்மம் மட்டுமே மனத்தில் குடிகொண்டிருக்கும்.

அத்தியாயம் 9 - உப சாந்தி பிரகரணம் (மன அமைதிக்கு வழிகாட்டும் பகுதி)

(உப சாந்தி என்பது உப + சாந்தி என்ற இரு சொற்கள் உள்ள பதம். உப என்றால் அருகில், நெருக்கத்தில் என்றும் சாந்தி என்றால் அமைதி, நிம்மதி என்றும் பொருள் கொண்டு, சாந்தியை நோக்கிச் செல்லும் நிலை என்று அறியவும்.)

1. ஜனக மஹாராஜாவின் கதை

எல்லா உலகங்களும் ஆத்ம ஞானம் என்ற குணங்களால் நிரம்பி உள்ளன. பிறப்பு - இறப்பு என்ற நிகழ்வுகள் ரஜோ - தமோ குணங்கள் கொண்டவர்களை அலைக்கழிக்கும். இந்த இரு குணங்களும் இரு தூண்களால் கட்டப்பட்ட வலுவான மண்டபம் போல் அவைகள் பாதுகாக்கப்படும். ஆனால் சத்வ குணவான்கள் இந்த மண்டபத்திலிருந்து விடுபட்டு, மீண்டும் மீண்டும் பிறவிகள் பெறாமல் தங்களை விடுதலை செய்து கொள்வார்கள். இந்தச் செயல்கள் பாம்புகள் தோல்களை உரித்துப் புதுப்பிக்கும் செயல்களுக்கு ஒப்பாக சத்வ குணவான்கள் தங்களை மாயையான உலக பந்தங்களிலிருந்து விடுதலை அடைவார்கள்.

ஆனந்தம் - துக்கம், பிறப்பு - இறப்பு ஆகியவைகள் உலகில் நிரந்தரம் இல்லை. இவைகள் கடலில் எழும் அலைகள் - நுரைகள் ஆகியவைகள் உருவாகி மறைவதைப் போல் மறையும் தன்மை கொண்டவைகள்.

ஓ, ராமா! ஆத்ம ஞானம் தான் மிகவும் வலுவான ஞானம்

என்பதை அறியவேண்டும். மனத்தை உலக பந்தங்களிலிருந்து விடுவித்து, மிகவும் வலுவான அமைதியை அடைய வேண்டும். அனைத்து வேதனைகளிலிருந்தும் விடுபட்டு, மனம் ஒரு தெளிவான படிகம் போல் மிளிர வேண்டும். அந்த நிலையில் மறு பிறவி இல்லாமல், ஆத்ம ஞானியாக மாறிவிடுவாய். இது தான் ஜீவன் முக்தியாகும். இதன் மூலம் ஏழு பிறவிகளையும் வென்ற நிலை ஏற்படும்.

மோட்சம் அடைய இரண்டு பாதைகள் இருக்கின்றன.

ஒன்று: ஆசார்யர்கள் வகுத்த பாதை.

இந்தப் பாதையில் பயணிப்பவர்கள் அவர்களின் குழப்பங்கள் நீங்கி, கொஞ்சம் கொஞ்சமாக தெளிவு பெற்று, இந்தப் பிறவியிலேயோ அல்லது சில பிறவிகளுக்குப் பிறகோ, முக்தி அடைவார்கள்.

இரண்டு: தன் மனத்தை தானே கட்டுப்படுத்தும் பாதை.

இந்தப் பாதையில் தெளிவான எந்த அப்பழுக்குமில்லாத ஞானத்தின் வழிகாட்டலின் மூலம் தொடர்ந்து தியானம் செய்து முக்தி அடைவதாகும். பழ மரத்திலிருந்து பழுத்து தானாகவே கீழே விழும் பழம் போல் தியானத்தால் உண்மையான ஞானம் பெற்று பலன் பெறுவதாகும்.

இந்த உண்மைகளை விளக்க இப்போது ஒரு கதை சொல்கிறேன்.

அது தான் ஜனக மஹாராஜாவின் கதையாகும். அவர் விதேகா ராஜ்யத்தின் அரசர். அவர் தமது பிரஜைகளை

விஷ்ணுபோல் காக்கும் குணமுடையவர்.

அவர் பல மணம் பரப்பும் பூக்கள் நிரம்பிய செடிகளைக் கொண்ட தோட்டத்திற்குச் சென்றார்.

அங்கு மனத்தை அடக்கி ஆண்ட சித்தர்கள் இருந்தனர்.

ஒரு சித்தர் ஜனகரிடம் சொன்னார்: அறிபவர் - அறியப்படுபவர் என்ற இருவர்களைப் பற்றிய ஞானம் தான் ஆத்ம ஞானம் எனப்படும். அதைத் தான் ஒவ்வொரு மனித ஜீவனும் அடைய முயலவேண்டும்.

இன்னொரு சித்தர் ஜனகரிடம் சொன்னார்: உலக பந்தங்களில் ஈடுபடும் வாசனைகளை அறவே அகற்றி, ஆத்ம உண்மைகளை ஆராதிக்க வேண்டும்.

மூன்றாவது சித்தர் ஜனகரிடம் சொன்னார்: சத் - அசத் என்ற இரண்டையும் விடுத்து அதில் நடுநிலையாக உள்ள எப்போதும் ஒளி பரப்பும் தன்மை கொண்ட ஆத்ம ஞானத்தை தியானிப்பதால் இருளில் மூழ்கி இருக்கும் மற்றவைகளும் ஒளி வீசி உண்மை நிலை தெரியவரும்.

நான்காவது சித்தர் ஜனகரிடம் சொன்னார்: உள்ளத்திற்குள் உறையும் கடவுளை மறந்து வெளியே கடவுளைத் தேடுவது, கையில் இருக்கும் சங்கை விடுத்து சங்கை வேறு பல இடங்களில் தேடுவதற்கு ஒப்பாகும். காட்டில் வளரும் அல்லி மலர்களான மனித ஆசைகளை முழுவதும் அழித்தால் தான் ஆத்மாவை அறிய முடியும். கடந்த, நிகழ் காலங்களில் தவறான இன்பங்களில் ஈடுபடாமல் இருக்க வேண்டும். அதை விடுத்து

அவைகளில் மனத்தைப் பறிகொடுப்பது கழுதைக் குணத்திற்குச் சமம். ஏனென்றால் மனித இந்திரியங்கள் சீறிப்பாயும் பாம்புகளாகும். அவைகளை பகுத்தறியும் தன்மை கொண்ட மனம் என்ற தடிக்கம்பால் இந்திரன் தனது வஜ்ராயுதத்தால் மலைகளையும் தூள் தூளாக்குவதைப் போல் அடித்துக் கொன்று விட வேண்டும். அதன் பிறகு மனம் அமைதியாகி, தெளிவான பார்வை பெற்று, முழுமையான அருள் அடைந்து வலிகளை வென்று, ஆத்ம தரிசனம் அடைவார்கள். இந்த முழுமையான நிலை தான் மோட்சமாகும்.

பல சித்தர்களின் உபதேச மொழிகளைக் கேட்ட ஜனகர், ஒரு பாம்பு கருடனின் கர்ஜனையைக் கேட்டு பயப்படுவது போல், பயந்து அந்த தோட்டத்தை விட்டு தன் அரண்மனைக்குச் சென்றார்.

தன் அறையில் அமர்ந்து, ஜனகர் சித்தர்கள் சொன்னவைகளைப் பற்றிச் சிந்திக்கத் தொடங்கினார்.

உலகில் உள்ள மக்கள் பறவைகள் தங்கள் இறக்கைகளை அடித்துக் கொண்டு இறப்பதைப் போல், ஜனகர் தன்னைக் கட்டுப்படுத்த முடியாமல் கதறியபடி சொன்னார்: 'ஒரு பெரிய கல் பல தூசிகளால் சூழ்ந்து கொண்டு வெட்ட வெளியில் பறப்பது போன்று, நான் குழப்பத்தாலும், வலியாலும் பாதிக்கப்பட்டுள்ளேன். என் மனமும் பாழ்பட்டு, என் வாழ்க்கையே அர்த்தமில்லாது போய் விட்டது. நான் ஆட்சி செய்யும் ராஜ்யம் உலகத்தில் ஒரு அணுவுக்குச் சமமான சிறியதாகும். உயர்ந்தோனும் ஒரு க்ஷண நேரத்தில் நீசனாகி விடுகிறான். ஏன் என் மனம் அழியும் செல்வத்தை எல்லாம் நிரந்தரம் என்று எண்ணுகிறது?

எனக்கு முன் எத்தனை அரசர்கள், அவர்களின் செல்வங்கள் அனைத்தும் தூசியாக அழிந்து போய் உள்ளன.

எது தான் நிரந்தரம்?

எல்லாம் மாயை. காலம் அழிக்காத எந்த ஒன்றையும் நான் இந்த உலகத்தில் காணவில்லை. உருவாக்கப்பட்டவைகள் அனைத்தும் அழிவு என்ற சாயம் பூசப்பட்டே இந்த உலகத்தில் உலா வருகின்றன.

பிறக்கும் மனிதர்கள் தங்களது அறியாமையால் தினம் தினம் தங்களது உடல்களால் பாவச் செயல்களைச் செய்கிறார்கள். பலவிதமான வலிகொடுக்கும் செயல்களிலும் ஈடுபடுகிறார்கள். வாலிப வயதில் அஞ்ஞானத்தில் உழல்கிறார்கள். பெண்களின் வலைகளில் வீழ்கிறார்கள். வயதான பிறகு சம்சார சுமையில் இறக்கிறார்கள். இப்படி உழலும் அவர்களால் நல்ல சத் காரியங்களைச் செய்ய நேரம் இருப்பதில்லை. அவர்களது பேய் மனது அவர்களது இந்திரியங்களின் சங்கீதத்திற்கு ஏற்ப நடனமாடுகிறது.

அசத் என்ற பொய் சத் என்ற மெய்யின் கிரீடத்தில் வலுக்கட்டாயமாக அமர்ந்துள்ளது. அதே போல் அதர்மம் என்பது தர்மம் என்ற கீரிடத்தில் உட்கார்ந்துள்ளது.

சிருஷ்டி கர்த்தாவான பிரம்மாவின் கண்கள் மூடி திறப்பதற்குள் பல உயிர்கள் பிறக்கின்றன - இறக்கின்றன. அப்படி இருக்கும் பொழுது நான் எம்மாத்திரம்?

மனத்தின் மாயத் தோற்றம் தான் சம்சார மரத்தின்

அடிப்படைக் காரணமாகும். மனம் அழிய வேண்டும். அப்போது தான் பிறப்பு - இறப்பு என்ற சம்சார மரம் - மலர்கள், இலைகள், பழங்கள் என்ற பலவிதமான மனத்தைக் கவரும் பொருட்கள் நிறைந்த மரம் - அழியும்.

என் தங்க நகையான ஆத்மாவைக் களவாடிய திருடனை நான் கண்டு பிடித்து விட்டேன். அதன் பெயர் தான் மனம் - உள்ளம். இந்த வில்லனால் நான் மிகுந்த துயரம் அடைந்து விட்டேன். அவனை உடனே கொல்ல வேண்டும்.

அதை நான் சாதிப்பது எப்படி?

என் மனம் ஒரு முத்து போன்றது. அதில் ஒரு ஓட்டை போட்டு, ஒரு ஜப மாலையை உருவாக்கினேன். என்னுடைய அனுபவம் என்ற நூலைக் கொண்டு அந்த ஜப மாலையைச் செய்தேன். இதை எல்லாம் சித்தர்களைக் குருவாக ஏற்றுச் செயல்பட்டதாகும்.

இப்படியாக நான் இப்போது என் மனத்தை வென்று விட்டேன். ஆத்ம - ஞானம் பெற்று விட்டேன். எனது வலிகள் அனைத்தும் காணாமல் போய்விட்டன. வாழ்வின் அமைதியை நான் இப்போது அனுபவிக்கிறேன்.

ஞானத்தால் நான் இந்த உயர்ந்த நிலையை அடைந்துள்ளேன்.'

இதைச் சொன்ன பிறகு ஜனகர் சமாதி நிலையில் ஒரு சிலைபோல் பல மணி நேரங்கள் இருந்தார். பிறகு சகஜ நிலைக்குத் திரும்பினார்.

விழிப்படைந்த ஜனகர் சொன்னார்: இந்த உலகத்தில்

என்னைக் கவர என்ன பொருள் இருக்கிறது? என் கண்களுக்கு அனைத்தும் தூய்மையாகவே தெரிகிறது. எல்லாம் தூய ஞான மயம். என் கண்களுக்கு ஆத்ம ஞானம் தான் தெரிகிறது. நான் ஒரு பொருளையும் விரும்புவதில்லை; ஒரு பொருளையும் வெறுப்பதும் இல்லை. என் மனம் ஒரு சம நிலையை அடைந்துள்ளது. எல்லாம் முன்பே நிச்சயித்தபடித் தான் நடக்கும்.

ஜனகர் இப்படியான அத்வைத அருளில் மூழ்கிவிட்டார்.

இறுதியாக ஜனகர் சொன்னது: மனத்திற்கு வழி காட்ட ஒரு குரு அவசியம். அவர் மூலம் தான் அழகான ஆத்ம ஞானம் பெற முடியும்.

ஒரு ஞானியின் உள்ளம் ஒரு விலை உயர்ந்த நகையை வைத்துப் பூட்டிய பெட்டியைப் போன்றது. அந்த பெட்டியும் கற்பக மரம் போன்று நினைத்ததை எல்லாம் தரக்கூடியது.

நிலத்தை உழுது, விதைத்தால் தானே அறுவடை செய்து தானியங்களைப் பெற முடியும்?

நிலத்தை உழுது பண்படுத்துவது போல் ஆசைகளை உழுது அழிக்க வேண்டும். பிறகு பிரம்ம ஞானம் என்ற விதையை உழுத நிலத்தில் விதைக்க வேண்டும். அப்போது தான் முதிர்ந்த தானியங்கள் போல் விளைந்த மேலான பிரம்மப் பதவியை அறுவடை செய்ய முடியும்.

2. புண்ணியம் - பவனா பற்றிய கதை

(பவனா என்ற சொல்லுக்கு தூய உள்ளம் என்று பொருள்.)

புண்ணியம் - பவனா என்பதைப் பற்றிய கதையினை விவரிப்பதற்கு முன்னர் வசிஷ்டர் உண்மையான ஞானத்தைப் பற்றிச் சொல்கிறார்.

வசிஷ்டர்: உடல் இந்திரியங்களால் உண்டாகும் பல ஆசைகளான வாசனைகளை அறுத்து 'நான், நீ, நமது' என்ற பந்தங்களைக் களைந்து, மனத்தை தூயதாக இருக்கும் அளவில் நிலை நிறுத்தி பரமாத்மாவை மனத்தில் கொலு இருக்கும் படிச் செய்ய வேண்டும்.

இந்த உலக வாசனைகள் புலியின் மாமிச வாசனையால் அதைத் தொடரும் பூனை போலும், ஒரு சிங்கம் புசித்த மாமிசத்தின் மிச்சத்தை விரும்பிச் சாப்பிடும் பூனை போலும், மனம் கட்டுண்டு விடுதலை கிட்டாமல் திண்டாடுகிறது. மனம் அழிந்தால் தான் மோட்சம் கிட்டும்.

உலக வாசனைக்கு அஹங்காரம் தான் காரணம். அதை அழிக்க இரண்டு வழிகள் உண்டு.

ஒன்று ஜீவன் முக்தர்களின் பாதை. இரண்டு விதேக முக்தர்களின் பாதை.

இரண்டு பாதைகளும் ஒரே இலக்கான முத்தியை அடைய உதவும்.

விளக்கக் குறிப்பு: 21 - ஜீவன் முக்தர்கள், விதேக முக்தர்கள்

ஜீவன் முக்தர்கள்: உடல்கள் உயிர்களுடன் இருக்கும் போதே முக்தி அடைந்தவர்கள். 'நான் தேகம் இல்லை; நான் ஆத்மா' என்று உணர்ந்தவர்கள் ஜீவன் முக்தர்களாவர்.

பகவான் ரமண மகரிஷி, ஸ்ரீ ராமகிருஷ்ணர், ஸ்ரீ ஞானசம்பந்தர் போன்றோர்கள் ஜீவன் முக்தர்களுக்கு உதாரணப் புருஷர்களாவர்.

விதேக முக்தர்கள்: ஜீவன் முக்தர்கள் இறந்த பின்னர் அவர்களுக்கு மறு பிறவிகள் இல்லாமல் அவர்கள் பரமாத்மாவுடன் கலந்து விடுகிறார்கள். அவர்கள் தான் விதேக முக்தர்களாகிறார்கள்.

ஜீவன் முக்தர்களின் பிராரப்த கர்மம் முடிந்தவுடன், உடலை விட்ட பின்னர் சாஸ்வத முக்திக்கு செல்வர். அவர்களுக்கு மீண்டும் பிறவிகள் கிடையா. அவர்கள் விகாரங்கள் இல்லாத, சுத்த சத்சிதானந்த ஸ்வரூபத்திலே இருந்து விடுகிறார்கள். அவர்கள் தான் விதேக முக்தர்கள். ஜீவன் முக்தியின் அடுத்த உயர் பதவி தான் விதேக முக்தியாகும். ஆகையால், அனைத்து ஜீவன் முக்தர்களும் இறுதியில் விதேக முக்தராகவே போகிறார்கள். (குறிப்பு: வி - தேகம் என்றால் தேகம் இல்லாத நிலை)

சுருக்கமாக, ஜீவன் முக்தி - உயிரோடு முக்தி பெற்ற நிலை.

விதேக முக்தி - உடலை விட்ட பின் பரிபூரண முக்தி.)

வெளி உலக ஆசைகளை வென்றாலும், மனத்திற்குள் த்ருஷ்ணா (தணியாத தாகம் போன்ற தீவிரமான ஆசை) பொதிந்துள்ளதை நீக்க வேண்டும். ஆகையால் மனத்தின் வெளி உலகப் பொருள்களில் உள்ள ஆசையுடன், மனத்தில் உள்ளே உழலும் ஆசைகளையும் அழித்தால் மனம் த்ருஷ்ணாவிடமிருந்து முழுமையாக விடுதலை அடைந்து விடுகிறது. அந்த நிலைதான் ஆத்ம ஞான நிலையாகும்.

ஆத்ம விசாரத்தில் நான்கு நிலைகள் உண்டு.

முதல் நிலை: உடலே நான் என்ற நினைப்பு. இது உண்மை இல்லை. பந்தத்தை உண்டாக்கும்.

இரண்டாம் நிலை: ஸ்தூல சரீரம் நான் இல்லை; சூக்ஷம சரீரம் தான் நான் என்ற நிலை. இது மோட்சப் பாதைக்கு முதல் படி.

மூன்றாம் நிலை: உலகத்தில் உள்ள அனைத்தும் நான் என்ற பல பரிமாணங்கள் - அந்த நான் என்ற ஆத்மா அழியாத ஒன்று என்ற நிலை.

நான்காம் நிலை: அழியும் இந்த உலகம் - இந்த உண்மையை அறியும் மனிதன் இரண்டும் உண்மை இல்லை என்ற அறிவு. இது மேலான மோட்சமாகும்.

முதன் நிலை பந்தத்துடன் எப்போதும் தொடர்பு கொண்டு அதன் காரணமாக த்ருஷ்ணா என்ற தீராத ஆசைகளை உற்பத்தி செய்த வண்ணம் இருக்கிறது. ஆனால் மற்ற மூன்று நிலைகளும் ஆத்ம விடுதலை பெற்று தூய

த்ருஷ்ணாவை (ஆசையை அடியோடு அழித்து) அடைந்து ஜீவன் முக்தர்களாக விளங்குகிறார்கள்.

ஆகையால் ஓ, ராமா! 'நீ நான்' என்ற அகங்காரத்தை அழித்து, பரப்பிரம்மத்தை மனத்தால் தியானித்து வாழவேண்டும்.

இந்த உயர்ந்த தத்துவங்களை ஒரு பழைமையான கதையால் நான் உனக்கு விளக்குகிறேன்.

கங்கை ஆற்றங்கரையில் திர்கடபாஸ் என்ற ஒரு தபஸ்வி தனது இரண்டு மகன்களுடன் வசித்து வந்தார். அந்த மகன்களின் பெயர்கள் - புண்ணியம் - பவனா என்பதாகும். நான்கு வேதங்களையும் அவர்கள் நன்கு அறிந்தவர்கள். தந்தையுடன் அவரது இரண்டு மகன்களும் கங்கைக் கரையில் தவம் செய்தனர்.

புண்ணியா கர்மாவின் பலனை எதிர்பார்க்காமல் கடும் தவம் செய்தார். அதனால் அவர் ஞானம் பெற்றார்.

பவனா தன் மனத்தினை கட்டுப்படுத்த முடியாமல் அறியாமையால் ஒரு தொட்டில் அங்குமிங்கும் ஆடுவதைப் போல் அலை பாய்ந்து பாதி ஞானம் தான் பெற்றார்.

அவர்களது தந்தை கடும் தவம் செய்தார். அவரது அஹங்காரம் என்ற கர்மாக்களான பறவைகள் அவரது உடலில் கூடு கட்டி வாழ்ந்தன. ஆனால் தவத்தால் அஹங்காரம் - ஆசைகள் ஆகியவைகளை அவர்களது தந்தை வென்று, பிரம்ம அருளைப் பெற்று, மலர்களின்

நறுமணம் எங்கும் பரவ ஒரு தேனீ தாமரைப் பூவை விட்டுப் பறந்து செல்வதைப் போல் அவரது ஆத்மா விடுதலை பெற்றது.

மூத்த மகன் புண்ணியா தன் தந்தை இறந்து விட்டதை அறிந்து அவருக்கு ஈமக் கிரிகைகள் செய்வதில் முனைந்தார். ஆனால் இளைய மகன் பவனாவோ தந்தை இறந்த துக்கத்தில் மூழ்கினான்.

தன் மூத்த சகோதரன் புண்ணியா தந்தை இறந்த துக்கம் இல்லாமல் இருப்பதைப் பார்த்து பவனா வியந்தான்.

அனைத்து வேத கர்மாக்களை தந்தைக்குச் செய்து முடித்த பிறகு, புண்ணியா தனது தம்பி பவனாவை நோக்கி இவ்வாறு சொன்னான்: 'நீ ஏன் இன்னும் அப்பா இறந்த துக்கத்திலிருந்து மீளாமல் இருக்கிறாய்? நமது தந்தை மோட்சத்தை அடைந்து விட்டார். இது தான் அனைத்து ஜீவனின் விருப்பமாகும். இவ்வாறு விடுதலை அடைந்த நம் அப்பாவை நினைத்து வருந்துவது எந்தவகையிலும் நியாயமாகாது. அது மட்டுமல்ல. இதற்கு முன் உனக்கு எவ்வளவு தந்தைகள் இருந்திருப்பார்கள்? ஒரு காட்டில் உள்ள மரங்களின் பழங்களைக் கூட எண்ணி விடலாம். ஆனால் உன்னுடைய முந்தைய பிறவிகளின் எண்ணிக்கைகளை எண்ண முடியாது. உனது துக்கம் அஞ்ஞானத்தின் வெளிப்பாடு.

நீ எவ்வளவு பிறவிகள் எடுத்திருக்க வேண்டும். குயிலாக, மிருகமாக, மேகமாக, குன்றாக, மரமாக, பாம்பாக, பறவையாக என்று நீ எடுத்த முன் பிறவிகள் ஏராளம். அப்படி இருக்கும் பொழுது, முன் பிறவியில் உன்னுடைய

தாய் தந்தையர்களை நினைத்து நீ ஏன் வருந்துவதில்லை?

உன் முற்பிறவிகளைப் பற்றிச் சற்று நினைத்துப் பார். நீ கோசலை, தசர்னா, பவுண்ரா, குர்ஜரா, துஷாரா, கொங்கணா, கைகேயா, சால்வா என்ற தேசங்களில் நீ ராஜாவாக, குரங்காக, மானாக, காகமாக, பாம்பாக, கழுதையாக இன்னும் பலவாக பிறந்துள்ளாய். ஏன் அவர்களைப் பற்றி நீ வருந்துவதில்லை? காட்டில் உள்ள மரங்களிலிருந்து உலர்ந்த இலைகள் ஆகாயத்தில் பறந்து பூமியை அடைவதை எண்ணிவிட முடியாது. அந்த அளவில் உனக்கு தாய் தந்தைகள் இருந்திருக்கிறார்கள். அவர்களை நினைத்து நீ வருந்துவதில்லையே! ஆகையால் நீ நம் தந்தை இறந்ததற்கு வருந்துவதில் அர்த்தமே இல்லை. அப்படி வருந்துவது அறியாமையாகும். தாமரை போன்ற உன் இருதயத்திலிருந்து இந்த துக்கத்தைத் துடைத்து எறி. இதன் மூலம் உன்னுடைய மனத்தின் மாயை மறைந்து தூய இறை அருள் உன் உள்ளத்தை ஆட்கொள்ளும்.'

இந்தக் கதையை வசிஷ்டர் ராமருக்குச் சொல்லி, மனத்தின் வேண்டாத கவலைகளைக் களைந்து, தூயதாக வைத்துக் கொள்ள வேண்டும் என்று போதித்தார்.

3. பாலியின் கதை

வசிஷ்டர் ராமருக்கு பாலி கதையில், முந்தைய கதையான முனி புண்ணியா - அவரது தம்பி பவனா ஆகியவர்களின் மன நிலைகளைப் பற்றிச் சொல்கிறார். அந்த உரைகள் அனைத்தும் வசிஷ்டர் சொல்லப்போகும் பாலி கதைக்கு முன்னுரை போல் அமைந்துள்ளன.

வசிஷ்டர்: சூரியோதயத்தில் உலகம் சூரிய ஒளியால் முழுமையாக ஜொலிப்பதைப் போல் முனி புண்ணியாவின் அருளுரையால் அவரது தம்பி பவனாவின் இருதயம் ஞானத்தால் ஒளிவீசத் தொடங்கியது. அதன் பிறகு காட்டில் வாழும் அந்த இரு சகோதரர்களும் ஆத்ம ஞானம் பெற்று சித்த புருஷர்களாகத் திகழ்ந்தார்கள். தடையில்லாச் செயல்கள், ஆசைகள் ஆகியவைகள் ஒரு விளக்கின் திரி - நெய்யாக இருக்கின்றன. அந்தச் செயல்கள் - ஆசைகள் ஆகியவைகளை ஒழித்து அமைதியான விதேக முக்தி என்ற அணையா ஒளியாக புண்ணியா - பவனா ஆகிய இருவரும் விளங்கினார்கள்.

பல பிறவிகள் எடுத்த ஒருவன் - அந்த எல்லாப் பிறவிகளிலும் அவனே குடிகொண்டிருக்கும் போது - அன்பு காட்டுவதற்கோ அல்லது வெறுப்பதற்கோ இடம் எங்கே இருக்கும்?

ஆகையால் அதீத ஆசைகளை அழிப்பது தான் - அவைகளை மேலும் மேலும் அதிகமாக வளரவிடாமல் தடுப்பது தான் - ஒருவன் பயணிக்கும் பாதையாக அமைய வேண்டும். ஆசைகள் அனைத்தும் மன எண்ணங்களை அணையாமல் எரிய விடும் விறகாகும். ஆகையால் அந்த

எரியும் ஆசைகளான தீயை அணைத்தால், மனத்தின் சங்கல்பங்களும் அழிந்துவிடும். இது தான் சத்திய வாக்காகும்.

ஓ, பராக்கிரமசாலியான ராமா! தேகத்தைத் தியாகம் செய்யும் தேரில் ஏறி, ஆன்மீக ஒளியைக் காண்பாயாக. அது தான் அழுக்கோ, மாயையோ, அறியாமை நோயோ இல்லாமல் இருக்கும் பிரம்ம நிலையாகும். ஆகையால் ஓ, ராமா! அந்த வழியில் உன் வாழ்க்கையை அமைத்துக்கொள்வாக.

தூய அறிவு, பொருட்களை பகுத்தறிதல் ஆகிய இரண்டு நண்பர்கள் துணை இருந்தால் உன் அனைத்து வலிகளிலிருந்தும் நீ விடுபடுவாய். குருவின் துணையுடனும் நீ இதைச் சாதிக்கலாம்.

வைராக்கியம், ஞான நூல்களை ஓதுதல், கருணைச் செயல்கள் ஆகியவைகள் தான் ஆத்ம வாழ்க்கைக்கு துணை நிற்கும் தூண்கள். இதன் மூலம் மனம் கைவல்ய நிலையை - விடுதலையை - அடையும். இந்த நிலையில் மனம் அடையும் அமைதிக்கு மூன்று லோகங்களின் செல்வங்களும் ஈடாகாது.

இந்த மன நிலை, செருப்பு அணிந்து கால்களைக் காப்பது போல் மனம் உலகத்தில் எங்கு பயணித்தாலும் இருக்கும். இந்த ஆனந்த மயமான அமிர்தத்தை உண்ட மனம், தான் செல்லும் இடங்களிலும் அந்த அமிர்த பானத்தை உலகத்திலுள்ளோர்களுக்கும் அளிக்கும்.

இப்படிப்பட்ட மனத்தில் ஆசைகள் முழுவதும் அழிந்து விடும். இது முனி அகஸ்தியர் ஒரே மூச்சில் பெரிய கடல்

நீரையே உறிஞ்சிக் குடித்து கடல் நீரை அழித்ததைப் போலாகும். அப்படிப்பட்ட ஆசைகளை அறவே அறுத்தவர்களின் முகம் பூர்ண சந்திரன் போலவும், பாற்கடலிலிருந்து எழுந்த அமிர்த கலசம் பிரகாசமாக ஒளிர்வதைப் போலவும், தாமரை மலரில் கொலுவீற்றிருக்கும் ஜோதி வடிவான லக்ஷ்மி தேவியைப் போலவும் பிரகாசிக்கும்.

இருப்பினும் ஆசைகள் என்ற பிசாசுகள் தூய மனத்தின் ஒளியை மேகம் பிரகாசமான சந்திர ஒளியை மறைப்பது போலவும், மெழுகித் துடைத்த தரையை கருப்புக் கறைகள் பாழ்படுத்துவது போலவும் செய்துவிடும்.

மோட்சம் என்பது மனத்தின் மாசுகளை - அதாவது எல்லா ஆசைகளையும், மறுபிறவிகள் என்ற பயங்களையும் - அடியோடு அழிப்பதாகும். இது தான் புண்ணியா - பவனா கதையின் கருவான கருத்தாகும்.

ஓ, ராமா! இது உன்னால் முடியாவிட்டால், பாலி தன் அறிவின் வழிகாட்டலில் ஞானத்தை அடைந்தது போல் செயல்படவும்.

ராமர்: பாலி தேர்ந்தெடுத்த பாதையைப் பற்றி எனக்கு விளக்கமாகச் சொல்லவும்.

வசிஷ்டர்: பாதாள லோகத்தை பாலி என்ற அசுரன் ஆண்டு வந்தான். எல்லா உலகத்தையும் தன்னுடைய பலம் பொருந்திய சேனைகளைக் கொண்டு பயத்தால் நடுங்க வைத்தான். அவன் தனது அசுர பலத்தால் ஈஸ்வரன், விஷ்ணு, பிரம்மா என்று பலரையும் வென்று, சிறையில் அடைத்தான்.

பாலி, விரோசனா என்ற அசுர ராஜாவின் மகனாவான். 10 கோடி ஆண்டுகள் பாலி ஆசுர ஆட்சி செய்தான்.

அப்போது ஒரு நாள் தன் மாளிகையின் உச்சி உப்பரிகைக்குச் சென்றான். அந்த உப்பரிகையில் ஜன்னல்கள் மஹா மேரு மலையிலிருந்து கொண்டு வரப்பட்ட நவரத்தினங்களால் அலங்கரிக்கப்பட்டிருந்தன. காவலாளிகள் பலர் பாதுகாப்பாக அந்த இடத்தில் இருந்தனர்.

இதை எல்லாம் கண்ட பாலி இந்த உலகப் பொருட்களில் மேல் உள்ள ஆசைகளில் மனம் வெறுப்படைந்து, சம்சார வாழ்க்கையின் இழிவை நினைத்து வேதனைப் பட்டான்.

இந்த மன நிலையில் பாலி தனக்குத் தானே பலவிதமான யோசனைகள் ஒன்றன் பின் ஒன்றாக வர நினைத்தான்:

என்னை ஒருவரும் கேள்வி கேட்க முடியாத சக்ரவர்த்தியாக பல காலம் மூன்று லோகங்களைக் காட்டிலும் உள்ள செல்வத்தினை அனுபவிக்கிறேன். நிலை இல்லாத எப்பொழுது வேண்டுமானாலும் மறையும் இந்த செல்வச் செழுப்பைப் பற்றி நான் நினைக்கும் போது, இவைகள் எல்லாம் தற்காலிகமான இன்பம் கொடுப்பவைகள் என்பதை உணர்கிறேன். இன்பம் கொடுக்கும் அதே பொருட்கள் தான் மீண்டும் மீண்டும் வந்து போய் விடுகின்றன. நேற்று அனுபவித்தவைகள் தான் இன்றும் வருகின்றன. திரும்பத் திரும்ப வரும் பொருட்களில் அறிவாளிகள் கூட வெறுப்படையாமல், அவைகளில் இன்பம் காணுவதில் எந்தவிதமான வெட்கமும் படுவதில்லை. இது குழந்தைகள் மீண்டும் மீண்டும் அதே இனிப்புப் பண்டங்களை அடிக்கடி

தின்பதற்கு ஒப்பாகும். இது அஞ்ஞானத்தின் செயல் என்பதையும் அவர்கள் அறிவதில்லை.

இந்த நிலை, நாட்கள், வாரங்கள், மாதங்கள், வருடங்கள், யுகங்கள் என்று மீண்டும் மீண்டும் வந்து இதிலிருந்து மீளும் வழி தெரியாமல் திண்டாடுகிறார்கள்.

என் வாழ்க்கைக்கு விமோசனம் கிடைக்கும் வழி என்ன? என் செயல்களிலிருந்து விடுபட்டு, செயல்கள் அற்ற நிலைக்கு வர நான் என்ன செய்ய வேண்டும்? என் வாழ்க்கைப் பாதையை மேம்பட வைக்க எந்தப் பாதை உதவும்? 'அது' என்ற மாயைகளை எல்லாம் கடந்த பரப்பிரம்மத்தை அடையும் வழி எது?'

பாலி வெகு நேரம் இப்படி எல்லாம் தனக்குத் தானே யோசித்தான். இதற்கு ஒரு தீர்வு காண பாலி மீண்டும் தீவிர ஆலோசனையில் மூழ்கினான். திடீரென்று பாலி ஞானோதயம் வந்த நிலையில் அவன் கண்கள் முழுவதும் விரிந்து, பாலி ஆனந்தக் கூத்தாடினான்.

தன் அனைத்து சந்தேகங்களுக்கும் க்ஷண நேரத்தில் அவனது மனத்திரையில் விடைகள் காட்சிகளாகத் தோன்றவும், அதே ஆனந்த நிலையில் கீழ்க்கண்ட வார்த்தைகளை பாலி சொன்னான்:

முதலில் நான் என் அப்பா விரோசனா மன்னரிடம் என் சந்தேகங்களுக்கு விடை அளிக்க வேண்டினேன். அவர் என் சந்தேகங்கள் நீங்கும் முறைகளை விளக்கினார்.

நான் என் அப்பாவிடம் கேட்டேன்: அப்பா! அனைத்து இன்பங்கள், வலிகள் ஆகிய மாயாவிகளை எந்த

ஆசனத்தில் அமர்ந்தால் மறையும்? மனத்தின் மாயைகள் எந்த ஆசனத்தில் அமர்ந்தால் காணாமல் போகும்? அனைத்து ஆசைகளின் வேர்களையும் வெட்டும் சக்தி பெற்ற ஆசனம் எது? முழுமையான அருள் கிட்ட எந்த ஆசனத்தில் அமர வேண்டும்?

அப்பா! நீங்கள் பிரம்மத்தை அறிந்திருந்தால், அந்த பேரருளைப் பற்றி எனக்கும் தெரிவித்து என் வலிகள் - என் சந்தேகங்கள் அனைத்திலிருந்தும் விடுதலை பெற்றச் செய்யவும்.'

இதற்கு பாலி அப்பாவின் பதில்:

ஒரு அழகான தேசம் இருக்கிறது. அதற்கு எல்லை இல்லை; எந்த வரம்பும் இல்லை; எந்த வேலியும் இல்லை. அந்த தேசத்திலிருந்து தான் சிருஷ்டிக்கான முட்டைகள் உருவாகின்றன. சிருஷ்டிக்குப் பிறகு முடிவான இறப்பும் அந்த தேசத்தில் தான் முடிகின்றன. அந்த தேசத்தில் பிறவிகளுக்கு ஐந்து இந்திரியங்கள் இல்லை; குன்றுகள் இல்லை; காடுகள் இல்லை; தீர்த்த யாத்திரை செய்ய புனித ஸ்தலங்கள் இல்லை; தூய தேவர்கள் இல்லை; புராதன ஜீவன்கள் இல்லை.

அந்த தேசத்தை ஆட்சி செய்யும் அரசன் பெயர் ஜோதி. அந்த அரசன் எங்கும் நிறைந்து, அனைத்திற்கும் காரண கர்த்தாவாகி, அப்பழுக்கற்ற அமைதி சொரூபனாகி ஆட்சி செய்பவன். தனது மந்திரிகள் மூலம் அனைத்துச் செயல்களும் நடைபெறுகின்றன.

அந்த அரசனின் மந்திரி தன் தேசத்தில் இல்லாத ஒரு பொருளை நினைத்த மாத்திரத்தில் அது உடனே தோன்றும்

சக்தி பெற்றவன். நினைத்த மாத்திரத்தில் ஒரு பொருளை மறையச் செய்யும் சக்தியும் பெற்றவன். ஆனால் அந்த மந்திரிக்கு தன்னிச்சையாக எதையும் செய்யும் அதிகாரம் இல்லை. அனைத்தும் அரசனின் கட்டளைப்படியே நடக்கும். மந்திரி எல்லா காரியங்களையும் செய்வது போல் தோன்றினாலும், அது அரசனின் விருப்பமென்பதை அறியவேண்டும்.'

இப்படி அப்பா விளக்கிய உடன், பாலி மீண்டும் தன் தந்தையிடம் வினாவினார்: மன நோயோ, மற்ற நோய்களோ இல்லாத அந்த ஒளிவிடும் தேசம் எது? அந்த தேசத்தை எப்படி அடையலாம்? அந்த தேசத்தில் வாழும் தகுதி என்ன? அந்த தேசத்தின் அரசன் யார்? அரசனின் மந்திரி யார்?

இந்தக் கேள்விகளுக்கெல்லாம் பாலி அப்பாவின் பதில்:

மிகவும் வேகமாகவும், சக்தி வாய்ந்ததாகவும் உள்ள சட்டங்களைக் கடைப்பிடிக்கும் மந்திரியை யார் தான் மீறுவார்கள்? எண்ணற்ற தேவர்களும், அசுர கூட்டங்களும் ஒன்றாகச் சேர்ந்தாலும், அந்த மந்திரியை ஜயிக்க முடியாது. அது மட்டுமல்ல; மிகவும் சக்தி வாய்ந்த ஈட்டிகள், சக்கரங்கள் ஆகியவைகளை எய்தாலும், அந்த ஆயுதங்கள் யாவும் ஒரு கல்லில் எறிந்த பூக்களாக வலிவிழந்து போய்விடும். அந்த மந்திரி எப்போதும் அரசனுக்கு அடி பணிந்தே செயல்படுவார். இந்த அரசனின் கட்டுப்பாடு இல்லாவிடில், மேரு மலையைக் கூட ஒருவன் நகர்த்தி விடலாம் - ஆனால் மந்திரியை அசைக்க முடியாது தவிப்பர். அந்த மந்திரியை அடக்க ஒருவன் அறிவின் மூலம் பெற்ற அதிக அனுபவம் - திறமை

ஆகியவைகளைக் கொண்டு மட்டும் தான் அடிபணிய வைக்க முடியும். அந்த மந்திரியை எதிர்த்தால், ஒரு கோபமுள்ள பாம்பு படம் எடுத்து சீருவதுபோல் சீறி உன்னை அந்த மந்திரி அழித்துவிடுவான். உன்னுடைய உள்ளத்தில் நிறைந்துள்ள பலவிதமான சந்தேகங்களைப் போக்க, அரசன், அவன் மந்திரி, அவனது தேசம் ஆகியவைகள் உண்மையில் எவைகளை உருவகமாகக் கொண்டுள்ளன என்பதை நான் இப்போது உனக்கு விளக்கப் போகிறேன்.

அந்தக் கதையில் வரும் அரசனின் நாடு என்பது மோட்சம். அந்த நாட்டின் அரசன் என்பது ஆத்மாவின் உண்மைச் சொரூபம். அதை மோட்சத்திலிருந்து ஒரு பொழுதும் பிறக்க முடியாது. மேலும் அது எந்தவிதமான மாசுக்களும் இல்லாத ரத்தினக் கற்களாக ஒளிவிடும் தன்மையது. மந்திரி என்பவன் மனமாகும். சர்வ வல்லமை பொருந்திய அரசனின் திறமை என்பது புலன்களின் மோகத்தை முழுவதும் அழித்து, வைராக்கியத்தை முழுமையாக வளர்ச்சியடையச் செய்வதாகும். ஆசைகளை மனம் வெற்றி கொண்டால், அது கூண்டில் அடைபட்ட பலம் இழந்த ஒரு மத யானைக்கு ஒப்பாகும்.

ஒவ்வொரு மனித மனமும் நான்கு பங்கு பாகங்களைக் கொண்டு இயங்குகிறது.

மனத்தின் இரண்டு பாகம் இந்திரிய சுகங்களை அனுபவிக்கவும், அடுத்த பாகம் ஞான நுல்களைப் படிக்கவும், கடைசி பாகம் ஆசார்யர்களை அடைந்து அவர்களைச் சரணடைவதாகவும் அமைய வேண்டும். அதன் பிறகு ஆத்ம உண்மை மனத்தை முழுவதும்

ஆட்கொண்டு விடும். அதுவே தான் மோட்சமாகும்.'

இப்படியாக பாலி தந்தை பாலிக்கு உபதேசித்தார்.

பாலி தனக்குத் தானே சொல்லிக்கொண்டான்:

'தந்தையின் அருள் மொழிகளால் என் மனம் அஞ்ஞான இருள் அகன்று ஞான ஒளியால் பிரகாசிக்கத் தொடங்கியது. என் தந்தையின் மொழிகள் என் மனத்தில் பதிந்து, அவைகளை நான் அடிக்கடி நினைவு கூறும் நிலையில் உள்ளேன். இதனால் என் மனம் குளிர்ந்து, உயர்ந்த அமிர்த பானம் குடித்த ஆனந்த நிலையில் மூழ்கி உள்ளது. ஆஹா, நான் எவ்வளவு நாட்கள் அறியாமை இருளில் உழன்று ஆனந்த ஒளியை அறியாமல் இருந்துள்ளேன்? ஆத்ம இருக்கையை நான் இப்போது அடைந்து விட்டேன். இது தான் அனைத்து அமைதியின் பெருமைக்கு மூல கர்த்தாவாகும்.

நான் யார்? என்னுடைய உண்மையான குணம் யாது? இதற்கு பதிலை என் குல குருவான சுக்கிராச்சார்யாரிடமிருந்து பெற்று மனம் தெளிவடைவேன்.'

பாலி தன் இரு கண்களையும் மூடி, தமது குருவை நினைத்து தியானித்தார். குரு சுக்கிரசாரிரயாரும் தூய சச் சிதானந்த ஆகாச உருவம் கொண்டு பாலி முன் தோன்றினார்.

பாலி தமது குருவை வணங்கி விலையுயர்ந்த ரத்தினங்கள், நறுமண மலர்கள் ஆகியவற்றால் பூஜித்து சொன்னார்:

இந்த உலகத்தில் இருப்பது எது? இந்த உலகத்திற்கு அப்பால் உலகத்தில் இருப்பது எது? அதைக் கட்டுப்படுத்தும் சக்தி எது? பேசும் நான் யார்? என் பேச்சைக் கேட்பவர் யார்? நித்திய உலகம் எது? இந்த என் அனைத்துக் கேள்விகளுக்கெல்லாம் சரியான பதில்களைச் சொல்லி என் சந்தேகங்களை நிவர்த்தி செய்யவும்.

பாலி கேட்ட கேள்விகளை எல்லாம் ஆராய்ந்து, சுக்ராசார்யார் பதில் சொன்னார்: 'நான் கல்பக மரம் இருக்கும் தேவ லோகத்திற்குச் செல்லும் பிரயாணத்தில் இருக்கும் நிலையில் உன்னைச் சந்திக்கிறேன். வெறும் விளக்கச் சொற்களால் என்ன பயன்? எனினும் நான் இதை உனக்குப் போதிக்கிறேன்: இந்த உலகத்தில் இருக்கும் அனைத்தும் ஞானம் ஒன்று மட்டுமே; உலகத்தின் வெளியிலும், உள் மனத்திலும் நிறைந்திருப்பதும் ஞானம் ஒன்றே; உன்னிடம் பேசிக் கொண்டிருக்கும் நானும் ஞானமே; கேட்கும் நீயும் ஞானமே; எல்லா உலகமும் ஞானத்தைத் தவிர வேறு இல்லை; இது தான் நான் சொல்ல வந்த ஞான உபதேசமாகும். இந்த உண்மையை உன் மனத்தில் இருத்தி, தியானம் செய்யவும். அதன் மூலம் உயர்ந்த வெற்றிப் பதவியை அடைவாய். தவத்தில் சிறந்த சப்த ரிஷிகள் உன்னை ஆசீர்வதிப்பார்களாக. நான் உன்னிடமிருந்து விடைபெறுகிறேன்.'

அதன் பிறகு பாலி அரசன் தியானம் செய்தார்.

'இந்த உயர்ந்த பூமி ஞான பூமியாகும். மூன்று லோகங்களும் ஞானமே. என்னுடைய உண்மையான குணமும் ஞானமே; நான் அதன் மூலம் ஒளிவிடும் பிரம்ம நிலையை அடைந்துள்ளேன். இந்த நிலையில் எதுவும்

என்னை பிணிக்காது. அனைத்தும் ஞான ஆகாசமாகவும், ஞானமாகவும் தெரிகின்றன.'

இப்படி நினைத்த பாலி, ஓம் என்ற மந்திரத்தை உச்சரித்து, தியானம் செய்தார். அதன் மூலம் சங்கல்பம், கர்மம், மூன்று வகையான ஆசைகள் (மனைவி, மகன்கள், செல்வம்), சந்தேகங்கள், நினைப்புகள், அறிவு, பிம்பங்கள், அந்த பிம்பங்களின் மூலமாக அறியப்படுபவைகள் ஆகியவைகளை வென்று சிலை போல் சமாதியில் வெகு காலம் இருந்தார். இப்படி பாலி அரசன் காற்று இல்லாத சூழ்நிலையில் அசையாமல் ஒளி உமிழும் ஒரு விளக்குப் போல் நிஷ்டையில் இருந்தார்.

வசிஷ்டர்:

பாலியின் பரிவாரங்கள் தங்கள் அரசனை அரண்மனையில் காணாமல் பல இடங்களில் தேடி அலைந்தனர். நிர்விகல்ப சமாதியில் இருக்கும் பாலியை அவர் நிஷ்டை கலைந்து, மீண்டும் அரச கடமைகளை தூய மனத்தினனாய் செய்ய ஆரம்பித்தார்.

ஆகையால், ஓ ராமா! ஒரு குழந்தைபோல் அங்குமிங்கும் அலைபாயும் மனத்தை ஞானம் என்ற நிலைக்கு உயர்த்த வேண்டும். இதை தினமும் செய்யும் தியானத்தால் அடைய வேண்டும். மனம் என்ற மத யானையை அடக்கி, வலி அகற்றி, வேறுபாடுகளைக் களைந்து, மோட்சத்தை அடைவாயாக.

4. பிரஹலாதனின் கதை

பிரஹலாதன் தன் அறிவின் மூலம் ஞானமாகிற ஆத்மாவை உணர்ந்த விவரங்களை விளக்குவது தான் இந்தக் கட்டுரை.

பிரஹலாதனின் தந்தையான ஹிரண்யகசிபு தனவாசர்கள் என்ற வம்சத்தின் அரசராவார். அவர் இறந்தவுடன் பிரஹலாதன் துக்கம் தாங்காமல் இவ்வாறு கூறினார்:

'என்னுடைய வம்சமான தனவாசில் என் தகப்பனார் மற்றும் எண்ணற்றோர் பிறந்து, பிறகு இறந்துள்ளனர். அவர்கள் துளசிமாலை அணிந்த விஷ்ணுவின் கோபத்திற்கு உள்ளாகி காற்றிலே அல்லாடும் பஞ்சுபோல் இறந்துள்ளார்கள். அப்படி இறந்தவர்களின் எண்ணிக்கை ஆற்று மணலை விட அதிகம். விஷ்ணுவிடம் பயப்படாதவர்கள் என் வம்சத்தில் ஒருவரும் இல்லை. சங்கு சக்கரதாரியான பாற்கடலில் பள்ளி கொண்டிருக்கும் நாராயணனின் பாதங்களே அடைக்களம் என்று என் மனம் தீர்மானிக்கிறது. ஆகையால் விஷ்ணுவை நான் தியானிப்பது தான் எனக்கு இருக்கும் ஒரே வழி. ஓம் நமோ நாராயணா என்ற எட்டு எழுத்து மந்திரத்தை ஜபிப்பதுதான் விஷ்ணுவின் அடியினை அடைவதற்கு ஒரே வழி. 'நானே விஷ்ணு' என்ற தாரக மந்திரத்தை உச்சரித்து தியானிப்பது தான் மோட்சத்திற்கு வழியாகும்.

'இந்த என் உடம்பே விஷ்ணுவின் அம்சமாகும். என் உடம்பில் உயிராக இருக்கும் பிராணவாயு தான் முதல் விஷ்ணு. அந்த பிராணவாயு என் உடம்பை விட்டு வெளியேறும் பொழுது அந்த பிராணன் இரண்டாவது

விஷ்ணுவாக மாறுகிறது.

'விஷ்ணுதான் உலகத்தில் தன் மனத்தின் சக்தி கொண்டு பலவிதமான பாத்திரங்கள், நறுமண திரவியங்கள், அழகான நவரத்தினங்கள் பதித்த ஆபரணங்கள், விளக்குகள், தங்க ஆடைகள், வாடாத தங்க புஷ்பங்கள், அமிர்தம் போன்ற உணவுகள், பூஜிக்கத் தகுந்த எண்ணற்ற பொருட்கள் ஆகியவைகளை சிருஷ்டித்துள்ளார். அவைகளை வைத்து விஷ்ணுவை ஆராதிக்கிறேன்.

விஷ்ணு ஆதிசேஷன் என்ற பாம்புப் படுக்கையில் பாற்கடலில் பள்ளி கொண்டுள்ளார். கொடுமையான கொலை செய்யும் ஆயுதமான கோடாலிகளை கைகளில் ஏந்திய எங்கள் வம்சத்திலுள்ளவர்கள் விஷ்ணு பக்தியால் தங்கள் கொடிய கொலைக் குணங்களை முற்றிலும் விடுத்து விஷ்ணுவின் பாதங்களில் என்னைப் போல் சரணடைந்து விட்டார்கள். இந்த அதிசயத்தை கண்ணுற்ற தேவர்கள் 'எப்படி கொடுங்கோலக் கொலை வெறி கொண்ட இந்த அசுர குலத்தவர்கள் விஷ்ணுவின் அன்பைப் பெற முடியும்?' என்று குழம்பிய நிலையில் விஷ்ணுவைப் போய்ப் பார்த்தனர்.

அவர்கள் விஷ்ணுவிடம் கேட்டார்கள்: 'அனைத்து கொடுங்குணங்களுள்ள தைத்யாஸ் வம்சத்தினர் உங்களைத் தியானம் செய்து உங்களுடன் ஐக்கியமாகி விட்டால், அவர்களுக்கு மறு பிறவிகள் இல்லாமல் போய்விடும். மிக மிக கொடுங்கோலர்களான தைத்யாஸ் வம்சத்தினர் எப்படி விஷ்ணுவுடன் சேர முடியும்? சண்டாள குணங்கள் உள்ளவர்கள் விஷ்ணு பக்தர்களாக பக்தி செலுத்துவது எப்படி முடியும்?'

இதற்கு விஷ்ணு பதில் சொன்னார்:

'கொலை குணங்களை விட்டு ஆத்ம வழியினைத் தேர்வு செய்து தத்துவ ஞான மார்க்கத்தினைக் கடைப்பிடித்து அவர்கள் மோட்சத்தை அடைந்து விட்டார்கள்.

நல்மனம் படைத்தவர்கள் தீய வழியில் சென்றால், அவர்களுக்கு பல தீயவைகளால் துன்பம் வந்து சேரும். அதே போல் தீயவர்கள் தூய்மையான வழியை மேற்கொண்டால், அவர்களுக்கு பலவிதமான நன்மைகள் உண்டாகும். ஆகையால் நீங்கள் விடைபெறவும்.'

பிரஹலாதன் விஷ்ணுவை பலவிதங்களில் துதித்து தியானம் செய்தான். இந்த பிரஹலாதனின் தூய்மையான தோத்திரங்களைச் செவிமடுத்த விஷ்ணு அதனால் இன்பமுற்று, 'உனக்கு என்ன வரம் வேண்டும், கேள்' என்றார்.

பிரஹலாதன் விஷ்ணுவிடம் 'எனக்கு வலியே இல்லாத வாழ்வை அளிக்க வேண்டும்' என்று வேண்டினான். இதைக் கேட்ட விஷ்ணு பகவான் பிரஹலாதனின் தலையில் தன் தாமரைப் புஷ்பம் போன்ற கைகளை வைத்து 'உன் மனம் இந்த மாயா உலகத்தின் கட்டிலிருந்து விடுபட்டு தூய அமுத மயமான பரப்பிரம்மத்தின் அருளை நீ அடைவாய்' என்று வரம் அளித்தார்.

பிரஹலாதன் விஷ்ணுவின் வரம் பெற்றவுடன் பத்மாசனம் ஆசனத்தில் அமர்ந்து தனக்குத் தானே கீழ்க்கண்டவாறு சிந்தனை வயப்பட்டான்:

'நான் யார்? இதற்கு முன் நான் யார்? 'நான்' என்பதன் குணாதிசயங்கள் என்ன? நான் என்பதை எதனுடன் தொடர்பு படுத்த வேண்டும்? நான் என்பது உடலா, உலகமா? ஓடுவதும், அழுவதும், சிரிப்பதும் நான் என்பதை பாதிக்குமா? வெளி உலகம், உள் உலகம் என்ற இரண்டில் நான் என்பது எதில் சேரும்? வெளி உலகம் குன்றுகளும், மரங்களும், கற்களும், பூமியும் என்று பலவகையாக பரவி இருக்கின்றன. உள் உலகமோ உடலில் உறையும் பிராண வாயுவாக இருக்கிறது. பார்த்தல், தொடுதல், நுகர்தல், கேட்டல், உரைத்தல் ஆகிய ஐம்புலன்களின் செயல்கள் நானா? உண்மையான ஆத்ம ஞானம் இந்த 'நான்' போனால் தான் கிட்டும். அது தான் ஆத்மாவை அறியும் உண்மை நிலை. அது தான் ஆன்மீக அறிவாகும்.

'நான்' அல்லது 'அவன்' என்பதெல்லாம் மனம் சார்ந்தது. ஆராயும் அறிவை மையமாகக் கொண்டு இயங்கும் மனம் தான் மனித உடலின் முக்கிய அம்சமாகும். அனைத்து ஜீவாத்மாக்களுக்கும் 'நான்' என்பது பொதுவான அம்சமாகும்.

அந்த 'நான்' என்பது கண்ணுக்குப் புலப்படாத ஞானம் மற்றும் பிரத்யகாத்மா என்ற இரண்டைத்தான் கொடி போல் பற்றி உள்ளது. அவைகள் இரண்டாகத் தெரிந்தாலும், அவைகள் ஒன்றேயாகும். ஆத்மாவின் அத்வைத நிலையை உறுதிப்படுத்துகிறது.

விளக்கக் குறிப்பு 22: ஞானம் - பிரத்யகாத்மா

ஞானம் - பிரத்யகாத்மா ஆகிய இரண்டைப் பற்றிய விளக்கம்.

1. ஞானம்

ஞானம் என்பது அறிவு, ஆனால் சாதாரண அறிவு அல்ல. இது ஆன்மாவை உணர்ந்ததனால் வரும் உயர்ந்த அறிவு. இது புத்தகங்களைப் படிப்பதாலோ, உலக விஷயங்களைத் தெரிந்து கொள்வதாலோ வருவதில்லை. இது நம்முடைய உண்மையான ஆன்ம சொரூபத்தை உணர்ந்து கொள்வதால் கிடைக்கும் மெய்ஞானம்.

இந்த ஞானத்தின் மூலமாகத்தான் நாம் இந்த உலகம் மாயை என்பதையும், நம்முடைய நிஜமான சொரூபம் ஆன்மா என்பதைப் பற்றியும் தெரிந்துகொள்ள முடியும்.

2. பிரத்யகாத்மா

'பிரதி' என்றால் 'உள்ளே' அல்லது 'நோக்கி' என்றும், 'ஆத்மா' என்றால் 'ஆன்மா' என்றும் பொருள். எனவே, பிரத்யகாத்மா என்றால் 'உள்ளே திரும்பிப் பார்த்து அறிய வேண்டிய ஆன்மா' என்று அர்த்தம்.

நாம் பொதுவாக வெளி உலக விஷயங்களைப் பற்றியே சிந்தித்துக் கொண்டிருக்கிறோம். ஆனால், நம்முடைய மனத்தை வெளி உலகிலிருந்து உள் நோக்கித் திருப்பும் போது, நம்முடைய நிஜமான சுயத்தை உணர்ந்து கொள்ளலாம். அந்தச் சுயமே பிரத்யகாத்மா ஆகும். இதுதான் நம்முடைய உள்ளே இருக்கும் சாட்சி அல்லது

உண்மையான ஆத்மா.

ஆத்மாவை அறிய உதவும் ஞானம் என்பது நேற்று, இன்று, நாளை என்ற முக்காலத்திற்கும் பொருத்தமானதாகும். ஒரு வலையில் அகப்பட்ட பறவை போல் உலக பந்தங்களில் உழன்று மனம் பேதலித்து, இந்த உலக வாழ்க்கையில் ஆசை, வெறுப்பு என்று புழுப்போல் வாழ்வதை உதறித் தள்ள வேண்டும்.

எந்தச் செயல்களைச் செய்தாலும் அதனை விருப்பு - வெறுப்பு இன்றிச் செய்தல் வேண்டும். அகங்காரத்தின் தளையை அறுத்து துவைதக் கருத்துக்களை தியானம் மூலம் களைந்து, 'கேவலா' என்ற எதனோடும் ஒப்பிட முடியாத நிலையினை நான் அடைந்து விட்டேன். இந்த 'கேவலா' என்பது தான் முழுமையான ஞானமாகும். அந்த நிலையில் மனச் செயல்கள், ஈகோ ஆகியவைகள் கிடையாது.

இந்த நிலையைத் தான் புனிதமான நூல்களில் 'நீ தான் நான், நான் தான் நீ' என்ற வாக்கியங்களில் சொல்லப்பட்டுள்ளது. அந்த நிலையை அடைந்த ஆத்மாக்கள் உலகத்தின் முழு சொத்தையும் அடைந்தாலும், அதனால் அவர்கள் பாதிக்கப்பட மாட்டார்கள். அழகான பெண்ணை குருடன் பார்த்தால் அதனால் அவன் மனது பாதிக்கப்படாதது போல் தான் அந்த சொத்துக்களும் அந்த உத்தம ஆத்மாக்களுக்குத் தெரியும்.

விஷ்ணுவை நான் வணக்குகிறேன். விஷ்ணுவுக்கு ஜயம்

உண்டாகட்டும்.'

பிரஹலாதன் 5000 வருடங்கள் நிர்விகல்ப சமாதியில் ஒரு சிலைபோல் அமர்ந்து தியானித்தான்.

பிரஹலாதனும் அவனுடைய வம்சத்தினரும் சத்திய சீலர்களான காரணத்தால் தேவ - அசுர யுத்தம் இல்லாமல் அதனால் பூமியில் யக்யங்கள், தபஸ்கள் போன்றவைகள் நடக்க வேண்டிய அவசியம் இல்லாமல் போய் விட்டது. இதனால் உலகம் செயலற்று ஸ்தம்பித்து விட்டது. அனைவரும் நல்லவர்களாகி சொர்க்கம் சென்று விட்டதால் பிரம்மாவிற்கு புதிய உயிர்களை சிருஷ்டிக்கும் வேலை இல்லாமல் போய்விட்டது.

இதற்கு ஒரே வழி அசுரர்கள் அவர்களின் இயற்கைக் குணங்களின் படி கோடரியைத் தூக்கி மீண்டும் தீய செயல்களைச் செய்ய வேண்டும். இதனால் தேவ - அசுர போர் மூள வேண்டும். தேவர்கள் போரில் வெற்றி பெற யாகம், தவம் ஆகியவைகளைச் செய்ய வேண்டும்.

இதனால் உலக தெய்வீக சட்டத்தை தொடர்ந்து நடத்த விஷ்ணு தமது பாம்புப் படுக்கையிலிருந்து எழுந்து, தமது கருட வாகனத்தில் ஏறி, பிரஹலாதனைச் சந்திக்கச் சென்றார். தமது பஞ்ச சயின்ய சங்கை ஊதி பிரஹலாதனுக்கு தம் வரவைத் தெரிவித்தார்.

நிஷ்டை கலைந்து பிரஹலாதன் விஷ்ணுவைப் பார்த்ததும் அவரை வணங்கினான்.

விஷ்ணு பிரஹ்லாதனிடம் சொன்னார்: 'நீ தவம் செய்தது

போதும். உடனே நீ உன் தேசத்திற்குச் சென்று செல்வம், ராஜ்யம் ஆகியவைகளை ஆள்வாயாக. கல்பக யுகம் முடியும் வரை நீ ராஜாவாக அரசாளுவாயாக.'

இவ்வாறு சொல்லி புனித நீரை வரவழைத்து பிரஹலாதனுக்கு அங்கேயே அரசனாக பதவிப் பிரமாணம் செய்து வைத்தார். தம் கைகளாலேயே விலையுயர்ந்த வைரக் கற்களால் பதிக்கப்பட்ட தங்க கிரீடத்தைச் சூட்டினார்.

'மஹா மேரு மலை, பூமி, சூரியன், சந்திரன் ஆகியவைகள் இருக்கும் வரை நீண்ட நாள் வாழ்ந்து அரசாள்வாயாக. அதன் பிறகு சொர்க்கம் அடைவாயாக' என்று விஷ்ணு ராஜாவான பிரஹலாதனை வாழ்த்தினார்.

வசிஷ்டர் சொன்ன வார்த்தைகளைக் கேட்ட ராமர் தன் சந்தேகத்தை இவ்வாறு வெளிப்படுத்தினார்:

'பிரஹலாத அசுர ராஜா ஞானம் அடைந்து, பிரம்மத்துடன் ஐக்கியமாகி விட்டார். அந்த நிலையில் விஷ்ணுவின் சங்க நாதம் கேட்ட உடன் பிரஹலாதன் மீண்டும் இவ்வுலக வாழ்க்கையில் வந்துள்ளார். இது எவ்வாறு சாத்தியமாகும்? சம்சாரத்தில் உழன்று பிறகு அனைத்து வாசனைகளும் தீயில் கருகியது போல் ஜீவன் முக்தர்களாக மாறியவர்கள் எவ்வாறு மீண்டும் பிறவி எடுக்க முடியும்? தீயில் கருகிய விதைகள் மீண்டும் முளைக்காதல்லவா?' என்று கேள்வி கேட்ட ராமர் அதற்கு ராமரே பதில் அளித்துள்ளார்.

ராமர் விளக்கம்:

தூய உலக பந்த வாசனைகள் ஆத்ம தியானமான சத்துவ குணத்துடன் தொடர்புடையது. அதற்கு ஆரம்பம் - முடிவு என்பது இல்லை. ஜீவன் முக்தர்களுக்கு இந்த வாசனைகள் உறக்க நிலையில் எப்போதும் இருக்கும். அந்த வாசனை ஆயிரம் வருடங்கள் கடந்தாலும், உடலில் உயிர் உள்ள வரைக்கும் இந்த தூய வாசனை மனத்தில் இருக்கும். அது மெதுவாக பனி உருகுவது போல் உருகிவிடும். இந்த தூய வாசனைகளால் தான் ஜீவன் முக்தர்கள் வெளியுலக பொருட்களின் மேல் பந்தம் கொண்டு விழித்தெழுகிறார்கள்.,

(இதன் காரணமாகத் தான் பிரஹலாதன் தன் அசுர குலத்தின் வழிப்படி கொடுங்கோல் ஆட்சி செய்ய ஆரம்பித்தான் என்ற நிலை உண்டாயிற்று. அதைத் தடுக்க முனிவர்கள் யாகம், தேவ அசுர யுத்தம் தொடர்ந்து, பிரம்மா - விஷ்ணு - ருத்திரன் ஆகியவர்களின் செயல்களும் உலகம் உய்ய தொடர்ந்து நிகழ்ந்து பிரபஞ்சம் மீண்டும் செயல்பட்டது என்பது தான் இந்த கதையின் மூலக் கருத்தாகும்.)

5. காடியின் கதை

'வாழ்வின் பிறப்பு - இறப்பு ஆகியவைகளுக்கு காரணம் மிகவும் அற்புதமானதும், ஒரு குறிப்பிட்ட சக்தியைக் கொண்ட மாயையாகும். பயங்கரமான செயல்களை சிறப்பாக செயல்படுத்தும் மனத்தைக் கட்டுப்படுத்துவதன் மூலம் மாயையை அழிக்க முடியும். இதை விளக்க நான் ஒரு கதை சொல்லப் போகிறேன்' என்று வசிஷ்டர் ராமரிடம் சொன்னார்.

அது தான் கோசலா தேசத்தில் வாழ்ந்த காடி என்ற ஒரு சிறந்த பிராமணனின் கதையாகும். அந்த காடி என்ற பிராமணன் தன் குடும்பத்தை விட்டு விலகி காட்டில் ஒரு தடாகத்தில் கழுத்து அளவு தண்ணீரில் எட்டு மாதங்கள் தவம் இருந்தான். விஷ்ணு நேரில் அவனுக்குத் தரிசனம் தந்து, 'உனக்கு என்ன வரம் வேண்டும்?' என்று கேட்டார்.

விஷ்ணுவைப் பார்த்த பிராமணன் தடாகத்திலிருந்து வெளியே வந்து விஷ்ணுவை வணங்கி 'ஓ, பரப்பிரம்மமே! எல்லா ஆத்மாக்களிடமும் தாமரை மலர்களாக விரிந்து நிரந்தரமாக குடியிருக்கும் விஷ்ணுவே! ஓ, அச்சுதனே! (ஆழியாதவனே)! ஓ, அனந்தனே! (முடிவில்லாதவனே), நான் பிரம்மத்துடன் ஐக்கியமாக விழைகிறேன். அதற்கு உங்களால் சிருஷ்டிக்கப்பட்ட மாயை பற்றிய உண்மையை முழுமையாக அறிய விழைகிறேன்' என்று அந்தப் பிராமண காடி விஷ்ணுவிடம் கோரியது.

விஷ்ணு காடியின் கோரிக்கையை ஏற்று 'நீ மாயையைப் பார்க்கும் சக்தி பெறுவாய். அதன் பிறகு மாயையின்

பிடியிலிருந்து விடுபடுவாய்' என்று அருள் பாலித்தார்.

அதன் பிறகு அந்தப் பிராமணன் மீண்டும் தடாக நீரில் இறங்கினான். ஆனால் குளிப்பதற்குச் சொல்லும் வேத மந்திரத்தை உச்சரிக்காமல் குளித்ததால் அவன் உயிர் பிரிந்து விட்டது. செத்த உடலைப் பார்த்த அவன் மனைவி, அவன் தாய் அனைவரும் நேருப்பில் இட்ட புழுப்போல் வேதனையால் துடித்தனர். பிறகு அவன் உடலை சுடுகாட்டில் வைத்து எரித்து, சாம்பலாக்கினர்.

காடி மறு ஜன்மமாக சண்டாள - நாய் மாமிசத்தைத் தின்னும் மிகவும் கருப்பு நிறம் கொண்டவளின் வயிற்றில் பிறந்தான். அவள் குழந்தையும் கரியின் நிறமான கருப்புடன் இருந்தது. அதே குலத்து ஒரு பெண்ணை திருமணம் செய்து கொண்டான். காடு மலைகளில் அவன் தன் குடும்பத்துடன் வாழ்ந்து வந்தான். பிறகு அவன் மனைவி குழந்தைகள் எல்லாம் இறந்து விட அவன் தனித்து விடப்பட்டான்.

அவன் ஆசைகளை வென்று அலைந்தான். கடைசியாக கீரா என்ற தேசத்தை அடைந்தான். அந்த தேசத்து ராஜா இறந்துவிட, புதிய ராஜாவை தேர்வு செய்ய பட்டத்து யானையை வீதியிலே அலங்காரம் செய்து அனுப்பினார்கள். அந்த யானை இந்த கருப்பு நிற சண்டாளனை தேர்வு செய்தது.

அந்த கருப்பு ராஜா முடி சூடப்பட்டான். எட்டு வருடங்கள் அவன் ராஜாவாக அந்த கீரா நாட்டை ஆண்டான்.

ஒரு நாள் தெருவில் தன் ஜாதியைச் சேர்ந்த நீச்ச

குலத்தவர்கள் செல்வதைக் கவனித்தான். அவர்களில் மூத்தவர் ஒருவர் அந்த ராஜா தம் இனத்தவனான கதஞ்சா என்பதை அறிந்தார்.

அவர் கதஞ்சா என்ற கீரா நாட்டு கருப்பு ராஜாவைப் பார்த்துச் சொன்னார்: 'ஓ, கதஞ்சா! என்னுடைய கர்ம வினையால் நான் உன்னைக் காண முடிந்தது. நீ இங்கு என்ன செய்கிறாய்?' என்று கேட்டார். அதற்கு அவன் தன் பூர்விகத்தின் முழு விவரங்களையும் விளக்கிச் சொன்னான்.

இந்த சம்பவத்தால் அந்த ராஜா ஒரு நீச்சன் என்பது அனைவருக்கும் தெரியவந்தது. அதன் பிறகு அந்த ராஜாவை அனைவரும் வெறுக்க ஆரம்பித்தார்கள்.

மந்திரிகள் கூடி ஆலோசனை செய்தனர்.

'நம் நாட்டு ராஜா சண்டாள கீழ் ஜாதி என்பது தெரிய வந்துள்ளது. இது ஏற்க முடியாத ஒன்று' என்று அனைவரும் அரசனை விட்டு விலக ஆரம்பித்தனர். அரண்மனைத் தாதிகள் மற்றும் வேலையாட்கள் அரசனிடம் நெருங்காமல் தள்ளியே இருந்தனர்.

இந்த அநியாயத்திற்கு ஒரு தீர்வு காண அனைவரும் விரும்பினர்.

'இது நாம் செய்த பாபமாகும். நீச ராஜா நம் நாட்டை ஆளச் செய்தது ஒரு பெரும் அழுக்காகும். அதை எந்த தவமும் நீக்க முடியாது. ஆகையால் அதற்கு ஒரே வழி - அனைவரும் தீக்குளித்து உயிரை விடுவது தான்' என்று

முடிவானது. அதன் படியே அனைவரும் நெருப்பில் விழுந்து மடிந்தனர்.

இதை அறிந்த நீச்ச ராஜா தனக்குத் தானே சொல்லிக்கொண்டான்: 'நான் சண்டாளன் என்பதாலும், என்னுடன் தொடர்பு கொண்டதாலும், அனைவரும் நெருப்பில் விழுந்து செத்து மடிந்து விட்டார்கள். ஆகையால் நானும் நெருப்பில் விழுந்து மடிவேன்' என்று சொல்லி அதன்படியே இறந்து விட்டான்.

மீண்டும் அந்த ஜீவாத்மா பிராமணனாக பிறவி எடுத்து ஒரு மிகவும் கோபம் கொண்ட புலியைப் போல் காட்டிலே வாழ்ந்தான். அப்போது ஒரு அதிதியைச் சந்தித்தான். அவரிடம் தன் பூர்வ ஜென்மத்தைப் பற்றிக் கேட்டான்.

அதற்கு அந்த துறவி சொன்னான்: 'கீரா தேசத்தில் நான் சில மாதங்கள் தங்கினேன். அப்போது அந்த தேசத்து ராஜா ஒரு நீச்சன் என்பதை அறிந்த உடன் அனைவரும் நெருப்பை மூட்டி தங்கள் உயிரை விட்டனர். இந்த கொடூரத்தைப் பார்த்த நான் பாபியாகி விட்டேன். அதைப் போக்க பிரியாகை சென்று கங்கையில் ஸ்நானம் செய்தேன்.'

இதைச் செவியுற்ற அந்தப் பிராமணன் 'இது என் பூர்வ ஜென்ம சரித்திரம்' என்பதை உணர்ந்தான். அதன் பிறகு தானே கீரா தேசத்திற்குச் சென்று தன் பூர்வ ஜன்ம இடங்களைப் பார்வை இட்டான்.

'இது தான் விஷ்ணு சொன்ன மாயையா? அந்த மாயையை என் தூய அறிவு என்ற விதையினால் உணரும் சக்தி

பெற்றேனா?' என்றெல்லாம் நினைத்தான்.

பிறகு ஒரு உயரமான மலை உச்சிக்குச் சென்று தவம் செய்யத் தொடங்கினான். வெறும் நீர் மட்டும் அருந்தி கடும் தவம் விஷ்ணுவை நோக்கிச் செய்தான்.

விஷ்ணு அவன் முன் தோன்றவும், அந்த பிராமணன் சொன்னான்: 'மாயையின் குணம், கர்ம பலன்கள் ஆகியவைகளை நான் அறிந்து கொண்டேன். இருப்பினும் மாயை பற்றிய முழு உண்மையையும் அறிந்த நிலையை நான் அடைய வில்லை என்றே நினைக்கிறேன். இந்த மாயை ஏன் உண்மையான உருவமாக மனத்தை மயக்குகிறது?'

விஷ்ணு அதற்குப் பதில் இவ்வாறு சொன்னார்: 'ஓ, பிராமணா! உலகத்தில் உள்ள இந்த பூமி மற்றும் பல பொருட்கள் மனத்தில் உருவாகும் பிம்பங்களே. ஈகோ என்ற அகங்காரங்களால் அந்த பிம்பங்கள் உண்மை என்ற நினைப்பு ஏற்படுகிறது. அந்த நினைப்பிலேயே உழன்று சந்தோஷப்படுகிறார்கள். இந்த சித்தம் என்ற சஞ்சலமான மனங்களில் தான் இந்த உலகமே இயங்குகிறது.

காகம் உட்கார பனம் பழம் விழுந்தது என்ற பழமொழியைக் கேள்விப்பட்டதில்லையா? பனம் பழம் விழும் தருணம் காகம் உட்கார்ந்ததால் பனம் பழம் விழுவதற்கு காகம் தான் காரணம் என்பது ஒரு மாயையான மனப் பிராந்தியாகும். இந்த மாதிரியான மனப் பிராந்திதான் பிராமண நீச்ச ராஜா - நீச்ச ராஜாவின் பிரஜைகளின் தீக்குளிப்பு ஆகியவைகளையும் கணிக்க வேண்டும். தத்துவ ஞானம் தான் மாயையை அழித்து

மனத் தூய்மையை அளிக்கும்.

மாயை என்ற மோகம் ஒரு பெரிய சக்கரமாகும். அந்த சக்கரத்தின் அச்சு மனமாகும். வேற்றுமை பாராட்டாத குணம் கொண்ட மனம் இருப்பின் மாயை ஜீவனை எந்தவிதத்திலும் பாதிக்காது. நீ இன்னும் 10 வருடங்கள் குகைக்குச் சென்று தவம் செய்யவும். அதன் பிறகு எப்போதும் நிலையாக அழியாமல் இருக்கும் உண்மையான ஞானம் உன்னை அடையும்.'

இதை உபதேசித்து விஷ்ணு மறைந்து விட்டார்.

முனியான காடி 10 வருடங்கள் கடும் தவம் செய்து, சத் என்ற உன்னத நிலையை அடைந்தார். அதனால் பயம், வலி, ஆசை ஆகியவைகள் இன்றி, ஜீவன் முக்தி நிலையை அடைந்து, மனம் முழுச் சந்திரனாக ஒளிவீசும் அருளைப் பெற்றது.

6. உத்தலகாவின் கதை

'எங்கும் வியாபித்திருக்கும் மாயையை வெற்றி கொள்வது என்பது மிகவும் கடினம். ஏனென்றால் அந்த மாயை பலவிதமான ஆற்றல் கொண்ட பெரியதும் சிறியதுமான பொய்யான மயக்கும் உருவங்களைச் சிருஷ்டித்து மனம் பரப்பிரம்மத்தை அறிவதைத் தடுக்கும். இதற்கு மனத்தின்

மூன்று குணங்கள் தான் காரணமாகும். பிரம்ம ஞானத்தை அறியாதபடி இந்தக் குணங்கள் கொல்லன் துருத்தியைப் போல் கடல் அளவு மன வலியை உண்டாக்கும். இந்த மன வலியான நோயைப் போக்குவதற்கு ஒரே வழி மனத்தை அடக்கும் சக்தி பெற்ற தெய்வீக அருள் மூலம் மட்டுமே நிகழ முடியும் - வேறு எந்த வழியிலும் இதை அடைய முடியாது.

ராமா! அறிவாளிகள் தாங்கள் பிறந்த குலத்திற்கு ஏற்ற பணிகளை அவர்களின் வாழ்வின் ஒவ்வொரு நொடியிலும் நிகழ்காலத்தை மட்டுமே மனத்தில் இருத்தி, சென்ற அல்லது வருங்கால காரியங்களைப் பற்றி கவலைப்படாமல் செயல்படுவர். தங்கள் வாழ்வின் ஒவ்வொரு நொடியிலும், தங்கள் அனைத்து சங்கல்பங்கள், ஆசைகள், கடந்த காலச் செயல்கள் ஆகியவைகளை புறம் தள்ளி செயல்பட்டால், அது தான் மனக் கட்டுப்பாடு என்பதாகும். மனம் அழிவது தான் ஞானம் என்பதால், அது தான் ஒரு முழுமையான தன்மையுடைய பிரத்யாகாத்மா ஞானமாகும். அதன் மூலம் மனத்தின் விகல்பம் நீங்கிவிடும்.

மனத்தின் பிடியிலிருந்து முழுச் சுதந்திம் அடையும் நிலையில் திரை விலகி தூய உண்மையை அறியலாம். அந்த தூய உண்மையைத் தான் தெய்வீக பிரம்ம நிலை என்கிறோம். அந்த பிரம்ம நிலையில் மனம் பரந்து விரிந்து அப்பழுக்கற்ற முழுமையான அருள் ஒளியாகத் திகழும்.

ஓ, ராமா! இந்த மன நிலையில் அறிவான ஆத்ம - ஞானங்களைப் போதிக்கும் நூல்களை முழு மூச்சுடன் படிக்க வேண்டும்.

மனத்தை உலகப் பொருட்களின் தொடர்புகளிலிருந்து விலக்கி அதன் மூலம் ஆசைகள் என்ற பந்தமான தளைகளை அழித்து கறையில்லா தூய பிரம்ம நிலையை அடைய வேண்டும். இது தான் ஆத்ம ஞானமாகும். இதற்கு தடைகளாக விஷத் தன்மையுள்ள ஆசைகள் பூச்சிகளாகி மனத்தை அரிக்கும். மனத்தை தியானத்தில் ஈடுபடுத்தி இந்தப் பூச்சிகளைக் கொன்று மனத்தை சுத்திகரிக்க வேண்டும்.

முழு நிலா மேகங்களால் நம் கண்களுக்குத் தெரியாமல் இருக்கும் நிலைபோல மனித உடலின் ஆசைகளால் ஆத்ம சிந்தனை மறையும். அந்த நிலையில் சம்சார வாழ்வு - மனைவி, குழந்தைகள் என்று மனம் ஒரு பாம்புபோல் அலைபாயும். ஆனால் முனி உத்தலகா ஐந்து புலன்களையும் பொடிப் பொடியாக்கி மனத்தின் அழுக்கையும், வலிகளையும் போக்கி தூய நிலையை அடைந்தார். '

ராமர்: முனி உத்தலகா எவ்வாறு ஐந்து பூதங்களையும் அழித்து, மனத்தை தூய்மையாக்கினார்?

வசிஷ்டர்: ஆத்ம சிந்தனையால் தான் உத்தலகா ஐந்து பூதங்களையும் வென்றார். அதைப் பற்றி இப்போது உனக்கு விளக்கிச் சொல்லப் போகிறேன்.

முனி உத்தலகா காந்தமாதனா என்ற குன்றில் வசித்து வந்தார்.

அந்த குன்றில் காடுகள், அழகாகப் பூப் பூக்கும் செடிகள், மூக்கைத் துளைக்கும் நறுமணம் கமழும் பூக்கள் என்று

மனத்தை ரம்பியமாக்கும் சூழ்நிலையில் இருந்தது.

இந்த அமைதியான சூழ்நிலையில் ஆன்மீக புத்தகங்களில் சொல்லப்பட்ட நியதிகளின் படி நிஷ்காம தபஸ் (பலனை எதிர்பார்க்காமல் செய்யும் தவம்) செய்ய ஆரம்பித்தார்.

மேலும் யோக சாஸ்திரத்தில் விதிக்கப்பட்ட யமா மற்றும் நியமா என்ற வழிகாட்டுதல்களின்படி யோக நிஷ்டையில் உத்தலகா ஈடுபட்டு, தன் மனத்தில் இவ்வாறு சிந்தனை வயப்பட்டார்:

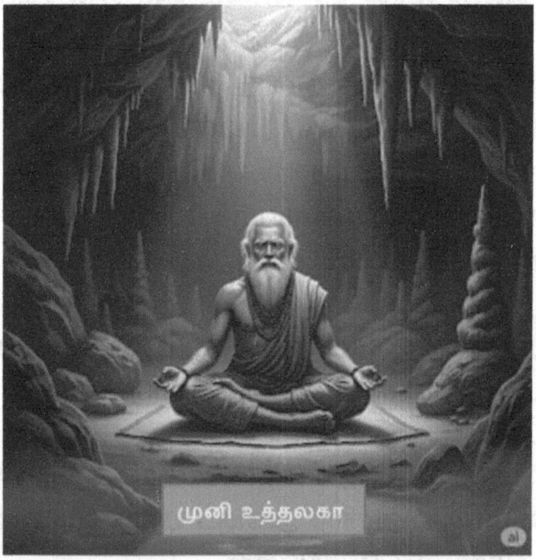

விளக்கக் குறிப்பு 23: யமா - நியமா

யோகாசனத்தில், பதஞ்சலி முனிவர் வகுத்த எட்டு நிலைகளில் (அஷ்டாங்க யோகம்) முதல் இரண்டு நிலைகளாக யமா மற்றும் நியமா உள்ளன. இவை யோகப்

பயிற்சிகளுக்கான ஒழுக்க விதிகள் ஆகும்.

யமா:

யமா என்பது சமூகத்துடன் நாம் எவ்வாறு நடந்து கொள்வதற்கான ஒழுக்க விதிகளைக் குறிக்கிறது. இது மற்ற உயிர்களிடமும், உலகத்துடனும் நமது உறவை ஒழுங்குபடுத்துகிறது. இவை ஐந்து கொள்கைகளைக் கொண்டது:

- அஹிம்சை : எந்த உயிருக்கும் மனத்தாலோ, செயலாலோ, பேச்சாலோ தீங்கு இழைக்காமல் இருப்பது.
- சத்யா : உண்மை பேசுவது. ஒருவர் தன் எண்ணம், சொல், செயல் ஆகிய மூன்றிலும் உண்மையைக் கடைப்பிடிப்பது.
- அஸ்தேயா : திருடாமை. பிறருக்குச் சொந்தமான எதையும் திருடாமல் இருப்பது.
- பிரம்மச்சரியம் : புலன்களைக் கட்டுப்படுத்துதல். இது உடல் ஆற்றலை வீணாக்காமல், அதை ஆக்கப்பூர்வமான செயல்களுக்குப் பயன்படுத்துவதைக் குறிக்கிறது.
- அபரிகிரஹா : பேராசை இல்லாமல் இருப்பது. தேவையில்லாமல் பொருட்களைச் சேகரிப்பதையோ அல்லது பொருள்களில் பற்றுக் கொள்வதையோ தவிர்ப்பது.

நியமா:

நியமா என்பது தனிப்பட்ட சுய ஒழுக்கம், தன்னைத்தானே வளர்த்துக் கொள்வதற்கான பழக்கவழக்கங்கள் ஆகியவற்றைக் குறிக்கிறது. இது ஒருவரின் உள் உலகத்துடன் தொடர்புடையது. இவை ஐந்து கொள்கைகளைக் கொண்டவை:

- ❖ செளசா : தூய்மை. உடல் மற்றும் மனத் தூய்மையைக் கடைப்பிடிப்பது.
- ❖ சந்தோசா : மனநிறைவு. கிடைத்ததைக் கொண்டு மகிழ்ச்சியாகவும், திருப்தியாகவும் இருப்பது.
- ❖ தபஸ் : கடுமையான பயிற்சி. உடலையும் மனத்தையும் கட்டுப்படுத்தும் விடாமுயற்சியான யோகப் பயிற்சிகளில் ஈடுபடுவது.
- ❖ சுவாத்யாயா : சுய ஆய்வு. ஆன்மீக நூல்களைப் படிப்பதும், தன்னைத்தானே அறிந்து கொள்ள முயற்சிப்பதும்.
- ❖ ஈஸ்வர பிரணிதானா : இறைவனிடம் சரணடைதல். தன்னுடைய செயல்களின் பலன்களை இறைவனுக்கு அர்ப்பணிப்பது.

'வலியில்லாத பாதுகாப்பான இடம் எது? வலியை வென்ற பிறப்பில்லா அழிவற்ற நிலை எது? அத்வைத பிரம்ம நிலையை அடைவது எப்படி? மனத்தூய்மை பெறுவது எப்படி? மனத்தில் அலை அலையாக வீசும் காற்றுப் போல் மனத்தைத் துன்புறுத்தும் ஆசைகளை ஞானம் என்ற தோணியால் கடப்பது எவ்வாறு? செயல்கள், செயல்கள் அற்ற நிலைகள், விருப்பு வெறுப்புகள் ஆகிய இருளானவைகளை அகற்றும் வெளிச்சத்தை அடைவது

எவ்வாறு? எங்கும் அசையாமல் இருக்கும் பாறை போன்று நிர்விகல்ப சமாதியை ஒரு குகையில் அமர்ந்து செய்கைகளைத் துறந்து ஆத்மாவை அடைவது எப்போது? பறவைகள் தலையில் கூடு கட்டும் அளவு தியான நிலையை அடைவது எப்போது?'

ஆனால் உத்தலகாவின் மனம் ஒரு குரங்கு போன்று மரங்களின் கிளைகளில் ஒவ்வொன்றாகத் தாவுவது போல் சமாதி நிலையை அடைய முடியாமல் தடுத்தது.

இருப்பினும் உத்தலகா பத்மாசனம் இட்டு மனத்தைக் கட்டுப்படுத்தி தியானம் செய்தார்.

மனம் கமழும் கற்பக மரங்கள் அடங்கிய தோட்டம் உத்தலகாவின் மனத்தைக் கவரவில்லை. பிரம்ம லோகம் அல்லது பாதாள லோகம் ஆகியவைகளை அடைந்த ஜீவன்கள் மன அமைதி இல்லாவிடில், அமிர்தமான நிர்வாண அருளைப் பெற மாட்டார்கள்.

மனம் மான் போல் சப்தத்தால் அழியாமலும், ஆண் யானை போல் காமத்தால் துயர்படாமலும், பூச்சிபோல் விளக்கு ஒளியில் இறக்காமலும், இறையை விரும்பி மீன் போல் சாகாமலும், தேனீக்கள் போல் தேனைச் சேகரித்து கூடு கட்டி அதனால் இறக்காமலும் இருக்கும் நிலையை அடைய வேண்டும். அதற்கு ஐந்து பூதங்களால் ஏற்படும் வாசனைகளை வென்று மனத்தை வலுவாக்க வேண்டும்.

நான் என்பது உடம்பின் தோலோ, ரத்தமோ, எலும்போ, வாயுவான பிராணனோ இல்லை. நான் என்பதை கண்களாகவோ, தோலாகவோ, காதுகளாகவோ,

மூக்காகவோ, நாக்காகவோ சொல்ல முடியாது. ஆனால் என் மனமோ அறியாமையாலும், கலைகளில் மயங்கும் நிலையாலும் ஒரு பசுவின் கன்று காட்டு நாய்களால் பயமுறுத்தப்படுவது போல் ஞானம் இழந்து, ஆத்ம ஆபரணம் கிடைக்காமல் அஞ்ஞானம் என்ற வில்லனால் தோற்கும் நிலைக்குத் தள்ளப்படுகிறேன்.

மனம் தான் அனைத்து இந்திரியங்களுக்கும் அடைக்கலம் கொடுக்கும் இடமாகும். ஆனால் அதே இந்திரியங்களை அடைக்கித் தான் உண்மையான ஞானம் அடைய முடியும்.

நான் இப்போது பிரம்ம நிலையை அடைந்து விட்டேன். நான் தனியாக உள்ளேன். நான் வெற்றி அடைந்து விட்டேன். மோட்சத்தை அடைந்து விட்டேன்.'

விளக்கக் குறிப்பு 24 : உத்தலகாவின் பிராணாயாமம்

பிராணாயாமம் பற்றி இங்கு முனி உத்தலாகா விளக்கி உள்ளார். அந்த பிராணாயாமம் பற்றி (1) விளக்கக் குறிப்பு எண் 33 பக்கம் 299 விதஹவ்தாவின் பிராணாயாமம் (2) விளக்கக் குறிப்பு எண் 42 பக்கம் 344 பூசுண்டரின் பிராணாயாமம் ஆகியவைகளிலும் விளக்கப் பட்டுள்ளதையும் சேர்த்துப் படிக்கவும்..

இப்படிச் சொல்லி முனி உத்தலாகா பத்மாசனத்தில் அமர்ந்து 'ஓம்' என்ற பிரணவ மந்திரத்தை உச்சரித்தார்.

உத்தாலக முனிவர் ஓம் (பிரணவ) மந்திரம் உச்சரித்து தியானம் செய்ததன் மூலம், தம் உடலையும் மனத்தையும் ஆன்மீக ரீதியாக மாற்றியமைத்தார்.

ஓம் பிரணவ மந்திரத்தின் முதல் அட்சரமான அ என்பது 3 1/2 மாத்திரை அளவானது. இந்த உச்சாடனத்தால் உடல் ஒளி பெற்று ஜொலிக்கும். பிறகு ரேச்சிகா என்ற மூச்சை வெளியேற்றல் நிகழும். இது அகஸ்திய முனி ஒரே மூச்சில் சமுத்திர ஜலத்தை முழுங்கி சமுத்திரமே ஜலமில்லாமல் இருக்கும் அளவில் இருப்பதைப் போல் உடல் முழுவதும் பிராணவாயு இல்லாமல் வெளியேற்றப்படும். இது பிரம்மகாசா என்ற ஞானமாகும். ஹிருதயத்தில் எரியும் அக்னி உடல் முழுவதும் பரவி, உடலை பஸ்பமாக்கிவிடும். இது தான் பிராணாயாமத்தின் முதல் நிலை. இந்த ரேச்சிகா நிலை என்பது ஹட யோகா இல்லை. ஹட யோகாவில் வலி உண்டு; ஆனால் இந்த ரேச்சியாவில் வலி கிடையாது.

பிராணாயாமத்தின் இரண்டாவது நிலை தான் உகாரா என்பதாகும். இது மூச்சை உடல் உள்ளே நிலை நிறுத்துவதாகும். அந்த மூச்சை அடக்குவதை பிராணாயாமத்தின் கும்பகம் என்பர். இதனால் அமைதியான பிராணவாயு முழுமையாக உடலின் உள்ளேயும் வெளியேயும், அனைத்து திசைகளிலும், ஆகாசத்திலும் கொல்லன் துருத்தியில் இருக்கும் காற்றுப் போல் பரவும். ரேச்சிகா நிலையில் உடலை எரித்த அக்னி ஒரு மின்னல் போல் அணைந்து விடும். உடல் பனி போல் வெள்ளை நிறப் பஸ்மமாகி, உடலின் பாகமான எலும்புகள், சதைகள் மற்ற உறுப்புகள் வெளியே தெரியும். எரிந்த உடல் எலும்புகள் கற்பூரப் படுக்கையில் கிடத்தப்பட்டது

போல் தோற்றமளிக்கும். வாயுவால் இந்த உடலின் சாம்பல் ஆகாயத்தில் பறந்து, முழுமையாக ஆகாயத்தையே சூழ்ந்து கொண்டு விடும். அந்த சாம்பல் அனைத்தும் ஒன்றாக ஆகாயத்தில் ஒரு இடத்தில் சூல் கொண்ட மேகம் போல் ஒன்றாக சேர்ந்துவிடும். இது தான் பிராணாயாமத்தில் இரண்டாவது நிலையாகும். இது வலி கொடுக்கும் ஹட யோகம் இல்லை.

பிராணாவின் மூன்றாவது நிலை மகரா - அமைதி நிலை. அந்த நிலை முழுமை அடைந்தால் அது பூரகா - மூச்சை உள்ளே நிரப்புதல் ஆகும்.

விளக்கக் குறிப்பு 25 : மகரா & பூரகா:

மகரா (ம) என்பது ஓம் என்ற பிரணவ மந்திரத்தின் கடைசிச் சொல்லான 'ம' வைக் குறிக்கும். பூரகா என்றால் நிரப்புதல் - மூச்சை நிரப்புதல் என்பதைக் குறிக்கும். மகரா என்பது ஒரு நிலை என்றால், பூரகா என்பது ஒரு செயலாகும். பூரகா என்பது பூரணம் (முழுமை) என்பதுடன் தொடர்புடையது.

மகரா நிலையில் பிராணன் முழுமை அடைகிறது. அந்த முழுமை நிலையையே பூரகா என்று உவமையாக அழைக்கிறார்கள்.

ஹட யோகத்தில் பூரகா என்றால் மூச்சை இழுத்தல். ஆனால் யோக வசிஷ்டத்திலோ, பூரகா என்றால் பிராணன் தன்னுள் பூரணமாதல் அல்லது நிறைவடைதல்.

இதை ஒரு உதாரணத்தால் விளக்கலாம்:

ஒரு குடம் நீரால் நிரம்பியிருக்கிறது. அந்த நிலை தான் மகரா என்பது.

குடம் பூரணமாக நீரால் நிரம்பி உள்ள அந்தப் பூரணம் என்ற செயல் தான் பூரகாவாகும்.

மகரா = நிலை; பூரகா = அந்த நிலையில் தோன்றும் நிறைவு -முழுமை.

வலியில்லாத நிலையில் அனைத்து பிராண வாயுக்களும் அறிவான அமுதத்தில் மூழ்கின. அனைத்து பிராண வாயுக்களும் பனியில் குளித்ததைப் போல் குளிர்ந்து போய் இருந்தன. அந்த நிலையில் அவைகள் புகை மண்டலமாகி ஆகாயத்தில் இருக்கும் சந்திரனைச் சுற்றி வரும் குளிர்ந்த மேகங்களாக உருமாறின. பிறகு அந்த பிராண வாயுக்கள் மழைபோல் ஆகாயத்திலிருந்து கீழே பொழிந்து, சாம்பலாக இருக்கும் உடலை நனைத்தது. இதனால் முனி உத்தாலகரின் உடல் மீண்டும் விஷ்ணுவைப் போன்று ஒளி பொருந்தியதாகவும், நான்கு கைகள் கொண்டதாகவும் உருவானது.

பிறகு முனி உத்தாலகர் பத்மாசனத்தில் அமர்ந்து, மது உண்ட தேனிக்க்கள் போல் அலைபாயும் தமது மனத்தை அடக்கினார். மௌனமான நிலையில் மிருதுவான பிராணா மற்றும் அபானா ஆகியவைகளின் வேகத்தை கணக்கிட்டு, அவைகளை கட்டுப்பாட்டிற்குள் கொண்டு வந்தார். மிகவும் கஷ்டப்பட்டு தமது இந்திரியங்கள் வெளி உலக

வஸ்துக்களால் ஈர்க்கப்படாமல் படிப்படியாக கட்டுப்பாட்டுக்குள் கொண்டு வந்தார். பிராணவாயு வெளியேறாமல் இருப்பதற்கு உடலின் பிரதானமான ஒன்பது துவாரங்களையும் மூடிவிட்டார். இது ஒரு வீட்டில் அன்னியர்கள் அத்துமீறி உள்ளே புகாமல் இருக்க, வீட்டின் கதவுகளை மூடுவதற்கு ஒப்பாகும்.

இதன் மூலம் முனி உத்தாலகர் நிர்விகல்ப சமாதியை அடைந்தார்.

சித்தர்களும், தேவர்களும் உத்தாலகரின் தவத்தின் வலிமையால் தாங்கள் கொண்டு வந்த ரதத்தில் ஏறி சொர்க்க லோகம் வர வேண்டினார்கள். ஆனால் உத்தாலகர் அவர்களின் வேண்டுகோளை நிராகரித்தார்.

இந்த பூலோகத்தில் நிர்விகல்ப சமாதியில் இருப்பதைத் தான் உத்தாலகர் விரும்பினார்.

நீண்ட இடைவிடாத பயிற்சியின் மூலம், உத்தாலகர் சித் - சாமான்யா (சர்வவியாபக உணர்வு) நிலையில் ஒன்றி, பின்னர் சத்தா - சாமான்யா (சர்வவியாபக இருப்பு) நிலையை அடைந்தார். இந்த உலகில் சித்திரை மாத சூரியனைப் போல தோன்றி மறைந்து விடாமல், அவர் ஜீவன் முக்தி நிலையை அடைந்து அமைதியான மனதுடன் இருந்தார்.

அப்போது ஸ்ரீ ராமர், வசிஷ்டரிடம், "சத்தா - சாமான்யா என்றால் என்ன?" என்று கேட்டார்.

அதற்கு வசிஷ்டர் பதிலளித்தார்:

"ஒருவரது மனம் அனைத்து பொய்யான எண்ணங்களிலிருந்தும் விடுபட்டு, சர்வவியாபகமான சித் சாமான்யாவின் தன்மையை அடையும்போது, அந்த எண்ணங்கள் படிப்படியாகக் குறைகின்றன. அப்போது இந்த சித் - சாமான்யாவே சத்தா சாமான்யாவாக மாறுகிறது.

விளக்கக் குறிப்பு 26: சித் சாமான்யா & சத்தா சாமான்யா

சத் சித் ஆனந்தம் என்பதில் உள்ள சத் - சித் தான் சத்தா சாமான்யா - சித் சாமான்யா என்று இங்கு சொல்லப்பட்டுள்ளது என்பதை அறியவும்.

1.சத்தா சாமான்யா என்பது சத்தா + சாமான்யா என்ற இரு சொற்களாகும்.

சத்தா என்றால் சத்தியமானது, நிலைத்து இருப்பது, நிஜம், என்று பொருள் கொள்ளலாம். சாமான்யா என்றால் பொதுவானது, வேறுபாடற்றது, ஒரே தன்மை கொண்டது

2.சித் சாமான்யா என்பது சித் + சாமான்யா என்ற இரண்டு சொற்கள் கொண்டது.

சித் என்றால் சித்தம் என்பதாகும். சித்தம் என்றால் அறிவு, ஞானம் என்று பொருள் கொள்ளலாம். சாமான்யம் என்றால் பொதுவானது, வேறுபாடற்றது, ஒரே தன்மை கொண்டது.

வேதாந்தம் மற்றும் சைவ சித்தாந்தத்தில் சத்தா சாமான்ய மற்றும் சித் சாமான்ய ஆகிய இரண்டு கருத்துக்களும் பிரம்மம் அல்லது இறைவனின் நிலையை விளக்கப் பயன்படுகின்றன. இவை பிரம்மத்தின் "பொதுவான இருப்பு" மற்றும் பிரம்மத்தின் "பொதுவான அறிவு" என்று பொருள்படும்.

எனவே, 'சித் சாமான்யம்' என்பது அனைத்து உயிர்களிடத்தும் பொதுவாகவும், அனைத்து பொருட்களையும் வெளிப்படுத்துவதாகவும் விளங்கும் பேரறிவு ஆகும்.

உடல், மனம், புத்தி ஆகியவை செயல்படுவதற்கு அடிப்படையாக ஒரு சக்தி தேவைப்படுகிறது. இருட்டில் இருக்கும் பொருட்களைப் பார்க்க விளக்கு எப்படித் தேவையோ, அதுபோல நம் எண்ணங்களையும் உணர்வுகளையும் அறிய உதவும் அந்த அடிப்படை உணர்வையே 'ஒளி' என்கிறோம். அந்த ஒளி அழியாதது. பாகுபாடு இல்லாதது (எல்லோருக்கும் பொதுவானது - அது தான் சித் சாமான்யா).

இதை மிக எளிமையாக கீழே உள்ள விளக்கங்கள் மூலம் புரிந்து கொள்ளலாம்:

---

1. சத்தா சாமான்ய (Satta Samanya) - பொதுவான இருப்பு

'சத்' என்றால் சத்தியம் - சத்தியம் என்றும் அழியாது நிலைத்து இருப்பது என்ற பொருளால் அது 'இருப்பு'

(Existence) என்ற சொல்லால் அறியப்படுகிறது. இந்த இருப்பு என்பது. உலகில் உள்ள அனைத்துப் பொருட்களிலும் பொதுவாக இருக்கும் ஒரு விஷயம்.

'ஒரு கல் இருக்கிறது, மரம் இருக்கிறது, மனிதன் இருக்கிறான்.' என்பதில் உள்ள கல், மரம், மனிதன் ஆகியவைகள் பல உருவங்களாக இருந்தாலும், அவைகள் 'இருக்கின்றன' என்ற சத்தியமான பொதுவான தன்மை நிலையைத் தான் சத்தா சாமான்யம் என்று அறிகிறோம் அல்லது உணர்கிறோம்.

.மோதிரம், சங்கிலி, கடுக்கன் எனத் தங்க நகைகள் பல உருவங்களில் இருப்பினும், அந்த நகைகளில் பொதுவாக இருப்பது தங்கம் என்ற உலோகம் என்பது சத்தியமான கூற்றாகும். இங்கு சத்தா சாமான்ய தங்கம் இல்லையென்றால் நகைகள் இல்லை. அது போல், பிரம்மம் இல்லை என்றால் உலகம் இல்லை. இதை மனத்திற்கு உணர்த்தும் ஞானம் அல்லது அறிவு தான் சித் சாமான்யவாகும்.

2. சித் சாமான்ய (Chit Samanya) - பொதுவான அறிவு/உணர்வு

'சித்' என்றால் சித்தம். சித்தம் என்றால் 'ஞானம்', 'அறிவு' அல்லது 'உணர்வு' (Consciousness) என்று பொருள் கொள்ளலாம். சித் என்ற ஞானம் தான் பொருள்களில் உள்ள பொதுவான் இருப்புத் தன்மையை வெளிச்சம் போட்டு காட்டுக்கிறது.

இறைவன் அல்லது பிரம்மம் என்பது எங்கும் நிறைந்திருக்கும் இருப்பு (சத்); அதை அறியச் செய்யும்

சக்தி தான் சித். ஆகையால், அறியப்படும் பொருள், அறியச் செய்யும் கருவி ஆகிய இரண்டும் ஒரே நாணயத்தின் இரண்டு பக்கங்கள் போன்றவை. ஒரு பொருள் இருக்கிறது என்றால் அங்கே 'சத்' இருக்கிறது, அதை நாம் உணர்கிறோம் என்றால் அங்கே 'சித்' இருக்கிறது.

இதை எளிதாகப் புரிவதற்கு சில உதாரணங்களை மேற்கோள் காட்டி விளக்கலாம்.

1. அறையின் பொருட்களின் இருப்பும் (சத்) அதை வெளிக்காட்டும் ஒளியும் (சித்)

ஒரு அறையில் மேசை, நாற்காலி, புத்தகம், படங்கள் எல்லாம் இருக்கின்றன. ஆனால் அந்த அறையில் இருள் சூழ்ந்திருப்பின் அந்த அறையில் இருக்கும் பொருட்கள் தெரியாது. ஆனால் ஒளி அறையில் வந்தவுடன், அறையில் உள்ள அனைத்துப் பொருட்களும் வெளிச்சம் என்ற காரணத்தால் தெரியவருகிறது.

அறையில் உள்ள பொருட்கள் - அதாவது அவைகள் அறையில் இருக்கின்றன என்ற 'பொதுவான இருப்பு நிலை' தான் சத்தா சாமான்யமாகும்.

வெளிச்சம் தான் அறையில் உள்ள பொருட்களை எல்லாம் வெளிப்படுத்துகிறது. அந்த ஒளிதான் சித் சாமான்யமாகும்.

ஒளி எந்த ஒரு பொருளின் குணமும் அல்ல. ஒளி எல்லாவற்றுக்கும் பொதுவாக இருக்கிறது. ஒளி தன்னைத் தானே வெளிச்சமாக்கும் சுயம்பிரகாசம். இதுவே சித்-சாமான்யம்.

2.கரும்பு, கரும்பின் இனிப்பு:

கரும்பிலிருந்து பல வடிவங்கள் உருவாகின்றன: கரும்புச் சாறு, வெல்லம், சர்க்கரை, மிட்டாய். வடிவம், பெயர், பயன்பாடு – எல்லாம் மாறினாலும், அனைத்திலும் இருக்கும் பொதுவான சத்தான ஒன்று இனிப்பு என்பதுதாகும். அந்த மாறாத இனிப்புத் தன்மை தான் கரும்பின் “சத்தா-சாமான்யம்”. அந்த இனிப்பு, எந்த ஒரு குறிப்பிட்ட வடிவத்துக்கும் சொந்தமானதல்ல; அது கரும்பின் பொதுவான சத்து அல்லது சாரம். இதுவே கரும்பின் சத்தா-சாமான்யம்.

இந்த கரும்பின் சத்தா சாமான்யம் (இனிப்பு) வெளிப்பட கருவியாக இயங்கியது அறிவு ஒளியாக இருக்கும் - சித் சாமான்யம் என்பதையும் உணரவேண்டும்.

“உள்ளது” என்பது சத்தா; “உள்ளதை வெளிப்படுத்துவது” என்பது சித்.

சத்தா சாமான்யம் பரிபூரண நிலை; சித் சாமான்யம் பிரகாசம்.

சத்தா = இருப்பு அம்சம்; சித் = பிரகாச அறிவு அம்சம்.

ஒரு முயலின் கொம்புகளைப் போல, அனைத்துக் காணக்கூடிய பொருட்களும் ஒருவரின் மனத்தில் இருந்து உண்மையற்றவையாக மறைந்து போகும் போது, மேலும் விருத்தி - ஞானம் (கீழ்மனத்தின் செயல்கள்) ஆன்மீக உணர்வில் ஒன்றிணையும் போது, இந்த உணர்வே சத்தா -

சாமான்யமாகிறது.

அனைத்து வெளிப்புற மற்றும் உட்புற பொருட்களும், பல்வேறு வகையான விஷயங்களும் உடலின் மனத்தை விட்டு விலகும்போது, மனம் உணர்வாக மட்டுமே இருக்கும். அப்போது, இந்த சித் சாமான்யா - சத்தா சாமான்யாவாகிறது. காணக்கூடிய பொருள்கள் கண் முன் தோன்றினாலும், ஒருவர் அவற்றைப் பற்றி எண்ணாமல், ஒரு ஆமை தனது தலையை ஓட்டுக்குள் இழுத்துக் கொள்வதைப் போல, தன்னை ஆத்மாவிற்குள் இழுத்துக் கொண்டால், அந்த 'நான்' என்பது சத்தா சாமான்யாவாகிறது.

உயர்ந்த ஜீவன் முக்தர்களும் (உடலுடன் விடுதலை அடைந்தவர்கள்) மற்றும் விதேக முக்தர்களும் (உடலைத் துறந்து விடுதலை அடைந்தவர்கள்) இருக்கும் உன்னத நிலையே சத்தா சாமான்யமாகும். இது துரியா நிலை என்றும் அழைக்கப்படுகிறது. இந்த தெய்வீக நிலை, அறிவு மற்றும் பகுத்தறிவின் மூலம் சமாதியை அடைந்தவர்களுக்கு உண்டாகிறது. இது திரிமூர்த்திகள் மற்றும் நாரதர் போன்ற ரிஷிகள் உட்பட பலரால் அடையப்பட்டுள்ளது. இந்த உலகத்தின் உறைவிடமான சத்தா சாமான்ய நிலையில், உத்தாலகர் தான் விரும்பிய காலம் வரை, பல்வேறுபட்ட நிலைகளிலிருந்தும் விடுபட்டு வாழ்ந்தார்.

நீண்ட காலத்திற்குப் பிறகு, அந்த முனிவர் விதேக முக்தராக மாற முடிவு செய்து, தனது உடலை காந்தமாதன மலையின் குகையில் விடத் தீர்மானித்தார். எனவே அவர் மீண்டும் புனிதமான பத்மாசன நிலையில் அமர்ந்தார். தன்

இமைகளை அரைக் கண்ணாகத் திறந்து, உடலின் முன் வாசலையும் அதன் ஒன்பது உள் வழிகளையும் அடைத்தார். பின்னர் தனது மனம், புலன்கள் மற்றும் பொருட்களை ஒவ்வொன்றாகக் குறைத்து, அலைகளற்ற கடல்போல தனது முழுமையான ஞானத்தின் மீது தியானம் செய்தார். அதற்கு முன், தமது உடலையும் கழுத்தையும் நேராக வைத்துக்கொண்டு, நாக்கின் நுனியை உள்நாக்கின் அடிக்குக் கீழே வைத்து, பிராணவாயுவின் வேகத்தைக் கட்டுப்படுத்தினார்.

அனைத்து வெளிப்புற மற்றும் உட்புற பொருட்களிலிருந்தும், உயர் மற்றும் தாழ்வான பகுதிகளிலிருந்தும், வெற்றிடமான ஆகாயத்திலிருந்தும் தமது கண்களையும் மனத்தையும் திசை திருப்பியதால், அவரது முகம் ஒளியுடன் பிரகாசிக்கத் தொடங்கியது. அவரது இரண்டு பற்களையும் இறுகப் பூட்டியதால் பிராணவாயுவின் வேகம் தடைப்பட்டது; அவரது உடல் ஞானத்தால் நிறைந்தது. மேலும், அவரது உடலில் உள்ள ரோமங்கள் சிலிர்க்க, அவர் மகிழ்ச்சியால் புத்துணர்ச்சி பெற்றார்.

பயிற்சியின் மூலம் அவர் சித் சாமான்யாவாக மாறி, அதன் மூலம் அவரது மனத்தில் பிரம்ம ஆனந்தம் (பரமானந்தம்) ஆட்சி செய்தது. பிரம்ம ஆனந்த சமுத்திரத்தை முழுமையாகப் பருகிய பிறகு, அவர் சித் சாமான்யா நிலையிலிருந்து சத்தா சாமான்யா நிலைக்குச் சென்றார், அதுவே எல்லாவற்றிற்கும் ஆதாரமாக உள்ளது. அந்த நிலையில், அவர் மனத்தின் அனைத்து வலிகளிலிருந்தும் முழுமையாக விடுபட்டு, அமைதியாக இருந்தார்.

அனைத்து அளவிடக்கூடிய ஆனந்தங்களுக்கும் அப்பாற்பட்ட அந்த மகத்தான பேரின்பத்தின் காரணமாக, அவரது முகம் ஒரு புதிய தாமரையைப் போல மலர்ந்தது. களங்கமற்ற நிலையை அடைந்த பிறகு, அவரது உடலில் உள்ள ரோமங்கள் சிலிர்ப்பது நின்றது, அவரது மனம் படிப்படியாக உருகிப்போனது, பிறப்பின் அனைத்து மாயைகளும் சிறிது சிறிதாக மறைந்துபோக, அவர் தூய சத்வ நிலையை அடைந்தார்.

ஒரு சிலை போலவும், மேகமற்ற வானில் முழு நிலவு போலவும், அவர் தனது உண்மை நிலையில் சிறிது காலம் ஒன்றி, இறுதியில் சூரியனின் கதிர்களால் தாவரங்களின் பசுமை கருகி ஒன்றாவது போல, பிரம்ம ஒளியுடன் ஒன்றாகக் கலந்துபோனார்.

7. சுரகுவின் கதை

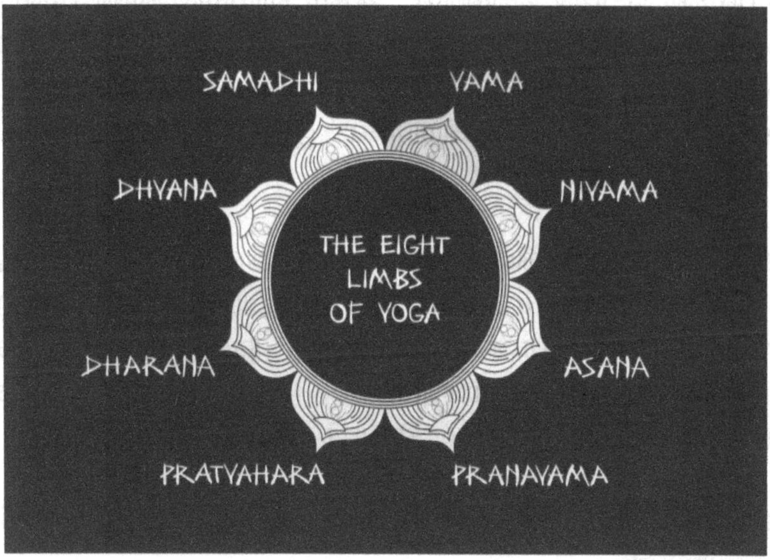

வசிஷ்டர் ராமரிடம் தொடர்ந்து போதனை செய்கிறார்.

'தாமரை மலர் போன்ற கண்களை உடைய ராமா! முழு மன அமைதியை அளிக்கும் ஆசனம் தான் உலகத்தின் பாதையில் செல்ல உதவ வேண்டும். உலகப் பொருட்களின் பந்தங்களைப் போக்கினால் தான் அந்த ஆசனம் கிட்டும். அதற்கு தொடர்ந்து யோகப் பயிற்சி அவசியம். அந்த தத்துவ ஞானம் குருவின் வழிகாட்டல் மற்றும் ஞான சாஸ்திரங்கள் மூலம் தான் ஏற்படும். மேலும் யமா - நியமா ஆகிய கர்மாக்களும் அந்த ஆசனம் கிட்ட உதவும். இதன் மூலம் வைராக்கியம் உண்டாகும்.

(யமா அல்லது யமம்: சமுதாய ஒழுக்கம்; நியமம் - தனிமனித ஒழுக்கம்).

ராமர்: வசிஷ்ட மஹரிஷியே! ஒரு சாரார் இந்த உலகச் செயல்கள் செய்து கொண்டே ஆத்ம விசாரங்களின் மூலம் முக்தி அடைகிறார்கள். இன்னொரு சாரார் உலக பந்தங்களைத் துறந்து தவம் செய்து சமாதி நிலையை அடைந்து முக்தி அடைகிறார்கள். இந்த இரு சாரார்களில் யார் உயர்ந்தவர்கள்?

வசிஷ்டர்: சமாதி நிலையில் மனம் அமைதி பெறுகிறது. மூன்று குணங்களும் ஆத்மாவை அடைய தடைகள் என்று மனம் அறிவது தான் ஞானமாகும். ஒரு சாரார் உலக பந்தங்களில் ஈடுபடாமலும், அவைகளில் ஆசை கொள்ளாமல் சொரூப சமாதியைக் கடைப்பிடிப்பார்கள்.

இன்னொரு சாரார் உலக பந்தங்களில் ஈடுபட்டு, தியானம் செய்வார்கள்.

விளக்கக் குறிப்பு 27: சொரூப சமாதி

சொரூப சமாதி என்பது, ஒருவரின் ஆன்மா (ஜீவன்) அதன் உண்மையான வடிவத்தை (சொரூபம்) உணர்ந்து, பரம்பொருளுடன் ஐக்கியமாகி, அதிலேயே நிலைத்து நிற்கும் உயர் தியான நிலையைக் குறிக்கிறது. இது வெறும் மன அமைதி அல்லது ஆழ்ந்த தியானம் அல்ல, மாறாக, ஆத்ம ஞானத்தின் உச்சபட்ச அனுபவ நிலையாகும்.

சொரூபம் என்றால் என்ன?

- சொரூபம் என்றால் "வடிவம்", "உண்மையான தன்மை" அல்லது "சுய இயல்பு" என்று பொருள்.

- மனித உடலில் இருக்கும் ஆன்மா, பல பிறவிகளின் கர்ம வினைகள், மாயை மற்றும் அகங்காரம் காரணமாக, தன்னுடைய உண்மையான சொரூபத்தை மறந்துவிடுகிறது.
- தியானம், யோகம் மற்றும் ஞான மார்க்கத்தின் மூலம் இந்த மாயையை அகற்றி, ஆன்மா தன்னுடைய தூய, உண்மையான தன்மையை உணரும். இந்த நிலையை அடைவதுதான் சொரூப தரிசனம் எனப்படும்.

சொரூப சமாதி என்றால் என்ன?

- சமாதி என்றால் மனம், புத்தி, அகங்காரம் ஆகிய அனைத்தும் ஒடுங்கி, ஆன்மா பரம்பொருளுடன் இரண்டறக் கலக்கும் நிலை.
- சொரூப சமாதி என்பது, யோகத்தின் மூலம் ஆன்மா தன்னுடைய உண்மையான சொரூபத்தில் நிலைத்து, பரம்பொருளுடன் முழுமையாக ஒன்றிவிடும் நிலையைக் குறிக்கிறது.
- இந்த நிலையில், தியானம் செய்பவர் (சாதகன்), தியானத்தின் பொருள் (பரம்பொருள்) மற்றும் தியானம் (செயல்) ஆகிய மூன்று வேறுபாடுகளும் மறைந்து, அனைத்தும் ஒன்றாகவே அனுபவிக்கப்படும்.
- இது நிர்விகல்ப சமாதி என்றும் அழைக்கப்படுகிறது. இதில் எந்தவிதமான எண்ணங்களும், விகாரங்களும், கற்பனைகளும் இருக்காது. மனம் முழுமையாக ஒடுங்கி, ஆத்மா அதன் உண்மையான, முழுமையான நிலையில் இருக்கும்.

சொரூப சமாதியின் முக்கியத்துவம்:

- சொரூப சமாதி என்பது சொரூப சித்தி (உண்மையான தன்மையை அடைவது) என்ற இலக்கை நோக்கிய ஒரு முக்கியமான படியாகும்.
- இந்த நிலையில் இருப்பவர்கள் உடலுடன் இருந்தாலும், உடல் சார்ந்த பற்றுக்கள், இன்ப - துன்பங்கள், சுகம் - துக்கம் ஆகியவற்றால் பாதிக்கப்பட மாட்டார்கள்.
- இது ஜீவன் முக்திக்கும் (உயிருடன் இருக்கும்போதே முக்தி பெறுதல்) விதேக முக்திக்கும் (உடல் நீங்கிய பின் முக்தி அடைதல்) வழிவகுக்கும் மிக உயர்ந்த ஆன்மீக நிலை.

சித்தர்கள், ஞானிகள் போன்றோர் இந்த சொரூப சமாதி நிலையை அடைந்து, உடலைத் துறக்காமலேயே தங்கள் உண்மை சொரூபத்தில் நிலைத்திருந்தார்கள். இதன் மூலம், அவர்கள் காலத்தை வென்று, உடலைத் தங்கள் விருப்பப்படி வைத்துக்கொள்ளும் ஆற்றலையும் பெற்றார்கள் என்று கூறப்படுகிறது.

சுருங்கச் சொன்னால், சொரூப சமாதி என்பது ஆன்மா தன்னுடைய உண்மையான சொரூபத்தை உணர்ந்து, பரம்பொருளுடன் ஒன்றி, அதிலேயே நிலைத்து நிற்கும் உச்சபட்ச தியான நிலை.

இந்த இரு சாரார்களின் மனங்களும் குளிர்ந்து அமைதியாக இருக்கும். இதில் அவர்களில் எந்த வேறுபாடும் காண

முடியாது. இந்த அவர்களின் மன நிலைகள் பெரிய தவங்கள் செய்த பலன்களைத் தரும். இந்த நிலையில் வலியற்ற சமாதி நிலையில் அவர்கள் இருப்பார்கள். ஆகையால் சந்நியாசியாக காட்டில் சென்று தவம் செய்பவர்களுக்கும், தாம்பத்திய வாழ்க்கையில் தவ வாழ்வு வாழ்பவர்களுக்கும் வித்தியாசம் கிடையாது. அவர்கள் இருசாராரும் மோட்சம் அடைவாரகள்.

உலக வாசனைகளை விட்டவர்களின் செயல்கள் அவர்களின் மனத்தைப் பாதிக்காது. ஒருவனின் மனம் உள்ளில் சிந்தனையில் ஆழ்ந்திருக்கும் பொழுது வெளியில் நடப்பது ஒன்றும் அவர்களுக்குத் தெரியாது. உடலின் ஒரு பாகம் பக்க வாதத்தால் முடங்கும் பொழுது, அந்த பாகத்தில் உணர்ச்சி இல்லாமல் போய் என்ன செய்தாலும் உணரமுடியாத நிலை உண்டாகும். இதைத் தான் சொப்பனா செயல் நிலை என்று சொல்வார்கள்.

தியானம் மனத்தை சிந்தனைகளான வாசனைகளை அழித்து அமைதியை உண்டாக்கும். இதனால் நிலைத்த அமைதியும், கைவல்யம் என்ற இறுதியான முக்தி நிலையும் மனம் அடைகிறது.

விளக்கக் குறிப்பு 28 : கைவல்யம்

கை + வல் + யம் = கைவல்யம் → ஏகமான, தூய, தனித்திருக்கும் ஆத்மநிலை.

1. கை: இதன் மூலச்சொல் 'கேவல' / 'ஏக' என்பதாகும். அதற்கு 'ஒன்றே ஒன்று, தனித்து, தூய' என்று பொருள் கொள்ளலாம்.

2. யம்: இதன் அர்த்தம்: அந்த நிலை, அந்த தன்மை, அந்தப் பதவி.

(உங்கள் கவனத்திற்கு: “கைவல்யம்” என்ற சம்ஸ்கிருதச் சொல்லில் “வல்” என்பது ஒரு பொருளைக் கொண்ட தனிப் சொல் அல்ல. அது சம்ஸ்கிருதப் பதத்தில் இடைச்சொல் (phonetic combination) ஆக மட்டுமே வருகிறது.)

"கைவல்யம்" = மாயையிலிருந்து முழுச் சுதந்திரம் + தூய ஆத்ம நிலையில் தனித்து நிற்றல். அதாவது கைவல்யம் என்றால் பிறவியில்லாத, பந்தமில்லாத நிலைக்குச் செல்லும் பரம பரிபூரண நிலை என்று விளக்கலாம்.

யோக சூத்திரத்தில் இது மோக்ஷத்தின் உச்சநிலை என்று கூறப்படுகிறது.

கைவல்யம் என்ற சம்ஸ்கிருத சொல் "கேவால" என்ற சமஸ்கிருத வார்த்தையிலிருந்து உருவானது. 'ஏகத்துவம்' / 'தனித்த நிலை' என்பது இந்த சொல்லின் நேரடி அர்த்தம். அதாவது “கைவல்யம்” என்றால் 'ஏகமாக மற்ற எல்லாவற்றிலிருந்தும் தனித்திருக்கும் சுத்த ஆத்ம நிலை' என்று பொருள். அப்போது அந்த ஆன்மா பௌதிக உலகத்தின் சிக்கல்களிலிருந்து முற்றிலும் விடுபட்டு, ஒரு இறுதியான ஆன்மிக சுதந்திர நிலையை அடைந்ததைக் குறிக்கும். இது ஆன்மாவின் முழுமையான சுதந்திரம் மற்றும் விடுதலையாகும்.

கைவல்யம் என்பது வெறும் மன அமைதி அல்ல. இது ஆத்மாவை உலகப் பற்று, கர்ம வினைகள் மற்றும் பிறப்பு-இறப்புச் சுழற்சியிலிருந்து பிரித்து, அதன் மூலமான பரம்பொருளுடன் ஐக்கியமாகும் நிலை.

யோக சாஸ்திரத்தின் படி, கைவல்யம் என்பது ஒரு

ஆன்மாவின் (புருஷன்) இறுதி இலக்கு ஆகும். இந்தியத் தத்துவத்தில், குறிப்பாக யோக தத்துவம் (யோக சூத்திரங்கள்) மற்றும் வேதாந்தம் ஆகியவற்றில் பயன்படுத்தப்படும் ஒரு மிக முக்கியமான சொல் கைவல்யம் ஆகும்.

பிரளய காலத்தில் ஆன்மாக்கள் செயலற்றுக் கிடக்கும் நிலையை 'பிரளய கைவல்யம்' என்று சைவர்கள் கூறுவார்கள்,

பதஞ்சலி யோக சூத்திரத்தின் இறுதிப் பகுதி கைவல்ய பாதம் என அழைக்கப்படுகிறது. இது, ஆன்மா பிரகிருதியிலிருந்து (இயற்கையிலிருந்து) விடுபட்டு, அதன் தனித்த இருப்பை உணரும் நிலையைக் குறிக்கிறது.

வேதாந்தத்தில், கைவல்யம் என்பது மோட்சம் அல்லது இறுதி விடுதலை என்று அழைக்கப்படுகிறது. இது ஜீவன் முக்தி (உயிருடன் இருக்கும்போது விடுதலை) மற்றும் விதேக முக்தி (உடல் நீங்கிய பின்னர் விடுதலை) ஆகிய நிலைகளை அடைவதன் மூலம் ஆத்மா பிரம்மத்தில் இரண்டறக் கலப்பதாகும்.

சுருங்கச் சொன்னால், "நான் இந்த உடல் அல்ல, இந்த மனம் அல்ல, மாறாக நான் தூய்மையான, அழிவில்லாத, நித்தியமான ஆன்மா" என்ற ஞானத்தை முழுமையாக உணர்ந்து, அந்த நிலையிலேயே நிலைத்து நிற்பதுதான் கைவல்யம். இது ஒரு தனித்தன்மை வாய்ந்த, சுய - உணர்தல் நிலை. கைவல்ய நவநீதம் போன்ற தமிழ் வேதாந்த நூல்கள் இந்தக் கோட்பாடுகளை மிக விரிவாக விளக்குகின்றன.

இந்த மன நிலையில் உலகத்தில் காணும் பொருட்களை பார்க்கும் நிலையில் நான் என்ற தன்மை அழிந்து விடுகிறது. அகங்காரம் அறவே போய் விடுகிறது. ஆகையால் அந்த மனம் உடையோர் காட்டிலிருந்தாலும், நாட்டில் இருந்தாலும் அவர்களுக்கு ஒன்றுதான். அவர்கள் ஞான காசா நிலையை (காசா என்றால் அறிவு மூலம் பெறும் விழிப்பு அல்லது பிரகாசம் என்று பொருள்) அடைந்தவர்களாவர். சகதியில் இருக்கும் தங்கம் எப்படி பாதிக்கப்படாதோ அதே போல் தான் அவர்களின் மனங்கள் பாதிக்கப்படாது.

இந்த ஞான புருஷர்கள் அத்வைதவாதிகளாவார்கள்.

இதை எல்லாம் விளக்க நான் சுராகு என்ற வேடன் கதையைச் சொல்லப்போகிறேன். அவன் கைலாச மலையில் வசித்து வந்தான். அவன் அங்குள்ள தனது வேட்டுவ குலத்தோருக்கு தலைவனாக இருந்தான்.

'நான் தலைவனாக இருந்து தர்ம சாஸ்திரத்தின் படி ஆட்சி செய்யும் போது நான் என் பிரஜைகளுக்குத் தண்டனை கொடுக்கிறேனே! இது என்னால் அவர்களுக்கு உண்டாகும் வலி அல்லவா? ஆனால் இப்படி துஷ்டர்களுக்குத் தண்டனை கொடுக்காவிடில், மற்ற தர்மத்தைக் கடைப்பிடிக்கும் பிரஜைகள் தங்களைக் காப்பவர்கள் இல்லாமல் இறந்து போவார்களே!

இது தவிர்க்க முடியாது என்றாலும் இந்த ராஜ்ய பரிபாலனம் என்பது மிகவும் கஷ்டமான ஒன்றாகிறதே' என்ற சிந்தனையில் சுராகு இருந்தான். அந்த சமயத்தில் முனி மாண்டவ்யா சுராகுவைப் பார்க்க வந்தார்.

முனிவரிடம் சுராகு தன் மனச் சஞ்சலத்தைத் தெரிவித்தார்.

'சந்தேகத்தைப் போல் உலகில் மனத்தை துன்பப்படுத்துவது ஒன்றும் இல்லை; என்னுடைய பரிசு அல்லது தண்டனை ஆகியவைகளால் என்னுடைய பிரஜைகள் சந்தோஷமோ அல்லது துக்கமோ கொள்ளும் பொழுது என் மனமும் அவர்களைப் போல் சந்தோஷம் அல்லது துக்கம் கொள்கிறது. இது ஒரு யானை ஆண் சிங்கத்தின் முன்னால் இருக்கும் நிலையைப் போன்றதாக உள்ளது. ஆகையால் என் மனத்தில் சூரியன் எங்கும் பிரகாசிப்பதைப் போல் அனைத்தையும் சமமாகப் பார்க்கும் குணத்தை எனக்கு அருள்வீராக' என்று சுராகு விண்ணப்பித்தார்.

மாண்டவ்வா: பனி சூரியனைக் கண்டால் மறைந்து விடுகிறது. அதே போல் தான் ஆத்ம சிந்தனையால் உன் மனத்தின் கறைகள் நீங்கி விடும். இதற்கு நீயே உனக்குள் இப்படிப்பட்ட கேள்விகளைக் கேட்டு தெளிவு பெற வேண்டும். 'நான் யார்? இந்த உலகம் எப்படி உண்டானது? பிறப்பு - இறப்பு எதனால் உண்டாகிறது?'

இந்த கேள்விகளால் ஆத்ம சிந்தனை உண்டாகி மனது தெளிவடையும். வலிகள் மறையும். மனது குளிர்ந்து உலக செயல்கள் அனைத்தும் துச்சமாகத் தெரியும்.

ஒரு பெரிய யானைக்கு ஒரு பசுவின் கால் சுவடுகள் எவ்வாறு சிறியதாகத் தெரியுமோ அதே போல் உனக்கு உன் செயல்கள் எல்லாம் காணப்படும். அது மட்டுமல்ல - ஒரு பசுவின் கால் சுவட்டுப் பள்ளத்தில் தேங்கி இருக்கும் தண்ணீர் ஒரு கொசுவுக்கு ஒரு சமுத்திர அளவு தண்ணீராகக் காட்சி அளிப்பதைப் போல் உன் செயல்கள்

தெரியும். ஆகையால் உலக பந்தங்களிலிருந்து நீ விடுபட்டு, தூரத் தூரச் செல்லும் பொழுது பரமாத்மாவின் அருள் ஒளி உன் உள்ளத்தில் பிரகாசிக்கும். துவைதம் போனால் உண்மையான ஞானம் பிறக்கும். பிரம்ம பதம் என்ற அழியாத மோட்சம் கிட்டும்.

இவ்வாறு மொழிந்து விட்டு முனிவர் மாண்டவ்யா தனது குடிலுக்குச் சென்று விட்டார்.

உடனே அவர் கூறிய அருள் மொழியால் சுராகு வேட்டுவ அரசன் சிந்தனை வயப்பட்டான்.

'நான்' என்பதைப் பற்றி பலவிதமான சிந்தனையில் ஆழ்ந்தான்.

"இந்த என் உடல், புத்தி, இந்திரியங்கள், ஜீவன் ஆகியவைகள் எல்லாம் நான் இல்லை' என்பது தான் ஞானம் என்பதை அறிந்தான்.

ஜீவனை அறிய பிரத்யாகாத்மா என்ற மனிதனின் உள்ளே உறைந்துள்ள ஆத்மாவை அறியும் அறிவு வேண்டும் என்பதால் ஜீவனை ஆத்ம தத்துவம் என்று கருத முடியாது. ஆகையால் அந்த ஜீவன் என்ற நிலையிலிருந்தும் விடுதலை பெற வேண்டும்.

மேன்மையான ஞானம் என்பது ஒரு உருண்டையான முத்துக்கள் கொண்ட ஒரு மாலைக்கு ஒப்பாகும். அந்த மாலையின் முத்துக்கள் தான் விஷ்ணு, பிரம்மா, ருத்திரன், தேவேந்திரன், யமன் போன்ற தேவதைகளாகும். இது சத்ய லோகத்திற்கு வழி காட்டும். இங்கு தான் எல்லா சக்தித்

தேவதைகளும் குடியிருக்கிறார்கள். அவர்களின் சக்தியால் தான் இந்த உலகம் சுழல்கிறது."

விளக்கக் குறிப்பு 29: பிரத்யகாத்மா

பிரத்யகாத்மாவை, பிரத்யக் + ஆத்மா என்று பதம் பிரிக்கலாம்.

பிரத்யக்: உள்முகமாக இருப்பது
ஆத்மா: உயிர்

சுருக்கமாகச் சொன்னால், வெளியே தெரியும் உலகத்தையோ அல்லது உடலையோ பார்க்காமல், உள்நோக்கித் திரும்பிய நிலையில் காணப்படும் ஆன்மாவே பிரத்யகாத்மா.

எளிமையான உதாரணம் (திரைப்படம்):

ஒரு திரையரங்கிற்குச் செல்கிறீர்கள் என்று வைத்துக்கொள்வோம்:

- திரையில் ஓடும் படங்கள் (சண்டைக் காட்சிகள், அழுகை, சிரிப்பு) = நம்முடைய வாழ்க்கை அனுபவங்கள் மற்றும் எண்ணங்கள்.
- அந்தப் படத்தைப் பார்க்கும் நீங்கள் = ஜீவாத்மா.
- அந்தப் படங்கள் ஓடுவதற்கு ஆதாரமாக, எதனுடனும் ஒட்டாமல் பின்னால் இருக்கும் வெள்ளித் திரை = பிரத்யகாத்மா.

திரையில் தீப்பிடித்தாலும் அல்லது வெள்ளம் வந்தாலும் பின்னால் இருக்கும் திரை எப்படி பாதிக்கப்படுவதில்லையோ, அதுபோல உங்கள் கவலைகள், மகிழ்ச்சி எதனாலும் பாதிக்கப்படாத உங்கள் உள்ளே இருக்கும் 'தூய உணர்வு' தான் பிரத்யகாத்மா.

ஜீவாத்மாவிற்கும் பிரத்யகாத்மாவிற்கும் என்ன வித்தியாசம்?

- ஜீவாத்மா: "நான் பசியாக இருக்கிறேன்", "நான் கோபமாக இருக்கிறேன்" என்று உடலோடும் மனத்தோடும் தன்னை அடையாளப்படுத்திக் கொள்ளும் நிலை.
- பிரத்யகாத்மா: உடலையும் மனத்தையும் உற்று நோக்கும் சாட்சி நிலை. இது உடலோடு கலந்திருந்தாலும், உடலின் குணங்களால் பாதிக்கப்படுவதில்லை.

நமது துன்பங்களுக்குக் காரணம் நாம் எப்போதும் வெளியுலகப் பொருட்களை (பணம், புகழ், உறவு) நோக்கியே ஓடுவதுதான். நம் கவனத்தை 'பிரத்யக்' (உள்முகமாக) திருப்பினால், அங்கே எதற்கும் கலங்காத, அமைதியான பிரத்யகாத்மாவை உணரலாம். இதுவே முக்திக்கு வழிவகுக்கும்.

இன்னும் தெளிய ஜீவாத்மா, பிரியாத்மா, பரமாத்வா ஆகிய முன்றையும் ஒப்பிட்டுப் பார்க்கவேண்டும்.

ஒப்பீட்டு அட்டவணை:

நிலை	எளிமையான விளக்கம்	எதனுடன் ஒப்பிடலாம்?
ஜீவாத்மா	உடல், மனம் மற்றும் அகங்காரத்துடன் தன்னை அடையாளப்படுத்திக் கொள்ளும் ஆன்மா. "நான் செய்கிறேன்", "எனக்கு வலிக்கிறது" என உணரும் நிலை.	குடத்தில் உள்ள நீர்
பிரத்யகாத்மா	உடலுக்கு உள்ளே இருந்தாலும், உடலின் மாற்றங்களால் பாதிக்கப்படாத 'சாட்சி'. இதுவே ஜீவாத்மாவின் உண்மையான இருப்பு.	குடத்து நீருக்குள் பிரதிபலிக்கும் சூரியன்
பரமாத்மா	எங்கும் நிறைந்திருக்கும் பிரபஞ்சப் பேரறிவு. எல்லைகளற்ற தூய உணர்வு.	வானத்தில் இருக்கும் உண்மையான சூரியன்

பரமாத்மாவை (இறைவனை) நாம் எங்கோ ஆகாயத்தில் தேடுகிறோம். ஆனால் வேதாந்தம் என்ன சொல்கிறது என்றால், "உனக்குள் இருக்கும் பிரத்யகாத்மாவும்,

பிரபஞ்சத்தில் இருக்கும் பரமாத்மாவும் ஒன்றே" என்கிறது. இது தான் தத்வமஸி - அதுவே நீ என்ற அத்வைதம்.

ஆதிசங்கரரின் 'கட ஆகாச' உதாரணம் இதனைப் புரிந்துகொள்ள சிறந்த உதாரணமாகும்.

1. ஆகாயம் (Space): எங்கும் நிறைந்திருக்கும் ஆகாயம் (இது பரமாத்மா).
2. குடத்து ஆகாயம் (Pot Space): ஒரு குடத்தினுள்ளும் ஆகாயம் இருக்கிறது. குடத்திற்கு உள்ளே இருப்பதால் இது பிரபஞ்ச ஆகாயத்திலிருந்து பிரிந்தது போலத் தோன்றுகிறது (இது பிரத்யகாத்மா).
3. குடத்தின் அழுக்கு: அந்தக் குடம் அழுக்காகவோ அல்லது விரிசல் விழுந்தோ இருந்தால், உள்ளே இருக்கும் ஆகாயம் பாதிக்கப்படாது. ஆனால், குடமே 'நான்' என்று நினைக்கும்போது அது தன்னைச் சிறியதாகக் கருதுகிறது (இது ஜீவாத்மா).

குடத்தை உடைத்துவிட்டால் (அகங்காரம் அழிந்தால்), உள்ளே இருந்த ஆகாயமும் வெளியே உள்ள ஆகாயமும் ஒன்றே என்பது விளங்கும்.

- ஜீவாத்மா = கட்டுண்ட நிலை (Bondage).
- பிரத்யகாத்மா = தெளிவுபெறும் நிலை (Inward Realization).
- பரமாத்மா = எல்லையற்ற நிலை (Ultimate Reality).

எல்லா வாசனைகளையும் வென்று, சுராகு தன் ஏழாவது

பிறவியில் சுஷுப்தி நிலை அடைந்து பிறகு ஆத்ம அத்வைதம் மூலம் பிரம்ம நிலையை அடைந்தான்.

அதன் பிறகு வசிஷ்டர் பர்ணாதா என்ற ராஜ ரிஷிக்கும், சுராகுவுக்கும் நடந்த உரையாடல்கள் பற்றி விவரித்தார்.

பர்ணாதா என்ற ரிஷி இலைகளை மட்டும் உண்டு ஜீவித்திருக்கும் ஞானியாவர்.

பர்ணாதா சுராகுவிடம் சொன்னது: ஞானத்தால் நிறைந்த மனம் கொண்டவர்கள் உண்மையான தியானம் செய்து சமாதி நிலையை அடைவார்கள். ஆத்ம ஞானம் என்ற நெருப்பு தான் ஆசைகளை எரித்துச் சாம்பலாக்க வேண்டும். காற்று எங்கும் வீசுவதைப் போல் ஞானியின் அறிவு ஆத்ம ஞான பாதையில் பயணிக்கச் செய்யும். உன் மனம் முழு நிலவு போல் குளிர்ந்துள்ளது. உன் உள்ளம் அகங்காரம், மற்றும் பிற அழுக்குகளிலிருந்து விடுபட்டு வலிகள் நீங்கி தூயதாகி உள்ளது. நீ ஆத்ம ஞானியாக உள்ளொளி பெற்று ஜெலிக்கிறாய்.

சுராகு: பலன்களைப் பற்றி சிந்திக்காமல், சமத்துவமாக மனத்தை உருவாக்கி, பிரம்ம அருளை உள்ளத்தில் எழச் செய்து, ஒப்பற்ற ஞானப் பார்வையை உண்டாக்கி, திடமான அத்ம ஞானம் ஒளிரச்செய்து விட்டோம்.

8. பாஸா & விலாசா ஆகியவர்களின் கதைகள்

இந்தக் கதைக்கு முன்னுரையாக சில வேதாந்தக் கருத்துக்களை வசிஷ்டர் மீண்டும் வலியுறுத்திச் சொல்கிறார்.

வசிஷ்டர்: ஜீவன் ஒரு காளை போன்றது. அது மோஹம் என்ற மர நிழலில் ஆழ்ந்த உறக்கத்தில் உள்ளது. அந்த மோஹம் ஜீவனை அடர்ந்த காட்டில் பாவ காரியங்களில் முக்கி, அஞ்ஞான இருளில் அழுத்தி, அழுக்கான இன்பங்களான சாட்டையால் அடி வாங்கிக் கொடுத்து, பல நோய்களுக்கு உட்படுத்துகிறது. இந்த காளையின் பிடியிலிருந்து மீண்டால் தான் தொடரும் பிறப்பு - இறப்பு அகலும். இதற்கு முனிகளின் நட்பு ஒன்று தான் அந்த ஜீவன்களுக்கு ஒரு படகாக சம்சார நதியைக் கடக்க உதவும்.

ஞானிகளின் உறவு மட்டும் தான் குளிர்ந்த ருசியான பழங்களைப் போலவும், நறுமண மலர்களைப் போலவும் ஜீவன் உணரும். இந்த ஞானிகளின் உறவு இல்லாவிடில் அனைத்தும் கானல் நீராகும். பழுத்த மனம் தான் உடல் சதைகளால் உண்டாகும் மோஹம் என்ற நெருப்பை விஷம் போல் கருதி நீக்கினால், தேவர்கள் விரும்பும் சொர்க்கம் கிட்டும். இது தான் துரியா நிலையாகும். இதை அனுபவிப்பவர்கள் மஹாத்மாக்கள் என்பர். அவர்கள் தங்கள் மனத்தை அழித்து, ஆத்ம ஞானிகளாக பிரகாசிப்பர்.

இதை விளக்க நான் பாஷா - விலாசா என்ற இரண்டு சகோதர தவசிகளைப் பற்றிய கதையினைச் சொல்லப்போகிறேன்.

அவர்கள் சஹ்யா என்ற குன்றில் தவம் செய்பவர்கள். அவர்கள் இருவரும் ஒரே மரத்தின் இரு கிளைகள் போல் ஒற்றுமையாக வாழ்ந்து வந்தனர். அவர்களின் பெற்றோர்கள் இறந்த துக்கம் அவர்களை வாட்டியது. பிறகு அவர்கள் இருவரும் வெவ்வேறு திசைகளில் பயணித்தனர்.

இருவரும் காட்டில் தவம் செய்தனர். பல வருடங்கள் சென்ற பின் அந்த சகோதரர்கள் இருவரும் மீண்டும் சந்தித்து உரையாடினர்.

முதலில் விலாசா என்ற முனிதான் பேசினார்.

விலாசா: நீ என்னுடைய வம்சத்தவன். நீ என்னுடைய பிராணனாக இருக்கிறாய். இது வரை நீ எங்கு வசித்தாய்? உன்னுடைய மன வலிகளிலிருந்து நீ விடுபட்டு விட்டாயா? ஆத்மாவின் உண்மையினை நீ உணர்ந்து விட்டாயா? ஓ, பாஷா! நீ சந்தோஷமாக இருக்கிறாயா?

இந்தக் கேள்விகளைக் கேட்ட தனது சகோதரன் விலாசா உண்மையால் பழுத்த மனம் கொண்டு பிரகாசித்த நிலையைக் கண்டு பாஷா ஆச்சரியப்பட்டான்.

பிறகு பாஷா விசாலாவிற்குப் பதில் சொன்னான்: விசாலா! உன்னை நான் என் பிராணன் போல் நேசிக்கிறேன். அதிர்ஷ்டவசமாக நான் உன்னைச் சந்தித்ததில் பரம சந்தோஷம் அடைகிறேன். இது என் விதிப்படி நடந்துள்ளது. என் மனம் குளிர்ந்துள்ளது. இருப்பினும், அசுத்தமான சம்சாரம் என்னை அலைக்கழிக்கும் போது நான் எப்படி சந்தோஷமாக இருக்க முடியும்? மனம் அழியாமல், முழுமையான தூயவைகள் எப்படி என்னில் எழமுடியும்?

மனம் அழியாமல் பிறப்பு - இறப்பை எப்படி தவிர்க்க முடியும்? மனத்தில் எழும் ஆசைகள் என்ற விதைகளிலிருந்து முளைக்கும் மரத்தைக் கோடலி கொண்டு அழிக்காவிடில் பிரம்ம ஞானம் பெறுவது எப்படி?

இந்த உலக ஆசைகள் - வலிகள் ஆகியவைகளில் உழலும் அனைத்து ஜீவன்களும் பிறப்பு - இறப்பு என்ற சூழலில் அகப்பட்டு உண்மையான முன்னேற்றத்தை அடையாமல் கருகிய இலைகளாக துயர்படுகின்றன.

9. வீதஹவ்தாவின் கதை

வசிஷ்டர்:

உண்மையான ஞானம் என்பது கைவல்ய ஆனந்த நிலையாகும். தூய ஆசைகளின் ஈர்ப்பு இல்லாத மனம் உலக பந்தங்களில் ஈடுபட்டாலும், அதனால் கட்டுண்டு துயரப்படாது. அதேபோல் உலக ஆசையில் மூழ்கி இருக்கும் மனம் கொண்டவர்கள் பலவகையான தவங்களைச் செய்தாலும், அவர்களால் உலகப் பந்தங்களான தளைகளிலிருந்து விடுபட முடியாது. ஜீவன் தனது உள் மனத்தின் கவர்ச்சியான ஆசைகளின் ஈர்ப்பு இல்லாமல் இருப்பின், நல்ல காரியங்களைத் தான் செய்யும். ஜீவன் செயலில் ஈடுபட்டாலும், படாவிட்டாலும், அது நடிப்பவர் - அனுபவிப்பவர் என்ற இருவகையான குணங்களையும் ஒரு பொழுதும் அடைய மாட்டா.

ராமர்:

மனத்தை ஈர்ப்பது என்றால் என்ன அர்த்தம்? மனத்தின் எந்த ஈர்ப்பு சக்தி மோட்சத்தைக் காட்டும் பாதையாகும்? மோட்சம் பெறாமல் தடுக்கும் தடைகள் யாவை? அந்தத் தடைகளை தவிடு பொடி ஆக்குவது எங்ஙனம்?

வசிஷ்டர்:

மனத்தின் கவர்ச்சியான ஈர்ப்புக்கு முக்கிய காரணம் உடலை உயிரிலிருந்து வேறுபடுத்தும் மூட நம்பிக்கையாகும். அதனால் மனிதன் மனத்தை எப்போதும் உடலைப் பற்றிய சிந்தனையிலேயே ஈடுபட வைக்கிறான். அது தான் மனிதனை பற்று என்ற பாதையில் பயணிக்கச் செய்கிறது. உலகில் இருக்கும் அனைத்தும் ஆத்ம சத்தியம் என்ற மன நிலையில் இருக்கும் ஒருவன், அன்பு அல்லது வெறுப்பு ஆகியவற்றைக் காட்ட வேண்டிய அவசியம் இல்லை. அந்த ஈர்க்கப்படாமல் இருக்கும் நிலையை அடைய மனிதன் ஜீவன் முக்தனாக தியானம் செய்ய வேண்டும். அது தான் மோட்ச வழி. அப்படிப்பட்ட ஜீவன் முக்தர்கள் செயல்கள் செய்வதோ அல்லது செய்யாமல் இருப்பதோ ஒன்று தான். ஏனென்றால் செயல்களின் பலன்களைப் பற்றிய சிந்தனையே அவர்களுக்கு எழாது. ஆனால், இந்த குணங்கள் இல்லா பற்றுள்ள மனிதர்கள் புழுக்களாகவும், தேனீக்களாகவும் பிறப்பு என்னும் சங்கிலித் தொடரில் மாட்டிக் கொண்டு சமுத்திரத்தில் எழும் நீர்க்குமிழிகள் போல் பல பிறவிகளை எடுப்பார்கள்.

ஈர்ப்பு இருவகைப்படும்: ஒன்று: வந்த்யா - பலன்களை எதிர்பார்த்து செயல்படல்; இரண்டு: அவந்த்யா -

பலன்களை எதிர்பாராமல் செயல்படல். முதல் வகை அஞ்ஞானிகளின் பாதை; இரண்டாவது ஞானிகளின் பாதை. ஞானிகளின் இந்த தூய செயல்கள் ஆத்ம தத்துவம் என்ற நிலையில் அவர்கள் சூடிக்கொள்ளும் தங்க ஆபரணமாக அணியப்படுகிறது.

மனிதர்களின் மனம் கெட்டதை நல்லதாகவும், நல்லதை கெட்டதாகவும் நினைத்து அவைகளில் மூழ்கி பிணம் தின்னும் கழுகளைப் போல் அல்லல் படுகிறது. இதன் மூலம் அவர்கள் வசிக்கும் இடமே சுடுகாடு போல் மாறிவிடுகிறது. இதனால் வந்த்யா ஈர்ப்புத் தீக்கு எரிபொருளாகி, அந்தத் தீயதான தீயை மனத்தில் அணையாமல் கொழுந்து விட்டு எரியச்செய்யும். இதிலிருந்து மனத்தை மீளச் செய்வது ஜீவன் முக்தி நிலை ஒன்றே ஆகும்.

விளக்கக் குறிப்பு 30: வந்த்யா - அவந்த்யா

'வந்த்யா' என்றால் 'மலட்டுத்தன்மை' என்று பொருள். தத்துவ ரீதியாக, எதிலிருந்து ஒரு பயனும் விளைவதில்லையோ அல்லது எது உண்மையில் இல்லவே இல்லையோ அதை 'வந்த்யா' என்பார்கள்.

வேதாந்தத்தில் 'வந்த்யா புத்திரன்' (மலடி மகன்) என்ற ஒரு உதாரணம் அடிக்கடி வரும். 'மலடி' என்பதும் உண்மை, 'மகன்' என்பதும் உண்மை. ஆனால் 'மலடியின் மகன்' என்பது நடைமுறையில் சாத்தியமே இல்லாத ஒன்று.

பார்ப்பதற்கு இருப்பது போலத் தோன்றும், ஆனால் உண்மையில் இல்லாத அல்லது ஒரு பயனும் தராத விஷயங்களை 'வந்த்யா' எனலாம்.

அவந்த்யா - "பயனுள்ளது" அல்லது "உண்மையானது"

'வந்த்யா' என்பதற்கு எதிர்ச்சொல் 'அவந்த்யா'. அதாவது, எது வீணாகாததோ, எது நிச்சயம் பலன் தருமோ அல்லது எது உண்மையானதோ அது 'அவந்த்யா'.

ஒரு குட்டி உதாரணம்:

கனவில் நீங்கள் காணும் ஒரு பெரிய செல்வம் 'வந்த்யா' (விழித்தபின் அது பயன் தராது, அது வெறும் தோற்றம்).

நனவு நிலையில் நீங்கள் செய்யும் தர்மம் அல்லது நீங்கள் அடையும் ஞானம் 'அவந்த்யா' (அது உங்கள் ஆன்ம முன்னேற்றத்திற்கு உதவும்).

சுருக்கமாக: 'வந்த்யா' என்பது கானல் நீர் போன்றது; 'அவந்த்யா' என்பது தாகம் தீர்க்கும் நல்ல நீர் போன்றது.

ஜீவன் முக்தர்களின் மனம் பற்றி இப்போது சொல்லப்போகிறேன். செயல்களை அவர்கள் ஆற்றும் பொழுது அவர்களின் மன நிலை பல்வேறுபட்ட அவஸ்தா நிலைகளில் நிலைகொண்டிருக்கும். ஆனால் அவர்கள் தாங்கள் செய்யும் செயல்களில் பற்றற்று இருப்பார்கள்.

அந்த நிலையை இப்படி விளக்கலாம்:

'எண்ணங்கள், பொருட்கள், மேல் கீழ் ஆகாசங்கள், திசைகள், ஐந்து புலன்கள், உள் பிராணன், தலை, முகம், நாக்கு, கண்கள், மூக்கு, புருவங்கள், அகங்காரம், ஜீவன், இருதயத்தில் குடிகொண்டிருக்கும் ஆகாசம், விழிப்பு நிலை, கனவு நிலை, கனவில்லா ஆழ்ந்த நிலை, ஐந்து வர்ணங்கள், மன அலைகள், மனம் ஒரு நிலையில் நிற்றல், ஆரம்பம் அல்லது நடு அல்லது இறுதி, பக்கம் அல்லது தூரம், உடல் பாகங்கள், பல உலக வஸ்துக்கள், தன்மாத்ரா, ஆரம்ப ஒலிகள், போய்க்கொண்டும் - வந்து கொண்டிருக்கும் மிகவும் போற்றப்படும் அருள், காலத்தின் குணங்கள் என்றவைகளால் நிரம்பி வழித்தாலும், ஜீவன் முக்தர்கள் வைராக்கியம் என்ற நிலையுடன் நட்பு கொண்டு பிரம்ம அருள் பெறுவார்கள்.

ஜீவன் முக்தர்களின் செயல்கள் அனைத்தும் ஆகாயத்தை மேகங்கள் எந்தவிதத்திலும் பாதிக்காதது போல் நிகழும்.

விளக்கக் குறிப்பு 31: தன்மாத்ரா:

"தன்மாத்ரா" என்பதை 'புலன்களின் நுண் ஆற்றல்' என்று அழைக்கலாம்.

நமக்கு ஐந்து புலன்கள் (கண், காது, மூக்கு, நாக்கு, தோல்) உள்ளன. இவை ஒவ்வொன்றும் ஒரு குறிப்பிட்ட விஷயத்தை உணரக்கூடியவை. அந்தப் புலன்களால் உணரப்படும் "மூலப்பொருள்" அல்லது "நுண்ணிய வடிவம்" தான் தன்மாத்ரா.

ஐந்து வகை தன்மாத்திரைகள்:

நம்மிடம் உள்ள ஐந்து புலன்களுக்கு ஏற்ப ஐந்து தன்மாத்திரைகள் உள்ளன:

புலன்	தன்மாத்ரா (நுண் வடிவம்)	எளிமையான விளக்கம்
செவி (காது)	சப்த தன்மாத்ரா	ஒலியின் நுண் வடிவம்
தோல்	ஸ்பரிச தன்மாத்ரா	தொடு உணர்வின் நுண் வடிவம்
கண்	ரூப தன்மாத்ரா	ஒளியின்/உருவத்தின் நுண் வடிவம்
நாக்கு	ரச தன்மாத்ரா	சுவையின் நுண் வடிவம்
மூக்கு	கந்த தன்மாத்ரா	மனத்தின் (வாசனை) நுண் வடிவம்

தன்மாத்ரா என்பது குறிப்பாக சாங்கிய யோக நெறியில் பயன்படுத்தப்படும் ஒரு முக்கியச் சொல். இதன் பொருளை மிக எளிமையாகக் கீழே காணலாம்:

இது எப்படி வேலை செய்கிறது?

ஒரு ரோஜா பூவை எடுத்துக் கொள்வோம்:

- அந்தப் பூவிலிருந்து வரும் வாசனை உங்கள் மூக்கை எட்டுவதற்கு முன்னால், காற்றில் ஒரு 'நுண் வாசனை' பரவுகிறது அல்லவா? அதுதான் கந்த தன்மாத்ரா.
- அந்தப் பூவின் சிவப்பு நிறம் உங்கள் கண்களில் பதிவதற்கு காரணமான ஒளியின் நுண் வடிவம் ரூப தன்மாத்ரா.

சுருக்கமாகச் சொன்னால்: வெளியுலகில் உள்ள பஞ்ச பூதங்களுக்கும் (நிலம், நீர், நெருப்பு, காற்று, ஆகாயம்), நம்முடைய ஐந்து புலன்களுக்கும் இடையே பாலமாகச் செயல்படும் 'சக்தி நிலைகளே' இந்தத் தன்மாத்திரைகள்.

ஆகையால் தன்மாத்ரா இல்லாமல் உலக அனுபவம் இல்லை.

ஜீவன் முக்தர்களின் மனம் முழுமையும் ஞானத்தால் நிறம்பி அதன் காரணமாக பளு இழந்து மயில் இறகுகள் போல் பறக்கும் நிலை ஏற்படும். அதே சமயத்தில் அவர்கள் மனம் மேரு மலையைப் போல் நிலையாக அசைக்க முடியாத பலம் கொண்டும் திகழும். இதைத் தான் பழுத்த நிலை என்று சொல்வார்கள். இது தான் துரியா என்ற முழு விழிப்பு நிலைக்கு அடித்தளமாகும். இதன் மூலம் முழுமையான ஆழியாத ஆனந்த நிலையை அடையலாம். அழியாத பிரம்மமான 'சத்' (உண்மை) என்ற உப்பு எப்படி

நீருடன் கலக்குமோ அதே போல் அந்த அவர்களது ஆன்மா பிரம்மத்துடன் கலந்து விடும். (உப்பு ஆத்மா; நீர் பரமாத்மா)

பிரஹாரண்ய உபநிஷதம் மற்றும் பிற ஸ்ருதிகள் எல்லாம் பரமாத்மா தத்துவத்தை போதிக்கின்றன. உலகப் பொருட்களும், ஞானமும் ஒன்றாக இணையும் போது பரப்பிரம்ம நிலை உருவாகும். பார்ப்பதும், பார்க்கப்படுபவைகளும் ஒன்றாகும் போது, அங்கே ஆனந்தம் பிறக்கிறது. அந்த நிலையில் வலி என்பது இல்லை - இந்த நிலைதான் ஜாக்ரத சுஷுப்தி என்பர். அதுவே துரியா நிலையாகவும் உள்ளது.

விளக்கக் குறிப்பு 32 : ஜாக்ரத & சுஷுப்தி

ஜாக்ரத என்றால் விழிப்பு. சுஷுப்தி என்றால் ஆழ்ந்த உறக்க நிலை.

'ஜாக்ரத' மற்றும் 'சுஷுப்தி' என்பவை இந்து மத தத்துவங்களில், குறிப்பாக உபநிடதங்கள் மற்றும் யோகத்தில் விவரிக்கப்படும் மனித மன நினைவின் மூன்று முக்கிய நிலைகளில் இரண்டாவதாகும்.

ஜாக்ரத என்ற விழிப்பு நிலை நமது அன்றாட வாழ்வில் நாம் அனுபவிக்கும் நிலை. இந்த நிலையில், நாம் நம் புலன்களின் (கண்கள், காதுகள், மூக்கு, நாக்கு, தோல்) மூலம் வெளி உலகத்தைப் பார்க்கிறோம், கேட்கிறோம், உணர்கிறோம். நம் மனம் வெளி உலகத்திலுள்ள பொருள்கள், நிகழ்வுகள், மக்கள் ஆகியவற்றுடன் தொடர்பு

கொண்டு, அவற்றைப் பற்றிய அறிவைப் பெறுகிறது. இந்த நிலையில் நமது உடல், மனம், புலன்கள் ஆகியவை முழுமையாகச் செயல்படுகின்றன. இந்த நிலையில் உள்ள ஆன்மாவை 'விஸ்வன்' என்று அழைப்பார்கள்.

சுஷுப்தி என்ற ஆழ்ந்த உறக்க நிலை கனவுகள் ஏதும் இல்லாத ஆழ்ந்த தூக்கத்தைக் குறிக்கிறது. இந்த நிலையில், மனம் மற்றும் புலன்கள் அனைத்தும் ஓய்வெடுக்கின்றன. வெளி உலகத்துடன் எந்தவிதத் தொடர்பும் இருப்பதில்லை. இங்கு, எந்த எண்ணமோ, கற்பனையோ, கனவோ இல்லை. இந்த நிலையில், நாம் ஒருவித அமைதியை உணர்கிறோம், ஆனால் அந்த நிலை நமக்கு நினைவு இருப்பதில்லை. விழித்த பிறகு, "நான் நிம்மதியாகத் தூங்கினேன், எனக்கு எதுவும் தெரியவில்லை" என்று சொல்வது இந்த நிலையைக் குறிக்கிறது. இந்த நிலையில் உள்ள ஆன்மாவை 'பிராஜ்ஞன்' என்று அழைப்பார்கள்.

உபநிடதங்களில் இந்த இரண்டு நிலைகளுடன் மேலும் இரண்டு நிலைகளும் விவரிக்கப்படுகின்றன:

ஸ்வப்னம் : இது கனவு நிலை. ஆழ்ந்த உறக்கத்திற்கும், விழிப்பு நிலைக்கும் இடையில் உள்ள நிலை.

துரியா : இது நான்காவது நிலை. ஜாக்ரத, ஸ்வப்னம், சுஷுப்தி ஆகிய மூன்று நிலைகளுக்கும் அப்பாற்பட்ட, தூய உணர்வு நிலை. இது ஆன்மாவின் உண்மையான நிலை என்று கூறப்படுகிறது.

சுருக்கமாக, ஜாக்ரத என்பது புற உலகம் சார்ந்த உணர்வு

நிலை, சுஷுப்தி என்பது கனவுகள் இல்லாத ஆழ்ந்த உறக்கம். இந்த இரண்டு நிலைகளும் மனித நினைவின் வெவ்வேறு பரிமாணங்களைக் காட்டுகின்றன.

ஆசைகளை வென்றால், மனத்தின் அனைத்து பலவீனங்களும் பறந்து போய்விடும். ஆசைகளை வென்று அதையே ஆபரணமாகப் பூண்ட ஆத்மாக்களுக்கு இந்த பூமியே ஒரு பசுவின் குளம்பு அளவுதான். மஹா மேரு மலை கூட ஒரு சிறிய விதைதான். அனைத்து திசைகளும் ஒரு பறவைக் கூடுதான். மூன்று உலகங்களும் ஒரு குப்பைத் தொட்டி தான்.

ஆத்ம ஞானிகள் உடலை மறந்தவர்கள். ஒரு கரும்பு வெய்யிலில் காய்ந்தாலும், அதை இயந்திரத்தில் வைத்து சாற்றைப் பிழிந்தாலும், கரும்பின் சுய தன்மையான இனிப்பு போகாது. அதைப் போல் தான் ஞான ஒளி பெற்ற ஞானிகள் உலகத்தில் உயிரோடு இருப்பினும் தங்கள் நிலையை இழக்க மாட்டார்கள்.

வீட்டு வேலையில் மூழ்கி இருக்கும் ஒரு பெண்மணி தன் மனத்திரையில் தன் கணவனை நினைப்பது போல், ஞானியும் பிரம்ம நினைப்பை ஒரு போதும் மறக்க மாட்டான்.

விதேக முக்தர்கள், ஜீவன் முக்தர்கள், சம்சாரிகள் ஆகிய முவர்களில் விதேக முத்தர்கள் தான் உன்னதமானவர்கள் என்பதை உணரவேண்டும்.

ராமர்: மனம் ஏன் அலைபாய்கிறது? அதை அடக்கும் உபாயம் யாது?

வசிஷ்டர்: மனம் அலைபாய்வதற்கு மனமே காரணமாகும். எள் விதைகளில் இருக்கும் எண்ணைய் போலும், பனிக்கட்டியில் இருக்கும் வெள்ளை நிறம் போலும், மனத்தின் பலவிதமான ஊஞ்சல் போல் ஆடும் எண்ணங்களை அழிக்க இரண்டு வழிகள் உண்டு. அவைகள்: யோகா, ஞானம் ஆகிய இரண்டாகும்.

யோகா என்பது மனத்தை ஒரே வஸ்துவில் ஈடுபடுத்தும். ஆனால் ஞானம் என்பது மனத்தை ஒரே சமயத்தில் பல வஸ்துக்களில் ஈடுபடுத்தி இன்பத்தை அனுபவிக்கும்.

பிராணாவை அதாவது மூச்சைக் கட்டுப்படுத்தினால் மனமும் கட்டுப்படும். அதன் மூலம் அலைபாயும் மனம் ஒரு நிலையில் நின்றுவிடும். அதன் மூலம் மறுபிறவியைத் தடுக்கலாம்.

ராமர்: உடலில் ஒரு இடத்தில் நிற்காமலும், அதிக சக்தி கொண்டும் இயங்கும் பிராண வாயு மற்றும் இதர வாயுக்களை தடுத்து நிறுத்துவது எப்படி?

வசிஸ்டர்: பிரம்மத்தை நினைத்து தியானம் செய்ய வேண்டும். அதற்கு குருவின் வழிகாட்டல் வேண்டும். திடமான வைராக்கியம் வேண்டும். சம்சார ஆசைகளை வெல்ல வேண்டும். பிறகு பிராணாயாமம் மூலம் வாயுக்களை கட்டுப்படுத்த வேண்டும். பூரகம் - மூச்சை உள்ளிழுத்தல், ரேசகம் - மூச்சை வெளியே விடுதல், கும்பகம் - மூச்சை நிறுத்துதல் என்ற அளவில்

பிராணாயாமம் செய்ய வேண்டும்.

விளக்கக் குறிப்பு 33: வீதஹவ்தாவின் பிராணாயாமம்

(உத்தலகாவின் பிராணாயாமம் - விளக்கக் குறிப்பு எண் - 24 பக்கம் - 258 & பூசுண்டாவின் பிரணாயாமம் - விளக்கக் குறிப்பு எண் 42- பக்கம் 344 ஆகியாவைகளின் உள்ள விவரங்களையும் சேர்த்து இதைப் படிக்கவும்.)

பிராணாயாமம் என்பது பிராணன் என்ற மூச்சுக் காற்றின் சக்தியை கட்டுப்படுத்தும் ஒரு யோகப் பயிற்சி.

இது மூன்று முக்கிய நிலைகளைக் கொண்டுள்ளது: பூரகம், ரேசகம், கும்பகம்.

பூரகம் - மூச்சை உள்ளிழுத்தல்:

"பூரகம்" என்றால் "நிரப்புதல்" என்று பொருள். இது நுரையீரல்களுக்குள் காற்றை மெதுவாகவும், ஆழமாகவும் உள்ளிழுக்கும் செயல். இதன் மூலம், உடலுக்குத் தேவையான ஆக்ஸிஜன் என்ற பிராண வாயுவை மூச்சுக் காற்றாக உள்ளே இழுக்கிறோம்.

ரேசகம் - மூச்சை வெளியே விடுதல்:

"ரேசகம்" என்றால் "வெளியேற்றுதல்" என்று பொருள். இது நுரையீரல்களில் உள்ள காற்றை மெதுவாக வெளியேற்றும் செயல். இதன் மூலம், உடலில் உள்ள கார்பன்டை ஆக்சைடு மற்றும் கழிவுப் பொருட்களை

வெளியேற்றுகிறோம்.

கும்பகம் - மூச்சை நிறுத்துதல்:

"கும்பகம்" என்றால் "குடம்" அல்லது "நிறுத்துதல்" என்று பொருள். இது உள்ளிழுத்த மூச்சையோ (அக கும்பகம்) அல்லது வெளியேற்றிய மூச்சையோ (பகீர் கும்பகம்) குறிப்பிட்ட நேரம் நிறுத்தி வைக்கும் செயல். இந்த நிலை, பிராண சக்தியை உடலுக்குள் நிலைநிறுத்தவும், மனத்தை அமைதிப்படுத்தவும் உதவுகிறது.

சுருக்கமாக, பிராணாயாமம் என்பது மூச்சை உள்ளிழுப்பது, வெளியே விடுவது, மற்றும் நிறுத்துவது ஆகிய மூன்று செயல்களின் மூலம் பிராண சக்தியைக் கட்டுப்படுத்தி, உடலையும் மனத்தையும் ஒருமுகப்படுத்தும் ஒரு முறையாகும். இது உடலை ஆரோக்கியமாகவும், மனத்தை அமைதியாகவும் வைத்திருக்க உதவுகிறது.

மனத்திற்கும் பிராணனுக்கும் உள்ள தொடர்பை யோக வசிஷ்டம் "மனமும் பிராணனும் ஒரு வண்டியின் இரண்டு சக்கரங்கள் அல்லது ஒரு பறவையின் இரண்டு இறக்கைகள் போன்றவை." என்ற உதாரணத்தால் விளக்குகிறது.

பிராணன் ஒடுங்கினால் (அடங்கினால்), மனமும் தானாகவே ஒடுங்கும். எனவே, மனத்தை நேரடியாகக் கட்டுப்படுத்துவதை விட, மூச்சைக் கட்டுப்படுத்துவதன் மூலம் மனத்தை எளிதாக அமைதிப்படுத்தலாம் என்கிறது யோக வசிஷ்டம்.

யோக வசிஷ்டத்தின் ஒரு தனித்துவமான கருத்து என்னவென்றால், மனத்திற்கு இரண்டு விதைகள் உள்ளன:

வாசனைகள் (ஆசைகள்/மனப்பதிவுகள்) & பிராண ஸ்பந்தனம் (மூச்சின் இயக்கம்).

இதில் வாசனைகளை அழிப்பது கடினம் என்பதால், பிராணாயாமத்தின் மூலம் மூச்சின் இயக்கத்தை (ஸ்பந்தனம்) கட்டுப்படுத்தினால், வாசனைகள் தானாகவே செயலிழந்துவிடும் என்று வசிஷ்டர் கூறுகிறார்.

வசிஷ்டரின் ஒரு முக்கிய அறிவுரை: "பிராணாயாமத்தைப் பலாத்காரமாகச் செய்யக் கூடாது. ஒரு பாகனைப் பார்த்தால் யானை எப்படிப் பணிந்து நிற்குமோ, அதுபோல முறையான பயிற்சியால் பிராணனை மெதுவாக வசப்படுத்த வேண்டும்."

இந்த பிராணாயாமம் செய்வதால் மனத்தின் விருத்தி (மனத்தில் எழும் பல அலைகளான எண்ணங்கள்) அழிகிறது.

விளக்கக் குறிப்பு 34: விருத்தி

'விருத்தி' என்ற சொல்லுக்கு நேரடிப் பொருள் 'சுழற்சி' அல்லது 'அலை' என்பதாகும்.

வசிஷ்ட முனிவர் மனத்தை ஒரு பரந்த கடலாக

உருவகப்படுத்துகிறார். அந்தக் கடலில் எழும் அலைகளே 'விருத்திகள்'.

அமைதியாக இருக்கும் கடலில் காற்று பட்டால் அலைகள் எழுவது போல, ஆசைகள் (வாசனைகள்) மற்றும் புலன் நுகர்வுகள் காரணமாக மனக்கடலில் எண்ண அலைகள் எழுகின்றன. இந்த அலைகள் (விருத்திகள்) ஓய்ந்தால் ஒழிய, கடலின் ஆழத்தில் இருக்கும் 'ஆன்மா' என்ற உண்மையை நம்மால் காண முடியாது.

மனம் ஒருபோதும் சும்மா இருப்பதில்லை. அது ஏதாவது ஒரு பொருளைப் பற்றியோ அல்லது கருத்தைப் பற்றியோ சிந்தித்துக் கொண்டே இருக்கும். இப்படி மனம் சிந்தித்து, ஒரு பொருளின் வடிவத்தை எடுப்பதும் 'விருத்தி' யாகும்.

உதாரணமாக, நீங்கள் ஒரு மலரைப் பார்க்கும்போது, உங்கள் மனம் அந்த மலரின் வடிவமாக மாறுகிறது. இது 'புஷ்ப விருத்தி' (மலரைப் பற்றிய எண்ண ஓட்டம்).

விருத்திகள் எவ்வாறு உருவாகின்றன?

யோக வசிஷ்டத்தின்படி, விருத்திகள் உருவாக இரண்டு முக்கிய காரணங்கள் உள்ளன:

- பிராண ஸ்பந்தனம்: மூச்சுக் காற்றின் இயக்கம் மனத்தை அசைத்து விருத்திகளை உருவாக்குகிறது.
- வாசனைகள்: நமக்குள் ஆழமாகப் புதைந்துள்ள ஆசைகள் மற்றும் பழைய பதிவுகள் எண்ணங்களாக (விருத்திகளாக) வெளிப்படுகின்றன.

விருத்திகளை அடக்க இரண்டு வழிகளை உண்டு:

1. யோக வழி: பிராணாயாமம் மூலம் மூச்சை அடக்கி, அதன் மூலம் மன அலைகளை (விருத்திகளை) ஒடுக்குவது.

2. ஞான வழி: "நான் இந்த எண்ணங்கள் அல்ல, நான் இந்த உடல் அல்ல" என்ற ஆத்ம விசாரத்தின் மூலம் விருத்திகளின் மூலத்தைக் கண்டறிந்து அவற்றை நீக்குவது.

விருத்திகள் இருக்கும் வரை மனிதன் உலகத் துன்பங்களில் உழன்று கொண்டிருப்பான். விருத்திகள் அற்ற 'நிர்விருத்தி' நிலையில் தான் ஒருவன் ஜீவன் முக்தனாக (வாழும் போதே விடுதலை பெற்றவனாக) மாறுகிறான் என்று யோக வசிஷ்டம் போதிக்கிறது.

---

12 அங்குல அளவில் நாவில் மேல் நோக்கி பிராண வாயு செல்ல வேண்டும். இரண்டு கண்களின் இமைகளுக்கு நடுவில் பார்வையை நிலை நிறுத்த வேண்டும். இப்படி தியானிப்பதின் மூலம் மனம் அமைதி அடையும். பிரம்ம நிலையை அடைய வழிவகுக்கும்.

இப்படி வசிஷ்டர் ராமருக்கு பல மோட்சம் அடையும் பல பாதைகைகளை விளக்கி விட்டு, இறுதியாகச் சொன்னார்: ஓ, ராமா! வீதஹவ்யா என்ற பெரிய தபஸ்வி எவ்வாறு மோட்சத்தை அடைந்தார் என்பதைப் பற்றி உனக்கு இப்போது சொல்லப்போகிறேன்.

வசிஷ்டர் சொன்ன வீதஹவ்தாவின் கதை.

வசிஸ்டர்: வீதஹவ்தா விந்திய மலையில் வசித்து வந்தார். உடல் இன்பத்தில் ஈடுபட்டு சம்சார சாகரத்தில் மூழிகிக் கிடந்தார். பிறகு தன் நிலை உணர்ந்து, அனைத்து கர்மாக்களையும் துறந்து, ஒரு பர்ண சாலையை அமைத்து அதில் தாமரை ஆசனமிட்டு தியானத்தில் மூழ்கினார்.

அவர் தனக்குத் தானே சிந்தனை வயப்பட்டார்: என் மனத்தை பிராணாயாமம் மூலம் கட்டுப்படுத்த முயல்கிறேன். ஆனால் என் மனமோ காற்றில் அங்குமிங்கும் பறக்கும் உலர்ந்த இலை போல அலைபாய்கிறது. மரத்திற்கு மரம் தாவும் குரங்கு போல் மனம் தடுமாறுகிறது. ஐந்து ஞானேந்திரியங்கள் மனத்தை ஒரு நிலையில் நிறுத்தாமல் அலைக்கழிக்கின்றன.

நான் என்ற அகங்காரம் அழியாமல் மனம் தடுமாறுகிறது. இருப்பினும் ஆண்டவன் அருளால் பிரம்ம துரியா நிலையை அடைந்து அமைதி பெறுகிறேன்.

இந்த சிந்தனை வயப்பட்ட வீதஹவ்தா தன் மனத்தை கட்டுப்படுத்தி, வெறிகொண்டு துடிக்கும் தன் புலன்களை அடக்கி, 300 வருடங்கள் சமாதியில் இருந்தார். அவரது உடம்பை மண் மூடியது. அந்த நிலையிலும் அவர் தவத்தில் இருந்தார். அவர் உடலின் இயக்கங்கள் மூடிய மண்ணால் தடைபட்டது. ஸ்தூல உடல் செயல் இழந்தாலும், அவரது சூக்ஷம உடல் மற்றும் மனது சூரிய சக்தியான பிங்களா நாடியை அடைய சூரிய பகவானைச் சந்திக்கச் சென்றது.

விளக்கக் குறிப்பு 35: நாடி

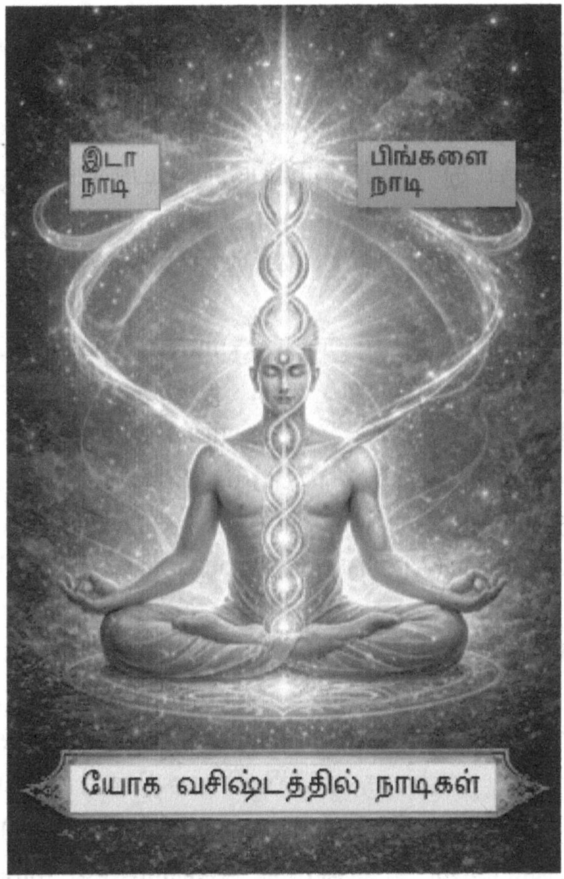

"நாடி என்ற சமஸ்கிருத சொல் 'நத்' என்ற வேர் சொல்லாகும். 'நத்' என்றால் ஓடுதல் - பாய்தல் என்று பொருள். ஆகையால் நாடி என்பது பிராண சக்தி - ஓடும் நுட்பமான ஆற்றல் குழாய் என்று சொல்லலாம். இந்தியத் தத்துவ மரபில், குறிப்பாக யோகக் கலையில், மனித

உடலைச் சுற்றி இயங்கும் மூன்று முக்கிய நாடிகள் இருப்பதாக நம்பப்படுகிறது. அவை இடா, பிங்களா, சுசும்னா என்பனவாகும்.

இடா நாடி: இது நிலவு, குளிர்ச்சி மற்றும் அமைதியைக் குறிக்கும் நாடி. இது நமது உடலின் இடது பக்கத்தில் மூக்குத் துவாரத்திலிருந்து தொடங்கி, நமது முதுகுத் தண்டின் இடது புறம் வழியாகப் பயணிக்கிறது. இது நம் மனத்தின் உணர்ச்சிகளையும், படைப்பாற்றலையும், உள்ளுணர்வையும் நிர்வகிக்கிறது.

பிங்களா நாடி : இது சூரியன், வெப்பம் மற்றும் இயக்கத்தைக் குறிக்கும் நாடி. இது நமது உடலின் வலது பக்கத்தில் மூக்குத் துவாரத்திலிருந்து தொடங்கி, முதுகுத்தண்டின் வலது புறம் வழியாகப் பயணிக்கிறது. இது நமது பகுத்தறிவு, தர்க்கம், உடல் சார்ந்த ஆற்றல் மற்றும் வெளிப் புற நடவடிக்கைகளை நிர்வகிக்கிறது.

சுசும்னா நாடி : இது மிகவும் முக்கியமான நாடி. இது முதுகுத்தண்டின் நடுவில் அமைந்துள்ளது. இடா மற்றும் பிங்களா நாடிகள் இதைச் சுற்றிப் பின்னிச் செல்கின்றன. இந்த நாடி தான் குண்டலினி சக்தியை எழுப்பி, அதை மேல்நோக்கிச் செலுத்த உதவுகிறது. இந்த நாடி விழிப்படைவதே ஆன்மீக வளர்ச்சி மற்றும் மன அமைதிக்கு வழி வகுக்கும் என்று நம்பப்படுகிறது.

இந்த மூன்று நாடிகளும் சமநிலையில் இயங்கும் போது, உடல் மற்றும் மனம் ஆரோக்கியமாக இருக்கும். இந்த நாடிகளைச் சமநிலைப்படுத்த பிராணாயாமம் (மூச்சுப் பயிற்சி) மற்றும் தியானம் போன்ற யோகப் பயிற்சிகள்

பயன்படுகின்றன.

சூரிய பகவான் சிறிதும் காலம் கடத்தாமல் தமது பிங்களா நாடியை வீதஹவ்தாவிடம் செல்ல அனுமதி வழங்கினார். இந்த பிங்களா நாடியின் சக்தியின் மூலம் முனியின் சூட்சம சரீரத்தின் வழியாக முனியின் ஸ்தூல சரீரத்திற்குள் புகுந்தவுடன், பிங்களா நாடி தன் காரியம் நிறைவேறிய காரணத்தால் அங்கிருந்து மறைந்து விட்டது. பிறகு வீதஹவ்தா முனி மண் புற்றை அகற்றி, பிறகு ஸ்நானம் செய்து, சூரிய பகவானை வணங்கினார். அதன் பிறகு அவர் மனம் கட்டுப் பட்டு, கருணை, அமைதி, ஆன்மீகம், செல்வம், சிறந்த அறிவு, இரக்க குணம், பூரண திருப்தி ஆகியவைகளால் நிரம்பி, புற பொருள்களின் நாட்டம் அறவே அற்றதாகி தூய நிலையை அடந்தார்.

இந்த நிலையில் முனி இவ்வாறு பிரம்மத்தை தன் மனத்தில் தியானம் செய்தார்: அனைத்து என் இந்திரியங்களும் அடங்கியதால், நான் சின்மாத்ரா என்ற முழுமையான உள் உணர்வில் கலந்துவிடுவேன். அனைத்தும் அழிந்த பின் இது ஒன்று தான் அசையாமல் ஒரு பாறைபோல் நிலைத்து நிற்கிறது.

அனைத்து உடல் உறுப்புகளையும் கட்டுப்படுத்தி அசைக்க முடியாத பாறையைப் போல் இருக்கும் சின்மாத்ராவில் இரண்டறக் கலந்து விடுவேன்.

விளக்கக் குறிப்பு 36: சின் மாத்ரா :

'சின்மாத்ரா' என்பது 'சித்' (அறிவு/உணர்வு) மற்றும் 'மாத்ரா' (மட்டும்/அளவு) ஆகிய இரு சொற்களின் சேர்க்கையாகும்.

இதன் எளிமையான பொருள்: "தூய அறிவு மட்டுமே நிலைத்திருக்கும் நிலை." அதாவது, உலகம், உடல், மனம் ஆகிய அனைத்தும் மறைந்து, எஞ்சி நிற்கும் அந்தத் தனித்துவமான 'அறிவு' அல்லது 'உணர்வு' நிலையே சின்மாத்ரா.

வசிஷ்ட முனிவர் இதை விளக்க ஒரு அழகான உதாரணத்தைக் கையாளுகிறார்:

ஒரு தூய்மையான கண்ணாடியில் பிம்பங்கள் (உருவங்கள்) தெரியும்போது நாம் கண்ணாடியை மறந்து பிம்பங்களை மட்டும் பார்க்கிறோம். ஆனால், அந்தப் பிம்பங்கள் விலகினால் அங்கே கண்ணாடி மட்டுமே இருக்கும். இதில் பிம்பங்கள் என்பது நாம் பார்க்கும் இந்த உலகம் (ஜகத்). அந்தத் தூய கண்ணாடி தான் 'சின்மாத்ரா'.

உலகம் என்ற பிம்பம் மறைந்தாலும், அந்த அறிவு என்ற கண்ணாடி எப்போதும் அங்கேயே இருக்கிறது.

ஜீவன் என்பது 'அறிவு + அகங்காரம் + மனம்' என்றால் சின்மாத்ரா என்பது அறிவு மட்டும் தான். அதனால், ஜீவன் மாறும்; ஆனால் சின்மாத்ரா மாறாது.

சுருக்கமாகச் சொன்னால், ஒரு யோகி தனது உடல், மனம் ஆகிய எல்லைகளைக் கடந்து, முழுமுதற் ஆற்றலான சின்மாத்ராவில் இரண்டறக் கலந்து, நித்தியமான அமைதி

நிலையை அடையும் பயணத்தைச் சொல்கிறது. இது பற்றுதல், ஆசைகள், மற்றும் உலகியல் மயக்கங்கள் அனைத்தையும் துறந்து, முழுமையான ஆன்மீக விடுதலை அடைவதைக் குறிக்கிறது.

இதன் மூலம் சமாதி நிலையை அடைந்து ஜிவன் முக்தராக அருள் பெற்றார்.

அதன் பிறகு உடல் இல்லாத கைவல்யம் என்ற பூரண விடுதலையை அடைய வீதஹாவ்தா முனி ஒரு குகைக்குச் சென்று பத்மாசனம் இட்டு கீழ்க்கண்டவாறு தனக்குத் தானே சிந்தித்தார்:

என் ஆசைகள் இப்போது அகன்று விட்டன; என் கோபங்கள் சாந்தமாகி விட்டன. ஓ, ஆசைகளே ! உங்களின் ஆட்டம் அடங்கி விட்டது. நான் உங்களிடமிருந்து விடைபெறுகிறேன். உலக பொருட்களின் ஆசைகள் வலி இல்லா மோட்சத்திற்கு சத்துரு. நான் உங்களிடமிருந்து விடைபெறுகிறேன். ஓ, என் உடலே! நான் உன்னை விட்டு விலகுகிறேன். இந்த என் உடலால் உண்மையான ஞானம் அடைய முடியாமல் நான் அழிவில் உழன்றேன். மோஹமே! நீ என்னை விட்டு விலகிவிடு. என் மனம் ஒரு நிலையில் நிற்காமல் குழப்பி தவறுகள் செய்ய நீ வழிவகுத்தாய்.

ஓ, தூய செயல்களே! நீங்கள் தான் மிகவும் ஆபத்தான மரணங்களை அளிக்கும் நரகத்தில் வீழாமல் அதிலிருந்து என்னைக் காத்து, சொர்க்கம் அடைய உதவி செய்தீர்கள்.

ஓ, என் சகோதரர்களே! என் நண்பர்களே! உங்களிடமிருந்து நான் விடைபெறுகிறேன்.'

இவ்வாறு அனைவரிடம் விடை பெற்று, தன் மனத்தை முழுமையாக விடுவித்து, ஞான பூமியை அடைந்தார். முனி 'அது' என்ற பிரம்ம நிலையை அடைந்தார். 'அது' தான் அனைத்து சாஸ்திரங்களின் முடிவான நிலையாகும். இந்த நிலையில் 20,000 வருடங்கள் வாழ்த்தார். இது ஈசா நிலையாகும். அதாவது இது அத்வைத நிலையாகும்.

விளக்கக் குறிப்பு 37: வீதஹவ்தாவின் ஆன்மீக அனுபவம்

மேலே உள்ள வரிகள் வீதஹவ்தாவின் ஆன்மிகக் அனுபவத்தைப் பற்றிப் பேசுகிறது. அதன் விளக்கத்தை இப்போது பார்ப்போம்:

முனி வீதஹ்வ்தா என்பவர் ஒரு ஞானி. அவர் 20,000 வருடங்கள் வாழ்ந்தார் என்பது காலத்தைக் குறிக்கும் நேரடி அர்த்தம் அல்ல. இது ஒரு உருவகமான, ஆழமான யோக நிலையை உணர்த்தும் குறியீடு. 20,000 வருடங்கள் என்பது ஒரு யோகி தனது பிராண சக்தியை (மூச்சு) முழுமையாகக் கட்டுப்படுத்தி, மனத்தை அசையாத நிலைக்குக் கொண்டு வரும் போது, வெளிப்புற உலகத்தின் கால உணர்வு அவருக்கு இல்லாமல் போய்விடும் என்பதைக் குறிக்கிறது.

இங்கு குறிப்பிடும் ஈசா நிலை என்பது ஈஸ்வர நிலை

அல்லது சம நிலையைக் குறிக்கும் சொல்லாகும். இந்த நிலையில், ஒரு யோகி உலகியல் பற்றுக்களிலிருந்து விடுபட்டு, முழுமையான அமைதி மற்றும் சமநிலையை அடைகிறார். இது தன்னுடைய அகங்காரத்தை அழித்து, பரம்பொருளுடன் தன்னை இணைத்துக் கொள்ளும் ஒரு நிலை.

.இந்த நிலையில், அவர் தனது உடல் உணர்வுகள், மன அலைகள், மற்றும் வெளிப்புற உலகத்தின் தாக்கம் ஆகியவற்றிலிருந்து விடுபடுவார். யோக வசிஷ்டத்தின்படி, இது ஒரு யோகி அடையும் உச்சகட்ட ஞான நிலை. இந்த நிலையில், காலம் என்பது ஒரு மாயையாக மாறிவிடுகிறது. ஒரு கண நேரம் கூட ஆயிரக்கணக்கான வருடங்கள் போலத் தோன்றலாம் அல்லது ஆயிரக்கணக்கான வருடங்கள் ஒரு கண நேரமாகத் தோன்றலாம். ஆகவே, இந்த வரி, முனிவர் வீதாஹாவ்தா அடைந்த ஆழ்ந்த தியான நிலை, மனத் தெளிவு, மற்றும் காலத்தை வென்ற ஞானம் ஆகியவற்றைக் குறிக்கிறது.

10. உபசாந்தி பகுதியின் முடிவுரை

ராமர்: ஓ, வசிஷ்டரே! ஜிவன் முக்தர்களின் உடல்களில் உறையும் உள்ளங்கள் மேலான ஆற்றல்கள் கொண்டவைகள். அப்படி இருக்கும் போது, அவர்கள் தங்கள் உடல்களைக் கொண்டு ஆகாயத்தில் நடப்பது போன்ற அசாதாரணச் செயல்களைச் செய்வதில்லையே. அது ஏன்?

வசிஷ்டர்: முழு ஞானமில்லாத உலக பந்தங்களில் ஈடுபாடு கொண்டவர்கள் மருந்துகள், மந்திரங்கள், பயிற்சிகள், திறமைகள் மூலம் பல சித்திகளை அடைகிறார்கள். இந்த சித்தர்கள் உண்மையான ஞானிகள் இல்லை. உண்மையான ஞானிகள் ஆகாயத்தில் நடப்பது போன்ற சித்திகளில் ஈடுபட மாட்டார்கள். சித்தியான சக்தி பெற்றவர்கள் இதன் மூலம் மோட்சத்தை அடைய முடியாது. ஏனென்றால் மனத்தில் எழும் ஆசைகள் தான் சித்தர்களுக்கு ஆத்ம ஞானம் பெற எதிர்கொள்ள வேண்டிய தடைக் கற்களாகும்.

ராமர்: யோகிகள் ஒரு கல்ப காலம் வரை உயிர் வாழ்வதன் ரகஸ்யம் என்ன?

விளக்கக் குறிப்பு 38 : கல்பம்

இந்து சமய காலக் கணக்கின்படி, கல்பம் என்பது படைப்புக் கடவுளான பிரம்மாவின் ஒரு பகல் பொழுதைக் குறிப்பதாகும்.

கல்ப காலத்தின் கணக்கீடு:

யுகங்கள்: இந்து மதத்தின்படி, நான்கு யுகங்கள் உள்ளன. கிருத யுகம் (சத்ய யுகம்), திரேதா யுகம், துவாபர யுகம், கலி யுகம். இந்த நான்கு யுகங்களும் சேர்ந்தது ஒரு மகா யுகம் அல்லது சதுர்யுகம். இந்த மகா யுகங்களில் ஆயிரம் மகா யுகங்கள் சேர்ந்தது ஒரு கல்பம் ஆகும்.

யுகங்களின் விகிதாச்சாரம்

இந்து தர்மத்தின்படி, யுகங்கள் 4:3:2:1 என்ற விகிதத்தில் அமைந்துள்ளன. மேலும், கலியுகத்தின் கால அளவை அடிப்படையாகக் கொண்டே மற்ற யுகங்கள் கணக்கிடப்படுகின்றன:

- கலியுகம்: 4,32,000 ஆண்டுகள் (இதனை ஒரு 'அலகு' என்று வைத்துக்கொள்வோம்).
- துவாபர யுகம்: 4,32,000 x 2 = 8,64,000 ஆண்டுகள்.
- திரேதா யுகம்: 4,32,000 x 3 = 12,96,000 ஆண்டுகள்.
- கிருத (சத்ய) யுகம்: 4,32,000 x 4 = 17,28,000 ஆண்டுகள்.

சதுர்யுகம் (மகா யுகம்) என்பது இந்த நான்கு யுகங்களும் ஒருமுறை சுழன்று வருவதாகும்.

சதுர் யுகம் = 17,28,000 + 12,96,000 + 8,64,000 + 4,32,000 = 43,20,000 ஆண்டுகள்.

- 1 கல்பம் = 1000 சதுர் யுகங்கள்
- எனவே, 43,20,000 x 1000 = 4,32,00,00,000 ஆண்டுகள்.

அதாவது, ஒரு கல்பம் என்பது 432 கோடி ஆண்டுகள் (4.32 Billion Years).

இந்தக் கால அளவில்தான் பிரபஞ்சத்தின் படைப்பு நடக்கிறது என்று நம்பப்படுகிறது. ஒவ்வொரு கல்பத்தின் முடிவிலும், பிரபஞ்சத்தில் உள்ள அனைத்தும் அழிக்கப்பட்டு, மீண்டும் ஒரு புதிய கல்பத்தில் பிரம்மா தனது படைப்புச் செயலைத் தொடங்குகிறார்.

பிரம்மாவின் ஒரு பகல் ஒரு கல்பம் என்றால், பிரம்மாவின் இரவு அதே கால அளவு கொண்டது. இந்த இரண்டும் சேர்ந்தது பிரம்மாவின் ஒரு நாள். இந்த மாதிரி 360 நாட்கள் பிரம்மாவின் ஒரு வருடம், மற்றும் பிரம்மாவின் 100 வருடங்கள் அவரது முழு ஆயுள் ஆகும்.

சுருக்கமாகச் சொன்னால், கல்ப காலம் என்பது பிரபஞ்சத்தின் படைப்பின் ஒரு முழு சுழற்சியைக் குறிக்கும் ஒரு மிகப் பெரிய கால அளவாகும்.

வசிஷ்டர்: யோகிகள் தங்கள் பிராணனையும், மனத்தையும் ஒரு கட்டுப் பாட்டில் வைத்திருப்பதால் தான் கல்பக யுக கால அளவு வரை ஜீவித்திருக்க முடிகிறது. இவைகள் இரண்டையும் உள்ளும், புறமும் ஒரு கட்டுப்பாட்டில் வைத்து, இறப்பை வெல்கிறார்கள்.

ராமர்: மனத்தைக் கட்டுப்படுத்தும் போது, மனத்தின் நான்கு விதமான குணங்களான - கருணை, திருப்தி, அன்பு, தீயயைவைகளை தவிர்த்தல் - எங்கு குடிகொண்டிருக்கும்?

வசிஷ்டர்: மனத்தை அழிக்கும் வழிகள் இரண்டு. ரூபம் என்ற உருவத்தை அழித்தல் - அரூபம் என்ற உருவமற்றதை அழித்தல் என்று இருவகைப்படும்.

ரூபத்தை அழிப்பதற்கு ஜீவன் முக்தி நிலையும், அரூபத்தை அழிப்பதற்கு விதேஹ முக்தி நிலையும் உதவும்.

வலிகளுக்கு மூல காரணம் மனத்தின் ரூபமாகும். ரூபத்தை அழித்தால் வலி மறைந்து போகும். ரூபத்தை அழிக்கும் போது அதற்கு அடைக்கலம் கொடுத்த மனமும் அழிந்து போகும்.

'அதற்கு என்ன வழி?' என்ற கேள்வி எழும்.

மனத்தின் இன்பம் - வலி ஆகியவைகளுக்கு விதைகள் மாயை என்ற சக்தியாகும். மனம் ஒரு நிலையில் எதற்கும் பாதிக்கப்படாமல் இருப்பின் மாயை தன் சக்தியை இழந்துவிடும். செல்வம் - ஏழ்மை, இன்பம் - துன்பம், பிறப்பு - இறப்பு, அறிவு - அறியாமை, விபத்து - பாதுகாப்பு - இவைகளால் பாதிக்கப்படாமல் இருப்பவனின் மனம் இறந்து விட்டதற்குச் சமம். மனத்தின் அவித்யா அழிந்தால், ஆன்மீக அறிவு அலை அலையாக எழும். இது ஜீவன் முக்தர்களின் மன நிலையாகும்.

மனத்தின் அரூபம் உண்டாக விதேக முக்தர்களாக வேண்டும். அந்த நிலையில் அவர்கள் உடலைத் துறந்து கைவல்யம் என்ற பூரண விடுதலை அடைவார்கள். இது குணங்கள் இல்லா பிரம்ம நிலையாகும். அப்படிப்பட்டவர்களுக்கு ஆகாசம் தான் உடலாகும். அந்த

நிலையில் வலி இல்லாமலும், தமோ அல்லது ரஜோ குணங்கள் இன்றி மனங்கள் அழிந்து பிரம்ம ஒளியில் மிளிர்வார்கள்.

ராமர்: மாயையின் விதை எது? அந்த விதையின் விதை எது? விதைகளுக்கெல்லாம் மூல விதை எது? விதைகளின் கடைசி விதை எது? விசிஷ்ட முனிவரே! இந்த நான்கு விதைகளைப் பற்றிய விவரங்களை எனக்குச் சொல்வீராக.

வசிஷ்டர்: இன்பம் - துன்பம் ஆகியவைகளை அளிக்கும் சம்சாரம் என்ற கொடி படர உண்டான விதை தான் மனித உடம்பாகும். இந்த மனித உடம்பின் மூலம் மனமாகும். பிறப்பு - இறப்பு ஆகியவைகளால் ஏற்படுவதால் உண்டாகும் வலிகள் என்ற ஆபரணப் பெட்டகம் தான் மனமாகும். இந்த மனம் தான் கணக்கில்லா உடம்புகளை உற்பத்தி செய்யும் இயந்திரமாகும்.

வலிகொடுக்கும் மனம் என்ற மரம் தான் இரண்டு விதைகளாக இருக்கின்றன.

ஒரு விதை பிராணன் என்ற மூச்சுக் காற்று. இன்னொரு விதை வாசனை என்ற இந்திரியங்கள்.

பிராணன் விதை எங்கும் நிறைந்த ஞானமாக திகழ்கிறது. அது ஒருவனின் வளமான வாழ்வுக்கு வழிவகுக்கிறது. உலகில் காணும் பொருள்களின் ஆசைகளால் இந்த ஞானம் கட்டுண்டு கிடக்கிறது. அந்த ஞானத்தை சுஷுப்தி நிலையில் நிலை நிறுத்தி, நிர்வாணம் பெறலாம். அது தான் ஆத்ம நிலை. அதை விட மேலான நிலை இல்லை; அனைத்து ஜீவன்களின் மறுபிறவிகள் அழிகின்றன. அந்த

நிலையில் மேலான இன்பம் ஜெனிக்கிறது. அப்போது மனத்தில் எந்தவிதமான பொருள்களின் மேல் ஆசைகள் எழாமல் ஜீவனைப் பாதுகாக்கிறது.

இனி மனத்தின் இரண்டாவது விதையான வாசனையைப் பற்றி ஆராய்வோம். உலகத்தில் உள்ள மனத்தைக் கவரும் பொருட்களின் வாசனை தான் அறியாமையாகும். அதனால் ஜீவன் சிறையில் அடைபட்டு அல்லல் படுகிறது. தூய்மையற்ற வெளி உலகத்தில் காணும் பொருட்களை அஞ்ஞான இருளில் பார்த்து, நான் என்ற அகம்பாவம் சூழ மனம் துயர்படுகிறது. மனத்தில் பதிந்துள்ள (பழக்க) வாசனைகளை அழிப்பதன் மூலம், எண்ணங்கள் ஒழியும் . .எண்ணங்கள் ஒழிந்தால் மன அமைதி உண்டாகும்

வாசனை என்ற முள் வேலியிலிருந்து விடுபட்டு ஜீவன் முக்தியை அடையலாம். அவர்கள் தான் ஜீவன் முக்தர்கள்.

முக்தி அடைவதற்கு முன் அவர்கள் தங்கள் பூர்வ ஜன்ம வினைப் பயன்களால் (பிராரப்த கர்மம்) இந்த பூமியில் சிறிது காலம் உடம்போடு உயிருடன் இருப்பார்கள். இது ஒரு குயவன் பானை செய்வதற்கு சக்கரத்தை ஓட்டி, பானை செய்த பிறகும் அந்த சக்கரம் உடனே நிற்காமல் சுழல்வதற்கு ஒப்பாகும்.

விளக்கக் குறிப்பு 39 : ஜீவன் முக்தர்கள் & பிராரப்த கர்மம்

1. ஜீவன் முக்தர்கள்:

ஜீவன் முக்தர்கள் என்பவர்கள், இந்த உலக வாழ்க்கையில் இருந்த போதே மோட்சத்தை (விடுதலை) அடைந்தவர்கள். அதாவது, அவர்கள் தங்கள் ஆசைகள், விருப்பு வெறுப்புகள், மனத்தடைகள் ஆகியவைகளிலிருந்து முற்றிலும் விடுபட்டவர்கள்.

ஒரு குயவன் ஒரு பானை செய்ய, சக்கரத்தை வேகமாகச் சுழற்றி, அதற்கு ஒரு உந்து சக்தியைக் கொடுத்து விடுகிறான். பானை செய்த பிறகும் கூட, அந்தச் சக்கரம் ஏற்கனவே கொடுக்கப்பட்ட உந்து சக்தியின் காரணமாக சிறிது நேரம் தானாகவே சுழன்று கொண்டிருக்கும்.

அதேபோல், ஜீவன் முக்தர்களும் தங்கள் வாசனைகளிலிருந்து (ஆசைகளிலிருந்து) விடுபட்டாலும், அவர்களின் பிராரப்த கர்மம் (இந்த ஜென்மத்திற்கான விதி) காரணமாக, அவர்களின் உடல் இந்த உலகில் தொடர்ந்து இயங்கிக்கொண்டிருக்கும். இது எப்படி குயவன் சக்கரம் உந்துதல் நின்ற பிறகும் சுழல்கிறதோ, அதுபோலத்தான்.

2.. பிராரப்த கர்மம்

பிராரப்தம் என்பது, ஒருவரின் கடந்த ஜென்மங்களில் செய்த செயல்களின் (கர்மாக்களின்) விளைவாக, இந்த ஜென்மத்தில் அனுபவிக்க வேண்டிய தண்டனையாகும். ஒரு பெரிய கர்மக் குவியலிலிருந்து, ஒரு சிறிய பகுதி மட்டும் இந்த வாழ்க்கையை அனுபவிக்க ஒதுக்கப்படுகிறது. அதுதான் பிராரப்தம்.

பிராரப்த கர்மம் மூன்று கர்மங்களில் ஒன்றாகும்.

1. சஞ்சித கர்மம் : இது ஒருவரின் கடந்த பிறவிகளில் குவிந்த, அனுபவிக்காத அனைத்து கர்மங்களின் மொத்தக் குவியல்.

2. ஆகாமிய கர்மம் : இது ஒரு நபர் எதிர்காலத்தில் செய்யப்போகும் செயல்களினால் ஏற்படும் கர்மம்.

3. பிராரப்த கர்மம் : இது சஞ்சித கர்மத்திலிருந்து ஒரு பகுதி மட்டும், இந்த வாழ்க்கையை அனுபவிக்க ஒதுக்கப்பட்ட கர்மம்.

ஒரு ஜீவன்முக்தர், புதிய கர்மங்களை (ஆகாமிய கர்மம்) உருவாக்க மாட்டார். மேலும், சஞ்சித கர்மம் அவருடைய ஞானத்தின் மூலம் அழிக்கப்படுகிறது. ஆனால், பிராரப்த கர்மம் மட்டும் அந்த உடலை விட்டுப் பிரியும் வரை தொடர்ந்து இயங்கும். அது முடிந்ததும், அவர் இந்த பௌதிக உலகத்திலிருந்து முழுமையாக விடுபடுவார்.

பிராணனும் வாசனையுமே மனத்தின் இரு விதைகள் என்று முன்பே குறிப்பிட்டுள்ளேன்; மனச்சலனங்களுக்குக் காரணங்களும் அவையே. இவற்றுள் ஒன்று அழிந்தால் மற்றதும் செயலற்றுப் போகும். வாசனையினால் பிராணச் சலனமும், பிராணச் சலனத்தினால் வாசனையும் உண்டாகின்றன. மனமெனும் உலர்ந்த பழத்திலிருந்து முளைத்த விதையாகப் பிராணனும், அவ்விதையிலிருந்து துளிர்த்த முளையாக வாசனையும் இருக்கின்றன. இவை இரண்டும் நாம் காணும் உலகக் காட்சிகளில் வேரூன்றி உள்ளன.

உலகக் காட்சிகள் அழியும்போது (அதாவது அவை உண்மை என்ற எண்ணம் மறையும்போது), பிராணச் சலனமும் வாசனையும் வேரற்ற மரம் போல வீழும். இந்த உலகக் காட்சிகளுக்கு விதையாக இருப்பது மனத்தின் சங்கல்பங்களே. ஆத்ம ஞானம் மனத்தில் செயல்படும்போது, திரையில் ஓடும் படம் மறைவது போல உலகக் காட்சிகள் மறையும். எள் இன்றி எண்ணெய் ஏது? அதுபோல மனமின்றி உலகம் இல்லை. ஞானம் உதயமாகும்போது, சங்கல்பமற்ற ஒரு பேரொளி உள்ளத்தில் தோன்றும். அந்த ஞானம் தன் சுயசக்தியால் தன்னையே உணரும்.

கனவில் காணும் பொருட்கள் மறைந்து போய் விட்டாலும், அந்தப் பொருட்களை உள்ளிருக்கும் ஒரு சக்தியால் காண்கிறோம். ஆகையால் இந்த உலகமும் விருத்தி ஞானம் மூலம் தெரிகிறது.

விருத்தி ஞானம் என்பது பிரதிபலிக்கப்பட்ட அறிவாகும். இந்த அறிவை ஒரு தெளிவான பகுத்தறிவினால் அழிக்க வேண்டும். அழித்து விட்டால், சம்சார சாகரத்திலிருந்து விடுதலை அடைந்து, முக்தி அடைந்துவிடலாம்.

ராமர்: பார்க்கப்படும் வஸ்துக்கள் இல்லை என்றால் அஞ்ஞானம் எப்படி உண்டாகும்? எங்கு ஞானம் இல்லையோ அங்கு எப்படி காணும் வஸ்துக்கள் மறையும்?

வசிஷ்டர்: ஆத்மா என்பது எங்கும் நிறைந்து எந்தவிதமான ஆசைகளோ, பொருட்களை அறியும் அல்லது அறியாமல் இருக்கும் சக்தியைக் கொண்டதாகும். காணப்படும்

பொருட்களுடன் தொடர்பு இல்லாத ஞானம் என்பது தான் விருத்தி ஞானம் என்பதாகும் - எல்லா பொருட்களையும் துறந்த நிலையில் அது எந்த விதமான விருத்தி ஞானமும் இல்லா பூரண ஆத்ம ஞானமாகிறது. அந்த ஞான நிலையில் நிர்விகல்ப சமாதி மூலம் அனைத்து வலிகளிலிருந்தும் விடுதலை கிடைக்கிறது. அந்த நிலையில் முழுமையான பேரின்பம் - ஆகாயம் முழுவதும் நீல நிறம் பரவி இருப்பதைப் போல் - மனிதனின் மனம் நிரம்பி இருக்கும். தன்னுடைய ஆத்மாவை அந்த ஆனந்த நிலையில் ஜீவன் அறிந்து விடுகிறான்.

இந்த ஞானத்தின் விதை உயர்ந்த சத்தா மாத்ரா என்ற சத்தியமான மாறாத மூலப்பொருள் என்று அறிய வேண்டும். இந்த சத்தா மாத்ரா என்பது இரண்டுவிதமான அம்சத்தைக் கொண்டது.

1. பல்வேறு மாறுபட்ட தன்மை கொண்டது.

2. ஒரே மாறாத தன்மை கொண்டது.

இதை இப்போது விளக்குவோம்.

மண்ணினால் செய்யப்பட்ட பானைகள், படங்கள், சிலைகள் என்று பலவிதமான மாறுபட்ட பொருட்கள் உள்ளன. அவைகள் தோற்றத்தால் மாறுபட்டிருப்பினும், அவைகள் உருவாக உபயோகிக்கப்பட்ட மூலப்பொருள் ஒன்றேயாகும். அது தான் பூமியின் மண்.

மண் தான் உண்மையான மூலப்பொருள். அந்த உண்மையான மூலப்பொருட்களிலிருந்து உருவான பல பொருட்கள் மண்ணை பல்வேறாகக் காட்டினாலும்,

அவைகள் த்வைதமில்லா அத்வைதமாகும் என்பதை உணரவேண்டும். இதன் மூலம் பல உருவம் கொண்ட மண்ணால் உருவான பல பொருட்களாக இருப்பினும் அவைகள் அனைத்தும் மண் என்பது தான் சத்தியமான நிலையாகும். இது தான் பலவாக இருப்பினும் அவைகள் ஒன்றே என்ற அத்வைத நிலைக்கு உதராணமாகும்.

த்வைதத்திற்கு காலம், இடம், பொருள் ஆகிய மூன்றும் உறுதுணையாக இருந்து, உண்மையான வஸ்துவை மறைக்கும். இதைத் தான் மாயை என்கிறோம். அந்த மாயை விலகும் போது, அத்வைத நிலையான சத்தா மாத்ரா என்ற நிலை ஏற்படும்.

இது தான் அனைத்திற்கும் காரணம்; ஆனால் அதுவே காரணமில்லாத காரணமாகவும் இருக்கிறது. அனைத்துப் பொருட்களையும் மாறுபட்ட தோன்றங்களாக அறிவது பிம்பங்களைப் பார்ப்பதற்கு ஒப்பாகும். ஆற்றங்கரையில் உள்ள மரங்களின் பிம்பங்கள் ஆற்று நீரில் தெரியும். அநத பிம்பங்கள் அப்பழுக்கற்றவைகள். காலத்தை வென்று நிலைத்து இருப்பவைகள். அது தான் ஆத்மாவின் உண்மை நிலை. அந்த நிலையில் மனம் அமைதியாகிறது. இதை அறிந்து, ராமா! நிர்வாண நிலையை அடைவாயாக.

விளக்கக் குறிப்பு 40 : சத்தா மாத்ரா

சத் என்றால் சத்தியம் அல்லது உண்மை. மாத்ரா என்றால் மாத்திரம் அல்லது மட்டுமே. எனவே, சத்தா மாத்ரா என்பது மாறாத வஸ்து என்று பொருள் கொள்ளலாம். இதுவே எல்லாவற்றுக்கும் ஆதாரமான, ஆதி

நிலையிலுள்ள உண்மை ஆகும். இது எந்தவொரு பெயர், வடிவம், மற்றும் குணாதிசயங்களுக்கும் அப்பாற்பட்டது; எந்தவிதமான வேறுபாடும் இல்லாத தூய்மையான பிரம்ம நிலையாகும்.

யோக வசிஷ்டத்தில் சத்தா மாத்ரா என்ற பதமானது, அனைத்துக்கும் அடிப்படையான, நித்தியமான பரம உண்மையைக் குறிக்கிறது.

இந்தச் சத்தா மாத்ராவிலிருந்தே 'ஞானம்' (அறிவு) ஒரு சுடரிலிருந்து ஒளி எழுவது போல எழுகிறது.

உலகில் நாம் காணும் பானைகள், அடுப்புகள், பொம்மைகள் ஆகிய அனைத்தும் வேறுபட்டவைகளாகத் தோன்றினாலும், அவை உண்மையில் அந்த ஒரே ஒரு சத் - மண் என்ற மூலப் பொருளின் வேறுபட்ட உருவங்களாகும்.

யோக வசிஷ்டத்தில் இதைப் புரியவைக்க ஒரு உதாரணம் சொல்லப்படுகிறது:

கடலில் கோடிக்கணக்கான அலைகள் எழுகின்றன. ஒவ்வொன்றும் ஒவ்வொரு வடிவம் கொண்டவை. ஆனால், அலை என்ற வடிவத்தை நீக்கிவிட்டுப் பார்த்தால், அங்கே இருப்பது 'நீர்' மட்டுமே. அந்த அலைகளின் பெயர்களும் வடிவங்களும் மாயை. அந்த நீர் மட்டுமே சத்தா மாத்ரா.

சத்தா மாத்ரா என்ற இலக்கை அடைய தியானம் ஒரு வழியாகும். இந்த அத்வைத சத்தா மாத்திரத்தை மட்டுமே தியானம் செய்து, ஆன்ம அருளால் எல்லா இடங்களிலும்

நிறைந்து இருக்க வேண்டும்.

இந்த சத்தா மாத்ராவே மாசற்றது, இதுவே முதுமை அடையாதது, இதுவே ஆன்மீக உண்மை. இந்த நிலையை அடைந்ததும், மனம் அமைதியடையும். இதைத் திடமாக உணர்ந்து, அந்த ஆத்ம நிலையை - நிர்வாண நிலையை அடையலாம்.

ராமர்: வசிஷ்ட மாமுனிவரே! இந்த உண்மையான விதைகளின் தன்மைகளைப் பற்றி விவரித்துள்ளீர்கள். எந்த முயற்சியின் மூலம் ஒருவன் இந்த ஞான அருளான ஆனந்தத்தை விரைவில் அடைய முடியும்?

வசிஷ்டர்: நான் முன்பே விவரித்த வழிமுறைகளைக் கடைப்பிடித்து நிர்வாண நிலையை சீக்கிரம் அடையலாம். இதற்கு உலக வாசனைகளை சம்ஹாரம் செய்ய வேண்டும். அதன் மூலம் தத்துவ ஞானத்தை உணர்வார்கள். தியானம் மூலம் சத்தா சாமான்யா நிலை - அதாவது சத்தியமான அல்லது நிலையான பொது நிலை - அடைந்து, அதன் மூலம் பிற உயர் நிலைகளை சிறிது முயன்றாலே அடைந்துவிடலாம். த்வைத வாசனைகள் போனால் மன நோய்கள் குணமாகி வலிகள் எல்லாம் மறைந்துவிடும். மனத்தை அழிக்க வேண்டும். அதற்கு தத்துவ ஞானம் என்ற கூரிய வாள் உதவும். தத்துவ ஞானம், மனம், வாசனை ஆகிய மூன்றும் ஒன்றுடன் ஒன்று தொடர்புடையதாகும்.

தாமரைத் தண்டின் நூல்கள் தண்டை ஒடித்தாலும் அவைகள் தண்டில் ஒட்டிக் கொண்டிருக்கும். இது உலக

வாசனைக்கு உபமானமாகச் சொல்லலாம். இதை வெற்றி கொள்ள பிராணாயாமம் செய்ய வேண்டும். பிராணாயாமம் செய்வதுடன், ஆசனம், உணவுக் கட்டுப்பாடு, தியானம் ஆகிய பயிற்சிகள் அவசியம்.

மனத்தைக் கட்டுப்படுத்துவது அவ்வளவு சுலபமில்லை. யானையைக் கட்டுப்படுத்த வேண்டுமானால் கூர்மையான அங்குசம் தேவை. அதைப் போல் மனத்தைக் கட்டுப்படுத்த அங்குசங்களான நான்கு வழிகள் உண்டு.

- ஞானத்தை அறிதல்,
- ஞானிகளின் சகவாசம்.
- உலக வாசனைகளை வெற்றி கொள்வது.
- பிராண வாயுவைக் கட்டுப்படுத்துவது.

மழை பெய்து ஆகாய வெளியில் பறக்கும் தூசுகள் பூமியில் தஞ்சம் அடைவதைப் போல் மனமும் இந்த நான்கு வழிகளின் மூலம் அமைதி அடையும். இந்த வழிகளைத் தவிர மற்ற வழிகள் அனைத்தும் இருட்டை ஒழிக்க இருட்டை நம்புவதற்கு ஒப்பாகும். அதனால் ஒளி வராது என்பதை உணரவேண்டும். மேலும், மற்ற உபாயங்கள் அனைத்தும் ஒரு யானையை தாமரைத் தண்டால் கட்டுப்படுத்துவதற்கு ஒப்பாகும்.

அறிவிலியின் மனம் ஒரு மானை மக்கள் நடமாடும் நகரத்தில் விட்டால் எப்படி அலைபாயுமோ அப்படி நிலை கொள்ளாமல் அலையும். தவம், யாகம், தீர்த்த யாத்திரை, புண்ணிய க்ஷேத்திரங்களுக்குப் பயணம், கடவுள் பிரார்த்தனை, தானம் செய்தல் போன்ற எதுவும் மனத்தைப் பண்படுத்தாது. எல்லா ஆசைகளையும் தவிர்த்து, பிரம்ம ஞானம் அடைவதால் தான் அனைத்து ஆசைகளும்

நீங்கும்.

உயர்ந்த குருவின் அருளால், ஓ, ராமா! 'நான் யார்? , 'இந்த உலகம் என்ன?' - என்ற ஆன்மீக விசாரத்தில் மூழ்கி, ஞானம் பெற வேண்டும். இந்த விசாரம் பாலைக் கடைந்து வெண்ணை எடுப்பதற்கு ஒப்பாகும். இந்த விசாரத்தின் முடிவில் மனம் அமைதி அடைந்து, அந்த அமைதியே ஒரு ஆபரணமாக அந்த மனிதனின் கழுத்தில் ஜொலிக்கும். அந்த நிலையை எய்திய ஞானியானவன் விஷம் கலந்த கரும்புச் சாற்றைக் குடித்தாலும் அதனால் அவரின் மனம் பாதிக்கப்படாது. ஒருவன் கூர்மையான கத்தியால் அந்த ஞானியைத் தாக்கினாலும், தாக்கியவனை எதிரியாகவோ அல்லது நண்பனாகவோ அவர் தம்முடைய மனத்தில் கருத மாட்டார்.

சங்கா என்ற மனத்தின் ஆசைகளால் உலகப் பொருட்கள் உருவாகின்றன. அதன் மூலம் விபத்துக்கள் ஏற்படுகின்றன. அதன் மூலம் பொருட்களின் மேல் பற்று உண்டாகிறது. ஆகையால் இந்த சங்கா என்ற பற்றை உதறித்தள்ளினால் தான் மோட்ச நிலை அடைய முடியும். சங்காவை அழித்தால் தான் மறு பிறவி அடையாமல் இருக்க இயலும். அவர்கள் ஜீவன் முக்தர்களாவார்கள்.

ராமர்: வசிஷ்ட மாமுனியே! நீங்கள் பனிக் கட்டிகள் போன்ற சந்தேகங்களை நிவர்த்தி செய்யும் சூடான காற்றைப் போல் காட்சி தருகிறீர்கள். அப்படிப்பட்ட நீங்கள் தான் எனக்கு 'சங்கா என்றால் என்ன?' என்பதைப் பற்றி விளக்க வேண்டும்.

வசிஷ்டர்: சங்கா என்பது மனத்தின் ஆசைகள் அல்லது

வெறுப்புகள் ஆகியவைகளின் அழுக்கான வாசனைகளாகும். இந்த உலகத்தில் உள்ள பல பொருட்கள் - இருப்பதும் மற்றும் இல்லாததும் ஆன பலதரப்பட்ட பொருட்கள் - சங்காவாகும்.

ஆனால் ஜீவன் முக்தர்களுக்கு சங்கா என்பது தூயதாகி, அனைத்து ஆசைகளையும், வலிகளையும் நீக்கி, மறுபிறவியை வெற்றி கொண்டு அகங்காரமான ஈகோவை வேரறுத்து விடும். ஆனால் அஞ்ஞானிகளுக்கோ, சங்கா என்பது தூசி போல் அழுக்காகி, மறுபிறவியால் அவதிப்படுவார்கள். சந்தோஷமோ, துக்கமோ பாதிக்கப்படாமல் இருப்பின் அவர்கள் சங்காவின் ஆசைகள், பயங்கள், கோபங்கள் ஆகியவைகளை விட்டு விலகி விட்டவர்கள் என்று சொல்லலாம். சங்காவை விட்டு விலகி, மனத்தில் சத்துவ குணம் நிரம்பி, அனைத்து செயல்களையும் அவைகளின் பலன்களைக் கருதிச் செய்யாமல் இருப்பின் அது தான் பிரம்ம அருள் கிட்ட வழியாகும்.

அத்தியாயம் 10: நிர்வாண பிரகர்ணா - முக்தி நிலை பற்றி விவரித்தல்

1. பூசுண்டரின் கதை

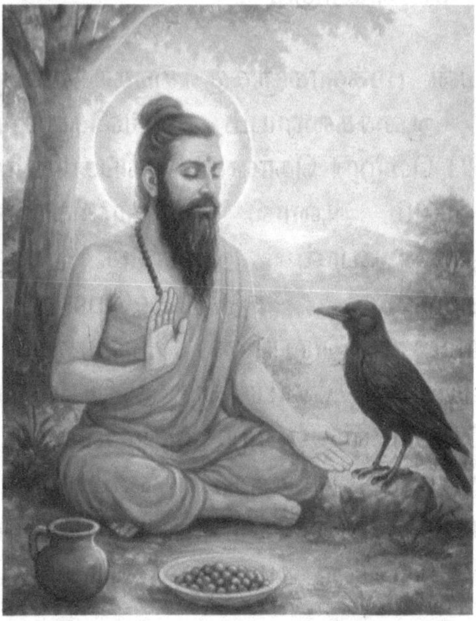

பூசுண்டர் என்பது ஒரு யோகியான காகம். அந்த காகத்தின் கதையை வசிஷ்டர் ராமருக்குச் சொல்வதற்கு முன்னுரையாக பல தத்துவங்களை வசிஷ்டர் ராமருக்கு தெளிவுபட உரைக்கிறார். அதுவே அந்தக் கதைக்கு ஒரு முன்னுரையாக அமைந்து விடுகிறது.

வசிஷ்டர்:

ஓ, ராமா! திசைகளும், காலமும் இல்லாவிடில், அங்கு இரண்டாக இல்லாத ஒளி வடிவமான பிரம்மம் மட்டுமே பிரகாசிக்கும். அந்த நிலையில் உலகில் சுற்றுப்புறமோ, சலனமோ, அழிவோ, ஆரம்பமோ, முடிவோ ஆகிய

ஒன்றும் இல்லாது முழுமையான தூய சத்திய உணர்வுகள் பிரம்மத்தைச் சுற்றி ஒளி வட்டமாக இருக்கும். இந்த பிரம்மக் காட்சியை உன் மனத்தில் நிலை நிறுத்தி, உன் எண்ணத்தை வலுப்படுத்தி, நீ உன்னை அந்த ஒப்பற்ற சக்தியுடன் தொடர்புபடுத்தி, நீ ஒரு ஜீவன் முக்தராக உருவாக வேண்டும். அதன் மூலம் இறுதியான ஆனந்த நிலையை அடைவாய். இந்த நிலையில் உன் சித்தம், மாயை, மனம், ஜீவன் ஆகியவைகள் அனைத்தும் மறைந்து. பிரம்மம் மட்டும் தான் சமுத்திர அலைகள் எழுந்து அடங்குவது போல் செயல்படும்.

ஓ, மேக வர்ண ராமனே! மூன்று உலகத்து துரும்புகளான பந்தங்களை ஞானத் தீயில் எரித்து விடவேண்டும். அதன் பிறகு சித்தத்தில் குடிகொண்டிருக்கும் மாயை உன்னை துன்புறுத்தாது.

அந்தராத்மாவிடம் சரணடைந்தவர்கள் தங்களைக் கொல்ல வந்தவர்களையும் நண்பர்களாவே கருதுவார்கள். உள்ளத்தின் கறைகளான - உலக வஸ்துக்களில் மோஹம், மனத்தைக் காயப்படுத்தும் தீய செயல்கள் - ஆகியவைகளை உண்மையான ஒளிரும் சத்திய எண்ணங்களால் கரைகளில் உள்ள மரங்களை புயல் காற்று அழிப்பது போல் ஒழித்து அவர்கள் உய்வடைவார்கள்.

வேத மந்திரங்களையும், தத்துவ ஞான சாஸ்திரங்களின் உண்மைகளையும் தங்கள் மனத்தில் தியானம் செய்பவர்கள், தங்கள் மனத்தில் எழும் ஆசைகளை ஒரு சூரியன் தன் கிரணங்களால் இருளை விழுங்குவதுபோல் அழிப்பர். கொழுந்துவிட்டு எரியும் நெருப்பை நீர் கொண்டு அணைப்பது போல் மனத்தை தூய்மைப் படுத்துவர்.

ஞானம் என்பது அழியாத ஒரு சக்தி என்று தெரிதல் வேண்டும். இல்லாவிடில் அறிவிலியின் எல்லா அகங்காரங்களும் ஒன்று சேர்ந்து யுத்த களத்தில் எய்தப்படும் அம்புகள் மனிதனின் காதுகளில் பயத்தை ரீங்கரிப்பதைப் போல் ஓங்கி ஒலிக்கும். அஞ்ஞானிகளுக்கு வேதம் சேற்றில் மூழ்கிய பொருளைப் போன்று அதன் முக்கியத்துவம் விளங்காது.

மேலும் ஆகாயத்தைப் பார்த்துக் குறைக்கும் நாய் போல், அந்த அறிவிலிகள் ஊளையிட்டு மன அமைதி இன்றி உழல்வார்கள்.

அறியாமைதான் அனைத்து ஆபத்துகளுக்கும் காரணமாகும். அறிவுள்ளவர்களுக்கோ ஒரு ஆபத்தும் வராது. அறியாமை என்பதும் ஒரு மாயையாகும். அந்த மாயை தான் அறிவிலிகளின் உற்ற நண்பன்.

அறியாமையை அறிந்து, அழித்த அறிஞனின் மனத்தில் அந்த அறியாமையால் நிகழும் காரியங்களால் அனுபவிக்கும் வலிகள் ஒரு பசுவின் குளம்பு தட அளவு போல் குறைந்த பாதிப்பைத்தான் உண்டாக்கும். ஆனால் அறிவிலிக்கோ இந்த வலிகளின் பாதிப்பு ஒரு சமுத்திர அளவு பெரியதாகும்.

ராமர்: அதிகமான அஞ்ஞானம் ஒருவனிடம் இருக்கும் பொழுது எவ்வாறு அறிவு அதை எதிர்கொண்டு அழிக்கும்?

வசிஷ்டர்: தியானம் இல்லாமல் இருந்தால் ஒருவரின் அறிவு மிகவும் கோபமான கொதி நிலையில் இருக்கும். இது முதல் நிலை. இரண்டாம் இடை நிலையில், அறிவு

சத் - அசத் ஆகிய இரண்டிற்கும் இடையே இருந்து உழலும். அதன் பிறகு மூன்றாம் நிலையில் ஞானம் புரியஷ்ஷாக்தா உடலில் புகுந்து ஜடமாக ஒரு மரம் போலவோ, ஒரு பைத்தியம் போலவோ அல்லது ஒரு குருடன் போலவோ மாறிவிடும். இந்த நிலையை சத்தா மாத்ரா என்பர்.

ராமர்: உலகில் அசையாமல் மரம் போல் இருக்கும் நிலையானவகளை ஏன் மோட்சமாகவே கருதக் கூடாது? ஏனென்றால். அந்த நிலையில் ஞானம் சத்தா என்ற ஆன்மாவாகிறது இல்லையா?

வசிஷ்டர்: எந்தவிதமான பாகுபாடும் இன்றி சத்தா என்ற உயர்ந்த மோட்சப் பதவி என்பது அனைத்து ஜீவராசிகளுக்கும் பொதுவான ஒன்றாகும். அனைத்து வாசனைகளிலிருந்தும் மனது விடுதலை அடையும் பொழுது மோட்சம் என்ற சத்தாவை அடையலாம். ஆனால் இதற்குத் தடையாக ஹிருதய கமலத்தில் விதையில் முளை தூங்கிக் கொண்டிருப்பது போல் வாசனை என்பது மறுபிறவிக்கு வித்தாக இருக்கிறது. இதைத் தான் சுஷுப்தி நிலை என்பர்.

விதைகளில் மறைந்திருக்கும் மலர்கள், மண்ணில் மறைந்திருக்கும் பானைகள், விதைகளில் மறைந்திருக்கும் மரங்கள் ஆகியவைகள் சுஷுப்தி என்ற வாசனைகளின் மூல விதைகளால் மோட்சத்திற்கு ஒரு பெரும் தடைக்கற்களாகும். ஆனால் வாசனைகளிலும் தீய வாசனைகள் - தூய வாசனைகள் என்று இரண்டு வகைகள் உண்டு. தூய வாசனை விதைகள் மீண்டும் முளைக்காமல் இருப்பதால், அவைகள் மறுபிறவியை அளிக்காது.

ஏனென்றால் தூய வாசனை என்றாலே துரியா நிலையாகும். அது தான் மோட்சமாகும். அதற்கு இந்த மோட்ச நிலையை அடையவிடாமல் தடுக்கும் தீய வாசனைகள், தீ, கடன்கள், நோய், விஷம், எதிரி, கோபம், ஆசை ஆகியவைகளில் எந்த ஒன்றைக்கூட அணுக விடாமல் பாதுகாப்பாக இருந்து வாழ்வைக் காக்க வேண்டும்.

சத்துவ குணத்தைக் கொண்டு ரஜோ - தபோ குணங்களை எரித்து, அத்வைத ஞானத்தை காக்க வேண்டும்.

தூய உள்ளத்தில் தான் சிவன், தேவர்கள், நாரதர், பல ரிஷிகள் குடிகொண்டிருப்பார்கள். இந்த மன நிலைதான் அருள் நிலையாகும்.

ராமர்: சிவபிரானின் வலி இல்லா நிலை பற்றிய கொள்கையை விவரிக்கவும்.

வசிஷ்டர்: இந்த அண்டத்தின் எல்லாவிதமான பொருட்களும் - பெரியதோ - சிறியதோ, மாசற்ற பிரம்மமே ஆகும். ஞானம் பிரம்மமே; உலகம் பிரம்மமே; ஐந்து பூதங்களும் பிரம்மமே; நாமும் பிரம்மமே; நம் எதிரிகளும் பிரம்மமே; நம் நண்பர்கள். உறவினர்கள் அனைவரும் பிரம்மமே. இது தான் சிவபிரானின் கொள்கையாகும்.

கண்ணில்லாதவருக்கு இந்த பிரபஞ்சம் இருளாகத் தெரிவதைப் போலவும், பார்வை உள்ளவர்களுக்கு ஒளியுடன் தெரிவதைப் போலவும், அது ஞானிகளுக்கு ஆனந்தமாகவும், அஞ்ஞானிகளுக்குத் துன்பமாகவும் தோன்றுகிறது.

எல்லாவற்றையும் பிரம்மமாக யார் தியானிக்கிறார்களோ அவர்களே பிரம்மம்; அவர்களே அமிர்தத்தைப் பருகியவர்கள்; அவர்கள் அமரத்துவத்தை அடைவதில் ஒரு போதும் தோல்வியடைய மாட்டார்கள்.

சுய ஒளி பெறுவதால் அமைதியான மனம் கிட்டும். முன்பு பார்த்திராத ஒரு புதிய மனிதரைப் பார்த்தால் அவரை அடையாளம் காண முடியாவிடினும், ஒருவரின் அந்தராத்மா அறிமுகம் இல்லா அந்த மனிதரை உண்மையான ஞானக் கண்ணால் பார்க்கும் பொழுது, மனத்தின் ஆழத்தில் பொதிந்துள்ள பிரம்ம ஒளியால் 'நான்' இல்லை 'நாம்' என்ற தெளிவு பிறக்கும்.

ராமர்: ஜீவன் முக்தர்கள் அனைத்து வாசனைகள் - வலிகள் ஆகியவற்றிலிருந்து விடுபட ஞானம் - பிரணாயாமம் என்ற இரண்டு யோக மார்க்கங்களைத் தேர்வு செய்கிறார்கள். அவைகளைப் பற்றி எனக்கு விளக்க வேண்டுகிறேன்.

வசிஷ்டர்: மனத்தின் வலிகளிலிருந்து விடுபட இரண்டு யோக மார்க்கங்கள் உண்டு. ஒன்று: ஞான மார்க்கம்; இன்னொன்று: பிராணாயாமம். இந்த மார்க்கங்கள் இரண்டும் யோகா என்றே ஒரே மார்க்கமாக அழைக்கப்படுகின்றன. இருப்பினும், யோகா என்றால் அது பொதுவாக பிராணாயாமத்தையே குறிக்கும்.

இந்த இரண்டும் பரமேஸ்வரர் உலகத்திற்கு உபதேசித்துள்ளார்.

சிலரின் மன நிலைக்கு யோகா உகந்தது; மற்றவர்களுக்கு ஞானம் உகந்தது. இந்த இரண்டில் ஞானத்தைப் பற்றி

முன்பே உனக்கு விளக்கிவிட்டேன். ஆகையால் இப்பொழுது யோகா பற்றி விளக்கப் போகிறேன்.

அதை விளக்குவதற்காக ஒரு அமிர்தம் போன்ற இனிமையான கதையை உனக்குச் சொல்கிறேன்.

வசிஷ்டர் இவ்வாறு சொல்லி அந்த பூசுண்டர் என்ற காகத்தின் கதையை விவரித்தார்.

வசிஷ்டர்: ஒரு காலத்தில், நான் தேவர்கள், ரிஷிகள் ஆகியவர்களுடன் தேவந்திரனின் சபையில் இருந்தேன். அங்கு நாரதர் மற்றும் பிற முனிவர்களின் வாயிலிருந்து, சிரஞ்சீவிகளின் கதைகளை நான் கேட்டேன். அவற்றில் ஒரு கதை தான் பூசுண்டரின் கதையாகும்.

வைரம் போல மின்னும் மகா மேருவின் உச்சியின் வடகிழக்குப் பகுதியில் உயரமாக வளர்ந்த ஒரு கற்பக மரத்தின் தெற்குக் கிளையில், ஒரு பெரிய கூட்டில் பூசுண்டர் என்ற ஒரு யோகியான காகம் வாழ்ந்து வந்தது. அந்த பூசுண்டரை யோகத்தில் ஜெயிக்க உலகில் ஒருவரும் இல்லை என்ற அளவில் புகழ்பெற்றார்..

அவர் தமது யோக சக்தியால் மிக நீண்ட காலம் உயிர் வாழ்ந்தார். அவர் ஆசைகளற்று, மோட்ச செல்வத்தை அனுபவித்தார். அவர் புத்திமான், மன அமைதி கொண்டவர். மூன்று காலத்தையும் தெளிவாக அறியும் சக்தியை உடையவர்.

பூசுண்டரின் கதையை ஸ்ததாப முனிவர் கூறக் கேட்டேன். அதைக் கேட்ட பிறகு எனக்கு பூசுண்டரைப் பார்க்க

பேராசை ஏற்பட்டது. ஆகையால் அவரைப் பார்க்க அவரது கூட்டிற்குச் சென்றேன். அந்த கூடு மேரு மலையின் உச்சியில் ஒரு தெய்வீக கல்பக விருட்சத்தில் இருந்தது.

அந்த மரத்தின் கிளைகளிலும் பெரிய பறவைகள், குயில்கள், கிளிகள், மயில்கள், வெண்மையான அன்னங்கள் இருந்தன. அந்த அன்னங்கள் பிரம்மாவின் வாகனங்களானதால் சாம வேத மந்திரங்களைப் பாடிக்கொண்டிருந்தன. அது மட்டுமல்ல; அங்குள்ள குயில்கள், கிளிகள் மற்றும் பிற பறவைகள் சிவ நாமாவை - அவை முருகன் என்ற சுப்பிரமணிய தெய்வத்தால் உபதேசிக்கப்பட்டவைகள் - உச்சரித்த வண்ணம் இருந்தன.

என்னைக் கண்டதும் பூசுண்டர் பேரானந்தத்துடன் என்னை வரவேற்றார். மகிழ்ச்சி பொங்க, மலர்கள் தூவி என்னை அமரச் செய்து அர்க்யம் அளித்து மகிழ்ந்தார்.

பூசுண்டர் மகிழ்ச்சியுடன் என்னிடம் சொன்னார்: மஹா முனிவரே! உங்கள் வருகையால் எங்கள் இதயம் மகிழ்ச்சியால் நிரம்பி உள்ளது. உங்கள் அமுதமான உரைகளை நாங்கள் கேட்க ஆவலாக உள்ளோம்.

வசிஷ்டர்: பறவைகளின் ராஜாவே! நீர் எவ்வாறு இவ்வளவு காலம் இறப்பின்றி வாழ்கிறீர்? எவ்வாறு நீர் தத்துவ ஞானத்தை அடைந்தீர்? யார் உங்களுக்கு இந்த ஞானத்தை உபதேசித்தது? இந்த கேள்விகளுக்கெல்லாம் பதில்களை சிறுகச் சிறுக நான் புரிந்து கொள்வதற்கு ஏற்ற வகையில் நீங்கள் விளக்கவும்.

பூசுண்டர்: பரமசிவன் எண்ணற்ற பூத கணங்கள் சூழ

இருப்பவர். அந்த பூத கணங்கள் யானை முகம், ஆடு முகம், கரடி முகம், ஒட்டக முகம் எனப் பலவிதமான வடிவங்களில் இருக்கும். மேலும் அவற்றில் சிலரின் முகம் வயிற்றிலும், சிலரின் கைகள் கால்களிலிலும் விசித்திரமாக அமைந்திருக்கும்.

கைலாச மலையில் பார்வதி தேவி சிவனைச் சுற்றி நடனமாடும் போது இந்த பூத கணங்களும் சேர்ந்து நடனமாடின. அப்போது அவர்களின் மலைகளில் உள்ள குடில்கள், ஆகாசம், பூமி, காடுகள், சுடுகாடுகள் என்று அனைத்தும் ஆடும். இது சக்தியின் ஆட்டமாகும். இந்த சக்திகளை பல ரூபங்களில் பல பெயர்களில் அறிய வேண்டும். ஜயா, விஜயா, ஜயந்தி, அபாராஜிதா, சித்தா, ரக்தா, ஆலம்புஷா, உத்பாலா என்ற பெயர்களில் அறிய வேண்டும். இந்த சக்திகள் தான் சிவனின் எட்டு சித்திகளாகும்.

அந்த சித்திகளில் ஒன்றான ஆலம்புஷாவின் வாகனமாக சண்டா என்ற ஒரு காகம் இருந்தது. ஒரு நாள் எல்லா சக்திகளும் சிவனின் சந்நிதானத்தில் ஆடிப்பாடிக் களித்திருந்தன.

அந்த சக்திகள் அதிக குடிபோதையில் ஆடிப்பாடிக் கொண்டிருந்தன.

அந்த சமயத்தில் சண்டா என்ற காகம் சக்திகளின் வாகனங்களான 21 பெண் அன்னப்பறவைகளுடன் களித்து ஆடியது. அதன் விளைவாக அந்த 21 அன்னப் பறவைகளும் கர்ப்பமுற்றன. அந்தப் பறவைகள் தங்கள் 21 முட்டைகளையும் மானசரோவர் நதிக்கரையில் வைத்தன.

அதிலிருந்து 21 காகக் குழந்தைகள் பிறந்தன. அது தான் சண்டாவின் வம்சமாக உருவாகியது. அதில் நானும் ஒருவன்.

அதற்குப் பிறகு அன்னப் பறவைகள் தேவிகளின் வாகனமாக இருக்கும் பெருமையை இழந்தன.

நாங்கள் அனைவரும் எங்களைப் பிறப்பிக்க மூல காரண சக்தியான ஆலம்புஷா தேவியை ஆராதித்தோம். அந்த சக்தி தெய்வத்தின் அருளால் நாங்கள் அனைவரும் மோட்சத்தை அடைந்தோம்.

மோட்ச நேரம் முடிவடைந்தவுடன், அமைதியாக வாழ அதே சக்தி தெய்வமான ஆலம்புஷா எங்களை இந்த மேரு மலையில் உள்ள கல்பக விருட்சத்தில் கூடு கட்டி வாழ அருள்பாலிக்க இங்கு வந்து தங்கினோம்.

வசிஷ்டர்: உன் 20 சகோதர்களும் எங்கே போனார்கள்?

பூசுண்டர்: நாங்கள் அனைவரும் இங்கே பல யுகங்களாக இருந்தோம். பிறகு என் சகோதர்கள் இந்த உடலை ஒரு பாராமாக கருதி தங்கள் மனோ பலத்தால் உடலைத் துறந்து மோட்சம் பெற்றனர்.

வசிஷ்டர்: பிரளயம் என்ற உலக அழிவுக் காலம் வந்தால் அதிலிருந்து நீர் எவ்வாறு உயிர் பிழைப்பீர்? 12 சூர்யர்களின் கொடூரமான உஷ்ணத்திலிருந்து எப்படித் தப்பிப் பிழைப்பீர்?

பூசுண்டர்: பிரளய காலத்தில் நான் கூட்டிலிருந்து வெளியே வருவேன். பன்னிரண்டு சூரியர்களின் வெப்பத்தில் ஆபதாரணா என்ற நீர்த் தியானம் செய்து ஆகாயத்தில்

பயணிப்பேன். பெரிய புயல்கள் வீசும் போது அக்னி தாரணா என்ற ஆகாயத்தில் இருப்பேன். உலகம் நீரில் மூழ்கும் போது வாயு தாரணா மூலம் நீரில் மிதப்பேன். பிரளயத்தால் முழு அழிவிற்குப் பிறகு, சுஷுப்தி நிலையில் பரப்பிரம்மத்தில் நிலைத்திருப்பேன். புதிய படைப்பு ஆரம்பமானதும் மீண்டும் இம் மரத்தில் தோன்றி தங்குவேன்.

விளக்கக் குறிப்பு 41: தாரணா

"தாரணா" என்ற சம்ஸ்கிருதச் சொல்லின் பொருள்: "தாங்குதல், நிலை நிறுத்துதல், கவனத்தை ஒருமுகப்படுத்தல்" என்று விளக்கலாம். மனம் என்பது ஒரு குரங்கைப் போல அலைந்து கொண்டே இருக்கும் இயல்புடையது. அந்த மனத்தை ஒரு குறிப்பிட்ட இடத்தில் அல்லது ஒரு குறிப்பிட்ட லட்சியத்தில் அசையாமல் நிறுத்தி வைப்பதே தாரணா ஆகும். இது தியானத்திற்கும் சமாதிக்கும் முந்திய நிலை.

யோக வசிஷ்டத்தில் தாரணாவை இரண்டு முக்கிய நிலைகளில் கையாளுகிறார்கள்:

1 பஞ்ச பூத தாரணா (உடல் சார்ந்த பயிற்சி)

நமது உடல் நிலம், நீர், நெருப்பு, காற்று, ஆகாயம் என்ற ஐம்பூதங்களால் ஆனது. யோக வசிஷ்டத்தின் சில பகுதிகளில், பிராணனை உடலின் குறிப்பிட்ட பகுதிகளில் நிறுத்தி தாரணா செய்வது பற்றிச் சொல்லப்படுகிறது:

உதாரணம்:

- பிருத்வி (நிலம்) தாரணா: பாதத்திலிருந்து முழங்கால் வரை மனத்தை நிலைநிறுத்துதல்.
- அப்பு (நீர்) தாரணா: முழங்காலிலிருந்து இடுப்பு வரை நிலைநிறுத்துதல்.
  (இப்படி ஒவ்வொரு பூதத்திற்கும் ஒரு இடத்தை ஒதுக்கி, அங்கே மனத்தை ஒருமுகப்படுத்துவது ஒரு வகை).

2 அக தாரணா (மனம் சார்ந்த பயிற்சி)

வசிஷ்டர் இராமபிரானுக்கு உபதேசிக்கும் போது, உருவம் கடந்த தாரணாவையே அதிகம் வலியுறுத்துகிறார். அதாவது, மனத்தை வெளிப் பொருட்களில் நிறுத்தாமல், உள்ளுக்குள் இருக்கும் 'சின்மாத்ரா' (தூய அறிவு) அல்லது 'சத்தா மாத்ரா' (இருப்பு) என்பவற்றில் நிலைநிறுத்துவதே மிகச்சிறந்த தாரணா ஆகும்.

பிரத்யாகாரம், தாரணா, தியானம் என்ற மூன்று நிலைகளில், தாரணா என்பது தியானத்திற்கு முந்தைய நிலை:

ஆத்ம விசாரம் மூலமாக "இந்த உலகம் வெறும் தோற்றம்" என்பதை உணர்ந்து, உண்மையான 'ஆத்மா' என்ற தத்துவத்தில் மனத்தை பதிய வைப்பதே உண்மையான தாரணா. இதைத் தான் பிரம்ம தாரணா என்ற உயர்ந்த நிலை தாரணாவாக கருதப்படுகிறது.

வசிஷ்டர்: பிரளயத்தில் நீ உயிருடன் இருக்க, மற்ற யோகிகள் இறந்து விட்டார்களே, ஏன்?

பூசுண்டர்: அது பரமசிவனின் சித்தம். சிவன் தீர்மானித்து என்னை மீண்டும் உயிர்ப்பித்தார். யோகிகள் சிவன் சித்தம் படி மேலுலகம் சென்றார்கள். எல்லாம் சிவனின் விதிப்படியே நடந்துள்ளது.

இதன் பிறகு வசிஷ்டரிடம் பூசுண்டர் தன் ஞான அனுபவங்களைப் பகிர்ந்து கொண்ட விவரம் இதோ:

பூமி பல யுகங்களாக பல மாறுதல்களை அடைந்துள்ளதை நான் கண்டுள்ளேன். பூமி கற்களால் ஆன தூசியாக இருந்தது. சில சமயம் பூமி மரங்களும், மலைகளும் நிறைந்து காணப்பட்டது. இன்னொரு சதுர் யுகத்தில் பூமி முழுவதும் விந்திய மலைகளால் சூழ அகஸ்திய முனிவர் இல்லாது மாற்றமடைந்தன.

நான் என் கண்களால் சூரியனின் பிறப்பையும், இந்திரன் - உபேந்திரா - விஷ்ணுவின் வராஹ அவதாரம் ஆகியவைகளையும் பார்த்தேன். விஷ்ணு வராஹ அவதாரம் எடுத்து பூமியை ஹிரண்ய ராட்சதனிடமிருந்து மீட்டதையும் பார்த்தேன்.

மந்தாரமலையால் பாற்கடலைக் கடைந்து அமிர்தம் எடுத்ததையும் கண்டேன். பல அவதாரங்களான ஸ்ரீ ராமர், விநாயகர், சுப்பிரமண்யர் போன்றவர்களையும் அறிவேன்.

ஓ, வசிஷ்டரே! இது உங்களின் 8 வது பிறப்பு. நான் உங்களை அந்த 8 பிறவிகளிலும் சந்தித்துள்ளேன். நீங்கள்

ஒரு சமயம் ஆகாசத்திலும், இன்னொரு சமயம் நீரிலும், மற்றொரு சமயம் மலையிலும், இன்னும் கொழுந்து விட்டு எரியும் சிகப்பு தீயிலும் பிறந்துள்ளீர்கள்.

பாற்கடல் 12 முறைகள் அமிர்தத்திற்காக கடையப் பட்டுள்ளதையும் நான் அறிவேன். ஹிரண்யாட்சன் மூன்று முறை பூமியைக் கவர்ந்து அதைப் பாதாள லோகத்தில் மறைத்ததை விஷ்ணு மீண்டெடுத்தார் என்பதையும் நான் அறிவேன். ஆறுமுறை ரேணுகாவின் மகனாக விஷ்ணு பரசுராமர் அவதாரம் செய்துள்ளார் என்பதும் எனக்குத் தெரியும். புத்தர் 100 முறை கலியுகத்தில் மீண்டும் மீண்டும் தோன்றியுள்ளதும் எனக்குத் தெரியும். திரிபுரா 30 முறைகள் எரிந்துள்ளதும் எனக்குத் தெரியும். தட்சண், பிரஜாபதி ஆகியவர்களின் யாகங்கள் இரண்டு முறை தடைபட்டுள்ளன. 10 முறை சிவனின் சக்ரம் தோற்று விட்டது. ஒரு ஆண் காட்டுப் பன்றியின் நிமித்தம் எட்டு முறை சிவனுக்கும் - அர்ஜுனனுக்கும் சண்டை ஏற்பட்டுள்ளது.

என்றும் நிலைத்திருக்கும் வேதங்கள் தான் ஒவ்வொரு யுகத்திற்கும் அறிவைப் புகட்டும் நூல்களாக இருக்கும். அவைகளைப் படிக்க படிக்க அறிவு விருத்தியாகும். பல புராணங்கள் பலவிதமாக படிக்கப்படினும், அவைகள் ஒரு முக்கிய செய்தியினைச் சொல்வது இது தான்: 'ஒவ்வொரு யுகத்திற்கும் அப்பழுக்கற்ற ராமாயண மஹா காவியம் தான் சகல ஞான சாஸ்திரங்களையும் தன்னுள் உள்ளடக்கிய நூலாகும். ராமாயணத்தை 12 வால்மீகிகள் இயற்றி உள்ளனர். அதே போல், அடுத்த இதிகாசமான புனிதமான வியாசர் இயற்றிய மஹாபாரதம் வேதத்திற்குச் சமம் என்றும் போற்றப்படுகிறது.

ராமாயணத்தில் சொல்லப்பட்டபடி ஸ்ரீ ராமர் இந்த பூமியில் 11-வது அவதாரமாக ஜனித்தார். ராமர் மீண்டும் செல்வம் படைத்த வாசுதேவர் வீட்டில் ஸ்ரீ கிருஷ்ணராக வளர்வார்.

வசிஷ்டர்: இந்த உலக கர்மாக்களில் ஈடுபட்டு இருந்தாலும், நீங்கள் மரணத்தை எவ்வாறு வென்றீர்கள்?

பூசுண்டர்: உயர்ந்த ஞான நூல்களைப் படித்தவர்களின் அறிவுரைகளின் படி நடக்காதவர்களுக்கு என்ன நல்ல முடிவுகள் கிட்டும்? வலி என்ற நூலில் கட்டப்பட்ட மாசுபட்ட ரத்தின மணிகளின் மாலையை உதறித் தள்ளிய மனம் கொண்டவர்களை யமன் ஒரு பொழுதும் தீண்டாது. தீராத துக்கங்களால் யாருடைய மனம் பாதிக்கப்படாமல் இருக்கிறதோ அவர்களை யமன் ஒன்றும் செய்ய மாட்டான். அப்படிப்பட்டவர்களின் மனத்தின் துக்கங்கள் எப்படி வாள் மரத்தை அறுத்து விடுமோ அது போல் அழித்து விடுவதால், யமனால் அவர்களை அணுக முடியாது.

மனித உடலில் மரத்தைச் சுற்றிப் படரும் செடி போன்ற ஆசை என்ற பாம்பும், மனத்தின் உள்ளே தீனி கொடுத்து வளரும் ஆசை என்ற சீறும் பாம்பும் அறிவார்ந்தவர்களால் கொல்லப்படுவதால், யமன் அவர்களை அணுக மாட்டான். மேலும் பேராசை என்ற பாம்பு மனத்தின் உள்ளிலிருந்து விஷமான வெறுப்பை உமிழாமல் அதை கொன்றதால் யமன் அவர்களை அணுக மாட்டான். வாதவா தீ என்ற கோபத்தின் மூல வேரையே அழித்தவர்களிடம் யமன் வரமாட்டான். எள் விதைகளை நசுக்கி நல்லெண்ணைய் எடுப்பது போல் காமத்தை மனத்திலிருந்து நசுக்கியவர்களை யமன் அண்ட மாட்டான். தியானத்தால்

நிர்வாண நிலையை அடைந்து மனம் அழியாத அமைதியை அடைந்தவர்களை யமன் நெருங்க மாட்டான்.

மனம் தீய எண்ணங்கள், தீய குணங்கள், தீய செயல்கள் ஆகியவைகளிலிருந்து விடுபட்டால், அந்த நிலையில் மனம் அனைத்தையும் சமமாக நோக்கும் பார்வை பெரும்.

மாயை நீங்கி, மனம் விடுதலை அடையும் அருகதையைப் பெரும். அசுத்தமான மன வேறுபாடுகள் என்ற பூதங்கள் அற்ற நிலையான 'அது' என்ற பரப்பிரம்ம நிலையை அடையும்.

அந்த நிலையில் மனம் 'அது' என்ற பரப்பிரம்மத்தை நினைத்து அனைத்து கஷ்டங்களும் நீங்கி, ப்ராணா - ஆபானா ஆகிய மூச்சுக் காற்றை சம நிலையான தியான நிலையில் நிலை நிறுத்தி அமைதி பெறலாம். இதன் மூலம் மரணத்தை வெல்லலாம்.

வசிஷ்டர்: இதன் மூலம் நீங்கள் என்ன சொல்ல வருகிறீர்கள்?

பூசுண்டர்: ஐம்பூதங்களால் ஆன உடம்பின் குளிர்ந்த தாமரை மலர் போன்ற ஹிருதயத்தில் பிராணா - அபானா என்ற இரண்டு வாயுக்கள் இருக்கின்றன. அவைகள் இரண்டும் ஒன்றை ஒன்று மோதாமல் மிகவும் சுமூகமாக சுற்றி வருகின்றன. பிராணா சூரியனாகவும், அபானா சந்திரனாகவும் மாறி, ஹிருதம் என்ற ஆகாயத்தில் மேலும் கீழும் சுற்றி வருகின்றன. அந்த இரு வாயுக்களும் விழித்திருக்கும் போதும், கனவு காணும் போதும், ஆழ்ந்த அமைதியான கனவுகளற்ற தூக்கத்தின் போதும் அவைகள்

ஒரே மாதிரி இருக்கின்றன. என் வாசனைகள் அனைத்தும் இந்த இரண்டு வாயுக்களால் மறைந்து விடுகின்றன. இந்த இரண்டு வாயுக்களும் தாமரைத் தண்டின் நூல்களை ஆயிரம் அளவில் வகுப்பதைக் காட்டிலும் நுண்ணியதாக உள்ளன.

பிராண வாயு ஓய்வில்லாமல் உடலின் உள்ளேயும் வெளியேயும் மேல் நோக்கி பயணிக்கிறது. அதே போல் அபான வாயுவும் உடலின் உள்ளேயும், வெளியேயும் கீழ் நோக்கி பயணிக்கிறது.

பிராண வாயுவை வெளி மூச்சாகவும், உள் மூச்சாகவும் 12 எண்கள் நேர அளவில் பயிற்சி செய்வது உடலுக்கு நன்மை உண்டாக்கும். இந்தப் பயிற்சி மூலம் மனம் அமைதியாகி, எல்லையற்ற ஆனந்தம் அடைவார்கள்.

இப்பொழுது பிராணாவின் குணாதிசயங்களைப் பற்றி நீங்கள் கேட்கவும்.

விளக்கக் குறிப்பு 42 : பூசுண்டரின் பிராணாயாமம்

பிராணாயாமம் பற்றி முன்பே முனி உத்தலாகா (உப சாந்தி பிரகரணம் - விளக்கக் குறிப்பு எண்: 24 - பக்கம் 258) விளக்கம் பிரசுரமாகி உள்ளது. அத்துடன் வீதாஹாத்வாவின் கதை - விளக்கக் குறிப்பு எண்: 33 - பக்கம் 299-லும் பிராணாயாமம் பற்றி விளக்கப்பட்டுள்ளது. ஆகையால் அந்த உரைகளுடன் இதையும் சேர்த்துப் படித்தால் பிராணாயாமம் பற்றி யோக வசிஷ்டத்தில்

வசிஷ்டரின் கருத்து முழுமையாகத் தெரியவரும்.

வெளியே விடப்பட்ட பிராண வாயுவானது மீண்டும் பன்னிரண்டு அங்குல நீளம் உள்ளிழுக்கப்படுவதை 'உள் பூரகம்' என்பர். எவ்வித முயற்சியும் இன்றி அபான வாயு வெளியே இருந்து உடலுக்குள் செல்வதையும் 'உள் பூரகம்' எனலாம். அபான வாயு வெளிப்படுவதை நிறுத்தி, பிராண வாயு இதயத்தில் ஒடுங்கி நிற்கும் நிலை 'உள் கும்பகம்' ஆகும். வேதங்களை அறிந்த ராமா! யோகிகள் இவற்றை அனுபவபூர்வமாக உணர்வார்கள். இதய ஆகாயத்தில் உள்ள பிராண வாயு, மனவருத்தம் ஏதுமின்றி பல நிலைகளில் இதயத்திற்கு வெளியே வெளிப்படும்போது அது 'உள் ரேசகம்' எனப்படும். வெளியே அலைபாயும் பிராண வாயு மூக்கின் நுனியில் வந்து நிலைபெறும்போது அது 'வெளிப் பூரகம்' எனப்படும். அங்கிருந்து பன்னிரண்டு அங்குலம் கீழே இறங்கினாலும் அது வெளிப் பூரகமே. பிராணன் வெளியேயும், அபானன் உள்ளேயும் தடைப்பட்டு அசையாமல் நிற்கும் நிலை 'வெளி கும்பகம்' ஆகும். ஒளிமிக்க அபான வாயு உடலுக்குள் மேல்நோக்கிச் செல்லும்போது அது 'வெளி ரேசகம்' என அழைக்கப்படுகிறது.

இந்த எட்டு விதமான நிலைகளும் முக்திக்கு வழிவகுக்கும். இவற்றை எப்போதும் தியானிக்க வேண்டும். உள் மற்றும் வெளி கும்பகங்களை நன்றாகப் புரிந்து பயிற்சி செய்பவர்களுக்கு மறுபிறவி கிடையாது. இந்த எட்டு பயிற்சிகளையும் இரவு பகலாகப் பழக வேண்டும். இந்தப் பயிற்சிகளை எவ்விதச் சிரமமுமின்றி சுமூகமாக

செய்து, மனத்தை அலைபாயவிடாமல் கட்டுப்படுத்துபவர்கள் காலப்போக்கில் நிர்வாண நிலையை (முழு அமைதி) அடைவார்கள்.

இந்த எட்டு விதமான யோகப் பயிற்சிகளை முழு மனத்துடன் ஈடுபட்டு செய்பவர்களுக்கு மோட்சம் நிச்சயம் கிட்டும். அவர்கள் ஒரு போதும் பொருட்களின் மேல் அவா கொள்ள மாட்டார்கள். அந்த எண்ணமே நாயின் தோலைத் தொட்டு தங்கள் கைகள் அசுத்தப்பட்டதைப் போல் கருதும் பிராமண இயல்பினர்.

விளக்கக் குறிப்பு 43: எட்டு யோகப் பயிற்சிகள்:

யோக வசிஷ்டத்தில் சொல்லப்படும் எட்டு வகையான யோகப் பயிற்சிகள்:

யோக வசிஷ்டம், பதஞ்சலி யோக சூத்திரத்தில் வரும் அஷ்டாங்க யோகத்தைப் போல அல்லாமல், மனத்தின் பரிமாற்றம் - சித்தத்தின் பரிசுத்தம் - ஞானத்தின் உயர்வு என்ற மூலநோக்கில் எட்டு வகையான யோகங்களை விவரிக்கின்றன.

அவைகள்: ஸ்வபாவ யோகம், சாந்த யோகம், லய யோகம், ஸம்பத்த யோகம், ஸஹஜ யோகம், சந்த்யா யோகம், சூர்ய யோகம், ப்ரஜ்ஞா யோகம். இவைகளைப் பற்றிய சிறிய விளக்கம் இதோ:

1. ஸ்வபாவ யோகம்: உலகம் மாயை என்பதை உணர்ந்து, இயல்பான நிஸ்ஸங்க (பற்றற்ற) நிலையில் மனம் தானாக

அமைதியாகும் யோகம். அறிவு இயல்பாக உருவாகும் நிலை.

2. சாந்த யோகம்: அனைத்து சங்கங்களும் சேரா ஆழ்ந்த அமைதி நிலை. மனம் அலைகளற்ற நீராக மாறும் பயிற்சி.

3. லய யோகம்: சித்தம் முழுவதும் பிரம்மத்திலே இணைதல். மன அலைகள் கரைந்து போவது. நாதம், பிராணன், சித்தம் ஆகியவை ஒன்றாதல்.

4. சம்பத்த யோகம்: உள்ளதை உள்ளபடி, கற்பனை இல்லாமல் காணும் யோகம். இது ஞான தத்துவத்தில் மிக முக்கியமானது.

5. ஸஹஜ யோகம்: முயற்சியின்றி இயல்பாகவே நிலையான ஞான நிலையிலிருத்தல். சாதகனின் பிற முயற்சிகள் அனைத்தும் இந்நிலையில் முடிகின்றன.

6. சந்த்யா யோகம்: ஜகத்திற்கும் (உலகத்திற்கும்), சித்தத்திற்கும் (மனத்திற்கும்) இடைநிலை - "இது இல்லை; அது இல்லை; இதுவே அதுவாக உள்ளது" என்ற உணர்ச்சியில் எழும் யோகம். தத்துவ விசாரணையும், சித்த எண்ணமும் ஒன்றாகும் நிலை.

7. சூர்ய யோகம்: ஞான சூரியன் உள்ளே உதிக்கும் நிலை. அஞ்ஞான இருட்டை அகற்றும் தத்துவ தியானம். இது உயர்ந்த ஞான யோகம்.

8. பிரஜ்ஞா யோகம்: உள்ளார்ந்த பரம ஞானப் பிரகாசம். ஞானம் தானே தன்னை வெளிப்படுத்தும் "அஹம் பிரஹ்மாஸ்மி" எனும் அனுபவ நிலை.

குறிப்பு: பதஞ்சலியின் அஷ்டாங்க யோகம் என்பது யமம் (ஒழுக்கம்), நியமம் (தூய்மை), ஆசனம் ((உடல் பயிற்சி), பிராணாயாமம் (மூச்சுப் பயிற்சி), பிரத்யாகாரம் (புலனடக்கம்), தாரணா (ஒருநிலைப்படுத்துதல்), தியானம் (ஆழ்ந்த சிந்தனை), சமாதி (பேரின்ப நிலை) என்று உடல் ஆரோக்கியத்தை முன்னிலைப்படுத்தும் விதமாக உள்ளது. ஆனால் யோக வசிஷ்டமோ, உடலை விட உள்ளத்தை மேம்படுத்தும் குறிக்கோளுடன் அஷ்டாங்க யோகம் உள்ளது.

இந்த யோகப்பயிற்சியை அவர்கள் நடக்கும் போதோ, நிற்கும் போதோ, விழித்திருக்கும் போதோ, கனவு காணும் போதோ, ஆழ்ந்த உறக்கத்தின் போதோ செய்த வண்ணம் இருப்பார்கள்.

பிராண மூச்சை வெளியே விடும் பொழுது, அது மீண்டும் 12 அங்குல அளவு உள்ளுக்குள் இருதயத்தில் நிரம்பும். அதே போல் அபான வாயுவும் இருதயத்திலிருந்து 12 அங்குல அளவு வெளியேறிய பிறகு மீண்டும் அதே அளவு இருதயத்தை நிரம்பும்.

சந்திரன் போன்ற அபானனின் மூச்சுக் காற்று, உடல் முழுவதையும் குளிர்படுத்தும். ஆனால் பிராணா சூரியனின் குணத்தால், உடல் உறுப்புக்களில் உஷ்ணத்தை உற்பத்தி செய்து, உட்கொள்ளும் அத்தனை உணவுகளையும் ஜீரணிக்கும்.

அபான மூச்சின் குளிர்ந்த சந்திரனின் வாயுக் கதிர்கள் ஒருவனுக்கு உச்ச நிலையை அடையும் போது,

உஷ்ணமான சூரிய வாயுக் கதிர்களான பிராண வாயுவால் அபான மூச்சு மூழ்கடிகப்படும் தருணத்தில் அவனுக்கு உடல் வலி உண்டாகுமா? அதே போல் பிராண மூச்சுக் கதிர்கள் சூரியனின் உஷ்ணத்தால் உச்ச நிலையை அடையும் பொழுது, அபான சந்திரன் பிராண சூரியனை தாக்குமா?

இதற்குப் பதில்: அபான வாயு பிராண வாயுவால் முழுங்கப்படும் போது, மனத்தில் ஒரு சம நிலை உண்டாகி, அதன் மூலம் ஏழு பிறவிகளிலிருந்தும் யோகப்பயிற்சியால் விடுதலை பெறுவார்கள். அதே போல் பிராண வாயுவை அபான வாயு முழுங்கப்படும் பொழுதும் அந்த சம நிலையை மனம் அடைந்து மறுபிறவியை வெல்லும்.

விளக்கக் குறிப்பு 44: ஏழு பிறவிகள்:

“மனிதனின் ஏழு பிறவிகள்” – என்பது வடமொழி தத்துவம், ஆன்மீக மரபுகள், புராணக் கதைகள் ஆகியவற்றில் பலவிதமாகக் குறிப்பிடப் பட்ட நிலையில், இங்கு ஆன்மீகம் மற்றும் யோக வசிஷ்டம் இரண்டில் கூறப்பட்டவைகளைப் பதிவு செய்துள்ளோம்.

அ. பொதுவாக இந்திய ஆன்மீகத்தில் மனிதன் பிறப்பெடுக்கும் ஏழு வகையான பிறவிகள் பின்வருமாறு:

1. ஸ்தாவர யோனி: அசைவில்லா பிறவிகள் - மரம், செடி, புல் போன்றவைகள்.

2. க்ரிமி கீட யோனி: உருளும், சரியும் சிறு உயிர்கள் -

எறும்பு, புழு, பூச்சி. சிறு செயல் விளைவுள்ள பிறவி.

3. பஷு யோனி: மேல் வளர்ச்சி பெற்ற உயிர்கள் - பசு, குதிரை, நாய் முதலான மிருகம். உணர்ச்சி + கருணை + கரு ஆகியவைகள் உள்ள நிலை.

4. பறவை யோனி: பட்சி பிறவி - ஆவியை உயர்த்தும் சுதந்திர நிலை. மனத்தின் இலகுவும் சுதந்திர உணர்ச்சியும் அதிகமடையும்.

5. பாமர மனிதர்: சாதாரண மனிதப் பிறவி. இங்கு கர்மா அதிகம், ஆசை - விருப்பு அதிகம்.

6. விப்ர மனிதர் / சாதக மனிதர்: ஆன்மீகத்திற்கு திரும்பும் மனிதர் - சிந்திக்கும், சுத்தமடையும், தவம் பண்ணும், தர்மத்தில் நிலை கொள்கின்றவர். மோக - பற்றுகள் படிப்படியாக கரையும் நிலை.

7. ஞானி / யோகி நிலை: அறிவு பிறக்கிறது - அஹங்காரம் கரைகிறது; பிறப்பு - மரணச் சுற்றிலிருந்து விடுதலை ஏற்படுகிறது. இது தான் ஜீவனின் இறுதி பிறவி. இதற்குப் பிறகு வேறு யோனி இல்லை; "அமர நிலை" யில் ஜீவன் "சத்சிதானந்தத்தில்" ஒன்றுகிறது.

ஆ. யோக வசிஷ்டம் சொல்லும் ஏழு பிறவிகள்:

உயிர் அசைவற்ற நிலையிலிருந்து அறிவுள்ள மிருக வாழ்க்கை, ஆன்மீக மனித வாழ்க்கை, ஞான நிலை என்பது போன்ற நிலைகளில் படிப்படியாக உயரும்.

யோக வசிஷ்டத்தில், "பிறவி" என்பது உடல் பிறவியாக மட்டும் அல்லாது சித்தம் அடையும் ஏழு நிலைகள் என

விளக்கப்படுகிறது.

மனம் அடையும் ஏழு நிலைகள்: மூட நிலை, விருப்பு நிலை, சிந்தனை நிலை, தத்துவ நிலை, துறவு நிலை, சாந்த நிலை,

---

பிராணாவும் - அபானாவும் ஒன்றாக இணையும் போது - அந்த நடுமைய நிலையான சிதாத்மாவை அடைவார்கள்.

அண்ட வெளியில் என் மூக்கிற்கு எதிரே நிலை கொண்டிருக்கும் சிதாத்மாவை இடைவெளி இன்றி தொடர்ந்து தியானிப்பேன். அப்போது பிராணாவும், அபானாவும் இல்லாமல் மறைந்துவிடும். அது தான் உயர்ந்த பிரம்ம பதவியாக தேவர்களால் பூஜிக்கப்ப்டுகிறது. இப்படியாகத்தான் என் பிராணவைக் கட்டுப்படுத்தி வலி இல்லாத தத்துவத்தை அடைந்தேன். அந்த நிலை அடைந்த பிறகு நான் என் கடந்த காலம் - வருங்காலம் ஆகியவைகளில் மனம் செலுத்தாமல், நிகழ் காலத்தை மட்டுமே நான் நினைத்துச் செயல்படுவேன். இந்த மன நிலையில்தான் நான் என் வாழ்வை வளமாக நீண்ட நாட்கள் உயிரோடு கழிக்கிறேன்.

விளக்கக் குறிப்பு: 45 - சிதாத்மா

சிதாத்மா (சித் + ஆத்மா) என்றால் "அறிவு வடிவான ஆன்மா" என்று பொருள். அதாவது, ஆன்மா என்பது ஏதோ ஒரு பொருளோ அல்லது உருவமோ அல்ல, அது 'அறிவு' அல்லது 'உணர்வு' மாத்திரமே என்பது இதன் பொருள்.

சிதாத்மாவுக்கும் 'பிராணா - அபானா - கும்பகம்' ஆகியவைகளுக்கும் உள்ள தொடர்பின் விளக்கத்தை அறிவதால் ஒரு தெளிவு பிறக்கும்.

1. பிராணனும் அபானனும் (இரு துருவங்கள்)

பிராணன்: இது இதயத்திலிருந்து மேல்நோக்கிச் செல்லும் காற்று (நாசி வழியாக வெளியே வருவது). இது 'சூரிய' கலை அல்லது வெப்பத்தின் குறியீடு.

அபானன்: இது இதயத்திலிருந்து கீழ்நோக்கிச் செல்லும் காற்று (நாசி வழியாக உள்ளே செல்வது). இது 'சந்திர' கலை அல்லது குளிர்ச்சியின் குறியீடு.

இவை இரண்டும் இடைவிடாது இயங்கிக் கொண்டே இருப்பதால் மனம் அலைபாய்ந்து கொண்டே இருக்கிறது.

2. இந்த இரண்டு காற்றுக்களும் சந்தித்து இணையும் மையம்': பிராணன் வெளியே போய் முடியும் இடத்திற்கும், அபானன் உள்ளே புகத் தொடங்கும் இடத்திற்கும் நடுவில் ஒரு மிக நுட்பமான இடைவெளி இருக்கிறது.

பிராணன் முழுவதுமாக வெளியேறி, அபானன் இன்னும் உள்ளே செல்லாத அந்த ஒரு கண நேரம். அதேபோல், அபானன் உள்ளே போய் பிராணன் இன்னும் வெளியேறாத அந்த ஒரு கண நேரம். இந்த இரண்டுக்கும் இடைப்பட்ட அந்த அமைதியான இடைவெளியே 'கும்பகம்' அல்லது 'மத்யம நிலை'. இந்த நடுமைய கும்பக நிலையில் மனம் எதனுடனும் ஒட்டாமல், எதையும் நினைக்காமல் தன்னிச்சையாக உள்ளது.

பிராணனும் அபானனும் இயங்கும்போது மனம் உலகப்

பொருட்களில் அலைகிறது. ஆனால், இவை இரண்டும் சந்திக்கின்ற அல்லது இணைகின்ற அந்த மையப் புள்ளியில் அவைகளின் இயக்கம் நின்று விடுகிறது. அந்த இயக்கம் நின்றதால் மனம் இறந்து விடுகிறது (மனோ நாசம்). மனம் இறந்த அந்த நிலையில், எஞ்சி இருப்பது எதுவோ அதுவே சிதாத்மா (தூய அறிவு நிலை).

"இரண்டு மேகங்கள் மோதுகின்ற இடத்தில் மின்னல் தோன்றுவது போல, பிராணனும் அபானனும் சந்திக்கின்ற அந்த மத்யம நிலையில் ஆத்ம ஞானம் என்னும் ஒளி பிரகாசிக்கிறது."

இந்த சிதாத்மா நிலையில் இருப்பவருக்கு புற உலகம் தெரிவதில்லை. "நான் உடம்பு" என்ற அகந்தை மறைந்துவிடுகிறது. காலம் மற்றும் வெளியின் எல்லைகள் கரைந்து போகின்றன.

யோக வசிஷ்டம் அறிவுறுத்தும் பயிற்சி இதுதான்: மூச்சை இழுப்பதற்கும் விடுவதற்கும் இடையில் இருக்கும் அந்தச் சிறிய அமைதி நிலையைத் தியானிக்க வேண்டும். பயிற்சியின் மூலம் அந்த இடைவெளியை (கும்பகம்) நீடிக்கச் செய்யும் போது, ஒருவன் பிராண-அபான இயக்கத்தைத் தாண்டி, எப்போதும் விழிப்புணர்வுடன் இருக்கும் அந்த 'சிதாத்மா' நிலையை அடைகிறான்.

'பிராணனும் அபானனும் சமமாகும் போது, சுஷும்னா நாடி திறக்கிறது. அப்போதுதான் ஒருவன் 'துரிய' நிலையை அடைகிறான்' என்று வசிஷ்டர் கூறுகிறார்.

'சிதாத்மா' தான் 'நிர்விகல்ப சமாதி' என்றும் குறிப்பிடுவர்.

அதிகமான செழிப்பிலும், கடுமையான துன்பத்திலும் நான் ஒரு போதும் துவண்டு போக மாட்டேன். நான் உலகளாவிய நன்மை செய்பவனாக இருப்பேன். முனிவர்களின் இறைவா, என் நீண்ட ஆயுட்காலம் என்னிடம் அகங்காரம் இல்லாததாலேயே உண்டாகியது. மேலும், வசிஷ்டரரான உங்களது அருளால் நான் மிகுதியான தத்துவ ஞானத்தையும், நீண்ட ஆயுளையும் பெற்று ஆசீர்வதிக்கப்பட்டுள்ளேன்.

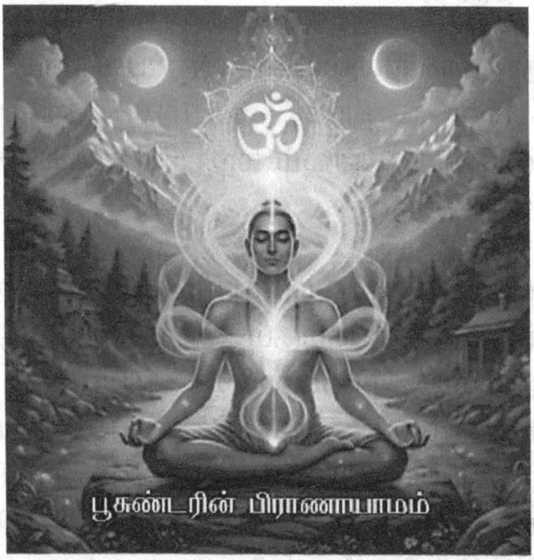

பூசுண்டர் இவ்வாறு சொன்னவுடன், வசிஷ்டர் பதில் சொன்னார்: உங்கள் வாழ்க்கை வரலாறு மிகவும் உன்னதமானதாகும். அதைச் செவியுற்ற என் காதுகள் புண்ணியம் செய்தவைகளாகும். என் மனம் இதனால் ஆனந்தமயமாகி விட்டது. சூரியன் மறையும் நேரம் வந்து விட்டது. ஆகையால் நான் தேவ லோகத்திற்குச்

செல்கிறேன். என் ஆசிகள் உங்களுக்கு எப்போதும் உண்டு.

வசிஷ்டர் பிறகு ராமரிடம் இப்படிச் சொன்னார்: ஓ, ராமா! இந்த உரையாடல்கள் சுத்தமான ஞானமாகும். அவைகள் உன் உள்ளத்தில் ஆழப்பதிந்திருக்கும் என்று நினைக்கிறேன். பூசுண்ட யோகியை நான் கிருத யுகத்திலும், பிறகு த்ரேதா யுகத்திலும் சந்தித்துள்ளேன். அந்த பூசுண்ட யோகியின் வாழ்க்கையை நீ அறிய வேண்டியது அவசியமாகும்.

2. தேவ பூஜையைப் பற்றிய கதை (கடவுளைப் பூஜிக்கும் விவரங்கள்)

வசிஷ்டர்:

மனித உடல் ஐந்து இயற்கைச் சக்திகளால் உருவானது என்றாலும் அவைகள் மாயைத் தோற்றங்களே என்பதை உணரவேண்டும். அதே போல் காலமும் மாயைத் தோன்றத்தின் அம்சமே. மனித உடலை 'நான்', 'நீ' என்று அடையாளம் காணுவது மிகவும் பொய்யான ஒன்றாகும். இந்த உடம்பு வெறும் எலும்பாலும், சதையாலும், தோலாலும் உருவானதாக இருப்பதால், அதை 'நான்' என்று உறவு கொள்வது சரியான செய்கை அன்று.

மனத்தில் எழும் சங்கல்பங்களால் உருவான

பலவகையான உருவங்களுக்குக் கணக்கே இல்லை. ஏ, ராகவா! அரண்மனையில் நீ பஞ்சு மெத்தையில் சுகமாகத் தூங்கியவன். எல்லாத் திசைகளிலும் நீ பயணித்துள்ளாய். இருப்பினும், இந்த கற்பனை லோகத்துப் பொருள்களைக் குறித்து யோசித்து, நீ உன் மன அமைதியை இழந்துள்ளாய். இந்த உன் தேகத்தை உனது என்று கூறமுடியுமா? இதைப் பற்றி நீ ஆழ்ந்து சிந்திக்க வேண்டும். விழித்திருக்கும் நேரத்திலும் உன் மனம் கடிவாளம் இழந்து பல இடங்களில் சுற்றிச் திரிகின்ற நிலையில் தான் இருக்கிறது. மஹா மேரு மலை, தேவ லோகம் ஆகியவைகளில் சுற்றிய போதிலும் உன் மனம் மிகவும் குழம்பியே உள்ளது. உன்னுடையது என்று சொந்தம் கொண்டாடும் உன் உடல் எங்குதான் அடைக்கலம் புகுந்துள்ளது? இந்த சம்சாரம் என்பது ஒரு நீண்ட கனவு அல்லது ஒரு மனம் ஆட்கொண்ட சாம்ராஜ்யம் அல்லது மாயத் தோற்றம். இந்த உலகம் உண்மையும் அல்ல - பொய்யும் அல்ல. ஆனால் பலவிதமான வேறுபாடுகளுடைய சிந்தனைகளை அழிக்கும் பொழுது எல்லாம் அருளும் பரம்பொருளைத் துதிக்கும் பாதையில் மனம் பயணிக்கும் என்று தத்துவ ஞானிகள் போதிக்கின்றனர்.

உலகில் பிறந்த அனைவரும் சாவை அடைவது என்பது பொது விதியாகும். ஆகையால் ஒரு மனிதன் இறந்ததற்கு உலகத்தில் உள்ள பிற மனிதர்கள் அழுவது வீண் அல்லவா?

ஓ, வீர ராமா! இந்த உலகத்தில் பிறந்த மனிதர்கள் சிறிய அளவு இன்பமே அனுபவிக்கிறார்கள். அந்த நிலையில் அவர்களின் செயல்களில் எல்லாம் அகங்காரம் முழுவதும்

பரவி அருள் பெறுவதைத் தடுத்து, ஒரு சிறிய அளவே அருள் கிடைக்க வழி வகுக்கிறது என்ற நிலை ஏன் ஏற்படுகிறது?

உலகத்தில் காணும் பொருட்களில் இரட்டைத் தன்மையான த்வைதம் விடுபட்டு, அனைத்தும் ஒன்றே - இரண்டல்ல என்ற மனத் தெளிவு உண்டான பிறகு, உலகத்து அனைத்துப் பொருட்களையும் கண்ணாடியில் பிரதிபலிக்கும் பிம்பங்களே என்ற மனத் தெளிவு உண்டாகுமல்லவா? அந்தக் கண்ணாடியில் தெரியும் பிம்பங்கள், மனம் என்ற கண்ணாடியில் உள்ள கறை என்பதை அறிந்து தெளியவும். இந்த உலகப் பொருள்களின் மாறுபாடுகளும், மாயப் பிம்பங்களும் யாருடைய மனத்திலிருந்து விடுதலை பெறுகிறதோ, அன்பு - வெறுப்பு ஆகிய பாம்புகள் யாருடைய மனக் குழியில் வாசம் செய்வது தடுக்கப்படுகிறதோ, அவர்களின் மனம் அனைத்தையும் நினைத்த மாத்திரத்தில் அருளும் ஒரு கல்பக மரத்தைப் போல் திகழும்.

ஓ, அறிவின் சிகரமான ராமா! தானே தனது அனைத்து சந்தேகங்களையும் தீர்க்க முடியும் என்ற அகங்கார மமதை கொண்ட மா மேதையாக தங்களை நினைப்பவர்கள் அதிகமான பொதி சுமக்கும் கழுதைகளாவாரகள். ஏனென்றால் அவர்கள் அன்பு - வெறுப்பு ஆகியவைகளிலிருந்து அவர்கள் விடுதலை பெற்றவர்கள் இல்லை.

பிறவி என்பது ஒரு தேர் என்றால் அதன் அச்சு சங்கல்பமாகும். அந்தத் தேரின் சங்கரங்கள் தான் மாயாஜாலமான மறுபிறவிகளாகும். அந்தத் தேரை

முழுவதும் நிறுத்த மறுபிறவியை நிறுத்த வேண்டும். இருப்பினும் சங்கல்பம் என்ற தேரின் அச்சு சிறிது செயல்பட்டாலும், தேரின் ஓட்டத்தை எந்த பயில்வானாலும் தடுத்து நிறுத்த முடியாது.

அப்படி என்றால் அந்தத் தேரை தடுத்து நிறுத்தும் சக்தி எது?

அதற்கு மூன்று சக்திகள் இணைந்து செயல்பட வேண்டும்: ஞான சக்தி, நுண்ணிய புத்தி சக்தி, தன்நம்பிக்கை சக்தி.

இந்த உலகம் பூராவும் இந்த மூன்று சக்திகளான தூய ஞானம், அறிவாளிகளின் குணங்கள், ஆத்ம ஞானத்தைப் போதிக்கும் சாஸ்திரங்கள் ஆகியவைகளால் நிரம்பி உள்ளன. இருப்பினும் மிகவும் ஏமாற்றும் தன்மையுடன் சக்தி வாய்ந்த கீழான மனமோ எல்லா வலிகளையும், எல்லா பயங்களையும் உற்பத்தி செய்த வண்ணம் இருக்கிறது, எல்லா ஆன்மீகச் செல்வங்களையும் அந்தக் கீழான மனம் அழித்து விடுகிறது. அப்படிப்பட்ட கீழான மனத்தையே அழித்து நீ 'அது' என்ற உன் உண்மை நிலையை அடைவாயாக.

இந்த கீழான மனம் என்ற குட்டிச் சாத்தான் ஒருவனை பிடித்தால், அந்தப் பிடியிலிருந்து எவ்வளவு அளவு தெய்வீக நூல்களைப் படித்தாலும் விடுபட முடியாது. அவனின் குரு கூட அந்தக் குட்டிக் சாத்தானிடமிருந்து அவனை விடுவிக்க மிகவும் சிரமப்பட வேண்டி இருக்கும். ஆனால் இந்தக் குட்டிச் சாத்தானின் பிடியில் சிக்காமல் இருப்பவனுக்கு சாஸ்திரங்கள் ஒரு ஆழமில்லா குட்டையில் விழுந்த மிருகத்தை எளிதில் தூக்கிக்

காப்பாற்ற முடிவது போல் உதவி, அவனுக்கு மறுபிறவி இல்லாத நிலைக்கு உயர்த்திவிடும்.

ஆகையால், ஒருவன் எல்லா பொருட்களின் மேல் உள்ள ஆசைகள், அவைகளை அனுபவிக்கும் செயல்கள் ஆகியவைகளைத் துறந்தால், குருவின் அனுக்கிரஹத்துடனும், தனது சொந்த மன விசாரங்களாலும் இரட்டைத் தன்மை போய் முழுமையான ஆத்ம உண்மை அவனுக்கு வெளிப்படும்.

அந்த நிலை அடைந்த நீ பிறைச் சந்திரனை ஜடாமுடியில் அணிந்த பரமேஸ்வரனுக்கும், எனக்கும் நிகழ்ந்த உரையாடல்களைக் கேட்க வேண்டும்.

முன்னொரு காலத்தில் நான் அழகான கைலாசமலையில் பரமசிவனைத் தியானிப்பதிலும், தவம் செய்வதிலும் காலம் கழித்தேன். அதற்கு கங்கைக் கரையில் ஒரு உயர்ந்த இடத்தில் ஒரு பர்ண சாலை அமைத்தேன். பல சித்தர்களுடன் சேர்ந்து பல ஆன்மீக நூல்களைப் படித்தேன்.

ஒரு நாள் இரவு எனக்கு ஏற்பட்ட அனுபவத்தை இப்போது சொல்லப் போகிறேன். அந்த இரவு சிம்ம (ஆவணி - புரட்டாசி) மாதத்தின் முதல் பாதியில் எட்டாம் நாளாகும். அப்போது 15 கடிக நேரமாகும் - அதாவது இரவு 12 மணியாகும். அந்த சாமத்தில் எல்லா திசைகளும் கும்மிருட்டில் மூழ்கி மயான அமைதியில் இருந்தது. எந்தக் காலடிச் சப்தமும் கேட்காத முழு நிசப்தம் சூழ்ந்திருந்தது. வாளால் பிளக்க முடியாத அளவில் இருள் அடர்ந்து இருந்தது. அந்த பயங்கரமான இருளில் மலைக் குகைகள், காடுகள் அனைத்தும் இருள் சூழ்ந்து சூன்யப்

பிரதேசமாகக் காட்சி அளித்தது.

அந்த இருளிலிலும் நான் சமாதியில் இருந்து வெளியே வந்தேன். அந்த சமயத்தில் என் முன்னே அந்த இருளில் ஒப்பிட முடியாத ஒரு ஒளி தோன்றியது. அது போன்ற ஒளியை நான் முன்பு ஒரு பொழுதும் கண்டதில்லை. எண்ணிலாத சந்திரன்கள் ஒன்றாக தூய வெண்மை மேகங்களில் ஒளிவிடுவதைப் போல் கண்களைப் பறிக்கும் ஒளியாக இருந்தது.

அந்தப் பேரொளியில் நந்திகேஸ்வரர் முன்னே செல்ல பரமேஸ்வரரும் பார்வதி தேவியும் ஒருவரை ஒருவர் அணைத்தபடி இருப்பதை நான் கண்டேன். இதைக் கண்டவுடன், நான் என் சிஷ்யர்களுடன் எழுந்து, பூஜை செய்யும் பொருட்களுடன் பாரமேஸ்வரர் - பார்வதி ஆகியவர்களுக்கு அருகில் சென்றேன். அவர்களைப் புகழ்ந்து பாடியபடியே அவர்களை நெருங்கி, அர்க்கியம் வார்த்தேன். குளிர்ந்த பூக்கள், இனிப்புகள் என்று பல பூஜைப் பொருட்களால் அவர்களைப் பூஜித்தேன்.

பிரகாசமான ஒளி வெள்ளத்தில் ஜொலிக்கும் பரமேஸ்வரர் அமுதமான நிலாவின் குளிர்ச்சிபோல் இருக்கும் வார்த்தைகளால் என்னை விசாரித்தார்: 'உன்னுடைய அறிவு பிரம்மத்துடன் சேர்ந்து விட்டதா? அதன் மூலம் உன் மனம் அனைத்து விதமான வலிகளையும் துறந்து அமைதி அடைந்து அருள் பெற்று விட்டதா? உன் தவம் எந்தவிதமான தடைகளும் இன்றி நடைபெறுகிறதா? எதை நீ அடைய வேண்டுமோ அதை நீ அடைந்து விட்டாயா? அனைத்துக் காணும் பிம்பங்களும் உன் மனத்திலிருந்து அழிந்து விட்டனவா?'

எல்லாவற்றிற்கும் காரண கர்த்தாவாக இருக்கும் பரமேஸ்வரர் இப்படி என்னிடம் கேட்கவும், நான் அவரை கீழே விழுந்து சாஷ்டாங்கமாக வணங்கி, அவரிடம் அவரது உத்திரவு பெற்றுச் சொன்னேன்: ஓ, தேவர்களின் தேவனே! உங்களது அருளைப் பெற்றவர்களுக்கு இந்த உலகத்தில் பெற முடியாத பொருள் என்று ஒன்றும் இல்லை. பயமும் உங்கள் பக்தர்களை நெருங்காது. உங்களது பக்தர்கள் தான் உலக மக்களால் வணங்கப்படுகிறார்கள். உங்களிடம் அடைக்கலம் அடைந்த பெரிய ஆத்மாக்கள் உண்மையான உடல், உண்மையான நகரம், சிறந்த மலைகள் என்று அவைகளில் வாழ்கிறார்கள். உங்களையே தியானம் செய்கிறார்கள். இந்தச் செய்கைகள் எல்லாம் அவர்களின் பூர்வ தூய கர்மாக்களால் விளைந்தவைகளாகும். உங்களுடைய கருணை அவர்களை இந்த நிகழ் வாழ்வில் துணை நின்று, வருங்கால வாழ்வுக்கும் தர்ம விதையை விதைத்து அருள் புரியும். இது ஞான அமிர்தம் நிறைந்த கலசமான பூர்ண கும்பமாகத் திகழ்கிறது. இது சந்திரன் தனது சாந்தமான ஒளிக்கதிர்களை பரப்பி, மோட்சப் பாதையை ஒளியூட்டுவது போலாகும். உங்களைத் தியானித்து சிந்தாமணி என்ற ஆபரண கல் பெற்று, உலகத்தின் அனைத்து மாயை வஸ்துகளையும் நான் என் காலின் கீழே போட்டு மிதித்து துவம்சம் செய்கிறேன்.'

இப்படி பரமசிவனிடம் விவரித்த பிறகு, மீண்டும் சிவனை வணங்கிச் சொன்னேன்: 'ஓ, சமுத்திர அளவு அருள் பொழியும் கைலாச மலை வாசனே! உங்களுடைய அருளால் எல்லா என் சந்தேகங்களும் தீர்ந்தாலும், ஒரு சந்தேகம் என் மனத்தை வாட்டுகிறது. அதை நீங்கள் தான் தீர்த்தருள வேண்டும். மனத்தின் வலிகளைப் போக்கி, அருளை அருளும் தேவ பூஜை (கடவுளைப் பூஜித்தல்)

என்றால் என்ன? அந்த பூஜையை எவ்வாறு செய்ய வேண்டும்?'

இதற்கு பரம சிவன் பதில் சொன்னார்: 'தேவா (கடவுள்) என்றால் அவர் விஷ்ணுவோ, சிவனோ அல்லது ஐந்து பூதங்கள் கொண்ட உடல் கொண்டவர்களோ இல்லை. தேவா என்பது மனம் இல்லை. ஆனால் அது ஞானமாகும் - ஜீவன் என்ற ஆரம்பமும் முடிவும் இல்லாத உயிர். அந்த ஞானம் அழியும் உடல் போன்ற அற்ப வஸ்துவாக எப்படி இருக்க முடியும்? அது பிரம்ம ஞானமாகும். அந்த பிரம்ம ஞானம் எல்லை அற்ற, செயலற்ற, ஆரம்பமற்ற, முடிவற்ற, பூஜிக்கத் தக்க ஒன்றாகும். ஆனால் ஞானமில்லாதவர்களுக்கு உருவ வழிபாடு தான் ஏற்றதாகும். இது வெகுதூரம் பயணத்தில் இருப்பவர்கள் சோர்வடையாமல் இருக்க 'சேர வேண்டிய இடம் வெகு தூரத்தில் இல்லை; கூப்பிடு தூரத்திலே தான் இருக்கிறது' என்று சொல்லி அவர்களின் சோர்வை நீக்கி பிரயாணத்தைத் தொடர்வதற்கு ஒப்பாகும். ஆகையால் முதல் கட்டமாக, ஞானமில்லாத பக்தர்களை பலவிதமான ரூபங்களை வழிபடச் சொல்வதாகும். இந்த முதல் கட்டம் தாண்டி, அவர்கள் ஞானகாசாவை அடைய ஊக்கப்படுத்த வேண்டும்.

இந்த ஞானகாசா தான் முதலும் - முடிவும் இல்லாத கல்ப காலம் வரை நீடிக்கும் உண்மையான கடவுள் வழிபாடாகும். இந்த வழிபாட்டில் பயன்படுத்தப்படும் புஷ்பங்கள் - ஆன்மீக ஞானம், அனைத்தையும் சமமாகப் பார்க்கும் பார்வை, மனத் திருப்தி ஆகியவைகளாகும். இது தான் உண்மையான பூஜையாகும். உருவ வழிபாடு உண்மையான பூஜையாகாது.

இந்த ஒளிரும் ஞானம் எல்லாச் சாஸ்திரங்களுக்கும் அப்பாற்பட்டது. இந்த ஞானம் தான் சத்தா சாமான்யமாகும். கடவுள் ஒரு பெரும் சத்தா மாத்ரா மட்டுமே ஆகும். விகல்பத்தால் கட்டுண்ட ஞானம் தன் சொரூபத்தை இழந்து, தனியாகப் பிரிகிறது.

பலவகையான அவித்ய நிலையால் சங்கல்பம் உருவாவதற்கு காரணம் சித்தமாகும். பிறகு அந்த சித்தம் இடம், காலம் மற்றும் பிற சக்திகள் ஆகியவைகளால் அஞ்ஞான ஜீவனாக மாற்றம் பெறுகிறது. அப்போது, அந்த அஞ்ஞான ஜீவன் புத்தி, அகங்காரம், மனம் ஆகியவைகளின் செயல்களில் ஈடுபடுகிறது.

மனத்தின் தாக்குதலால் ஜீவன் மீண்டும் பிறப்பு - இறப்பு ஆகியவைகளை நாடுகிறது. இந்த எண்ணங்களால், உடல் பெறும் ஆசையால், மிகப் பெரிய மாயையில் அந்த ஜீவன் மூழ்கிவிடுகிறது. இது மனத்தின் சங்கல்பங்கள் இருக்கும் வரை நிகழும்.

சங்கல்பம் என்றாலே வலியாகும். சங்கல்பம் இல்லா நிலையைத் தான் பிரம்ம நிலை என்கிறோம். பொருள்களைத் தேர்வு செய்யும் சரியான மன நிலை கொண்ட அமைதியான மனமான வாசல் கதவு தான் சங்கல்பம் என்ற மேகத்தை ஒதுக்கித் தள்ளும். அதன் பிறகு மனத்தின் சங்கல்பக் கறை போய் மனம் ஒரு தூய ஆகாயமாக விளங்கும். பிறகு உன் மனம் ஒரு ஒளி பொருந்திய பிரம்ம சமுத்திரத்தில் மூழ்கி நீ ஆனந்த வாழ்வு வாழ வழிவகுக்கும். .

ஆத்ம தத்துவம் என்பது பல சக்திகளை உள்ளடக்கியவை.

இந்த சக்திகள் பற்றுக்களையும் அதே சமயத்தில் பற்றற்ற நிலைகளையும் உண்டாக்கும் தன்மை கொண்டவைகளாகும். ஆத்மா - தூய ஞானமாக இருப்பினும், எல்லா விகல்பங்களையும் உருவாக்குவதாக இருக்கும் நிலையில் - பலவிதமான சக்திகளைக் கொண்டுள்ளது.

அப்படிப்பட்ட ஆத்மாவில், இச்சா சக்தி, வியோம (ஆகாய) சக்தி, கால (நேர) சக்தி, நியதி (விதி) சக்தி, மோக சக்தி, ஞான சக்தி, கிரியா (செயலாற்றுபவர்) சக்தி, கர்த்ரு (காரணம்) சக்தி, அகர்த்ரு (காரணம் அல்லாத) சக்தி மற்றும் பிற எண்ணற்ற சக்திகள் அடங்கி உள்ளன.

அஞ்ஞானத்தின் சக்தி பிறப்புகளையும் இறப்புகளையும் உருவாக்குகிறது. ஆனால் அவை நிரோதம் (கட்டுப்பாடு) எனப்படும் சக்தியால் நிறுத்தப்படுகின்றன.

பல்வேறு வகையான ஆராதனை (கடவுளுக்குச் செலுத்தப்படும் மரியாதை அல்லது வழிபாடு) மூலம் எல்லா பாவனைகளையும் (எண்ணங்களையும்) அழிப்பதே தூய பூஜை (வழிபாடு) ஆகும்.

கர்மங்களால் எழும் 'நான்' என்பதை இந்த காயமான உடம்புடன் அடையாளப்படுத்துவதைத் தவிர்ப்பதே உயர்ந்த ஆராதனை ஆகும். அத்தகைய தியானத்தின் மூலம் அதற்கான ஆராதனை செய்யப்பட வேண்டும். இது ஒரு ஞான ஒளி; இதை ஒப்பிடும்போது, கோடிக்கணக்கான சூரியன்கள் கூட ஒரு புள்ளியாகவே தோன்றும். இந்த ஒளியே அனைவரும் அடைய வேண்டிய லட்சியமாக இருக்க வேண்டும்.

இந்த ஞான புருஷனுக்கு, அவரது தலை உயர்ந்த ஆகாயம். அவரது தங்கத் தாமரைப் பாதங்கள் கீழான ஆகாயம். அவரது நீண்ட கைகள் எல்லாத் திசைகளாகும். அவரது இருப்பிடம் பலவகையான அண்டங்களாகும். அவரது இதயம் எண்ணற்ற கோடிக்கணக்கான உலகத்தில் பிறப்பெடுக்கும் முட்டைகள் இடம் பெறும் இடம். அவரது வடிவம் ஒளி வீசும் பரமாகாசம் என்ற ஆதியும் அந்தமும் இல்லாதது.

பிரம்மா, விஷ்ணு, ருத்ரன், தேவேந்திரன் மற்றும் பிற உயிர்கள் யாவும் இந்த மாபெரும் தத்துவ உடலின் கால்களில் இருக்கும் முடிகளைப் போன்றவைகளாகும். இந்த அண்டத்தினை இயக்கும் இச்சா மற்றும் பிற பல்வேறு சக்திகள் அவரது உடலில் தங்கியுள்ளன.

உயர்ந்த இந்த சக்தியை நினைத்து வழிபடுபவர்கள் ஆத்ம உண்மையை உணர்ந்தவர்களாவர்.

ஆத்ம தத்துவத்தை தியானம் செய்வதே கடவுள் ஆராதனையாகும். உண்மையான ஞான நிலையை இதன் மூலம் அறிவிலி கூட அடைய முடியும். அறிவிலி 13 கண்கள் இமைக்கும் நேரம் வரை தியான ஆராதனை செய்தாலே அது ஒரு பசுவைத் தானம் செய்த அளவுக்கு புண்ணியம் தரும். இந்த தியான ஆராதனையை இன்னும் கொஞ்சம் 100 நொடிகள் நீடித்துச் செய்தால், அது 1000 அஸ்வமேத யாகங்கள் செய்த புண்ணியத்தை அளிக்கும். அதையே 12 நிமிடங்கள் செய்தால், அதன் பலன் ஒரு லட்சம் யாகங்கள் செய்த பலன் தரும். இன்னும் 24 நிமிடங்கள் செய்தாலோ, பல ராஜ சூய யாகம் செய்த பலனாகும். அந்த தியான ஆராதனையை எந்தவிதமான

மன இடைஞ்சல்களும் இன்றி அரை நாள் தியான ஆராதனை செய்தால் லட்சம் ராஜ சூய யாகம் செய்த பலன் கிட்டும். முழு நாள் தியானம் தியானிப்பவனை பிரம்ம ஒளியில் ஒன்றிணைத்து விடும். இது தான் மிகவும் உயர்ந்த யோகம்; உயர்ந்த கர்மம்.

'நான் இதுவரை ஞானக் கடவுளை வெளியிலிருந்து பூஜை செய்து வணங்குவதைப் பற்றிச் சொன்னேன். இனி உள்ளில் செய்யும் பூஜை பற்றி விளக்கப்போகிறேன்.

பரமசிவன் நமது உடலுக்குள் வாசம் செய்கிறார் என்பதை மறக்கக் கூடாது. ஆகையால் நம் செயல்களான போவதும் வருவதும், தூங்குவதும் விழிப்பதும், செல்வத்தை அனுபவிப்பதும் ஆகிய எந்த நேரத்திலும் சிவனை மறக்கலாகாது.

மனத்தில் குடிகொண்டிருக்கும் சிவபிரானை தத்துவ ஞானம் என்ற புனித நீரால் அபிஷேகம் செய்ய வேண்டும். தத்துவ ஞானம் என்ற பூக்களால் அர்ச்சனை செய்ய வேண்டும். ஞான மூர்த்தியான சிவபிரான் நம் உடலில் 36 இடங்களில் குடிகொண்டுள்ளார். அவைகள் மனம், சங்கல்பம், பிராணா - அபானாவிற்கு இடைப்பட்ட பகுதி, இருதயம், தொண்டையின் நடுப்பகுதி, புருவங்களின் மையப்பகுதி, மூக்கின் நுனி மற்றும் பல நமது உடலின் பகுதிகள் சிவனின் இருப்பிடமாகும்.

உடலில் உள்ளே இருந்து வெளிச்சமாக ஒளிரும் கடவுளை தொடர்ந்து தியானிக்க வேண்டும். மனம், கண்கள், பேச்சு போன்ற பிற உறுப்புகளை உடலிருந்து பிறிக்க முடியாத ஒளிவிடும் கடவுள் போல் பாவிக்க வேண்டும். ஒரு

கற்புள்ள மங்கை தனது நாயகனைப் பிரியாது இருப்பதைப் போல் கடவுளை எல்லா உடல் உறுப்புகளயும் ஒன்றிணைத்து தியானிக்க வேண்டும்.

மூன்று லோகங்களையும் நினைக்கும் மனம் தான் சிவன் சந்நிதானத்தின் காவலர்கள் என்று நினைக்க வேண்டும். நல்ல எண்ணங்கள் தான் சிவனின் சிறந்த சமையல்காரன்.

விருத்தி ஞான எண்ணங்கள் தான் அழியும் உடலை அலங்கரிக்கும் ஆபரணங்களாகும். ஞானேந்திரியங்கள் - கர்மேந்திரியங்கள் இரண்டும் அதன் கதவுகள்.

இந்த உயர்ந்த எண்ணங்களால் 'அது' தவிர வேறு ஒன்றும் உலகத்தில் இல்லை என்று தியானிக்க வேண்டும். இது தான் உள் மன வழிபாடாகும். இந்த உள் மன வழிபாட்டில் மனம் ஒளி பெற்று ஜொலிக்கும். இது தான் தூய வழிபாடாகும்.

சாப்பிடுதல், தண்ணீர் பருகுதல், செல்வம் பெருக்குதல், வாகன சுகம் ஆகிய கானல் நீராக இருக்கும் உலக இன்பங்களில் அவர்கள் ஈடுபட்டாலும், தியான வழிபாட்டில் கிட்டும் ஆத்ம அருள் அவர்களைக் காக்கும். அவர்களின் கர்மாக்களும் அர்ச்சனைப் பூக்களாகவே மாறும் சக்தி பெற்றவைகள்.

அவர்கள் தாங்கள் தியானிக்கும் பிம்பங்களும், இடங்களும் பிரம்ம மயம் என்ற மன நிலையில் இருக்க வேண்டும். ஞானம் என்பது ஒரு சமுத்திரமாக இருந்து தன்னிடம் அடைக்கலமாகும் பல ஆறுகளை தன்னிடம் ஐக்கியமாக்கி விடுவது போல் செயல்படும்.

ருசி என்பது மனத்துடன் ஒருங்கிணையும் போது தான் ஆறுவகையான பதார்த்தங்களை அனுபவிக்க முடியும். அது போல் தியான ஆராதனை முழு பலனையும் கொடுக்க வேண்டும் என்றால் மனம் சாந்தி என்ற நிலையில் மூழ்கி இருக்க வேண்டும். அப்போது உலகத்து அனைத்துப் பொருள்களும் அமிர்தமயமாகப் போய்விடும். அப்படி இல்லாமல், மனம் அமைதி இழந்தால், ஞானம் கூட சுரணை இல்லாத கல்லாக மாறிவிடும்.

தூய மாயை அழுக்கு மாயையை அழிக்கிறது. தூய மாயையும், சங்கல்பம் என்ற பெரிய கொடிய விஷத்தை அழித்துவிடும். வண்ணான் துணியின் அழுக்கை மண்ணான அழுக்கைக் கொண்டே போக்குவது போல், அழுக்கு மாயையை தூய மாயையால் போக்க வேண்டும்.

இதற்கு ஆச்சார்யர்களின் உபதேச மொழிகள் உதவும். ஆச்சார்யாரின் அனுபவ மொழிகளால் சிஷ்யன் தன்னை அறிந்து, பிரம்ம தத்துவத்தை தன்னுள் காண முடியும்.

விளக்கக் குறிப்பு: 46 - அழுக்கை அழுக்கால் நீக்குதல்

'வண்ணான் துணியின் அழுக்கை மண்ணான அழுக்கைக் கொண்டே போக்குவது போல், அழுக்கு மாயையை தூய மாயையால் போக்க வேண்டும்' என்பது ஒரு முரண்பாடான உவமையாக மனத்தில் படும். ஆகையால் அதை விளக்குவது அவசியமாகிறது.

மாயையை மாயையாலேயே வெல்வது என்பது ஒரு

'முள்ளை முள்ளால் எடுப்பது' போன்ற நுட்பமான உத்தியாகும்.

1. வண்ணான் உதாரணம்:

பண்டைய காலங்களில் வண்ணார்கள் துணியில் உள்ள கறையைப் போக்க "உவர் மண்" எனப்படும் ஒரு வகை மண்ணைப் பயன்படுத்துவார்கள். துணியில் ஏற்கனவே அழுக்கு (கறை) இருக்கிறது. அதை நீக்க வண்ணான் மற்றொரு வகை அழுக்கை (மண்ணை) அதன் மேல் பூசுகிறான். அந்த மண், துணியில் உள்ள பழைய கறையோடு ஒட்டிக்கொண்டு, நீரால் அலசும்போது இரண்டுமே வெளியேறி விடுகிறது. இறுதியில் துணி தூய்மையாகிறது.

அழுக்கு மாயை - தூய மாயை:

ஆன்மீகப் பாதையில் மாயை இரண்டு நிலைகளில் கையாளப்படுகிறது. அழுக்கு மாயை (அவித்யா மாயை) நம்மை உலக ஆசைகள், கோபம், பொறாமை, மற்றும் "நான்-எனது" என்ற அகந்தையில் கட்டிப்போடும் மாயை. இது பிறவிச் சுழற்சிக்குக் காரணமாகிறது. தூய மாயை (வித்யா மாயை) என்பது இறை சிந்தனை, தியானம், சாஸ்திரங்களைக் கற்றல், மற்றும் நற்பண்புகள் ஆகும். இருப்பினும், இதுவும் ஒரு வகை மாயைதான். ஏனெனில் இதுவும் ஒரு மனச் செயல்பாடே. ஆனால் இது நம்மை விடுதலையை நோக்கி அழைத்துச் செல்லும்.

தூய மாயை அழுக்கு மாயை நேரடியாக நீக்க முடியாது. மனத்தை அப்படியே வெறுமையாக்க முயற்சிப்பது கடினம்.

ஆகையால் தீய எண்ணங்களை (அழுக்கு மாயை) நல்லெண்ணங்கள் மற்றும் ஞான விசாரணைகளை (தூய மாயை) மனத்தின் உள்ளே புகுத்தினால் தீய அழுக்கு மாயை வெளியே தள்ளப்பட்டு மனம் தூயதாகி விடும்.

துணி தூய்மையான பிறகு உவர் மண் எப்படித் தேவைப்படாதோ, அதேபோல் ஞானம் சித்தித்த பிறகு அந்த "தூய மாயையும்" (சாதனைகளும்) தானாகவே மறைந்துவிடும். மீதமிருப்பது ஆன்மாவின் நிர்மலமான தூய்மை மட்டுமே.

உலகியல் ஆசைகளை (அழுக்கு) ஆன்மீக சாதனைகள் (தூய மண்) மூலம் தேய்த்துக் கழுவினால், இறுதியில் இரண்டுமே நீங்கி ஆன்மா தன் இயல்பு நிலையில் பிரகாசிக்கும்.

ஆச்சார்யர், ஞான சாஸ்திரம், உண்மையான சிஷ்யர் - ஆகிய மூன்றும் இணையும் பொழுது, தளைகள் அற்ற உயர்ந்த பீடம் நிச்சயம் கிட்டும். இந்த இணைப்பு வெகு காலம் நீடிக்கும் பொழுது, கறையற்ற தூய ஞானம் - சூரியனைப் போல் ஒளி வீசும் ஞானம் உருவாகும். பிரம்ம பதவிக்குச் செல்லும் பாதை தான் இது.

இந்த உலகம் உண்மை போல் தோன்றும் ஒரு மாயா உருவம். அது ஒரு பிரிதிபலிக்கும் பிம்பம் என்பதை, ஓ, வசிஷ்டரே! அறிவீராக. அது மட்டுமல்ல; ஞானம் என்பதை பிரம்மத்தைப் பற்றிப் பேசுவதால் அறிய முடியாது. அகங்காரம் அகன்று, 'நான்' ஒழிந்து, புரியாஷ்டகா உடல்

பெற வேண்டும்.

விளக்கக் குறிப்பு 47 : புரியாஷ்டகா சரீரம்

"புரியாஷ்டகா" என்ற சமஸ்கிருதச் சொல்லை பதம் பிரித்துப் பொருள் கொள்ள வேண்டும்.:

- புரி : நகரம் அல்லது இருப்பிடம் (இது உடலைக் குறிக்கிறது).
- அஷ்டகா : எட்டு

ஆகவே, புரியாஷ்டகா என்பது "எட்டு அங்கங்களைக் கொண்ட நுண்ணுடல் என்று பொருள்படும். ஸ்தூல உடல் அழிந்தாலும், இந்த நுண்ணுடல் அழிவதில்லை. இதுவே ஒரு பிறவியிலிருந்து அடுத்த பிறவிக்கு ஆன்மாவைச் சுமந்து செல்லும் வாகனமாக அமைகிறது.

புரியாஷ்டகத்தின் 8 அங்கங்கள்

வேதாந்த மற்றும் யோக வசிஷ்ட நூல்களின் படி, இந்த எட்டு அங்கங்கள் பின்வருமாறு: ஐந்து ஞானேந்திரியங்கள், மனம், புத்தி, அகங்காரம்.

புரியாஷ்டகத்தின் செயல்பாடுகள்:

வாசனைகளின் சேமிப்பு: நாம் செய்யும் ஒவ்வொரு செயலின் பதிவுகளும் (வாசனைகள்) இந்த புரியாஷ்டகத்தில்தான் சேமிக்கப்படுகின்றன.

மறுபிறவிக்குக் காரணம்: ஸ்தூல உடல் (பரு உடல்) மண்ணோடு மண்ணாகப் போன பிறகும், இந்த புரியாஷ்டகம் அழியாமல் மனத்தின் ஆசைகளையும் பதிவுகளையும் சுமந்து கொண்டு அடுத்த உடலைத் தேடிச் செல்கிறது.

கனவு நிலை: நாம் தூங்கும்போது நமது ஸ்தூல உடல் ஓய்வெடுக்கிறது, ஆனால் புரியாஷ்டகம் விழிப்புடன் இருந்து கனவு உலகைப் படைக்கிறது.

யோக வசிஷ்டத்தின் படி, இந்த புரியாஷ்டகம் என்பது மனத்தின் நீட்சி மட்டுமே. "நான் இந்த உடல்" என்று நினைப்பது அறியாமை. ஆனால் "நான் இந்த புரியாஷ்டகம்" என்று நினைப்பதும் ஒரு வகை மாயையே (தூய மாயை).

இந்த எட்டு அங்கங்களும் அடங்கி, மனமானது எண்ணங்களற்ற நிலையை (நிர்விகல்ப நிலை) அடையும் போது, புரியாஷ்டகம் கரைந்து போகிறது. அப்போதுதான் ஆன்மா பிறவிச் சுழற்சியில் இருந்து விடுதலை (மோட்சம்) பெறுகிறது.

முக்கியக் கருத்து: அழுக்கு மாயையான உலகப் பற்றை நீக்க, இந்த புரியாஷ்டகத்தை ஞான விசாரணையில் ஈடுபடுத்த வேண்டும். அதுவே தூய மாயையாக மாறி நம்மை விடுவிக்கும்.

நான் என்ற கொள்கையில் விடாப்பிடியாக இருப்பவர்கள்

பாலைவனத்தில் தெரியும் கானல் நீராக இருப்பினும் அதையே உண்மை நீராகக் கருதும் அறிவிலிகளுக்கு ஒப்பாவர். அவர்களை பாவ ஆத்மாக்கள் என்றும், உலக மாயையில் உழலும் ஜீவன்கள் என்றும், மிகவும் பலமிழந்த மனத்தைக் கொண்டவர்கள் என்றும் ஞானிகள் அவர்களை ஒதிக்கி விடுவார்கள். இது விழித்திருக்கும் ஒரு இளம் பெண்ணை கற்பனை உலகில் சஞ்சரிக்கும் கணவனுடன் உறவு கொள்வதற்கு ஒப்பாகும்.

ஓ வசிஷ்டரே, உங்கள் கேள்விகளுக்கெல்லாம் நாங்கள் பதிலளித்து விட்டோம். எங்களுடனான தூய அன்பு மேலும் மேலும் வளரட்டும். நாங்கள் உங்களிடமிருந்து விடைபெறுகிறோம்."

இவ்வாறு கூறி, பார்வதியும் பரமேஸ்வரரும் தங்கள் பரிவாரங்கள் சூழ ஆகாயத்தில் பயணம் செய்தனர். அவர்கள் புறப்படும்போது, நான் அவர்களை மலர்களால் வழிபட்டேன். அன்று முதல், நான் இடைவிடாமல் உண்மையான ஞானத்தை, எப்போதும் பூஜித்து, பேரின்பத்தை அனுபவிக்கிறேன். அத்துடன் என் வலிகள் அனைத்திலிருந்தும் விடுதலை பெற்றுவிட்டேன்.

இந்த என் பூஜையால், என் வாசனைகள் எல்லாம் வலிவிழந்து ஒரு பறவையின் இறகு போல் இலகுவாகப் போய்விட்டன.

எந்த நேரத்திலும் - பகலிலேயோ அல்லது இரவிலேயோ - என் காரியங்களில் எந்தத் தவறுகளையும் காணமுடியாத அளவில் புஷ்பங்கள் தூவுவதைப் போன்ற நல்ல நேர்மையான காரியங்களிலேயே நான் செயல்படுகிறேன்.

அறிபவனும், காணும் பொருட்களும் ஒன்றாகும் பொழுது, எல்லா ஆத்மாக்காக்களும் சமமாகி விடுகின்றன. இந்த சமமான நிலையில், ஞான யோகிகள் இதில் வெளிச் சம்பந்தம் இல்லை என்பதை உணர்கிறார்கள். ஆகையால் இது தான் மிகவும் உயர்வான ஞான ஆத்மா வழிபாடு என்று சொல்ல வேண்டும். ஆகையால், இந்த வழிபாட்டில் நீ உன்னை ஈடுபடுத்திக் கொள்வாயாக. இந்த உலகக் காட்டில் உன் மனம் அலைபாய விடாமல் பாதுகாப்பாயாக.

இதைக் கேட்ட ராமர் மிகுந்த மகிழ்ச்சியுடன் இவ்வாறு கூறினார்: "நான் எல்லாச் சந்தேகங்களிலிருந்தும் விடுபட்டு விட்டேன். நான் அறிய வேண்டிய அனைத்தையும் அறிந்து கொண்டேன். மனத்தின் சலனம் சிறிதும் இல்லாமல், நான் உங்கள் அருளைப் பெற்றுள்ளேன். நீண்ட தும்பிக்கை கொண்ட பெரிய யானைகளைப் போன்ற எல்லா ஆசைகளையும் நான் கொன்றுவிட்டேன். நான் எதற்கும் கலங்கப்போவதில்லை. எல்லா மயக்கங்களிலிருந்தும் மற்றும் துன்பங்களிலிருந்தும் கடலின் கரைகளைக் கடந்து வந்தது போல் என் மனம் பிரம்மப் பேரின்பம் நிறைந்த ஒரு வைரம் போல மாறி, இப்போது பேரின்பமாகவே உள்ளது."

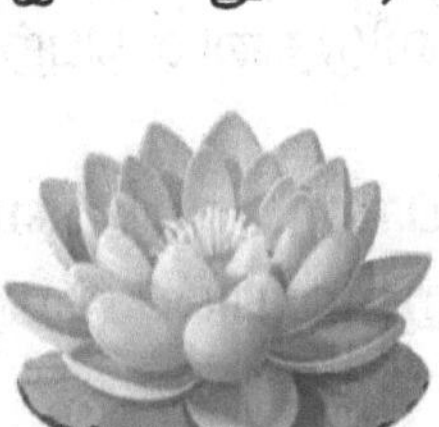

3. பில்வப் பழக் கதை

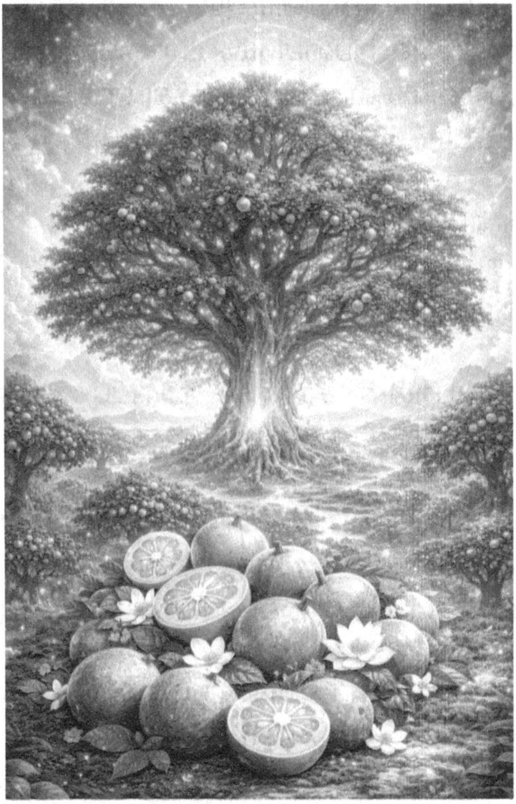

ராமர் கூறினார்:

உங்கள் சொற்கள் அமுத மழையாக என்மீது பொழிந்து என்னுள் நிறைந்துள்ளன. இருப்பினும், என் இதயம் இன்னும் திருப்தியடையவில்லை. எனவே, அந்த "எல்லாவற்றையும் நிறைக்கும் ஞானம்" பற்றி மேலும் விளக்குங்கள்.

வசிஷ்டர் பதிலளித்தார்:

ஒரு பொருள் ஒரே நேரத்தில் இன்பமாகவும் இனியதாகவும் தோன்றினாலும், மற்றொரு நேரத்தில் அதே பொருள் வெறுப்பையும் வலியையும் உண்டாக்கும். இதனை இவ்வுலகில் அனுபவிக்காதவர்கள் ஒருவரும் இருக்க மாட்டார்கள்.

ஒரு பொருள் விருப்பத்தோடு நாடப்படும் போது அது இன்பம் தரும்; ஆனால் அதனை விரும்பாதபோது அது துன்பம் தரும்.

அதனால் இன்பத்தின் காரணம் விருப்பு அல்லது ஆசை என்பதே.

ஒரு ஆசை நிறைவேறும் போது அதனால் உண்டாகும் இன்பம் மங்கிவிடும். ஆனால் ஆசைகள் முற்றிலும் இல்லாமல் இருப்பின், அனைத்தும் அழிந்து விடும்.

அதனால் ஓ இராமா! அனைத்துப் பொருட்களில் உள்ள தொடர்புகளையும் அறுத்து விட வேண்டும். அப்போது அந்தப் பொருட்களின் மேல் உள்ள ஆசைகள், அந்தப் பொருட்களைப் பற்றிய எண்ணங்கள் விடுதலை பெற்று, கீழான மன நிலையை வெற்றிகரமாக எதிர்கொள்ள முடியும். அப்போது உன் மனம் அனைத்து வாசனைகளிலிருந்தும் விடுபட்டு, மனம் ஒரு சமநிலையை அடைந்து அதில் நிரந்தரமாக - எத்தனை வகையான தடங்கல்களை எதிர்கொண்டாலும் - அமைதி அடைந்துவிடும்.

ஒரு கண் இமைப்பில் முழு உலகத்தையே சிருஷ்டிக்கவும், அதை அழிக்கவும் செய்யும் ஆற்றல் மனத்திற்கு உண்டு.

ஆகையால் இந்த சக்தி வாய்ந்த மனத்தை நீ ஒரே அடியாக அழிக்க வேண்டும். அதற்கு வாசனைகளை அழித்தோ அல்லது பிராண வாயுவைக் கட்டுப்படுத்தியோ மனத்தை ஒழிக்க வேண்டும். அதற்குத் தடைக்கல்லாக மனத்தில் இருப்பது அவித்யா என்ற அஞ்ஞானமாகும். அதை ஆச்சார்யர்களின் தொடர்ந்த ஆசிகளாலும், ஞான மார்க்கத்தை உபதேசிக்கும் நூல்களைப் படிப்பதாலும் மனத்தை அஞ்ஞான இருளிலிருந்து மீட்க முடியும்.

அந்த நிலையில் பரமாத்மாவை அறிந்து உயர்ந்த பதவியை அடையும் அருள் கிட்டும். அந்த அருளான பதவி கிட்டிய பிறகு, ஞானம் பெற்றவரின் மனம் தத்துவா என்ற சத்திய நிலைக்கு உயர்ந்து விடுகிறது. செம்பு உலோகம் எப்படி தங்கத்துடன் சேருமோ அதே போல் மனம் சத்திய நிலையால் ஒளிவிடும். பிறகு துரியா என்ற நான்காவது உயர் நிலையை அடைந்துவிடும்.

இப்போது இதை விளக்க ஓ, ராமா! ஒரு உவமைக் கதையைச் சொல்கிறேன், கேட்பாயாக.

ஒரு பெரிய வில்வ மரம் இருக்கிறது. அது கோடி கோடியான அளவில் மிகவும் பெரிய மரமாகும். அந்த மரம் மஹா கல்பக காலமானாலும், அழியாமல் இருக்கும் தன்மை கொண்டது. அது மட்டுமல்ல. அந்த மரம் மிகவும் மென்மையானது. அதன் பழம் மிகவும் ருசியுள்ளது. அந்த மரம் மிகவும் பயங்கரமான புயல் காற்றிலும் பாதிக்கப்டாமல் இருக்கும். ஏனென்றால் அது பிரம்மாவின் அம்சமாகும். அந்த ஒரு மரத்திலிருந்து பல மரங்கள் உண்டாகி அந்த வில்வ மரத்தின் பழங்கள் பல உற்பத்தி ஆகின. அந்த பழங்கள் பழுத்தாலும், அவைகள் ஒரு

பொழுதும் அழுகுவதில்லை.

அந்தப் பழத்தின் சக்கை ஞானமாக கருதப்படுகிறது. அந்தப் பழத்தின் விதையின் உட்பகுதி மனத்தின் சக்தியாக கருதப்படுகிறது. அது தான் ஆகாசம், காலம், செயல், திசைகள் என்று பலவாறாக விரிந்துள்ளது.

ராமர்: ஞானிகளுக்கெல்லாம் ஞானியே! வில்வ பழத்தின் உவமைத் தத்துவத்தை அறிந்து கொண்டேன். இந்த வில்வப் பழம் பரப்பிரம்ம சொரூபம் என்பதை அறிகிறேன்.

ஞானம் என்பது ஒன்றாகவும், பலவாகவும் தோன்றினாலும், அதில் எந்தவிதமான வித்தியாசங்கள் கிடையாது. அகங்காரம் என்பது ஞானத்தின் அழுக்காகும். அது முற்றிலும் அழியும் பொழுது வேறுபாடுகள் மறைந்து, பரிபூர்ணமான ஞானமே மனத்தில் ஒளிவிடும்.

4. சீலா என்ற கருங்கற்பாறையின் கதை

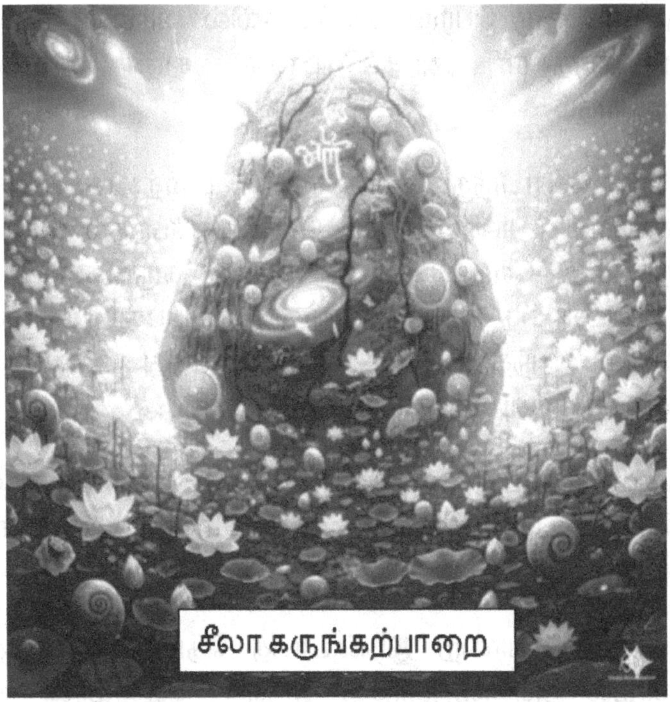

வசிஷ்டர் தொடர்ந்து கூறினார்: அழகிய ராமா! மீண்டும் ஒரு கதையைக் கேள். ஓர் அற்புதமான, பெரிய கருங்கல் பாறை உள்ளது, அது பிரிக்க முடியாதது, தடித்தது, மென்மையானது மற்றும் அதன் பரிமாணங்களில் முடிவற்றது. அதிலிருந்து எண்ணற்ற தாமரைகள் எழுந்து பூத்துள்ளன. அவற்றின் இலைகள் ஒன்றுடன் ஒன்று ஒட்டி, நெருக்கமாக உள்ளன. சில தெரியும், சில தெரியாது; சில உயரமாகவும், சில குட்டையாகவும் உள்ளன. சில தங்கள் நிலையில் உறுதியாக உள்ளன. வேரற்ற இந்தத் தாமரைகளின் நடுவில் எண்ணற்ற சிப்பிகள் உருவாகின்றன. தாமரைகளுக்கு இடையில் எண்ணற்ற

சக்கரங்களும் வளர்கின்றன.

இத்தகைய ஒரு பெரிய கருங்கல்லில் விஷ்ணு நின்றதை ராமர் பார்த்தார். அந்தப் பாறை தான் சாளக்கிராம பாறையாகும்.

முனிவர் தொடர்ந்து கூறினார்: நீ பார்த்தாகச் சொன்ன சாளக்கிராமப் பாறை நான் சொல்லப்போகும் பாறைக்கு முற்றிலும் வேறுபட்டது. நான் கருங்கல் என்று குறிப்பிட்டது சித் என்ற அறிவைக் குறிப்பதற்கே என்பதை அறியவும். அந்த சித் தான் அனைத்து உலகங்களின் வெவ்வேறு நிலைகளாகும்

கருங்கல் என்பது மனத்தில் உள்ள ஞானம் அன்றி வேறில்லை, அது உலகங்களை ஒன்றாகவும் பலவாகவும் கொண்டுள்ளது.

இந்த ஞானப் பாறை இரண்டாகத் தெரியும் த்வைதமாக இல்லாமல் அத்வைதமாகும். இந்தக் கடினமான ஞானப் பாறையில், ஆகாயத்தில் பரவியிருக்கும் காற்று போல, பிரபஞ்சங்களின் அங்கங்களான - பூமி, ஆகாயம், வாயு, மலைகள் மற்றும் திசைகள் உள்ளன. ஆனால் அத்தனை பிரபஞ்சங்களின் அங்கங்கள் இணைந்தாலும், இந்த பாறையின் ஒரு மிகச் சிறிய பகுதிக்கு ஈடாகாது.

இந்த அழகிய பாறையில் தாமரை, சக்கரம் மற்றும் சங்கு போன்ற புனித அடையாளங்கள் காணப்படுகின்றன. இது சுஷுப்தி நிலையில் இருப்பதாகக் கூறலாம்.

இந்தப் பாறையின் பாகங்கள் அனைத்தும் ஞானம் அன்றி வேறில்லை என்று அனைத்துப் பிரபஞ்சவாசிகளும்

நினைத்து ஆச்சரியப்படுகின்றனர், இது முன்பு எப்படி இருந்ததோ அப்படியே மாறாமல் இருக்கும் என்று ஞானிகள் கூறுகிறார்கள்.

கருங்கல் பாறை போல, மனத்தில் பன்முகத்தன்மை கொண்ட பிரபஞ்சங்கள் அவற்றின் பல்வேறு அடையாளங்களுடன் காணப்பட்டாலும், சித் என்ற அத்வைதமான எந்த வேறுபாடுகளும் இல்லாமல் இருக்கும் தன்மை கொண்டுள்ளது.

வெகு தூரத்தில் காட்டில் மலர்ந்துள்ள தாமரைப் புஷ்பங்களைப் பார்க்கும் பொழுது அவைகள் ஒரு கல் போல் தோற்றமளிக்கும்.

ஒரு பெரும் பாறையில் தாமரைப் புஷ்பங்கள் மலர்வதைப் பார்த்திருக்கிறீர்களா?

அதேபோல, மூன்று உலகங்களும் ஞானத்தின் ஒளி மட்டுமே.

மேலே குறிப்பிட்ட பில்வப் பழத்தின் மஜ்ஜை உவமையில், வேறுபடுத்தப்பட்ட பல லௌகீக முட்டைகள் ஒரே சித்தில் ஒன்றிணைகின்றன. ஆனால் அதிலிருந்து அது பல என்று நீங்கள் முடிவுக்கு வரக்கூடாது.

பிரம்மத்தின் சத் பண்பு, ஒரு கருங்கல்லில் உள்ள தாமரைகள் போல, இந்த மகத்தான பன்முகத்தன்மை கொண்ட உலகமாக வெளிப்படுகிறது. பின்னர் அவை சுஷுப்தி, அமைதி, சமநிலை மனம், ஞானம் ஆகியவைகளால் வெற்றி அடைந்து, ஆத்மாவின் இருக்கையை அடையும். இந்த நிலையற்ற படைப்புகள்

அனைத்தும் பயனற்றவை, மேலும் இந்த மாறுபட்ட வடிவங்களால் ஒருபோதும் படைப்புகள் உருவாக்கப்படாது.

5. அர்ஜுனன் கதை

ராமர்: அறியப்பட வேண்டிய அனைத்தையும் நான் அறிந்து கொண்டேன். காணப்பட வேண்டிய அனைத்தையும் நான் கண்டுவிட்டேன். இருந்தும், பேரின்பத்தை முழுமையாக அனுபவிக்க ஒரு கேள்வியை உங்களிடம் கேட்க வேண்டும். கண்ணாடியில் உள்ள பிம்பம் போல, இந்த உலகத்தை மீண்டும் மீண்டும் பலமுறை சிருஷ்டிக்கும் இந்த புரியாஷ்டக சரீரத்தின் வடிவத்தை தயவு செய்து விவரியுங்கள்.

வசிஷ்டர்:

ஆதியும் அந்தமும் இல்லாததும், பிரபஞ்சத்தின் வித்தாக இருப்பதும் ஆகிய பிரம்மமே வேறுபட்டு ஜீவனாக மாறுகிறது. ஜீவனாக மாறும் போது, அகங்காரம் அதை ஆட்கொள்கிறது. சிந்தனையின் காரணமாக, சிந்தனையின் ஊற்றான மனமாகிறது. அறிவின் காரணமாக, புத்தியாகவும் மாறுகிறது. பிறகு ஐம்புலன்களின் காரணமாக ஐந்து நுகர்பொருள்களாக - சப்தம், ஸ்பரிசம், ரூபம், ரசம், கந்தம் - ஆகிய குணங்களாக மாறுகிறது. உடலின் எண்ணத்துடன் அது உடலாகவும், பாத்திரத்தின்

எண்ணத்துடன் அது பாத்திரமாகவும் மாறுகிறது.

இத்தகைய இயல்பு கொண்ட ஒரு வடிவம் (அதாவது சூட்சும சரீரம்), அறிஞர்களால் புரியாஷ்டக சரீரம் என்று அழைக்கப்படுகிறது.

ஐம்பொறிகளின் ஆளுகையிலிருந்து விடுதலை அடைந்து, ஜீவன் அல்லது உயிர் எடுத்துக்கொண்ட உடல் தான் இந்த புரியாஷ்டக சரீரம்.

மனம், அகங்காரம், புத்தி, ஐம்புலன்களின் ஐந்து பொருட்கள் (சப்தம் முதலியன) ஆகிய எட்டு அங்கங்களால் இந்த பூமியில் பிறக்கும் பொழுது உயிர் பெறும் சரீரத்தை ஸ்தூல (நாம் கண்ணால் பார்த்து உணரும் ஐந்து புலன்களைக் கொண்ட) சரீரம் என்கிறோம்.

இந்த சரீர உணர்விலிருந்து விடுபட்டு ஜீவனை உணர்வு நிலைக்கு உயர்த்துவதே புரியாஷ்டக சரீரம் என்ற சூட்சும சரீரமாகும்.

ஜீவன் புதிதாகப் பெற்ற புரியாஷ்டக சரீரத்தின் மூலமாக, கனவுகளின் மேல் கனவுகள் உருவாகி, இந்த பிரபஞ்சமானது பல மாயையான சிருஷ்டிகளுடன் உண்மைபோல் காட்சியளிக்கும்.

எனவே, இந்த பூமியில் அவதரித்த ஸ்ரீ கிருஷ்ணரால் சுட்டிக்காட்டப்பட்ட வழியை நான் சொல்கிறேன். ராமா! நீ இதைக் கவனமாகக் கேட்கவும்.

விஜயன் (அர்ஜுனன்) எவ்வாறு பயமின்றி தன் காலத்தைக் கடத்தினானோ, அதேபோல், ஓ ராமா! நீயும் உன்

காலத்தைக் கழிக்க வேண்டும்.

அப்பொழுது ராமர், "அர்ஜுனன் (விஜயன்) எப்போது பிறப்பார்? மேலும், லக்ஷ்மியின் நாயகனான ஸ்ரீ கிருஷ்ணர் அவருக்கு என்ன ஞானத்தை உபதேசிப்பார்?" என்று வினவினார்.

அதற்கு வசிஷ்டர், ஸ்ரீ கிருஷ்ணர் விஜயனுக்குச் சுட்டிக்காட்டிய வழியைப் பின்வருமாறு கூறினார்:

யமன் என்ற மரண தெய்வம் ஒவ்வொரு நான்கு யுகங்கள் முடிவிலும் தான் செய்த ஜீவன்களைப் படுகொலை செய்து குவித்த செயல்களைப் பற்றி நினைத்துப் பார்ப்பார். தான் செய்த அந்த படுகொலையின் தாக்கத்தால், யமன் தவங்கள் பல செய்வார். முதல் நான்கு யுகங்கள் முடிவில் தான் செய்த ஜீவ படுகொலைக்குப் பிராயச்சித்தமாக யமன் 8 வருடங்கள் தவம் செய்தார். அடுத்த யுகங்களில், யமன் 10 ஆண்டுகள் கடும் தவம் செய்தார். இப்படியாக 12 வருடங்கள், 16 வருடங்கள் என்று யமன் தவத்தில் இருந்தார்.

யமன் தவம் செய்த அந்த நீண்ட வருடங்களில் யமன் ஒரு ஜீவனையும் எடுக்காமல் இருந்தார். இதனால் பூமியில் ஜீவன்களின் எண்ணிக்கை மேலும் மேலும் அதிகரித்துக் கொண்டே போயிற்று. இதனால் பூமியின் பாரம் அதிகமாவதை பகவான் உணர்ந்தார். ஆகையால் பூமியின் பாரத்தைக் குறைக்கத் தீர்மானித்தார். யமன் ஒவ்வொரு நான்கு யுகங்களின் முடிவிலும் தவம் செய்யும் காலங்களில் பகவானே ஜீவன்களின் உயிரை எடுக்கும் செயல்களிலும், உலகத்தை அழிப்பதிலும் செயல்பட்டார்.

இது தான் உலக நியதியாக பகவான் நிர்ணயித்தார்.

சூரியனின் மகனான யமன் ஒவ்வொரு 12 வருடங்கள் பல ஜீவன்களை கொன்ற பாவங்கள் நீங்க தனியான ஒரு அமைதியான இடத்திற்குச் சென்று தான் செய்த செய்கைகளின் பாவங்களைப் போக்கவும், அந்த பாவங்களின் வலிகளிலிருந்து நிவாரணம் பெறவும் தவம் செய்வது வழக்கமாகியது.

யமன் தவம் செய்யும் கால கட்டங்களில் ஜீவன்கள் பிறந்த வண்ணம் இருக்க, அந்த ஜீவன்கள் ஒன்றும் இறக்காமல் இருப்பதால், பூமியின் பாரம் தாங்க முடியாமல் பூமாதேவி வலியால் துன்பப்பட்டாள். இதற்கு ஒரு தீர்வு காண பூமாதேவி விஷ்ணுவின் இருப்பிடம் சென்று தன் குறைகளைத் தெரிவித்தாள்.

பூமாதேவிக்கு விஷ்ணு அபயம் அளித்து இரண்டு உத்திரவாதங்களை அளித்தார். ஒன்று தானே வாசுதேவருக்கு கிருஷ்ணன் என்ற நாமதேயத்துடன் மகனாகவும், இரண்டு பாண்டுவுக்கு மகனாக அர்ஜுனன் என்ற நாம தேயத்துடனும் பிறந்து பூமி பாரத்தைப் போக்குவதாக உறுதி அளித்தார்.

அதன் காரணமாக திருதராஷ்டிரரின் மகன்களான துர்யோதனன் மற்றும் பிறர் அர்ஜுனனுடன் நேர்மையற்ற யுத்தம் செய்வார்கள்.

போர் நடப்பதற்கு முன் அந்த போர்களத்தில் தனது குருமார்கள், உறவினர்கள் என்று பலர் எதிர் அணியில் தன்னுடன் போர் செய்ய குவிந்திருக்கும் காட்சியைப்

பார்த்து, அர்ஜுனன் மனம் கலங்கி, மயக்கமுற்று, தன் காண்டீபத்தையும் கைநழுவ விட்டு யுத்தம் செய்ய விரும்பாமல் இருப்பார். அப்போது கிருஷ்ணன் அர்ஜுனனுக்கு ஞான உபதேசம் செய்வார். இது உடலுக்குள் இருக்கும் ஆத்மாவான ஸ்ரீ கிருஷ்ணர், சரீரமான அர்ஜுனனுக்கு அருளிய உண்மைகளாகும்.

கிருஷ்ணர் அர்ஜுனனுக்கு அருளிய உபதேசம்: "அர்ஜுனா! ஆத்ம உண்மையை எந்தவிதமான மனச் சஞ்சலமும் இன்றி அறிந்து கொள்வாயாக. ஆத்ம உண்மை என்பதை உன் மனத்தின் மூலம் அறிய முடியாது. அதற்கு ஆரம்பமும் இல்லை - முடிவும் இல்லை. எந்த மாசுக்களும் அதை நெருங்க முடியாது. இந்த ஆத்ம உண்மையை நீ அறிந்தவுடன், இந்த உலகத்தில் தோலும் - சதையும் கொண்டு நீ பிறக்கவும் மாட்டாய் அல்லது நீ இறக்கவும் மாட்டாய். ஏனென்றால் நீ சத் என்ற சத்தியமாக மட்டுமே இருப்பாய். அந்த உருவமற்ற நிலையில், நான், நீ, என்ற வேறுபாடுகள் மறைந்துவிடும். அகங்காரம் அழிந்து, மறுபிறவியும் இருக்காது.

நீ இந்த நித்தியமான மற்றும் தொன்மையான உடலில் இருந்தாலும், ஒருபோதும் அழிக்கப்பட மாட்டாய்.

விளக்கக் குறிப்பு எண் 48 - நித்தியமான தொன்மையான உடல்

'இந்த நித்தியமான, தொன்மையான உடலில் நீங்கள் இருந்தாலும், நீங்கள் ஒருபோதும் அழிக்கப்படமாட்டீர்கள்'

என்ற ஸ்ரீ கிருஷ்ணர் அர்ஜுனனுக்குச் சொன்ன வாசகம் 'உடல் அழியாத ஒன்று' என்ற கருத்தைச் சொல்வதாக நினைத்து நாம் குழம்பும் நிலை ஏற்படும். அந்தக் குழப்ப நிலையை நீக்கத்தான் இந்தப் பதிவு விளக்கம்.

இந்த வரிகள் அத்வைத வேதாந்தம் அல்லது ஆத்ம ஞானத்தைப் பற்றிய மிக ஆழமான தத்துவத்தைக் கூறுகின்றன. இங்கே "உடல்" மற்றும் "அழியாதது" என்ற சொற்கள் எதைக் குறிக்கின்றன என்பதைப் புரிந்துகொண்டால் இந்தக் குழப்பம் தீரும்:

"உடல்" என்று இங்கே குறிப்பிடுவ்து ஐம்பொறியால் ஆன பருப்பொருளை அல்ல. இங்கு உடல் என்பதை இறைத்தன்மை அல்லது அந்த ஆதி தத்துவம் என்று ஒரு உடலாக உருவகப்படுத்தப்படுகிறது.

இந்த வாக்கியத்தில் "நீங்கள்" என்பது உங்கள் பெயரோ, உருவமோ அல்லது உங்கள் ஈகோவோ (அகந்தை) அல்ல. அது உடலில் உள்ளே இருக்கும் ஆத்மாவைக் குறிக்கும். கடலில் ஒரு துளி நீர் விழுந்தால், அந்தத் நீர்த்துளி மறைந்துவிடவில்லை; அது கடலாகவே மாறிவிடுகிறது. துளி என்ற 'பெயர்' அழிந்தாலும், அதன் உண்மையான 'நீர்' என்ற தன்மை அழிவற்றது. ஆகையால் நீங்கள் என்பது நீர்த்துளி அல்ல - நீரே தான்.

நாம் எப்போது அழிகிறோம்? ஒரு எல்லைக்குள் நம்மைச் சுருக்கிக் கொள்ளும்போதுதான் (பிறப்பு மற்றும் இறப்பு). ஆனால், நீங்கள் அந்த "நித்திய தத்துவத்தின்" ஒரு பகுதி என்று உணரும்போது, அந்தத் தத்துவத்திற்கு அழிவே

கிடையாது என்பதால், அதன் அங்கமான உங்களுக்கும் அழிவில்லை.

இது உடலுக்குக் கிடைக்கும் மரணமில்லா வாழ்வு அல்ல; உடலைத் தாண்டிய ஆன்மாவின் நித்திய நிலையைக் குறிக்கும் நித்தியமான தத்துவ ஞானமாகும்.

உன் கடமையான செயல்களை அவற்றின் பலன்களின் மீது சிறிதும் பற்றுதல் இல்லாமல் அவற்றைச் செய். எல்லாவற்றையும் பிரம்மத்திடம் ஒப்புவிக்கும் பிரம்மாப்ர்ப்பணம் செய்து அழிவில்லாத பாதையில் நீ நடந்தால், ஒரு நொடியில் நீ பிரம்மத்தின் இயல்பை அடைவாய்.

எல்லாவற்றையும் இறைவனிடம் சமர்ப்பித்து, நீயே ஈஸ்வரனின் வடிவம் ஆவாயாக; மேலும் பந்தத்தில் உள்ள அனைத்து ஜீவன்களுக்கும் தலைவனாகி, சங்கல்பங்களின் பிடியில் இருந்து விடுபட்டு, அனைத்தின் மீதும் சமப்பார்வையுடன், அமைதியான மனத்துடன், தவம், சந்நியாசம், களங்கமற்ற யோகம் மற்றும் ஞானத்துடன் மோட்சத்தை அடைவாயாக.

அர்ஜுனன் கேட்டார்: ஓ பகவானே, சங்கத்தை அழித்து - அதாவது பற்றை நீக்கி, அனைத்தையும் பிரம்மம், சந்நியாசம், தூய மாறாத நிலையான ஞானம், யோகம் என்று ஒடுக்குவது என்றால் என்ன?

கிருஷ்ணர் பதிலளித்தார்:

பிரம்ம மயம் என்ற கொள்கை சங்கல்பங்கள் (எண்ணங்கள்), வலிகள் அல்லது சிந்தனைகள் இல்லாத ஒன்றைக் குறிப்பிடும் என்று ஞானிகள் கூறுகிறார்கள்.

ஞானம் என்ற கொள்கை இரண்டற்ற பிரம்மத்தை அடைய மேற்கொள்ளப்படும் முயற்சிகளைக் குறிக்கும்.

யோகம் என்ற கொள்கை ஞானத்தின் வழிகாட்டலில் செய்யப்படும் முயற்சிகளே ஞானிகளால் யோகம் என்று அழைக்கப்படுகிறது.

பிரம்மார்ப்பணம் என்பது உண்மையான விவேகத்திற்குப் பிறகு, இந்த பிரபஞ்சமும் 'நானும்' பிரம்மத்துடன் ஒன்றே என்று அறிவது ஆகும்.

சந்நியாசம் என்பது கர்மங்களின் (செயல்களின்) பலன்களைத் துறப்பதே.

சங்கத்தின் அழிவு என்பது மனத்தின் துன்பம் தரும் சங்கல்பத்தை (ஆசையை) அழிப்பதே. இதுவே மகான்களின் பார்வையில் சங்கத்தை அழித்தல் ஆகும்.

விளக்கக் குறிப்பு 49: சங்கம் & அசங்கம்

சங்கம் என்றால் பற்று என்றும் அசங்கம் என்றால் பற்றின்மை என்றும் பொருள்.

1. சங்கம்: மனத்தின் ஆதிக்கத்தால், உடல் ஒரு செயலைச் செய்யும்போது, மனம் அதில் மூழ்கி "நானே இதைச்

செய்கிறேன், இதன் பலன் எனக்கு வேண்டும்" என்று எண்ணுவதே சங்கம். இதனால், ஒரு பொருள் கிடைக்கும்போது மகிழ்ச்சியும், அது மறையும்போது துயரமும் கொள்வது சங்கத்தின் அடையாளம். இந்த உலகப் பொருட்கள் மீதுள்ள ஆசை எனும் விஷமே சங்கத்தின் வேர். இதுவே ஒருவனைப் பிறப்பு-இறப்புச் சுழற்சியில் கட்டிப்போடுகிறது.

2. அசங்கம்: அசங்கம் என்பது காட்டிற்குச் செல்வதோ அல்லது செயல்களைக் கைவிடுவதோ அல்ல. இது "சாட்சி பாவம்" எனப்படும் நிலை. அந்த நிலையில் தாமரை இலை தண்ணீரில் இருந்தாலும் தண்ணீர் ஒட்டாமல் இருக்கும் தாமரை இலை போல, உலகில் வாழ்ந்தாலும் அதன் இன்ப துன்பங்களால் பாதிக்கப்படாமல் இருப்பதே அசங்கம்.

"செயல்கள் நடக்கின்றன, ஆனால் நான் அவற்றைச் செய்யவில்லை; நான் வெறும் சாட்சி மாத்திரமே" என்கிற மனத் தெளிவு தான் அசங்கம்.

சங்கம் - அசங்கம் ஒப்பீடு:

அம்சம்	சங்கம் (பற்று)	அசங்கம் (பற்றின்மை)
மனநிலை	"நான் செய்கிறேன்" (அகங்காரம்)	"பிரபஞ்சம் இயங்குகிறது" (சாட்சி)

அம்சம்	சங்கம் (பற்று)	அசங்கம் (பற்றின்மை)
விளைவு	பயம், கவலை, அடிமைத்தனம்	அமைதி, தைரியம், விடுதலை
செயல்பாடு	பயனை எதிர்பார்த்துச் செய்தல்	கடமைக்காகச் செய்தல்

அரசன் அரியணையில் அமர்ந்து நாட்டை ஆண்டாலும் அவன் 'அசங்க' நிலையில் இருக்க முடியும் (உதாரணம்: ஜனகர்). அதேசமயம், ஒரு துறவி காட்டிலிருந்தும் தனது கமண்டலத்தின் மீது பற்று வைத்தால் அவர் 'சங்க' நிலையிலேயே இருக்கிறார்.

மனதை வென்று, உலகப் பொருட்கள் வெறும் தோற்றங்களே (மாயை) என்பதை உணர்வதே அசங்கத்தின் உச்சம்.

'சங்கமுள்ளவருக்கு சமாதி சாத்தியம் இல்லை' என்பது யோக வசிஷ்டத்தில் வரும் ஒரு ஸ்லோகமாகும். சங்கம் மாயையின் கயிறு என்றும் சொல்லப்படுகிறது. இதன் மூலம் அறிய வேண்டியது - சங்க நாசம் ஏற்பட்டால், அது தான் முக்தியாகும்.

த்வைத கொள்கையை கைவிட்டு, ஈஸ்வரன் ஒருவனே

என்ற ஈஸ்வராப்பணம் என்ற எண்ணங்கள் நம் மனத்தில் முழுமையாக நிரம்பி வழியவேண்டும்.

நீ என்னை எண்ணி, வழிபட்டு, உரிய வணக்கங்கள் மற்றும் துதிகளுடன் என்னை அடைந்தால், அப்போது என் உண்மை வடிவம் உன் உள்ளத்தில் அதன் முழு ஒளியுடன் பிரகாசிக்கும்.

எனக்கு இரண்டு வடிவங்கள் (அல்லது அம்சங்கள்) உள்ளன: ஒன்று சாதாரணமானது அல்லது கீழானது, மற்றொன்று உன்னதமானது - பரப்பிரம்மமானது.

சாதாரண வடிவத்தில் நான் சங்கு, சக்கரம் போன்றவற்றுடன் நான்கு கைகளுடன் இருக்கும் உடலுடன் காட்சி அளிக்கிறேன். மற்றொன்றில், நான் ஆதியும் அந்தமும் இல்லாத, இரண்டற்ற மற்றும் அழியாத பிரம்ம உண்மையாக இருக்கிறேன். இந்த உலகில் பிரம்மம், பரம் என்று கூறப்படும் அனைத்தும் என் பிந்தைய அம்சமே. இதுவே எனது உயர்ந்த அம்சம் ஆகும்.

விளக்கக் குறிப்பு எண்: 50 - பிரம்மம் & பரம்

பிரம்மம் என்ற சொல் 'பிருஹ்' என்ற சமஸ்கிருத சொல்லின் வேராகும். அதற்கு 'பெரியது' அல்லது 'விரிவடைவது' என்று பொருள். எங்கும் நிறைந்திருக்கும், எல்லாவற்றிற்கும் ஆதாரமாக இருக்கும் அந்தப் பெருவெளிதான் 'பிரம்மம்'. பிரம்மம் என்பது பிரபஞ்ச ரீதியான ஒரு நிலை என்றால், பரம் என்பது ஒப்பீட்டு ரீதியாக 'ஜீவனை விட மேலானது' என்பதைக் குறிக்கப் பயன்படுகிறது.

பரம் என்றால் 'மேலான' அல்லது 'அப்பால் உள்ளது என்று பொருள். இது பெரும்பாலும் 'பரமாத்மா' என்பதன் சுருக்கமாகப் பயன்படுத்தப்படுகிறது

பிரம்மம் இரண்டு வகைப்படும்:

1. சகுண பிரம்மம்: குணங்களுடன் கூடியது. பிரபஞ்சத்தைப் படைத்தல், காத்தல், அழித்தல் போன்ற தொழில்களைச் செய்யும் ஈஸ்வர நிலை. இது 'அபர பிரம்மம்' எனப்படும்.

2. நிர்குண பிரம்மம்: எந்தக் குணங்களும் அற்ற, உருவமற்ற, நாமமற்ற ஆதி நிலை. இதுவே பரப்பிரம்மம்." இது பிரபஞ்சம் உருவாவதற்கு முன்னும், அழிந்த பின்னும் எஞ்சி நிற்கும்.

பரப்பிரம்மம்" என்று சொல்லும்போது, நாம் உருவம் கொண்ட கடவுளையோ அல்லது தொழில்களைச் செய்யும் சக்தியையோ குறிக்கவில்லை; மாறாக, இவை அனைத்திற்கும் ஆதாரமான, எதனுடனும் ஒட்டாத சுத்த அறிவை மட்டுமே குறிக்கிறோம்.

'பர' என்றால் 'எல்லாவற்றையும் கடந்தது' என்று பொருள் சொல்லி, அதை விளக்கும் விதமாக காலம், தேசம், பொருள் ஆகியவைகளைக் கடந்தது என்றும் யோக வசிஷ்டம் குறிப்பிடுகிறது.

உன் மனம் என் இந்த உயர்ந்த அம்சத்தைப் புரிந்து கொள்ளும் அளவுக்கு வலிமையாக இல்லாதவரை, நான்கு கைகள் கொண்ட ஒரு தெய்வத்தை வழிபடுவதில் நீ

உன்னை ஈடுபடுத்திக் கொள்வது நல்லது. அத்தகைய வழிபாட்டின் மூலம், உன் ஞானம் உன்னில் பூரணமடைந்து, அப்போது நீ என் உயர்ந்த வடிவத்தை அடைவாய்.

பிறகு மறுபிறப்பு என்ற நோய் உன்னை அணுகாது. மனத்தின் பொருள்களில் ஏற்படும் அபிமானம் அகன்று, ஞானியாகி ஆசைகள் - வலிகள் ஆகியவைகளால் பாதிக்கப்படாமல் உன்னதமான உயர்ந்த பிரம்ம பதவியை அடைவாய். உன் சங்கல்பத்தின் காரணமாக உண்டாகும் ஆசைகள், உன் கர்மாக்கள் அனைத்தும் ஞானத் தீயில் கருகிவிடும். அதன் பிறகு உன் செயல்கள் அனைத்தும் உண்மையான மெய்ப் பொருளான ஞானத்தை அடையும் வழிகளிலேயே பயணிக்கும். நீ உன் ஆச்சார்யர்கள் சொன்ன போதனைகள் - வழிகள் ஆகியவைகளிலிருந்து ஒரு அணுவும் விலகாமல் இருப்பாயாக. பிரளயமான தடைகள் வந்தாலும், விந்திய மலையே தூளாகப் போனாலும், உன் வழிகளில் செல்வதை ஒரு போதும் தவிர்க்கக் கூடாது.

தூய தத்துவ ஞானம் இல்லாத போது உன் வாசனைகள் என்றும் அழியாதது போல் உன் முன் தோன்றிப் பயமுறுத்தும். ஆனால் பெரும் சமுத்திரம் போன்ற உன் சத்துவ ஞானம் பெரியதாகி உன் அனைத்து வாசனைகளையும் அழித்துவிடும்.

இவ்வாறு ஸ்ரீ கிருஷ்ணர் அர்ஜுனனுக்கு உபதேசம் செய்து மௌனமானார்.

பின்னர் வெற்றி வீரனான அர்ஜுனன் ஸ்ரீ கிருஷ்ணரைக்

கைகூப்பி வணங்கிச் சொன்னார்:

ஓ ஆச்சார்யரே! என் மனதைத் துன்புறுத்திய அனைத்து வலிகளும் அதைவிட்டு விலகிச் சென்றுவிட்டன, சூரியனை அணுகும் போது முழுமையாக மலர்ந்த தாமரை போல, என் மனம் பிரம்மக் கொள்கையில் ஒன்றிவிட்டது.

6. நூறு ருத்திரர்களின் கதை

"மறுபடியும், இன்னொரு கதையைக் கேள்," என்று வசிஷ்டர் ராமரிடம் கூறி ஆரம்பித்தார்.

ஒரு நாட்டில், மிகப் பெரிய ஞானி ஒருவன் இருந்தான். அவன் தன் விருப்பப்படி சமாதியில் செல்லக் கூடியவனாக இருந்தான். நீண்ட காலம் சமாதியில் இருப்பதன் மூலம் அவன் மனத்தின் எல்லா சிந்தனைகளையும் வெளிப்படையான உருவங்களாக மாற்றக்கூடிய நிலையைக் கொண்டிருந்தான்.

வேதங்கள் ஒவ்வொரு எண்ணத்திற்கும் அதற்குரிய பிரதிபலிப்பு உருவம் உண்டு என்று கூறுகின்றன.

ஒருநாள் அவன் சமாதியிலிருந்து எழுந்தான். அப்போது அவன் மனத்தில் ஒரு எண்ணம் எழுந்தது – "இப்போது உலகியலான செயல்களில் சற்று விளையாடுவோம்"

என்று.

அந்த மனோவிகாரத்தின் ஓட்டத்திலே, "நான் இன்னொருவனாக வேண்டுமென்று" நினைத்தவுடன் அவன் உடனே மற்றொருவனாக மாறிவிட்டான். அவனுக்கு முன்னர் இருந்த சந்நியாசி என்ற நினைவே இல்லை.

ஒரு காகம் உட்காரப் பனம் பழம் விழுந்ததைப் போல் அந்தச் சந்நியாசி, மனத்தில் எழுந்த எண்ணத்தால் ஜீவதன் என்ற மற்றொரு மனிதனாக மாறிவிட்டான்.

அந்த ஜீவதனின் மனம், புதிய உருவத்தின் மூலம், ஒரு நகரத்தில் சுற்றி, அங்கே வாழ ஆரம்பித்தது. அங்கே அவன் மது அருந்தி மயங்கி, தூக்கத்தில் விழுந்தான். அந்த உறக்கத்தில் அவனுக்கு ஒரு கனவு ஏற்பட, அதன் காரணமாக அவன் மற்றொரு பிராமணனாக மாறினான் மரம் விதையாய் மாறுவது போல.

அந்த கனவில் வந்த பிராமணன், ஒரு நாள் பூமியை ஆண்ட மன்னனாக மாறினான். பின்னர் அந்த மன்னன் மற்றொரு கனவில் பெரிய பண்டித பிராமணனாக ஆனான்.

அந்த பிராமணன், தன் மனச்சிந்தனையால், மற்றொரு தேசத்திற்குச் சென்று சில நாட்கள் வாழ்ந்தான். ஒரு இரவில் அவன் மீண்டும் தூங்கியபோது, தன்னை ஒரு தேவப்பெண்ணாகக் கண்டான். அவள், தனது காதல் விளையாட்டுகளில் சோர்ந்துபோய் ஆழ்ந்த உறக்கத்தில் விழுந்தபோது, ஒரு மானாக மாறினாள்.

அந்த மான், தன் கனவில் தன்னை ஒரு தாவரமாகக்

கண்டது – மலர்களும், கிளைகளும், பழங்களும் நிறைந்த அழகான ஒரு கொடியானது. அந்தக் கொடி, காட்டுத் தேவியின் தங்கும் இடமாக இருந்தது. அந்தத் தேவி, தன் அறிவு சக்தியால், உள்ளுணர்வில் சுஷுப்தி நிலைக்குச் சென்றாள். அந்த நிலையிலே அவளின் கொடி உருவம் ஒரு வண்டு வடிவமாக மாறியது.

அந்த வண்டு, தாமரைப் பூக்குள் புகுந்து விளையாடிக் கொண்டிருந்தது. அப்போது, ஒரு பெரிய யானை நீர் நிலைக்குள் பாய்ந்து தாமரைகளை நசுக்கத் தொடங்கியது. அந்த வண்டு, அந்த யானையைப் பார்த்தவுடனே தானே அந்த யானையாக மாறியது.

அந்த யானை பின்னர் ஒரு குழியில் விழுந்தது. ஒரு மன்னனின் மாவுத்தன் அதைப் பிடித்து, போருக்குக் கொண்டு சென்றான். அங்கே யானை கொல்லப்பட்டது. மரணத்தின் முன், அது மற்றொரு வண்டுடன் தொடர்பு கொண்டிருந்ததால் மீண்டும் வண்டாகப் பிறந்தது.

அந்த வண்டு, மீண்டும் ஒரு யானையால் நசுக்கப்பட்டபோது, தாமரையில் விளையாடிய ஹம்சமாக (அன்னம்) மாறியது. அந்த அன்னம் வானில் பறந்து, ருத்ரனைப் பார்த்ததும், “நான் ருத்ரனே” என்று தியானித்தது. உடனே அது ருத்ரனாக மாறி, ருத்ரலோகத்தில் பல கணங்களோடு விளையாடத் தொடங்கியது. இப்போது அது ஞானமயமான சிவரூபமாக மாறியது. அந்த நிலையில், ருத்ரன் தன் முந்தைய நூறு பிறப்புகளை நினைவு கூர்ந்தான்.

ருத்ரன் யோசித்தான்:

"மாயை எவ்வளவு அற்புதமானது! அது இந்த உலகை உண்மையானது என்று காட்டி எல்லோரையும் மயக்குகிறது. ஆனால் இது ஒரு வனாந்தரத்தில் தோன்றும் மாயத் திரைபோல், என் மனத்தின் சிருஷ்டியால், நான் ஜீவதனாக, பிராமணனாக, மன்னனாக, மான், வண்டு, அன்னம் என எண்ணற்ற உருவங்களில் பிறந்தேன்.

இப்போது நான் ருத்ரனாக இருக்கிறேன். எண்ணற்ற யுகங்கள், எண்ணற்ற கர்மங்கள் கடந்தன. இனி இவற்றையெல்லாம் ஒன்றிணைத்து, எனது ஆத்ம சரிதையை நான் தெளிவாக அறிய வேண்டும்."

இவ்வாறு தியானித்த ருத்ரன், தன் முந்தைய சந்நியாசியை தேடி, அவரைச் சமாதியிலிருந்து எழுப்பினான். அவரும் தன் மாயாப் பிறப்புகளிலிருந்து விழித்துக் கொண்டார்.

பின் இருவரும் சேர்ந்து தங்கள் தியான சக்தியால் ஜீவதனை நினைத்தனர். அவனும் உணர்ச்சியுடன் விழித்துக் கொண்டான்.

இப்போது மூவரும் – ருத்ரன், சந்நியாசி, ஜீவதன் – ஞானமயமானவர்களாகினர். அவர்கள் ஒவ்வொருவருக்கும் தனித்தனியான உடல்கள் இருந்தாலும், மூவரும் அதே அத்வைத சிவம்.

அவர்கள் தங்கள் முந்தைய பிறப்புகள் நிகழ்ந்த இடங்களுக்குச் சென்று அவற்றைக் கண்டனர். எல்லா வடிவங்களும் ஒரே தெய்வீக ஞானமே என்று உணர்ந்தனர். இவ்வாறு அனைத்து ரூபங்களும் ருத்ரரூப ஞானத்திலே ஒன்றிணைந்தன.

பின்னர், ருத்ரன் அவர்களிடம் கூறினான்: "நீங்கள் ஒவ்வொருவரும் உங்கள் தலங்களுக்கு திரும்புங்கள்."

அவர்கள் தங்கள் தலங்களில் தங்கள் துணைவியர்களோடு வாழ்ந்து, பிறகு தங்கள் உடல்களைத் துறந்து சிவத்திலே லயமானார்கள்.

இப்போது ராமர் கேட்டார்:

"சந்நியாசியின் ஒரு சிந்தனையிலிருந்தே இத்தனை உருவங்கள் எவ்வாறு உருவாகின? சிந்தனை மூலம் தோன்றும் பொருள்கள் உண்மையில் அசத்தல்லவா?"

வசிஷ்டர் பதிலளித்தார்:

"அனைத்தும் சித்திலே இருக்கின்றன; சித்திலிருந்தே அவை தோன்றுகின்றன. சித்தே அனைத்தும் ஆகும். அது எதை நினைத்தாலும் அதுவாக மாறும் – இதுவே உண்மையான தத்துவம். கனவில் காண்பவை, சங்கல்பத்தால் தோன்றுபவை – அவை அனைத்தும் அந்தச் சிந்தனையின் நிலைமையிலேயே உண்மையாகத் தோன்றும்.

யோகத்தின் வழியாக பிரம்மத்தில் லயித்தவர்களுக்கே இவை அனைத்தும் உண்மையென அனுபவிக்கப்படும். யோகமும் ஞானமும் ஒன்றிணைந்தபின் தான் ஈச்வரரும் தேவதைகளும் பொருட்களை எங்கும் உணர்கின்றனர்.

ஒருவன் பொருட்களை அடைய விரும்பினால் அவனது சிந்தனை அவற்றை ஈர்க்கும்; ஆனால் தன் ஆத்மாவை

அறிய விரும்புவனுக்கு உலகப் பொருட்களில் ஆசை இருக்காது.

மனம் இரண்டு திசைகளில் ஒரே நேரத்தில் சிந்திக்க முயன்றால் அதன் ஓட்டம் தடுமாறும்; ஒரே பொருளில் தீவிரமான சிந்தனை மட்டும் அதனை ஆழமாக மாற்றும்.

ஒரு சிந்தனையால் ஒருவன் பிராமணனாகவோ, வித்யாதரனாகவோ மாறுவான். இது தீவிரமான ஒருமைப்பாட்டுச் சிந்தனையின் விளைவு.

இதேபோல, சந்நியாசியின் சமாதி சக்தியால் ஜீவதன் ருத்ரனாக மாறியது. அந்த ருத்ரன், தன் சிந்தனையின் வழியே அனைத்தையும் உண்மையாக அறிந்தான். ஜீவதனும் மற்றவர்களும் அந்த சந்நியாசியின் சங்கல்பத்திலிருந்து தோன்றி, தங்கள் தங்கள் உலகங்களை அனுபவித்தனர். உண்மையான சங்கல்பத்தின் வழியே அவர்கள் தத்துவ சத்தியத்தை அடைந்தனர்; அந்த நிலைதான் ருத்ர ஞானமாகும்."

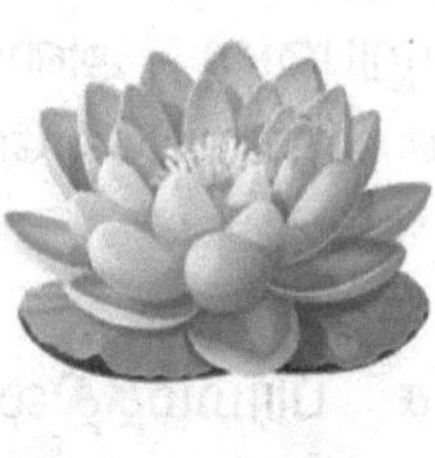

7. வேதாளக் கதை

ராமர் வசிஷ்ட மஹரிஷியைப் பார்த்துக் கேட்டார்: பேச்சு மௌனம், இந்திரிய மௌனம், உடல் மௌனம், சுஷுப்தி மௌனம் என்றால் என்ன?

வசிஷ்டர்:

உலகில் சாதாரண முனிகள், உன்னத முனிகள் என்று இருவகையானவர்கள் இருக்கிறார்கள். முன்னவரை காஷ்ட தபஸ்வி என்றும், மற்றவரை ஜீவன் முக்த தபஸ்வி என்றும் அழைப்பர். ஓ, பூமியைக் காப்பாற்றும் ராமா! சாதாரண தபஸ்வி ஹடயோக யோகா மூலம் தங்கள் இந்திரியங்களை பிராணாயாம முறையில் கட்டுப்படுத்துவார்கள். ஆனால் உன்னத தபஸ்விகளோ ஆத்ம சிந்தனை மூலம் அமைதி அடைந்து, தூய ஜீவன் முக்தி நிலையை அடைவார்கள். ஆகையால் உண்மையான மௌனம் என்பது உன்னத தபஸ்விகள் அவர்களின் பயிற்சிகள் மூலம் அவர்கள் அடையும் உயர்ந்த மன நிலையைக் குறிக்கும்.

பேச்சைக் கட்டுப்படுத்தும் வாக்கு மௌனம், இந்திரியங்களை அடக்கி ஆளும் காரண மௌனம்,, உடலின் செயல்களை நிறுத்தும் காஷ்ட மௌனம் ஆகிய மூன்று மௌனங்கள் மூலம் மனத்தின் செயல்கள் ஒழுங்காக நடைபெறுவதை ஊர்ஜிதம் செய்யலாம்.

இந்த மூன்று மௌனங்களும் சாதாரண தபஸ்விகளால் மேற்கொள்ளப்படுகின்றன. ஆனால் உன்னத தபஸ்விகள் பிரம்ம அருளைக் கொடுக்கும் சுஷுப்தி மௌனத்தை பயிற்சி செய்து ஜீவன் முக்தர்களாகிறார்கள்.

அருளான தூய ஞானம் தான் சுஷுப்தி மௌனமாகும். அந்த மௌனம் தான் சத் சித் ஆனந்தம் என்ற நிலையான எப்போதும் மாறாத சிதகாசம் என்று உணரவேண்டும்.

சுஷுப்தி மௌனம் இரண்டு துணைப் பிரிவுகளைக் கொண்டுள்ளது.

1. சாங்கியா யோகம் 2. யோகா யோகம்

சாங்கியா யோகத்தில் அனைத்தும் பிரம்மமயம் என்று உணர்வர். அதை உணர தினமும் நிஷ்டா என்ற தியானம் செய்வர். மேலும் புனித நூல்களைப் பாராயணம் செய்வர்.

2. யோகா யோகத்தில் பிராணாயாமம் மூலம் உயர்ந்த அழியாத இடத்தை அடைவர்.

ஆனால் இரண்டு வகையினருக்கும் மன அமைதியைக் கொடுக்கும் அடைக்கலமான இடம் ஒன்றேயாகும். வாசனை என்ற எலிப்பொறியில் சிறைபட்டுத் துன்புறும் பிராணன் - மனம் இரண்டும் அழிந்து பிரம்ம பதவியை அடைவது தான் சாங்கியா மற்றும் யோகியின் வெற்றி இலக்காகும்.

ஞான விசாரம் இல்லாவிடில், மனம் உண்மை என்ற தோற்றம் பெறும். ஆனால் ஞான விசாரம் நிகழும் பொழுது, அந்த மனம் காற்றோடு கரைந்து, மறைந்து விடும். இது ஒருவன் இறப்பதாக கனவு கண்டால், அந்த இறப்பு உண்மை இல்லை. அது தூக்கத்தினால் ஏற்பட்ட மாயத் தோற்றமே என்பது விழித்தவுடன் தெரியும் நிலைக்கு ஒப்பாகும்.

மோட்சம் அடைய மூன்று வழிகள் உண்டு: அவைகள் தான் - அத்வைத கொள்கையில் முழு நம்பிக்கை, பிராணாவைக் கட்டுப் படுத்தல், மனத்தை ஆளுதல்.

இந்த மூன்றில் ஏதேனும் ஒன்றைப் பயிற்சி செய்தால் போதும். மற்ற இரண்டும் ஒன்றுக்கொன்று தொடர்பு கொண்டதால் அவைகள் தானாகவே வந்தடையும்.

மனம் - பிராணன் ஆகிய இரண்டும் இல்லாவிடில், எண்ணங்கள் இருக்காது. அவைகள் இரண்டும் பூவையும் அதன் வாசனையையும் போன்றதாகும் அல்லது எள் விதையும் அதன் எண்ணையையும் போன்றதாகும். இது பிராணன் - மனம் இரண்டும் ஒன்றுக்கொன்று உறவு கொண்டவைகள் என்பதற்கு உதாரணமாகும். மேலும். அவைகளை, உதவி செய்பவர் - உதவி பெறுபவர் என்ற நிலைக்கும் உதாரணமாகச் சொல்லலாம். ஆகையால் ஒன்று அழிந்தால் இன்னொன்றும் தானாகவே அழிந்துவிடும். இரண்டும் அழியும் போது மோட்சம் சர்வ நிச்சயம்.

இந்த நிலையை அடைய பலவிதமான எண்ணங்கள் மனத்தில் எழுந்தாலும், அவைகளில் ஒரு உண்மையான எண்ணத்தை மட்டும் தேர்வு செய்து, அந்த எண்ணத்தை மட்டும் ஒருவன் தன் மனத்தில் தியானம் செய்ய வேண்டும். இந்தப் பயிற்சியைத் தொடர்ந்து எந்த இடைவெளியும் இன்றி தினமும் பயிற்சி செய்தால், அவன் மனத்தில் எழும் அனைத்து எண்ணங்களும் ஒன்றன் பின் ஒன்றாக மறைந்துவிடும். இந்தப் பின்னணியில் ஓ, ராமா! சக்தி வாய்ந்த வேதாளத்தின் கதையைக் கேள்.

விந்திய மலையின் அடர்ந்த காட்டில் வசித்த ஒரு வேதாளம், மிகுந்த பசியால் வாடி, இரையைத் தேடி வேற்று நாட்டிற்குச் சென்றது. அது அறிஞர்களின் உடல்களை உண்பதை வழக்கமாகக் கொண்டிருந்தது. அது

எப்போதும் பசியான வயிற்றுத் தீயால் அவதிப்பட்டாலும், போதுமான காரணங்கள் இல்லாமல் எந்த மனிதனையும் இரையாக்காது. பெரியவர்கள் ஒருபோதும் நேர்மையான பாதையிலிருந்து விலகுவார்களா?

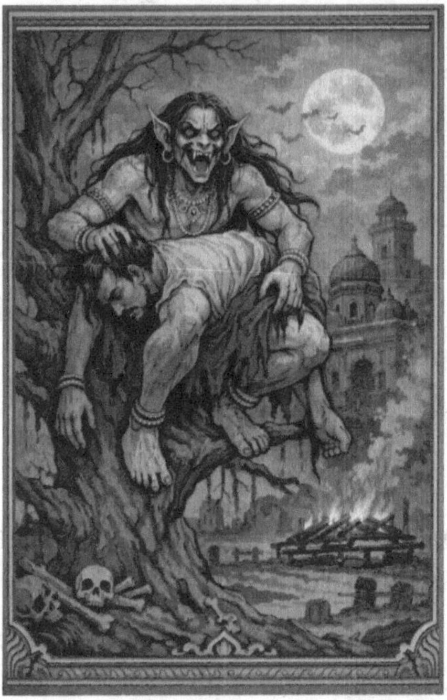

ஆன்மீக மனப்பான்மை கொண்டவர்களையும் மற்றவர்களையும் பிரித்தறிந்து இரை தேட வேதாளம் புறப்பட்டது.

அந்த நாட்டின் அரசன் ஒரு நாள் இரவில் தன் ராஜ்யத்தைச் சுற்றி வந்தான். வேதாளம் அவனைக் கண்டதும், அவனிடம் பின்வருமாறு கர்ஜித்தது: "ஓ அரசனே! நீ இப்போது என் பிடியில் இருக்கிறாய். உன்னுடைய உயிரை பயங்கரமான ஆண் சிங்கம் போன்ற என்னிடம் இழக்கப் போகிறாய். நீ இப்போதே என் வயிற்றுக்கு பலியாகப் போகிறாய்."

அதற்கு அரசன், "உண்மையான ஞானம் இல்லாமல் நீ என்னை அணுகினால், உன் தலை துண்டு துண்டாக சிதறிவிடும்" என்று கூறினார்.

வேதாளம் பதிலளித்தது: "நான் நல்ல காரணம் இல்லாமல் ஒருவரையும் கொல்வதில்லை. நான் அனைவரிடமும் பரிபூரண நீதியுடன் நடந்து கொள்கிறேன். ஓ அரசனே! உம்மிடம் அடைக்கலம் தேடுபவர்களின் குறைகளை உம்மால் நிவர்த்தி செய்ய முடியும் என்பதால், எனக்கும் உதவுவீர்கள் என்று நம்புகிறேன். என்னைத் துன்புறுத்தும் என் மனத்தில் இருக்கும் சந்தேகம் உமது பதில்களின் கொடையால் என் குழப்பங்களிலிருந்து என்னைக் காப்பாற்றும் என்று நம்புகிறேன்.

என் கேள்விகள் பின்வருமாறு:

அனைத்து உலகத்திலும் பிறவி எடுக்க வந்த எங்கும் சிதறியபடி இருக்கும் முட்டைகள் எந்தச் சூரியனால் ஒளிர்கின்றன?

முடிவில்லாத ஆகாயம் எந்த வாயுவால் பிரகாசிக்கிறது?

கனவுகளுக்கு மேல் கனவுகள் எழுந்தாலும், தெளிவாகவும் மாறாமலும் இருக்கும் ஒளி எது?

ஊடுருவிச் சென்றாலும், உள்ளே துளையிட்டாலும் அதே வடிவத்தைக் காக்கும் வாழைத்தண்டைப் போல அதே இயல்பைக் காக்கும் அணு எது?

சிருஷ்டிக்கு காரணமான மூல அணு, எண்ணற்ற சிறிய சிருஷ்டியின் முட்டையாகவும், ஆகாசமாகவும், ஒளிவிடும்

சூரியனாகவும், மேரு மலையாகவும், மற்ற பிற எண்ணற்ற பொருட்களாகவும் இருப்பது எது?

வேதாளத்தின் இந்தக் கேள்விகளைக் கேட்டு, ஒளி பொருந்திய மகுடம் தரித்த அரசன் சத்தமாகச் சிரித்தார்.

ராமா! அரசன் கூறிய பதில்களைக் கேளுங்கள்.

அரசன் பதிலளித்தார்:

"எப்போதும் உதயமாகும் ஞான - சூரியனில் தான் அனைத்து பிரபஞ்சங்களும் பிரகாசிக்கின்றன. இந்தச் சூரியனின் கதிர்களுடன் ஒப்பிடும்போது, எல்லா பிரபஞ்சங்களும் வெறும் அணுக்கள் மட்டுமே. அதிகப் புகழ்பெற்ற இந்தச் சூரியனின் ஒளியால் பிரபஞ்சங்கள் ஒளிர்கின்றன.

பிரம்மம் ஒரு புயல் காற்றாக மாறி, காலம், ஆகாசம், ஞானம் மற்றும் உலகத்தில் உள்ள பொருட்கள் ஆகியவைகளை தூசியாக அடக்கி, அவைகளின் சுயமான ஒளியில் பிரகாசிக்கச் செய்கிறது. பிரம்மமும் தன் சுய ஒளியில் பிரகாசிக்கிறது.

வாழை மரத்தின் பட்டைகளை ஒவ்வொன்றாக நீக்கினால் இறுதியில் வாழைத் தண்டு இருக்கும். அது போல் தான் பிரபஞ்சங்கள் பல ஆகாய வெளியில் தோன்றி, அதன் இறுதியில் வாழைத் தண்டு போல் பிரம்மம் மட்டுமே பிரகாசிக்கும்.

அந்த பிரம்ம அணுதான் மேரு மலைக்குக் காரண கர்த்தா. பிரம்மத்துடன் ஒப்பிடும் போது மேரு மலை கடுகு போல்

சிறுத்துக் காணப்படும்.

இந்த ஆத்மா, பல வடிவங்களைக் கொண்டிருந்தாலும், வடிவங்கள் அற்றதாகவும், உண்மையான ஞானத்தின் இயல்புடையதாகவும், எல்லாவற்றிற்கும் அடிப்படையாகவும் இருக்கிறது. இந்த அறிய முடியாத ஆத்மாவிற்கு, எல்லா பிரபஞ்சங்களும் பகுத்தறிவு போன்றதாகும். அந்த பகுத்தறிவின் நடுவில் தான் பிரபஞ்சம் இருக்கிறது."

அரசரின் இந்தப் பதில்களைக் கேட்ட வேதாளம், அரசனின் பதில்களில் பொதிங்குள்ள உண்மையை உணர்ந்து, மன அமைதி பெற்றது. பின்னர் அது ஒரு தனிமையான இடத்திற்குச் சென்று, தன் பசியை முற்றிலும் மறந்து, எந்த மனச் சலனமும் இல்லாமல் தூய சமாதியில் நிலைபெற்றது.

8. பகீரதன் கதை

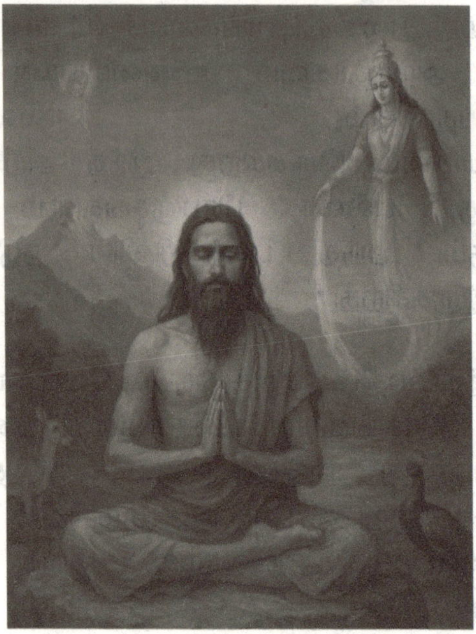

வசிஷ்டர் கூறினார்: ஓ ராமா! மேகமற்ற நீல ஆகாயம் போல் உன் மனம் ஒளியால் பிரகாசமடையட்டும். உன் மனம் உலகப் பொருள்களின் மோகத்திலிருந்து விடுபட்டு, கடமைக்காக மட்டும் செயல் புரியும் நிலையைப் பெறட்டும்.

அசுத்தமான மனத்தை, சுத்தமான மனத்தின் மூலம் அழித்து, தொடர்ந்து மௌன விரதத்தைக் கடைப்பிடித்து, அத்வைத உணர்வுடையவராகவும், சமதரிசனத்துடன் அனைவரையும் சம நோக்குடன் பார்க்கக்கூடியவராகவும் இருந்தால், அனைத்தையும் அடையலாம். இப்படிப்பட்ட நிலையை அடைந்தவர் தான் பகீரதன். அவர் தூய அறிவால் நிரம்பிய, அசையாத மனம் கொண்ட

மன்னராவார்.

ராமர் கேட்டார்:

குருவே! மன்னன் பகீரதன் எந்த மன வலிமையால் பரம ஆனந்தத்தை அனுபவித்தார்? அவர் எவ்வாறு தெய்வீக கங்கையை மேலுலகிலிருந்து பூமிக்குக் கொண்டு வந்தார்?

இதற்கு நான்கு வேதங்களின் தத்துவத்தை ஆழமாக அறிந்த முனிவர் வசிஷ்டர் பதில் கூறினார்:

பகீரத மன்னன் அத்வைத தத்துவத்தை உணர்ந்தவர். அவர் ஆட்சி நீதி வழுவாதது. அவர் கருணையிலும் தானத்திலும் சிந்தாமணியை விட உயர்ந்தவர். கபில முனியின் சாபத்தால் சாம்பலான தனது பல தலைமுறை முன்னோர்களை, கங்கை நீரைப் பூமிக்குக் கொண்டு வந்து உயிர்ப்பித்தார். அவர்களை ஸத்யலோகத்திற்கே உயர்த்தினார். அவர் குடிமக்கள் அனைவரையும் தம் நிலா போன்ற தூய வெண் கொற்றக் குடையின் கீழ் கொண்டு வந்து ஆட்சி செய்தார்.

இப்படிப்பட்ட மன்னன் சிறு வயதிலேயே உலகத்தின் துயரமிகு நிலையைக் கண்டார். இருப்பினும், அந்த இளம் வயதிலேயே தத்துவஞானத்திற்கான ஆர்வம் அவர் மனத்தில் வேரூன்றியது என்பது ஆச்சரியமானதாகும்.

அவர் ஒருநாள் தனிமையில் இந்த மாறுபட்ட உலகின் இயல்பைப் பற்றி சிந்தித்தார்.

“இந்த உலகில் எதுவும் புதிதல்ல. அனைத்தும் மறைந்து மறுபடியும் தோன்றுகின்றன. பகலும், இரவும் மீண்டும்

மீண்டும் வருகின்றன. மனிதர்கள் அன்றாடம் அதே காரியங்களையே செய்கின்றனர் – தானம், உண்ணல், ஆசை, செயல்கள் – அனைத்தும் திரும்பத் திரும்ப நடக்கின்றன. இந்தச் செயல்கள் அவர்களுக்கு நன்மை தராது என்ற போதிலும், அவர்கள் அவைகளைச் செய்வதில் ஒருபோதும் சோர்வடையவோ, வெட்கப்படவோ மாட்டார்கள்.

ஆனால் மாசற்ற ஒன்றான பரம்பொருளை அடையச் செய்யப்படும் காரியம் தான் உண்மையான கர்மமாகும். ஏனென்றால், அதற்குப் பிறகு மற்ற எதற்கும் ஆசைப்படவேண்டியதில்லை. துவைத கொள்கைகளும், அஞ்ஞானமும் விஷம் போன்ற நோய்களாகும்.'

பகீரதனின் மனம் உலகின் நிலையைக் கண்டு பயமுற்றது. ஆகையால் அவர் த்ரிதுல முனி என்ற ஞானியை அடைந்து பணிந்து வணங்கி கேட்டார்:

"ஓ முனிவரே! முதுமை, மரணம், மாயை, பயம் ஆகியவற்றால் மனிதனுக்கு உண்டாகும் துயரங்களுக்கு முடிவேதுமில்லையா? தயவுசெய்து இதனை விளக்குங்கள்."

த்ரிதுல முனி கூறினார்:

"நீ உன் பிரகாசமான ஞானாத்மாவை நன்கு உணர்ந்தால், உன் துன்பங்கள் உடனே விலகும்; உன் மனத்தின் பந்தங்கள் துண்டிக்கப்படும்; அனைத்து சந்தேகங்களும் நீங்கும்; அனைத்து கர்மங்களும் அழியும். பின்னர் நீ சின்மாத்திரம் (ஞானச் சொருபனான பரம்பொருள்)

சிந்தனையால் சின்மாத்திரம் நிலையை அடைந்துவிடுவாய். அந்த பரமாத்ம நிலை நித்தியமானது (அழியாதது). நிர்மலம் (மாசற்றது), நிஷ்கலங்கம் (கறையற்றது), குணமற்றவன் என்ற நிலைகளையும் பரமாத்மா நிலையில் அடையலாம். .

பகீரதன் கேட்டார்:

"ஓ குருவே! ஞான வழியில் மனத்தை ஈடுபடுத்தாமல், உலக கர்மாக்களில் உடலை ஈடுபடுத்தாமல், தேவர்களின் அருள் மொழிகளில் மனதை ஈடுபடுத்தாமல் எவ்வாறு பரமாத்ம நிலையை அடைவது?

த்ரிதுல முனி கூறினார்:

"மனம் எங்கும் பரவி இருக்கும் அறிவான 'ஸ்வரூப நிக்ஷா' என்ற 'உண்மையான வடிவத்தை தியானித்தல்' என்ற செயலால் மனம் 'அது'வாகவே ஆகிவிடும். அந்த ஜீவன் பிறவியின் துன்பத்தில் விழாது. ஞானம் என்பது – மனைவி, வீடு போன்றவற்றின் பற்றுகளை விட்டு விடுதல், இன்ப துன்பங்களில் சமநிலை, அத்வைத பாவம், தனிமையை விரும்புதல், இடையறாத தியானம், நேரடியான அனுபவம் – இவையே. இதனைத் தவிர்த்த பாதைகள் அனைத்தும் அறியாமையால் துன்பத்தை உண்டாக்கும்.

'பிறப்பு - இறப்பு இரண்டும் மனிதனின் நோய்களாகும். அதற்கு மருந்து 'நான்' என்ற உடல் பற்றை அழிப்பதில் தான் இருக்கிறது. அப்போது சைதன்யம் நேரடியாக வெளிப்படும்."

விளக்கக் குறிப்பு 51: சைதன்யம்:

சைதன்யம் என்பது தூய பரந்த அறிவு. சைதன்யம் எதனாலும் பாதிக்கப்படாத, எதற்கும் கட்டுப்படாத ஒரு மகா சமுத்திரம் போன்றது. ஒரு தங்க நகையில் தங்கம் எப்படி ஆதாரமாக இருக்கிறதோ, அதுபோல இந்த ஜகத்தில் (உலகில்) உள்ள அனைத்துப் பொருட்களிலும் ஊடுருவி நிற்கும் அடிப்படை உண்மை சைதன்யம்.

சைதன்யம் அறிவு மயமாக இருப்பதால், இது எதையும் 'அறியும்' கருவி அல்ல; இதுவே 'அறிவு'. இது ஒளிரச் செய்வதற்கு மற்றொரு ஒளி தேவையில்லை. இது சுயம்பிரகாசமானது.

வசிஷ்டர் உலகத்தை சைதன்யத்தின் ஒரு விளையாட்டு அல்லது நிழல் என்கிறார். கடலில் எழும் அலைகள் கடலை விட வேறானவை அல்ல. அதுபோல, சைதன்யத்தில் தோன்றும் இந்த உலகம் அதிலிருந்து பிரிக்க முடியாதது.

விழிப்பு, கனவு, தூக்கம் ஆகிய மூன்று நிலைகளிலும் எது மாறாமல் தொடர்ந்து இருக்கிறதோ, அதுவே சைதன்யம்.

சைதன்யம் என்பது ஒரு கண்ணாடி போன்றது. அதில் தோன்றும் பிம்பங்கள் (உலகம்) மாறிக் கொண்டே இருக்கும், ஆனால் கண்ணாடி மாறாது. அந்த கண்ணாடியின் உண்மை நிலையை அறிவதே ஞானம்.

சைதன்யம் இரண்டு வகைப்படும்:

1. பிரம்ம சைதன்யம் (Cosmic Consciousness): இது பிரபஞ்சத்தில் பரவி இருக்கும், அனைத்துக்கும் ஆதாரமான, எல்லையற்ற உணர்வாகும். இதுவே சத் - சித் - ஆனந்தம் (நிலையானது - உணர்வு - பேரானந்தம்) என்ற பரம்பொருளின் ஒரு பண்பு. இங்கு, 'சித்' என்பது இந்த சைதன்யத்தைத்தான் குறிக்கிறது. இது அனைத்து வடிவங்களையும், பெயர்களையும் கடந்து, அனைத்திலும் ஊடுருவி இருக்கும் தூய, நித்தியமான உணர்வு.

2. ஜீவ சைதன்யம் (Individual Consciousness): இது ஒவ்வொரு தனிப்பட்ட உயிரிலும் (ஜீவன்) இருக்கும் உணர்வு. ஒரு மனிதன், விலங்கு, தாவரம் என எதுவாக இருந்தாலும், அதில் உயிராக இயங்கும் உணர்வு இது. இதுவே அந்த ஜீவனை உணர்வதற்கும், சிந்திப்பதற்கும், அனுபவிப்பதற்கும் காரணமாக அமைகிறது.

ஜீவ சைதன்யம் என்பது பிரம்ம சைதன்யத்தின் பிரதிபலிப்பாகவே ஆன்மீகம் கருதுகிறது.

பகீரதன் மீண்டும் கேட்டார்:

"நான்' என்ற உணர்வை எவ்வாறு நீக்குவது? அது ஒரு பாறையில் வேரூன்றிய மரம் போல மனத்தில் உறுதியாய் இருக்கிறதே!

த்ரிதுல முனி கூறினார்:

மனம் இன்ப விஷயங்களில் தன்னை ஈடுபடுத்தாமல்,

பரந்த சத்வத்தில் நிலைத்தால், அஹங்காரம் அழியும். ஆசைகள் அனைத்தும் மறைந்து, மனம் அசையாமல் இருந்தால், 'நான்' என்ற தோற்றம் மறையும்; அப்பொழுது பிரம்மம் மட்டும் இருக்கும். இது வேத வாக்காகும்.

அனைத்து பாகுபாடுகளையும் – சாதி, ஆசிரமம் முதலியவற்றையும் – கைவிடு. மூன்று ஆசைகள் – மனைவி, பிள்ளை, பொருள் – இவற்றில் பற்றின்றி இரு. செல்வத்தை எதிரிகளுக்கும் தானமிடு; அஹங்காரத்தை துற. உன் தொழிலை விட்டு, எதிரிகளிடமிருந்து பிச்சை பெற்று வாழ்ந்தாலும் மனத்தில் பாரமின்றி இருந்தால், நீ பரமபிரம்மமாகிவிடுவாய்.

முனிவரின் இவ் வார்த்தைகளை கேட்ட பகீரதன், தனது மனக் கட்டுப்பாட்டிற்காக பல விதமான முயற்சிகளை மேற்கொண்டார். சில காலம் கழித்து அவர் அக்னிஷ்டோம யாகம் செய்தார்.

விளக்கக் குறிப்பு 52: அக்னிஷ்டோம யாகம்

அக்னிஷ்டோம யாகம் என்பது சோம யாகமாகும். இது வேதகாலத்தில் அரசர்கள், அரசகுடும்பத்தினர், யோகிகளைப் போற்றும் வகையில் நடத்தப்பட்ட மிக முக்கியமான வைதீக யாகம்.

அக்னி → யாகத்தின் முதன்மை தெய்வம்;

ஸ்தோம → ஸாமவேத மந்திரங்கள்.

அதாவது, அக்னியை முன்னிலைப்படுத்தி, ஸாமவேத மந்திரங்களால் செய்யப்படும் யாகம்.

இது 5 நாட்கள் நடைபெறும் யாகம்; சோமரசம் பிழிந்து தேவர்களுக்கு அர்ப்பணிக்கப்படுகிறது; இந்த யாகத்தில் மூன்று அக்னிகள் (கார்ஹபத்யம், ஆஹவணீயம், தக்ஷிணாக்னி) பயன்படுத்தப்படும். இந்த யாகம், புண்ணியம், புகழ், ஆரோக்கியம், சுவர்க்கலோகம், அரசரின் அதிகாரமும் தர்மமும் நிலைபெறுதல் ஆகிய பயன்கள் குறித்து செய்யப்படுகிறது.

தகுதியானவர்கள், ஏழை பிராமணர்கள், உறவினர்கள் என்று எல்லோருக்கும் அவர் தன் செல்வத்தை தானமிட்டார். மூன்று நாட்களில் அவரிடம் ஒரு துணி மட்டுமே மீதமிருந்தது.

அவர் தன் நாட்டை எதிரிகளுக்கே விட்டு விட்டு, மக்களின் கண்ணீர் நிறைந்த வேண்டுதல்களைக் கவனிக்காமல், பிச்சைபெறும் முனிவராகச் சென்றார். யாரும் அவரை அடையாளம் காணாத நகரங்கள், மலைகள், காடுகள் வழியே சுற்றினார். சிறிது காலத்தில் அவரின் ஆசைகள் அனைத்தும் தணிந்தன. அவர் தம் ஆத்மாவிலே தன்னை இணைத்துக் கொண்டார்.

பின்னர், தமது முந்தைய நாட்டிற்கே பிச்சை கேட்கச் சென்றார். அவரது முன்னாள் அமைச்சர்களின் வீடுகளுக்கே சென்றார். அவர்களில் சிலர் அவரைப் பார்த்ததும் கண்ணீர் விட்டனர். அவரை அரச

சிங்காசனத்தை மீண்டும் ஏற்குமாறு தற்போதைய மன்னரே வேண்டினார். ஆனால் பகீரதன் எந்த நிலையிலும் தன் தற்போதைய வாழ்க்கையை விட்டு விடவில்லை.

பிறகு அவர் தன் குருவுடன் பல நாடுகளைச் சுற்றினார்; அங்கேயும் அவர் உள்ளத்தில் ஆனந்த நிலையைப் பெற்றார். இருவரும் சமநிலையுடைய மனத்துடன் உடலை அலட்சியமாக எடுத்துக் கொண்டனர்.

ஒருநாள் வேறொரு நாட்டின் மன்னன் சந்ததியில்லாமல் இறந்தான். அந்த நாட்டின் அமைச்சர்கள் புதிய மன்னனைத் தேடிக் கொண்டிருந்தபோது, பிச்சைக்காரனாகிய பகீரதன் அங்கு வந்தார். அவர் முகமும் சாந்தமும் கண்ணியமான தோற்றமும் அவர்களைக் கவர்ந்தது; அவர்களால் அவர் மன்னனாக ஆக்கப்பட்டார்.

சிலநாட்களில் அவரது பெருமை அவரது பழைய நாட்டிற்கும் பரவியது.

அங்கிருந்த அமைச்சர்கள் பகீரதனிடம் வேண்டினர்:

"நீங்கள் நியமித்த மன்னன் இறந்துவிட்டான். நாங்கள் இப்போது அரசனின் ஆட்சியற்ற நிலையில் உள்ளோம். தயவு செய்து நீங்களே திரும்பி ஆட்சி செய்ய வேண்டும்."

'தானாக வரும் செல்வத்தைத் தள்ளுவது சரியல்ல' என்று எண்ணிய பகீரதன் ஒப்புக்கொண்டார். இவ்வாறு அவர் இரு நாடுகளையும் ஆட்சி செய்தார். மன அமைதி, சமநிலை, ஆசையற்ற நிலை ஆகியவற்றில் நிலைத்து இருந்தார்.

அவர் தமது முன்னோர்களை விடுவிக்கப் பல வருடங்கள்

தவம் செய்தார்; அதன் பலனாக கங்கை நதியை மேலுலகிலிருந்து பூமிக்குக் கொண்டு வந்து, கங்கையின் புனித தன்மையை நிலை நிறுத்தினார்.

9. சிக்கித்வஜனின் கதை

வசிஷ்டர்: ஓ, ராமா! ராஜா சிக்கித்வஜன் தன் மனம் என்ற ஒரு பெரிய பறவையை அழித்து, முழுமையான அமைதி தரும் ஆத்மாவில் ஐக்கியமானார். அதைப் போல் நீயும் உன்னை உன் ஆத்மாவில் ஐக்கியபடுத்திக்கொள்வாயாக.

ராமர்: ஓ, குருவே! அனைத்திலும் ஆட்கொள்ளும் அருளில் மூழ்கி இருக்கும் சிக்கித்வஜ ராஜா யார்? அனைத்திற்கும் மூலமாக இருக்கும் ஞானத்தை எனக்குப் போதித்து நான் பலம் பெறச் செய்யவும்.

வசிஷ்டர்: ஏழு மனுக்கள் பிரகாசமான சூரியனைப் போல் இந்த நாட்டை ஆண்டனர். அதன் பிறகு துவாபர யுகத்தில் சிக்கித்வஜன் என்ற பெயர் கொண்ட அரசன் ஆட்சி செய்தான். அவன் ஆட்சி நீதி வழுவாதது. அதற்குக் காரணம் அவன் கருணை உள்ளம், தயாள குணம் ஆகிய நற்குணங்களின் ஊற்றாகத் திகழ்ந்தான்.

விளக்கக் குறிப்பு 53: ஏழு மனுக்கள்:

இந்து தர்மம் மற்றும் யோக வசிஷ்டம் போன்ற நூல்களில் காலக் கணக்கீடு மிகவும் பிரம்மாண்டமானது. ஒரு 'கல்பம்' (பிரம்மாவுடைய ஒரு பகல்) என்பது 14 மன்வந்தரங்களாகப் பிரிக்கப்பட்டுள்ளது. ஒவ்வொரு மன்வந்தரத்திற்கும் ஒரு 'மனு' (மனித குலத்தின் தந்தை/தலைவர்) ஆட்சி செய்வார்.

தற்போது நாம் இருப்பது ஏழாவது மன்வந்தரத்தில். அந்த ஏழு மனுக்களின் பெயர்கள் வரிசையாக இதோ:

சுவாயம்புவ மனு - பிரம்மாவால் நேரடியாகப் படைக்கப்பட்ட முதல் மனு, சுவாரோசிஷ மனு இரண்டாவது மனு, உத்தம மனு மூன்றாவது மனு, தாமஸ மனு நான்காவது மனு, ரைவத மனு ஐந்தாவது மனு, சாக்ஷுஷ மனு ஆறாவது மனு, வைவஸ்வத மனு ஏழாவது மனு.

இந்த ஏழாவது மனுவான சூரியனின் மகனான இவருடைய காலத்தில்தான் நாம் இப்போது வாழ்ந்து கொண்டிருக்கிறோம்.

ஒவ்வொரு மனுவின் காலமும் சுமார் 30 கோடியே 67 லட்சம் ஆண்டுகள் நீடிக்கும்.

இதற்குப் பிறகு இன்னும் 7 மனுக்கள் வரப்போகிறார்கள் (சாவர்ணி மனுக்கள்). ஆக மொத்தம் ஒரு கல்பத்திற்கு 14 மனுக்கள்.

14 மனுக்களின் பெயர்கள்:

குறிப்பு: 14 மனுக்களில் கடந்த காலத்தில் 6 மனுக்கள், தற்போதைய காலத்தில் 1 மனு, வருங்காலத்தில் 7 மனுக்கள் என்று வகைப்படுத்துவர்.

1. கடந்த கால 6 மனுக்களின் பெயர்கள்:

சுவாயம்புவ மனு
சுவாரோசிஷ மனு
உத்தம மனு
தாமஸ மனு
ரைவத மனு
சாக்ஷுஷ மனு

2. நிகழ் கால 1 மனு:

வைவஸ்வத மனு

3. வருங்கால 7 மனுக்கள்:

சாவர்ணி மனு
தட்ச சாவர்ணி மனு
பிரம்ம சாவர்ணி மனு
தர்ம சாவர்ணி மனு
ருத்ர சாவர்ணி மனு
தேவ சாவர்ணி மனு
இந்திர சாவர்ணி மனு

சிக்கித்வஜ மன்னன் என்ற யோக வசிஷ்டத்தில் வரும் கதை மன்னன் – மனித வரலாற்றில் மிகப் பிந்தைய யுகத்தில் பிறந்தவர். முன்பிருந்த ஏழு மனுக்கள்

கடந்துவிட்டன. அவர்களின் ஆட்சிகளும் பிரபஞ்சச் சுழற்சியிலும் முடிந்துவிட்டன. அதன் பின் வரும் துவாபர யுகத்தில் (இப்போது நமது கலியுகத்திற்கு முந்தைய யுகம்) இவர் பிறந்தார் எனபது பொருள்.

சிக்கித்வஜ மன்னன் சௌராஸ்டிரா தேச ராணியின் வயிற்றில் பிறந்த அழகிய மயிலைப் போல் அழகுள்ள சுடாலையை மணம் செய்து கொண்டான். அவர்கள் இரண்டு பேரின் இல்லற வாழ்க்கை இனிதாக எந்தவிதமான கருத்து வேறுபாடுகளும் இன்றி, பல ஆண்டுகள் கழிந்தன. ஓட்டைப் பானையிலிருந்து ஒழுகும் தண்ணீர் போலவும், தாமரைப் பூக்களில் உள்ள பனித் துளிகள் கீழே விழுவதைப் போலவும், உள்ளங்கைகளில் உள்ள தண்ணீர் துளி துளியாக கீழே விழுவதைப் போலவும் அவர்களின் இளமைப் பருவம் கழிந்து விட்டது. மழை காலத்தில் தானாகவே வளரும் பாகற்காய் - சுரைக்காய் போன்ற படரும் செடிகள் தண்ணீர் இல்லாமல் கோடை காலத்தில் வாடுவதைப்போல் அவர்களின் ஆசைகள் அறுபட்டுப் போய்விட்டன.. வில்லிலிருந்து பாயும் அம்புபோல் உடலில் எழும் ஆசைகள் வேகமாக விலகிவிட்டன. வாழை மரம் குலை தள்ளியவுடன் அந்த வாழைமரம் பயனற்றுப் போவது போல் ஆசைகள் அற்று விட்டன அந்த தம்பதியினருக்கு. 'ஆத்ம தியானம் தான் மறுபிறப்பு என்ற நோய் போவதற்கு உற்ற மருந்தாகும்' என்பதை அவர்கள் உணர்ந்தார்கள். ஆகையால் அவர்கள் தியான வாழ்வை கடைப்பிடித்தனர். ஞானிகளின் உபதேச மொழிகளைக் கேட்டு, ஆன்மீக வாழ்வு வாழ்ந்தனர்.

அரசி சுடாலை ஆன்மீக வாழ்வின் போது தனக்குத் தானே பேசிக்கொண்டாள்: 'ஆத்மா நம்மிடம் குடிகொண்டிருக்கும் தருணத்தில் 'நான்' என்பது எதைக் குறிக்கிறது? 'நான்' என்ற மனக் குழப்பம் ஏன், எப்படி ஏற்படுகிறது? நான் என்பது உடலா? அல்லது பத்து உறுப்புகளா? இந்த பத்து இந்திரியங்கள் மனத்தின் கட்டுப்பாட்டில் இருக்கின்றன. ஆகையால் மனம் தான் நானா? என்றால் 'இல்லை' என்பது தான் பதிலாகும். ஒரு கல் கவண் மூலம் எய்வது போல் புத்தி தான் நானா? புத்தி அகங்காரத்தின் அடிமை. அகங்காரம் தவிர்க்கப்பட வேண்டிய ஒன்றாகும். அது ஜீவனின் மிகப் பெரிய சக்தியாகும். ஜீவனை ஆட்டிப் படைக்கும் அகங்காரம் நானா?

ஜீவனும் நான் இல்லை. ஜீவனை அருள் மயமாக்கும் சக்தி தூய ஞானமான ஆத்மாவிற்கு உண்டு. நறுமணம் தாங்கி வீசும் தென்றல் காற்றுப் போல் ஜீவன் பல பொருட்களால் சூழப்பட்டுள்ளது. கடலுக்கு அடியில் இருக்கும் நெருப்பு (வடவாக்னி) எப்படி அந்தப் பெருநீருக்குள் மறைந்து, தன் வெப்பத்தை வெளிப்படுத்த முடியாமல் இருக்கிறதோ, அதுபோல ஜீவனும் அறியாமை என்னும் தாமச குணத்தால் சூழப்பட்டுத் தன் சுய இயல்பான ஞானத்தை மறந்து தவிக்கிறது.

உண்மையான சித் - சக்தி நிலைதான் ஜீவன். அது தான் ஆத்ம ஞானம். இந்த ஆத்ம ஞானம் என்பது ஒவ்வொருவரும் தாங்களாகவே அறிந்து, உணர வேண்டும். அதற்கு வெகு காலம் பிடிக்கும்.

இந்த ஆத்ம ஞானம் மஹா என்ற பேரொளியாகும். அது எந்த விதமான அன்னிய சக்தி இல்லாமல் சுயம்புவாக

ஒளிவிடும் தன்மை உடையது. அந்த ஒளியில் சருகுகளைப் போன்ற துன்பம், வேற்றுமை, ஈகோ ஆகியவைகள் பொசுங்கிவிடும். அப்பொழுது பரப்பிரம்ம நிலையில் எங்கும் ஒளி வீச, அனைத்தும் தூய்மை - அனைத்தும் சக்தி என்ற அளவில் ஒளிரும்.'

இப்படித்தான் சுடாலை தனக்குத் தானே பேசிக் கொண்டாள்.

அவள் உள்ளம் முதிர்ச்சி அடைந்தது. இதனால் அவள் ஆன்மீக பேரொளியால் ஒளிர்ந்தாள்.

தன் மனைவியிடம் ஏற்பட்ட இந்த மாறுதலை மன்னன் சிக்கித்வஜன் பார்த்து மிகவும் சந்தோஷமடைந்தான்.

தன் மனைவி அரசியிடம் ராஜா கேட்டான்: 'நீ மிகவும் பேரொளியாக மிகவும் அழகாக இருக்கிறாய். உன் இளமை மீண்டும் திரும்பி வந்தது போல் இருக்கிறது. உன் மனம் ஆசைகளை அழித்து, அருளான அமைதியை அடைந்துள்ளது. எப்படி உன்னால் ஒரே சமயத்தில் உடல் - மனம் இரண்டையும் அழகாக வைத்திருக்க முடிகிறது? அந்த ரகசியத்தை அறிய நான் மிகவும் ஆவலாக இருக்கிறேன். எனக்கு பதில் சொல்வாயாக.'

சுடாலை: உலக சுகத்தை நான் துறந்து விட்டேன். ரூபம் - அரூபம் இரண்டும் உலகில் மிகவும் சக்தி வாய்ந்த, ஜெயிக்க முடியாத சக்தியாகும். அவைகளை வென்றதால் ஒளிவிடும் தேஜஸ் என் உடம்பில் பரவி உள்ளது. அன்பு - வெறுப்பு இரண்டும் என்னிடமிருந்து விடைபெற்று விட்டன. ஞானத்தினால் தெய்வீக ஒளியில் முழ்கி

விட்டேன். சைதன்ய நிலையால் என் உடம்பு தெய்வீக ஒளியில் அழகாக ஜொலிக்கிறது.'

ஆனால் தம் மனைவி சொல்லில் அரசனுக்கு நம்பிக்கை வரவில்லை.

மன்னன் சிக்கித்வஜன்: 'மெல்லிய செடி போன்ற இடையை உடைய நீ கூறும் சொற்கள் நம்பும்படியாக இல்லை. ஒரு பைத்தியக்காரியைப் போல் உன் சொற்கள் ஒரே புலம்பலாக உள்ளது. நீ அரசாங்க ஆடம்பரங்களில் அதிகமான செல்வச் செழிப்பில் வாழ்ந்தவள். அப்படி இருக்கும் பொழுது நீ ஆத்மாவை அறிந்த செய்தியை நான் எப்படி நம்ப முடியும்? நீ வலிவிழந்த ஒரு ஜந்து போன்றவள். அறிவில்லாமல், மன வலிவு இல்லாமல், அலைக்கழிக்கும் உணர்வுகளுக்கு அடிமையாக இருக்கும் உன்னால் ஆத்ம ஞானம் எப்படி அடைய முடியும்?'

இப்படிச் சொல்லியபடி அரசன் சுடாலையைப் பார்த்து கேலியாக சிரித்தபடி சென்று விட்டான்.

சுடாலை தன் கணவனின் அறியாமையை நினைத்து பரிதாபப்பட்டாள்.

தன் சக்தியை நிரூபிக்க சுடாலை கருதினாள். அதற்கு ஆகாயத்தில் பறக்கும் சக்தியை பெற்று அதைக் கணவனுக்குக் காட்ட விரும்பினாள். அதற்காக அவள் கடும் தவம் செய்தாள். அரண்மனையிலேயே ஒரு தனியான இடம் தேடி யோகாசனம் செய்தாள்.

ராமர்: ஆகாயத்தில் பறக்கும் மனோ வலிமையைப் பெற

நீண்ட கால கடும் பயிற்சி செய்ய வேண்டும் என்று நினைக்கிறேன். அதைப் பற்றி எனக்கு விளக்கவேண்டும்.

வசிஷ்டர்: சிக்கித்வஜன் கதைக்கு நடுவிலே இந்தக் கேள்வியைக் கேட்கிறாய். இது யோகா சக்தியாகும். யோகாவின் முக்கிய அம்சம் பிராணாவை கட்டுப்படுத்துவதாகும். அது மட்டுமல்ல. உலகப் பொருள்களின் மேல் உள்ள ஆசைகளை அழிக்க வேண்டும். அதை மனக் கட்டுப்பாடு செய்து அந்த நிலையை அடைய வேண்டும். மேலும் யோகாவை குரு மூலம் அவரது வழிகாட்டுதலின் படி செய்ய வேண்டும்.

அந்தரவேஷ்டனிகா என்பது உடம்பில் உள்ள நூறு நாடிகளாகும். அது கோள் வடிவமான சுருள் போன்றது. அந்த நாடிகள் பிராண வாயுவின் மூலம் ஒரு பாம்பு குளிரால் நடுங்கிச் சுருண்டு எக்காலமும் அசையாது உறங்குவது போல இருக்கும், அந்த நாடிகள் வாழைப்பூவைப் போல உள்ளே மிகவும் மென்மையாக இருக்கும்.

இந்த நாடியில், குண்டலினி என்ற தூய்மையான, ஒளிரும் சக்தி இருப்பதாகக் கூறப்படுகிறது. இது மனிதர்களுக்கு இயற்கையின் மாபெரும் சக்திகள் மீது ஆதிக்கம் செலுத்த உதவும்.

இந்தச் சக்தி எப்போதும் ஒரு கோபமான பெண் பாம்பைப் போல சீறுவதுடன், அது தன் தலையை உயர்த்திக் கொண்டே இருக்கும். இதுவே மனத்தில் ஏற்படும் மாற்றங்களுக்குக் காரணம். மற்ற எல்லா நாடிகளும் இந்த குண்டலினி சக்தியுடன் இணைக்கப்பட்டுள்ளன. இந்தச்

சக்தி ஞானத்தின் மாசற்ற கதிர்களால் மட்டுமே தூய்மையாக்கப்படுகிறது.

இந்தச் சக்தி, தியானத்தின் மூலம் ஞானமாகிறது; ஜீவனின் தன்மைகளினால் ஜீவனாகிறது; மனத்தின் மூலம் மனமாகிறது; பலவிதமான சங்கல்பத்தின் மூலம் சங்கல்பமாகிறது; திடமான அறிவின் மூலம் புத்தியாகிறது; அகங்காரத்தின் மூலம் அகங்காரமாகிறது.

இவ்வாறு இந்தச் சக்தி புரியஷ்டகா என்ற பெயரில் இருக்கிறது.

ஜீவனாகச் செயல்படும் குண்டலினி சக்தி, உடலுடன் இணைந்து, அதனால் உடல் மிகுந்த பயனைப் பெறுகிறது.

அது பிராணன் மற்றும் அபானனின் தன்மையைக் கொண்டிருப்பதால், அது மேலேயும் கீழேயும் செல்கிறது. அதற்கு ஒரு நிலையின்மை இருப்பதால், அது எல்லாவற்றின் இயல்பையும் கொண்டு, மேல் நோக்கிய பாதையையோ அல்லது கீழ் நோக்கிய பாதையையோ எடுக்கலாம்.

இந்தச் சக்தி, ஜீவனாக இருக்கும் நிலையில், எவ்விதத் தடையுமின்றி, பிராணவாயுக்கள் மூலம் உடலில் மரணத்தை உருவாக்குகிறது.

இந்தக் குண்டலினி சக்தியின் மேல் நோக்கிய மற்றும் கீழ் நோக்கிய செயல்கள் பிராணனின் கட்டுப்பாடு மூலம் தடுத்து நிறுத்தப்பட்டு, அந்தப் பிராணன் இதயத்தில் நிலை நிறுத்தப்பட்டால், அத்தகைய கட்டுப்பாட்டைக்

கொண்டவர்களை நோய்கள் நிரந்தரமாகப் பாதிக்காது.'

வசிஷ்டரின் மேற்கண்ட விளக்கத்தைக் கேட்ட ராமர் சொன்னார்: மனோ வியாதிகளின் உற்பத்தி - அழிவு ஆகியவைகளைப் பற்றி விளக்கவும்.

வசிஷ்டர்; உடலைத் தாக்கும் வலிகள் தான் நோய்களாகும். அவைகள் இரண்டு வகையானவைகள் - அதாவது மன வலி - உடல் வலி ஆகிய இரண்டு வகைகள்.

ஒன்று: வாசனையால் மனம் படும் வலிகள். இவைகள் தான் முகவும் முக்கியமான நோயாகும்.

இரண்டு: உடல் வலிகள்.

உடல் நோய்க்கு முழுமையான சாப்பாடு, சுகாதார மற்ற தேசத்தில் வசிப்பது, அகால வேளையில் காரியங்கள் செய்வது, காயம் அடைவது, தீயவர்களின் சேர்க்கை, தீய ஆசைகள், தீய எண்ணங்கள், பிராணாவை சரியான முறையில் பாதுகாக்காமை ஆகியவைகள் காரணங்களாகும்.

சுருக்கமாகச் சொல்ல வேண்டு மென்றால், ஐம்பூதங்களால் தான் - இந்த இரண்டு உடல் நோய்களும் ஏற்படுகின்றன.

இனி இந்த இரண்டு நோய்களும் எப்படி அழிகின்றன என்பதைச் சொல்கிறேன்.

அந்த நோய்களை இரண்டு வழிகளில் அழிக்க வேண்டும்.

மன நோய் இரண்டு வகைப்படும்: சாமான்ய நோய், சாரா

நோய் என்பனவாகும்.

சாமான்ய நோய் என்பது உடலுக்கு வரும் நோயாகும். சாரா நோய் என்பது மறுபிறவி நோயாகும்.

சாமான்ய நோய் கெட்ட எண்ணங்களை மனத்திலிருந்து ஒழித்தால் போய்விடும். ஆனால் சாரா நோயிலிருந்து விடுதலை அடைய ஆத்ம ஞானம் பெற வேண்டும்.

பழுதைப் பாம்பென்று நினைத்துப் பயம் கொள்வது அஞ்ஞானம். அது பாம்பு இல்லை; வெறும் கயிறு என்ற ஞானம் வந்தால் அது சாரா நோய்க்கு மருந்தாகும்.

இதைத் தவிர உடல் நோய்க்கு மந்திரங்கள், மருந்துகள், மருத்துவர்களின் பல வழி முறைகள் உதவும் என்பதையும் மறக்கலாகாது.

ராமர்: மன நோய்கள் எப்படி எழுகின்றன? அவைகளை அழிப்பது எவ்வாறு?

வசிஷ்டர்: மனம் கொதிப்படையும் போது, உடலும் கொதிப்படையும். அந்த நேரத்தில் பிராணன் தன் சரியான பாதையிலிருந்து விலகி தவறான பாதையில் பயணிக்கும். இது ஒரு மிருகம் அம்பால் தாக்கப்பட்டு வலியால் துடிக்கும் நிலையில் பிராணன் இருக்கும். இதனால் நாடிகள் தன் நிலையான இடத்தை இழக்கும். உணவு ஜீரணமாகாமல் நாடி பூரணமாக பிராண சக்தி இன்றி உடலே அழியும் நிலைக்குத் தள்ளிவிடும்.

இதிலிருந்து மீளும் வழி தான் என்ன? என்ற கேள்வி எழும்.

மந்திரங்களை உச்சரித்து இதைத் தவிர்க்கலாம். ரசாயன முறையில் வெட்டி எடுக்கப்பட்ட தங்கம் எவ்வாறு தூய தங்கமாக மாறுகிறதோ அதே போல் மனமும் உண்மையான, தர்மமான, தூயதான செயல்களாலும் ஞானிகளின் வழிகாட்டுதலாலும் மாறிவிடும். நிலவு தனது வெள்ளிக் கிரணங்களால் பூமியை குளிப்பாட்டுவதினால் மக்கள் ஆனந்தத்தால் குதித்து மகிழ்வதைப் போல், மனம் சத்துவ குணத்தால் தூயதாகும். பிறகு பிராண வாயு உடல் முழுதும் தங்கு தடையின்றி சுற்றிவரும். உட்கொண்ட உணவும் ஜீரணமாகிவிடும். ஆகையால் ஒரு வியாதியும் உடலைப் பாதிக்காது.

இனி குண்டலினி சக்தியை யோகா மூலம் எவ்வாறு பெறலாம் என்பதைக் கேள். புரியக்ஷகா என்ற சக்தியில் ஜீவன் ஆனந்த நிலையில் மூழ்கி இருக்கும் தருணத்தில் குண்டலினி ஐம்புலன்களின் வாசனையின் மத்தியில் ஒரு புஷ்பம் போல் இருக்கிறது. புராகா என்ற பயிற்சி மூலம் குண்டலினி சக்தி பெற்று பிரகாசமான ஒளியில் உடல் மஹா மேரு மலையைப் போல் ஒரு நிலையில் நிலையாக அசைக்க முடியாத அளவில் சக்தி பெற்று விடுகிறது. பிராண சக்தி உடல் முழுவதும் பரவ உடல் அதன் எடையை இழந்து ஆகாயத்தில் நடக்கும் நிலைக்கு வந்துவிடுகிறது. ஓர் வாழை மரத் தண்டைப் போல் நேராக உடல் அந்த குண்டலினி சக்தியால் தூண்டப்பட்டு ஆகாயத்தில் எழுந்து பயணம் செய்ய முடிகிறது. அப்பொழுது உடலின் அனைத்து நாடிகளும் ஒன்றாக ஒரு நூலில் கட்டப்பட்டதைப் போல் உடலில் வாயு நிரம்பி, ஒரு ரப்பர் பந்து காற்றடைத்த பிறகு நீரிலிருந்து வெளியே வருவதைப் போல் உடல் ஆகாயத்தில் பறக்கும் நிலைக்கு வருகிறது. ஒரு மீன் எவ்வாறு தூண்டிலின் இறையால்

கவரப்பட்டு, மீன் பிடிப்போன் தூண்டிலை வேகமாக இழுக்கும் போது மீன் ஆகாயத்தில் பறப்பது போல் யோக சக்தி உடலை பறக்க வைக்கிறது.

இந்த நேரத்தில் குண்டலினி சக்தி சுஷும்னாவில் அடைக்கலம் ஆகிறது. அதனால் அது பிரஹ்மாரந்தரா என்ற எல்லை வரையும் சென்று, ரெச்சகா என்ற மூச்சை வெளியிடும் பயிற்சியினால் மூக்கிலிருந்து 12 அங்குல இடைவெளியில் இரண்டு முகூர்த்த நேர அளவு (48 நிமிடங்கள்) மையம் கொண்டுவிடுகிறது. இதன் மூலம் அனைத்து நாடிகளும் சக்தி இழக்கின்றன. அதன் பிறகு அந்த உடல் ஆகாயத்தில் பறக்கும் நிலையை அடைகிறது.

வசிஷ்டர் இவ்வறு சொல்வதைக் கேட்டு ராமர் தன் சந்தேகத்தை வெளியிட்டார்.

ராமர்: ஆகாய மெங்கும் பரவி இருக்கும் அணுக்களாக அவர்கள் தங்கள் உடல்களை ஆக்கும் திறன் பெற்று தங்கள் உடல்களை பளுவற்றதாகவோ அல்லது பளுவுள்ளதாகவோ மாற்றுகிறார்களா?

வசிஷ்டர்: இதற்கு அத்வைத அதாவது இரண்டு இல்லாத கொள்கையைக் குறிப்பிட வேண்டும். அந்த நிலை அடைந்த ஜீவன் முழுமையான ஞான நிலையை அடைகிறது. அந்த நிலையில் உலகத்தில் உள்ள அனைத்துப் பொருள்களிடமிருந்தும் விலகி விடுகிறது. சங்கல்பத்தின் மாயை காரணமாக இந்த மாய உடலை நிலையானது என்று கருதுவது அறியாக் குழந்தைகள் பிசாசுகளை உண்மை என்று நம்புவதற்கு ஒப்பாகும்.

திட மனதுள்ளவர்கள் விஷத்தைக் கூட அமிர்தமாகவும், அமிர்தத்தைக் கூட விஷமாகவும் மாற்றும் சக்தி பெற்றவர்கள்.

யோக சக்தியால் ஸ்தூல சரீரம் மிகவும் நுண்ணிய சூக்ஷம சரீரமாக மாறும். அந்த நேரத்தில் தியானத்தினால் பெறும் அனிமா போன்ற சக்திகள் உயிர்த்தெழுந்து உடல் சூக்ஷம சக்தியால் ஆகாய வெளியில் பறக்கும் சக்தி பெறுகிறது.

ஆகையால் சுடாலை இந்த அனிமா சக்தி பெற்று ஆகாயத்தில் பறக்கும் நிலைக்கு தன் உடலை சக்தி பெறச் செய்தவுடன் இதன் மூலம் தன் கணவனுக்கு தன் ஞான சக்தியை நிரூபிக்க நினைத்தாள்.

இந்த சமயத்தில் ராமர் கேட்டார்: தூய மாசற்ற அறிவு பெற்ற சிஷ்யன் ஆத்ம ஞானம் பெற்றவனாக அறிய குரு உபதேசம் அவசியம் என்று சொல்வது ஏன்? குரு இன்றி ஆத்ம ஞானம் பெற முடியாதா?

வசிஷ்டர்: விந்திய மலையில் வசித்த ஒரு வேடுவனின் வரலாறு இந்த உன் கேள்விக்குப் பதிலாக இருக்கும்.

அந்த வேடுவன் ஒரு கடல் சிப்பியை தன் பிரயாணத்தில் தொலைத்து விட்டான். அதைத் தேடி அலைந்தான். அப்போது ஏழு உலகத்தையும் வாங்கும் சக்தி பெற்ற ஒரு விலையுயர்ந்த நவரத்தினத்தைப் பார்த்தான். ஆனால் தான் தொலைத்த மலிவான கடல் சிப்பியை நினைத்து வருந்திய மனத்தினாய் இருந்த அந்த வேடுவன் அந்த பொக்கிஷத்தை அடையவில்லை. அது போல் தான் குருவின் வழிகாட்டல் இல்லாதவன் அந்த வேடுவன்

போல் அறிவிலியாகத் திரிவான்.

சிஷ்யனின் மனம் ஒன்றில் மட்டும் கவனமாக இருக்கும் பொழுது, குருவின் உபதேசத்தால் மற்றவற்றையும் அறியும் திறன் அடைகிறான். குருவின் வழிகாட்டலில் சிஷ்யன் ஞானம் பெறுகிறான். அதன் மூலம் இழந்த கடல் சிப்பியைத் தேடும் போது விலைமதிப்பில்லாத ரத்தினத்தைப் பார்த்தவுடன் சிஷ்யன் கடல் சிப்பியை இழந்த துக்கத்தை மறந்து, ரத்தினத்தின் மதிப்பில் மனம் களிப்படைவான்.'

இதற்குப் பிறகு வசிஷ்டர் மன்னன் சிக்கித்வஜன் கதையைத் தொடர்ந்தார்.

வசிஷ்டர்: ஆத்ம ஞானம் பெற முடியவில்லையே என்று மன்னன் சிக்கித்வஜன் மனம் வருந்தினான். தன்னிடம் இருக்கும் பெரும் செல்வம் காட்டுத் தீ போல் அழியும் தன்மை கொண்டது என்பதை உணர்ந்து, அரண்மனையில் உள்ள பலவிதமான சிறந்த பொருட்களைத் தானம் செய்தான். மதச் சடங்குகளைச் செய்தான்; தீர்த்த யாத்திரை சென்றான். இருப்பினும் சிக்கித்வஜனின் மனக் கவலை தீரவில்லை.

ஆகையால் தன் மனைவி சுடாலையிடம் 'தான் காட்டிற்குச் சென்று தவம் செய்யப்போகிறேன். அதற்கு நீ என்னை குறை சொல்லாதே. என்னையும் தடுக்காதே' என்று சொன்னான்.

மேலும் 'நீ மிகவும் இளையவள். நீ என்னுடன் காட்டுக்கு வருவது சரியில்லை. நீ எனக்குப் பதிலாக ஆட்சி செய்'

என்று சொன்னான்.

அன்று இரவு மனைவிக்குத் தெரிவிக்காமல் அரண்மனையை விட்டு காட்டில் வசிக்கச் சென்று விட்டான். பல மைல்கள் நடந்து சென்று மந்தாரா மலைக் குன்றில் ஒரு குடிசை அமைத்து அதில் குடியிருந்தான்.

அந்த குடிசையில் ஒரு மூங்கில் துண்டு, ஒரு ஜபமாலை, ஒரு துணி, பழங்கள் வைக்க சில பாத்திரங்கள் ஆகியவைகள் தான் அந்த அரசனின் சொத்துக்கள். மூன்று வேளைகளிலும் சந்தியா வந்தனம், தேவர்களைத் துதித்தல், பழங்களைப் புசித்தல் என்று அரசன் தன் காலத்தை மந்திர ஜபங்கள், தவங்கள் ஆகியவைகளில் கழித்தான்.

சுடாலை விழித்தெழுந்து பார்த்த பொழுது தன் கணவனான அரசன் இல்லாததைப் பார்த்து மிகவும் மனம் வருந்தினாள். தன் கணவன் காட்டிற்குச் சென்று இருப்பதை அறிந்து தன் பறக்கும் சக்தியால் தன் கணவனைக் காணச் சென்றாள்.

காட்டில் ஒரு வளைந்த கூர்வாளைக் கையில் வைத்துக்கொண்டு தன் கணவன் அலைந்து கொண்டிருப்பதை சுடாலை பார்த்தாள்.

'அரசனைப் பார்ப்பதற்கு இது சரியான தருணம் இல்லை. அவரது ஆசைகள், வெறுப்புக்கள் ஆகியவைகள் போன பிறகு தான் நான் அவரைச் சந்திக்க வேண்டும்' என்று நினைத்து அரண்மனைக்குத் திரும்பினாள்.

மக்களிடம் 'அரசன் தன் சொந்த காரியமாக வெளி தேசம்

சென்றுள்ளார். ஆகையால் நான் தான் பட்டத்து ராணியாக ஆட்சி செய்யப்போகிறேன்' என்று விளக்கி, 18 வருடங்கள் நல் ஆட்சி வழங்கினாள்.

'நான் அரச போகத்தை அனுபவிக்கும் இதே நேரத்தில் என் கணவன் காட்டில் துயர்படுகிறார்' என்று நினைத்த சுடாலை ஒரு நாள் இரவு ஆகாய மார்க்கமாக கணவன் இருக்கும் மந்தார குன்றுக்குச் சென்றாள்.

எலும்பும் தோலுமாக இருக்கும் தன் கணவனைப் பார்த்து சுடாலை மிகவும் வருத்தமாக தனக்குத் தானே இவ்வாறு சொல்லிக் கொண்டாள்: அரசன் இன்னும் அஞ்ஞானத்தால் வலியால் துடிக்கிறான். நானோ ஞான சக்தி பெற்றுள்ளேன். நான் அவரது இளம் மனைவியாகச் சென்றால் அவர் என்னை மதிக்க மாட்டார். ஆகையால் நான் ஒரு பிராமணனாக உருவெடுத்து அவர் முன் தோன்றி உபதேசிப்பேன்.'

அதன் படி சுடாலை ஒரு பிராமண ரூபத்தில் அரசனின் முன் தோன்ற, அவரும் பிராமணரை உபசரித்தார்.

அந்த பிராமணன் அழகே வடிவமாகி, ஒரு முத்துமாலையை கழுத்தில் அணிந்து, தூய வெண்ணிற ஆடை அணிந்து, ஒரு புனித பூணூல் அணிந்து காணப்பட்டான்.

அரசன்: 'நீ யார்? உன்னுடைய பெயர் என்ன? நீ எப்படி இங்கு வந்தாய்? அதன் முழு விவரமும் சொல்லவும்.

பிராமணன்: நான் பானையில் பிறந்ததால் என்னை கும்ப

முனி என்பர். சரஸ்வதி என் தாய். காயத்திரி என் சிறிய தாயார். நான் நான்கு வேதங்களையும் பயின்றவன்.

இதைச் செவியுற்ற அரசன் 'என் அரச பதவியைத் துறந்து மன நிம்மதி தேடி காட்டிற்கு வந்து வசிக்கிறேன். திரும்பத் திரும்ப பிறப்பு - இறப்பு என்பதை வென்று பிறப்பில்லா நிலையை அடைய விழைகிறேன். அதற்கு தவங்கள் செய்கிறேன். அதனால் நான் சகிக்க முடியாத வலிகளைத் தான் பெறுகிறேன். பால் விஷமாக மாறுவது போல் தான் என் நிலை உள்ளது.'

இதைக் கேட்ட கும்பமுனி அரசருக்கு பதில் சொன்னார்.

கும்பமுனி: 'உள்ளத்தின் அருள் உதயமாகி ஞானம் கிட்ட குருவின் அனுக்கிரகம் வேண்டும். தர்ம காரியங்கள் தான் தீய புலன்களின் வாசனைகளை நீக்க முடியும். நாணல் புதர்களில் பழங்கள் காய்க்காது. அது போல் புலன்களின் பலவிதமான வாசனைகளிலிருந்து விடுபட்டுச் செய்யும் கர்மாக்கள் மீண்டும் தலை தூக்காது. எல்லாம் பிரம்ம மயம் என்ற தீர்க்கமான நம்பிக்கை ஒன்று தான் அஞ்ஞானத்தை வேரோடு அழிக்கும் - அது மீண்டும் எழாது. கானல் நீரில் நீர் இருப்பதாக நினைக்கும் முட்டாள் உண்டோ?

உலகத்தில் உள்ள அனைத்துப் பொருள்களை விட ஞானம் தான் மிகவும் உயர்ந்தது. அதை அடைய நீங்கள் ஏன் முயலவில்லை? சுய ஆராய்ச்சி செய்து, இதை அறிய வேண்டாமா? ஒரு குருவைத் தேடிச் சென்று அருள் பெறாமல் இப்படி இந்தக் குடிசையில் இருப்பதால் என்ன பயன்? ஆகையால் ஞானத்தை குருவின் மூலம் பெறவும்.'

இதைக் கேட்ட அரசன் பதில் சொல்கிறான்: 'ஓ, கும்ப முனியே! உங்களது உபதேசத்தால் இந்த ஏழை ஆத்மா ஒளி பெற்றுள்ளது. இந்த காட்டு தனிமை வாழ்க்கை அஞ்ஞானத்தால் எடுத்த முடிவு என்பதை இப்பொழுது உணர்கிறேன். நீங்கள் தான் என் குரு. உங்களை நான் சாஷ்டாங்கமாக தரையில் விழுந்து வணங்குகிறேன். என்னை உங்கள் சிஷ்யனாக ஏற்றுக் கொள்ள வேண்டுகிறேன்'.

கும்பமுனி: 'உன் அலைபாயும் மனத்தை ஒரே குறிக்கோளுடன் செயல்படச் செய்ய வேண்டும். அப்படி இல்லாவிடில் குருவின் மொழிகள் பயன் தரா. இருட்டில் கண்களால் பொருட்களைப் பார்க்க முடியுமா?

நான் உபதேசிக்கும் மொழிகளை நீ கவனமாக எந்தவிதமான தடங்கலும் இன்றி கேட்க வேண்டும். உன் நன்மைக்குத் தான் நான் சொல்வதாக முழு மனத்துடன் நீ நம்பிக்கை வைக்க வேண்டும். தகப்பன் சொற்களைக் கேட்கும் குழந்தை போல் நீ நம்பிக்கையுடன் இருக்க வேண்டும்.

நான் இப்போது ஒரு கதை சொல்கிறேன். கேளும்.

புராதன காலத்தில் ஒருவன் இருந்தான். அவன் எல்லா கலைகளிலும் சிறந்தவன். செல்வச் செழிப்பு மிக்கவன். ஆனால், ஆத்ம ஞானம் இல்லாதவன். அவன் சிந்தாமணி (நினைத்த மாத்திரத்தில் எதையும் அளிக்கும் மந்திரக் கல்) கல்லைத் தேடி அலைந்தான்.

அந்த மந்திரக் கல் அவன் முன் தோன்றியது. அந்தக் கல்

பூர்ண சந்திரன் போல் ஜொலித்தது. ஆனால் அவன் அதை மந்திரக் கல் என்று நம்ப வில்லை.

'இது சிந்தாமணிக் கல் இல்லை; வெறும் ஒரு வீதியில் கிடக்கும் கருங்கல். கர்மாக்களிலும், தவம் செய்வதிலும் நான் மிகவும் பின் தங்கியவன். எனக்கு சிந்தாமணி இவ்வளவு சீக்கிரம் கிடைக்காது. ஆகையால் நான் இன்னும் தொடர்ந்து தேடுவேன்' என்று எண்ணி, தங்கமயமான அதிர்ஷ்ட தருணத்தை தவற விட்டு விட்டான்.

அவன் தேடுதல் தொடர்ந்தது. அவனின் முட்டாள் தனத்தை உணர்த்த, சில சித்தர்கள் அவன் தேடும் வழியில் உடைந்த பானையின் பாகங்களைப் போட்டனர். இவைகளைப் பார்த்த அந்த மனிதன் 'ஆஹா, இது தான் உண்மையான சிந்தாமணி' என்று மிகவும் ஆனந்த சாகரத்தில் மூழ்கினான்.

நினைத்ததைத் தரும் சிந்தாமணி கிடைத்ததாக தவறாக நினைத்த அந்த சந்தோஷத்தில் தன் அனைத்து செல்வங்களையும் தானம் செய்து காட்டிற்குச் சென்று உண்மையான ஆனந்த வாழ்க்கை வாழ நினைத்தான். ஆனால் அவனிடம் இருந்தது வெறும் மண்பாண்ட உடைந்த ஒன்றுக்கு உதவாத பொருள் என்பதால் அவன் தீராத துன்பத்திற்கு ஆளாகி, கீழான நிலைக்குத் தள்ளப்பட்டான்.

உன் அறிவு விருத்திக்கு இன்னொரு கதை சொல்கிறேன்.

காட்டில் பெரிய தந்தம் கொண்ட யானை இருந்தது. அந்த

யானையை ஒரு மாவுத்தன் சங்கிலியால் கட்டிப் போட்டிருந்தான். ஆனால் அந்த யானை அந்தச் சங்கிலியை அறுத்து மாவுத்தனையும் கீழே தள்ளியது. அந்த மாவுத்தனைக் கொல்லாமல் அந்த யானை நகர்ந்து விட்டது.

ஆனால் அந்த மாவுத்தன் காட்டில் ஒரு பெரிய குழியை வெட்டி அதில் தழைகள், புற்கள் ஆகியவைகளால் மூடினான். அதே யானை அந்தக் குழிக்குள் விழுந்து மாட்டிக் கொண்டது. யானை அப்போதே அந்த மாவுத்தனைக் கொன்று இருந்தால் இந்த வேதனை அதற்கு வந்திருக்காது.

'கும்ப முனியே! சிந்தாமணி - யானை ஆகிய இரு கதைகளையும் எனக்குச் சொன்னதன் காரணம் யாது?' என்று அரசன் கேட்கவும், அதற்கு 'சிந்தாமணியில் குறிப்பிட்ட மனிதன் வேறு யாருமல்ல - அது நீ தான். அரச போகம், அரண்மனை வாசம், உன் அரசியான மனைவி ஆகியவைகளைத் துறந்து காட்டிற்கு வந்தாய். ஆனால் அது உண்மையான துறத்தல் இல்லை. கரு மேகம் ஆகாயத்தை மூடுவது போல் உன் மனம் மாயையால் ஆட்கொண்டுள்ளது. உண்மையான சிந்தாமணியை இழந்து, உடைந்த பானைப் பாகங்களால் ஏமாந்தாய்.

யானை என்பது நீ தான். இரண்டு பெரிய தந்தங்கள் என்பது உனது வைராக்கியம், விவேகம் ஆகும். உனது அஞ்ஞானம் மாவுத்தன். யானை எவ்வாறு மாவுத்தனின் அங்குசத்தால் வலியால் துடிக்கிறதோ அதே போல் உன் அஞ்ஞானம் உன்னைப் பல வழிகளில் துன்பப்படுத்துகிறது. இரும்புச் சங்கிலிகள் தான் உன் ஆசைகள். அவைகள் தான் உன்

ஆன்ம விடுதலைக்கு எதிரிகள். கீழே விழும் மாவுத்தன் தான் உன் வைராக்கியம். அதை முற்றிலும் அழித்து அதன் மூலம் உன் அஞ்ஞானமும் அழிபட வேண்டும்.

தவம் செய்ய செல்வத்தை இழக்கும் மாயச் செய்கை, மரத்தில் உள்ள பேயை விரட்ட மரத்தை வெட்டினாலும், பேய் சாகாது என்பதைப் போல் அஞ்ஞானம் உன்னைச் சுற்றிச் சுற்றி வளைய வரும். ஆனால் விவேகம் மூலம் செல்வத்தை அழித்தால், மரத்தில் உள்ள பேய் ஓடிப் போய்விடுவது போல் அஞ்ஞானம் பறந்து போய்விடும்.

நீ உன் அஞ்ஞானத்தை தொடர்ந்து நீடித்த சந்நியாச தர்மமான வாளால் அறுக்க வில்லை. யானையைப் பிடிக்க குழியில் போட்ட தழைகள், புற்கள் எல்லாம் உனது வலிகளைக் குறிப்பிடுகின்றன.

நீ உன் மனைவி சுடாலையின் மொழிகளைக் கேட்டிருக்க வேண்டும்.

அரசன்: நான் என் அரசையே துறந்துள்ளேன். என் அரண்மனை, என் சொத்துக்கள், என் அன்பு மனைவி ஆகிய அனைத்தையும் துறந்துள்ளேன். இது எல்லாம் உண்மையான நேர்மையான துறத்தல் இல்லையா? என்னிடம் துறப்பதற்கு இனி ஒன்றும் இல்லாத அளவிற்கு துறந்துள்ளேனே!

கும்பமுனி: உன் ராஜ்யத்தைத் துறந்ததும், அனைத்துச் செல்வங்களைத் துறந்ததும் அவைகளின் ஆளுமையைத் தான் நீ துறந்துள்ளாய். அவற்றின் மீது உள்ள உன் ஆசைகள் அறுபடவில்லை. அவைகளின் மேல் உள்ள

பற்றுக்கள் முழுவதும் அழியும் போது தான் ஞானிகள் பெறும் பிரம்ம அருள் கிட்டும்.

அரசன்: நான் இப்போது இந்தக் காட்டில் தனியாகத் தான் திரிகிறேன். முன்பு நான் துறந்த அரண்மனை வாசம், அரச சுகம் ஆகியவைகள் போறாது என்று சொன்னால், இப்பொழுது என்னிடம் உள்ள உடுத்தி இருக்கும் துணி, நான் அணிந்துள்ள ருத்திராஷ்ட மாலை, மான் தோல், மண் பானைகள், ஒரு மரப் பாத்திரம் ஆகியாவைகளையும் நெருப்பில் போட்டு விடுகிறேன். உன்னுடைய உபதேசங்களால் என் மனது விழிப்படைந்து என் ஆசைகளை வென்று நான் அருள் பெற்றுள்ளேன். பற்று என்ற பந்தத்திலிருந்து நான் விடுதலை பெற்று விட்டேன். எல்லாம் உனது அருளால் தான் நடந்துள்ளது. நான் இனி என்ன செய்ய வேண்டும்?

கும்பமுனி: ஓ, அரசே! இதை எல்லாம் செய்தும் நீ எதையும் துறக்க வில்லை என்று தான் நான் சொல்கிறேன். 'நான் அனைத்தையும் துறந்து விட்டேன்' என்று நீ நினைப்பதெல்லாம் ஒரு மாயத் தோற்றமே!

இதைக் கேட்ட ராஜா மிகவும் யோசனையில் ஆழ்ந்தான். பிறகு சொன்னான்: 'என் குருவே! இனி என்னிடம் இருப்பது வெள்ளை எலும்புகள், சதைகள் கொண்டு உருவான உடம்பு ஒன்றுதான். அந்த என் உடலில் ஐந்து கரு நாகங்களான ஐம்பொறிகள் சீறியபடி உள்ளன. அதை நான் அழித்து விடுகிறேன்.

இவ்வாறு சொல்லியபடி ஒரு மலை உச்சிக்குச் சென்று அங்கே இருந்து உடலை மாய்க்க அரசன் சென்றான்.

இதைப் பார்த்த கும்பமுனி அரசனைத் தடுத்து நிறுத்திச் சொன்னார்: 'எப்படி நீ இந்த அறிவிழந்த செயலைச் செய்யத் துணிந்தாய்? இந்த உடல் தான் உன் கொள்கைக்கு தடைக்கல்லாக இருப்பதாக நீ மூடத்தனமாக எப்படி நினைக்கிறாய்? உன் உயிர் இழப்பு எந்த விதத்தில் உதவப்போகிறது? இந்த உயிர் இழப்பால் நீ உண்மையான துறத்தலை அடையமாட்டாய்.

உடலின் இயக்கத்திற்கு மூல காரணமானதை, அனைத்து பிறப்புகளுக்கும், கர்மாக்களுக்கும் காரணமான மூல விதைகளை வேரோடு பிடுங்கி எறிந்தால் தான் உண்மையான முழு துறத்தல் நிகழும். அலைபாயும் மனம் உலகத்தை ஆள்கிறது. அதுவே பாசக் கயிறாக இறுக்கிப் பிணைக்கிறது. அனைத்துக் கர்மாக்களும் மனத்தின் உருவாக்கமே. அந்த மனம் காற்றில் ஆடும் மரம் போல் உடலில் புயல் போல் தினமும் தீவிரமாகப் போராடுகிறது. ஆகையால் அந்த அலைபாயும் மனத்தை முழுவதும் அடக்குவது தான் பிரம்ம அருளை அடைய வழிவகுக்கும். மற்ற திடப்பொருள்களைத் துறப்பது துன்பத்தைத் தான் கொடுக்கும்.

அரசன்: மனத்தை அழிப்பது எங்ஙனம்?

கும்பமுனி: மனம் என்பது வாசனைகளைக் கொண்டு அமைந்தது. உண்மையில் மனம் - வாசனை இரண்டும் ஒன்றை ஒன்று சார்ந்தே இருக்கும்.

மனம் ஒரு மரம் என்றால் அதன் விதை 'நான்' என்ற அகங்காரமாகும். அகங்காரத்திற்கு உருவம் கிடையாது. அதை மனதிற்குள் நிகழும் நிகழ்ச்சிகளை வைத்துத் தான்

அறிய முடியும்.

மரம் வளர பல கிளைகள் வேண்டும். அந்த கிளைகள் தான் புத்தியாகும். புத்தி தான் அகங்காரத்தைப் பலப்படுத்தும் உரமாகும்.

தினமும் மனம் என்ற மரத்தில் கிளைகளாக வளரும் புத்தியை வெட்டி எறிய வேண்டும். பிறகு மனம் என்ற மரத்தையே வேரோடு அழிக்க வேண்டும்.

அந்த மரத்தை வேரோடு அழிக்கும் ஆயுதம் ஞானமாகும்.

தர்ம காரியங்கள் மூலம் ஒருவன் 'தான்' என்ற அகம்பாவத்தை வேரோடு அழிக்கிறான். அந்த நிலையில் அகம்பாவம் மீண்டும் தலை தூக்காது.

மனம் என்ற மரம், அகங்காரம் என்ற விதை ஆகிய இரண்டையும் அழிக்கும் நெருப்பு ஆத்ம ஞானமாகும்.

அரசன்: ஆசார்யரே! உடல் கண்களுக்குத் தெரியும் ஒன்றாகும். அந்த உடல், அதன் கைகள் மற்றும் அதன் கர்மேந்திரியங்களால் செய்யும் அனைத்துக் கர்மாக்களையும் அனுபவிக்கிறது. அப்படி இருக்கும் நிலையில் உடல் நிஜமல்ல - மாயை என்பது எவ்வாறு பொருந்தும்?

கும்பமுனி: மனித உடல் கர்மாவால் உருவாகிறது. உடலே அது உருவாகக் காரணமில்லை. ஆகையால் அறிவின் விளைவே மாயை என்றாகிறது. அதீதமான மாயையால் உருவாகும் அகங்காரமும் உண்மையில்லை - மாயையாகும். ஆகையால் அனைத்து

உயிர்ப்பொருட்களும் அவைகள் உருவாக அவைகளே காரணம் இல்லை என்ற நிலையில் அந்தப் பொருட்களும் நிஜமில்லா மாயையாகும். இது ஒரு கயிறை பாம்பு என்று நினைத்து மயங்குவதற்கு ஒப்பாகும்.

அரசன்: பிரம்மம் தான் முதன் முதலாக பிரபஞ்சத்தில் உருவான ஒன்று. பிரம்மனால் உருவான பல ஜீவன்கள் இருக்கின்றன. அப்படி இருக்கும் போது, பிரம்மம் பிரபஞ்சத்தில் உள்ள ஜீவன்களின் பிறப்புகளுக்கு காரணம் இல்லை என்பதை நீங்கள் எப்படிச் சொல்ல முடியும்?

கும்பமுனி: ஒவ்வொரு புதிய உலக பிறவிகளுக்கும் பரப்பிரம்மம் ஒன்றே சத்திய புருஷராக உள்ளது. அந்த பிரம்மம் இரண்டல்ல - ஒன்றே - பூரண சாந்தமானது. 'அது' என்று அதை அழைக்கிறோம். அந்த 'அது' தனக்கு நிகர் தானே என்ற சக்தி பெற்று, உயர்ந்த நிலையில் பிரம்மமாக உள்ளதால் அது பிரபஞ்ச காரியங்களுக்குக் காரணமாக இருக்க முடியாது.

அரசன்: பிரம்மாவின் பிறப்பிற்கு பரப்பிரம்மம் காரணமா?

கும்பமுனி: இல்லை. இந்த பிரபஞ்சம் ஒருவராலும் சிருஷ்டிக்கப்பட்ட ஒன்று இல்லை. மேலும் அது சுயம்புவாகவும் எழுந்த ஒன்றல்ல. பிரம்மா முழுமையான நினைவின் விளைவாக எழுந்த உச்சமான சங்கல்பத்தின் காரணமாக உண்டாகியவர். அவர் உண்மையான ஞான ஸ்வரூபம். அந்த ஞான ஸ்வரூப பிரம்மாவால் உருவான அனைத்து ஜீவன்களும் ஞான ஸ்வரூபர்களே. அந்த ஜீவன்களுக்கு மறுபிறவி இல்லை. ஆகையால் அந்த பிரம்மா செயல் செய்பவனும் இல்லை; அனுபவிப்பவனும்

இல்லை.

அரசன் ஞானியாகி, மாயையிலிருந்து விடுபட்டான்.

அரசன் முற்றிலும் ஞானம் பெற்றதை கும்பமுனி அறிந்தவுடன் 'தன் தந்தையான நாரதரைப் பார்க்க தேவ லோகம் பயணமாக வேண்டும்' என்று விடை பெற்றார். .

அதன் பிறகு அரசன் 300 முறை சமாதி நிலையை அடைந்தார்.

உண்மையில் கும்பமுனி உருவில் உள்ள சுடாலை ஆகாய மார்க்கமாக தன் அரண்மனைக்கு வந்து, மீண்டும் அரசியாக ஆட்சி செய்தார். மூன்று வருடங்கள் இப்படி ஆட்சி செய்த பிறகு, மீண்டும் தன் கணவனான சிக்கித்வஜனை சந்திக்க கும்பமுனி உருவில் காட்டிற்குச் சென்றாள்.

அங்கு தன் கணவன் நிர்விகல்ப சமாதியில் அசையாத ஒரு கல் தூணைப் போல் தியானத்தில் இருந்தார். உரக்க சப்தம் எழுப்பியும், அவரது உடலை மேலும் கீழும் பந்தாடியும் அவரிடம் ஒரு சலனமும் இல்லை. இதைப் பார்த்த கும்பமுனி உருவில் இருக்கும் சுடாலை 'தன் கணவன் பிரம்ம பதவியை அடைந்து விட்டார்' என்பதை உணர்ந்தாள்.

அந்த நிலையில் சுடாலையும் தன் கணவனுடன் சேர முடிவெடுத்து, தன் மனத்தை ஒரு நிலைப்படுத்தி ஒரு வீணையில் சாம வேதத்தை ஓதுவதுபோல் தன் கணவரின் முன்னிலையில் ஓதினாள்.

சாகாவரம் பெற்ற சாத்வீகமான அறிவுச் சக்தியால் அரசன்

அந்த சாம வேத ஒலிகளைக் கேட்டான். அரசனின் மனது அந்த சாம வேத மந்திரத்தால் சூரிய கதிர்களின் கருணையினால் மலரும் தாமரைபோல் மலர்ந்தது. அரசன் கண்களை திறக்க தன் முன்னால் கும்பமுனி வேதம் ஓதுவதைக் கேட்டான்.

பிறகு அரசனும் கும்பமுனியும் தத்துவ விவாதங்களில் ஈடுபட்டனர்.

பகலில் கும்பமுனியாகவும், இரவில் சுடாலையாகவும் மாறும் நிலமையை அரசருக்கு விளக்கினாள்.

இந்த பகலில் ஆண் உருவம் - இரவில் பெண் உருவம் என்ற நிலைக்கு சுடாலை மிகவும் வருந்தினாள். ஆனால் அரசன் சுடாலையை 'விதிப்படி நடப்பது நடந்து தான் தீரும். அது தான் உலக நியதி. அதைப் பற்றி ஞானத்தில் கரை கண்ட நீ கலங்குவது சரியல்ல' என்று சமாதானப்படுத்தினார்.

ஒரு நாள் ஆண் உருவமான கும்பமுனியாக அரசனிடம் சொன்னாள்: எவ்வளவு நாட்கள் தான் தாம்பத்திய சுகம் காணாமல் வாழ்வது. ஆகையால் நாம் இருவரும் மீண்டும் திருமணம் செய்து கொள்வோம்'

அதற்கு அரசனும் சம்மதம் தெரிவித்தான்.

அதைக் கேட்டு சந்தோஷமடைந்த கும்பமுனி 'இன்றே நல்ல முகூர்த்த நாள். இன்று இரவு நான் பெண் உருவம் எடுப்பேன். அப்போது நம் திருமணம் நடக்கும்' என்றார்.

அரசன் மேரு மலையிலிருந்து விலைமதிப்பற்ற ரத்தனக்

கற்களையும், சந்தனாதி திரவியங்களையும், புண்ணிய நதித் தீர்த்தங்களையும் கொண்டு வந்தார். தேவர்கள், முனிவர்கள், மூதாதையர்கள் ஆகியவர்களுக்கு வேத முறைப்படி உபசாரம் செய்தார் அரசர். இரண்டு தம்பதிகளும் வெண்பட்டு வஸ்திரத்தில் ஜெலித்தனர். அவர்கள் திருமணம் மந்தாரா மலைக் குன்றில் நடந்தேறியது. திருமணத்திற்குப் பிறகு படகிலும், குதிரையிலும் அந்தக் காட்டில் சுற்றினார்கள்.

இந்த கல்யாணத்திற்குப் பிறகு சுடாலை மாதானிகா என்ற பெயர் பெற்றாள்.

அரசன் முற்றிலும் முழுத் துறவியாகவே ஆனதை மாதானிகா அறிந்தாள். அதைச் சோதிக்க தன் மந்திர சக்தியால் ஒரு யுவனை உருவாக்கினாள்.

அரசன் தன் நித்திய கர்மாவை முடித்து விட்டு திரும்பும் பொழுது தன் மனைவியான மாதானிகாவைத் தேடினார். அப்போது மாதானிகா ஒரு வாலிபனுடன் சல்லாபம் செய்வதைப் பார்த்தார். இதனால் அரசன் எந்தவிதத்திலும் பாதிக்கப்படவில்லை என்பதை மாதானிகா அறிந்து மனம் மகிழ்ந்தாள். இருப்பினும் இந்த அவளது செய்கை அவளை மிகவும் பாதிக்க தன் தலை முடியை வெட்டி மொட்டைத் தலையுடன் மிகவும் அவமான மனத்துடன் தன் கணவன் முன் தன்னை மன்னிக்கும் படி வேண்டி நின்றாள்.

அதைப் பார்த்த அரசன் 'மாடானிகா! ஆகாயத்தில் ஒரு மரம் முளைக்கலாம். ஆனால் என் மனத்தில் கோபம் ஒரு பொழுதும் எழாது. அனைத்தையும் சமமாகப் பார்க்கும் பார்வை பெற்றுள்ளேன். ஆசை - கோபம் அனைத்தும்

அழிந்து போய்விட்டன' என்று சொன்னான்.

இதைக் கேட்டவுடன் மாடானிகா உருவத்தைக் களைந்து சுடாலையாக உருமாறினாள்.

அரசனைப் பார்த்து சுடாலை சொன்னாள்: அன்புள்ளவரே! ஆத்ம ஞானம் பெற நீங்கள் தான் காரணம். அதன் மூலம் கும்பமுனியாகவும், பிறகு மாதானிகாவாகவும் உருவம் கொண்டேன். உங்கள் ஆழ்ந்த ஞானத்தை அறிந்தேன். நீங்கள் நிர்விகல்ப சமாதியில் அமர்ந்து, அனைத்தையும் அறியுங்கள்.

அந்த சமாதி நிலைக்குப் பிறகு அரசன் சுடாலையிடம் தெரிவித்தான்: இருட்டுக் குகையான அஞ்ஞானத்திலிருந்து உன்னுடைய அகண்ட அறிவால் என்னைக் கரையேற்றினாய். உனக்கு நிகர் யாரும் இல்லை. சம்சாரக் கடலைத் தாண்டி விட்டாயா? ஆசைகளை வென்ற நீதியின் வடிவான உனக்கு நான் எப்படி உதவவேண்டும்?

சுடாலை: நீங்கள் கடும் தபம் செய்துள்ளீர்கள். உங்களை சம்சார சாகரத்திலிருந்து மீட்க நான் கடும் முயற்சிகள் எடுத்தேன். ஆகையால் நீங்கள் என்னை புகழ்வது அவசியமில்லை. நான் என் கடமையைத் தான் செய்தேன். சங்கல்பம் விகல்பம் ஆகிய இரண்டின் மூலம் உலக காரியங்களிலிருந்து நீங்கள் உங்களை விடுவித்துள்ளீர்கள்.

அரசனும், சுடாலையும் மீண்டும் அரச சேவையை மேற்கொள்ள விழைந்தனர்.

சுடாலை: நாம் இன்னும் சில நாட்கள் ராஜ்ய பரிபாலனம்

செய்வோம். ஜிவன் முக்தர்களாகவும், பிறகு உடலை நீத்து விதேக முக்தர்களாகவும் நாம் ஆவோம்.

அரசன் புனித நீராட்டப்பட்டு, பல ஆபரணங்கள் பூணப்பட்டு, ஜொலிக்கும் ஆபரண கற்களால் அலங்கரிக்கப்பட்ட சிம்மாசனத்தில் அமர்ந்து நீண்ட காலம் ஆட்சி செய்தான். யானைமேல் அரசனும் அரசியும் பவனி வந்தார்கள். நான்கு வகையான ராணுவ வீரர்கள் படைகள் அவர்களை வரவேற்றன. மக்கள் மகிழ அவர்கள் 10000 ஆண்டுகள் நல்ஆட்சி வழங்கினார்கள்.

வசிஷ்டர்: ஓ, ராமா! உலக கர்மாக்களில் ஈடுபட்டு, அமைதியானதும், அருளானதும் ஆகிய ஞானத்தை வளர்த்து, பொருட்களின் மேல் உள்ள ஆசைகளை அறுத்து, நீ உண்மையான ஆனந்தத்தையும், விடுதலையையும் அடைவாய்.

ஒளி பொருந்திய மனம், மிகப் பெரிய தவசி நிலை ஆகியவைகளைக் கொண்ட ராமருக்கு இவ்வாறு வசிஷ்டர் போதித்தார்.

10. கச்சன் கதை

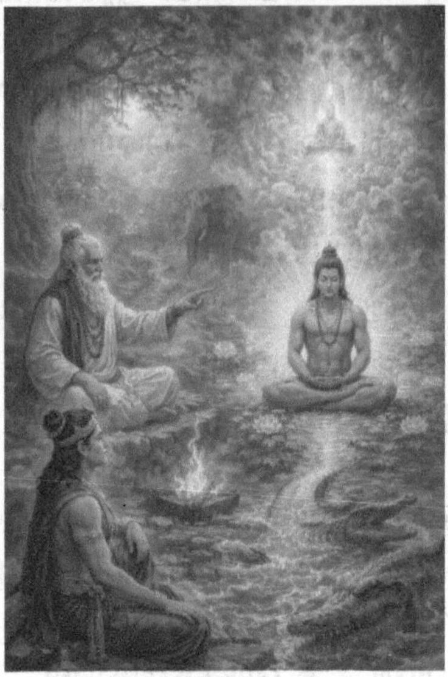

வசிஷ்டர்: குரு கிரஹத்தின் ஆச்சாரியர் பிரஹஸ்பதி. அவரது மகன் மெத்தப் படித்த கச்சனாகும். இந்த கச்சனின் கதையை இப்போது ராமா! உனக்குச் சொல்லப்போகிறேன். அதில் 'நான்' என்ற அகந்தையை ஒழிப்பதைப் பற்றிய விவரங்கள் அடங்கி உள்ளன.

கச்சனும் தன் தந்தை பிரஹஸ்பதியைப் போல் முனிவராவார். பிராணம் என்ற யானையை அடக்கி உலகப் பொருள்களின் நாட்டத்திலிருந்து விடுபட்டவர்.

தேவ குருவான தன் தந்தை கச்சனிடம் சொன்னார்: இந்த உலகில் பிறப்புக்கள் ஒரு சமுத்திரம் போல் பெருகிய ஒன்றாகும். அந்த சமுத்திரத்தில் பல கணக்கில் அடங்கா முதலைகளும், மீன்களும் வாழ்கின்றன.

அவைகளிலிருந்து தப்பிக்க ஒரு பாலம் வேண்டும். அந்தப் பாலம் தான் உலகப் பற்றை முழுமையாகத் துறந்த மனம். அந்தத் துறவின் மூலம் பெரிய கஷ்டங்கள், பொறுப்புகள் அனைத்தும் அந்த மனிதனிடமிருந்து விலகிவிடும்.

இந்த தன் தந்தையின் அருளுரையைக் கேட்ட கச்சன் அனைத்து உலக பந்தங்களிலிருந்து விடுபட்டு, காட்டிற்குச் சென்று எட்டு வருடங்கள் தவம் செய்தான். அதன் பிறகு தன் தந்தையைப் பார்த்து 'எட்டு வருடம் நான் கடும் தவம் செய்தேன். இருப்பினும் என் மனத்தின் வலிகள் போகவில்லை. அதைப் போக்கும் வழி யாது?' என்று கேட்டான்.

அதற்கு அவர் தந்தையான பிரஹஸ்பதி ஒரே வரியில் பதில் சொன்னார்: அனைத்தையும் துறக்கவும்.

இதைக் கேட்ட கச்சன் தன் மர உரி ஆடையைக் களைந்து நிர்வாண நிலையில் இருந்து மீண்டும் தவம் செய்து, பிறகு தன் தந்தையைப் போய்ப் பார்த்துக் கேட்டான்: என் மனம் தன் அமைதியை அப்போதும் பெறவில்லையே, ஏன்?

பிரஹஸ்பதி: படித்த பெரிய பண்டிதர்கள் சொல்வது மனம் தான் அனைத்திற்கும் மூல காரணம். அதை வெற்றி கொள்வது தான் உண்மையான துறவாகும். அப்பொழுது தான் வலிகள் எல்லாம் போய்விடும்.

இதைச் செவியுற்ற கச்சன் தனக்குத் தானே யோசனை செய்தான்: மனம் என்றால் என்ன என்பதை நானும் பலவாறாக சிந்திந்துப் பார்க்கிறேன். ஆனால் எந்த ஒரு தீர்க்கமான முடிவிற்கும் மனம் பற்றி என்னால் வரமுடியவில்லை. பல உறுப்புகளைக் கொண்ட உடல்

மனத்திலிருந்து வேறுபட்டது. இருப்பினும் அந்த மனத்தை உடலிருந்து தனியாகப் பிரித்தெடுப்பது என்பது ஒரு பயனற்ற செயலாகவே உள்ளது.

இந்த குழப்பமான மன நிலையில் மீண்டும் தன் தந்தையிடம் இதற்கு ஒரு தீர்வைச் சொல்லும்படி கச்சன் வேண்டினான்.

பிரஹஸ்பதி: அறிவாளிகள் மனத்தைப் பற்றித் தெரிந்துள்ளனர். அந்த மனத்தின் அழுக்கை அறிந்து அதை அகற்ற வேண்டும். அந்த அழுக்கு தான் 'நான்' என்ற அகம்பாவ குணமாகும். அகம்பாவம் - ஆணவம் - மமதை அனைத்தும் 'நான்' என்ற எண்ணத்தின் மூல ஊற்றாகும்.

கச்சன்: இந்த 'நான்' என்ற மனத்தின் கருத்தைத் தவிர்ப்பது என்பது மிகவும் கடினமான ஒன்றாகும். மனத்திலிருந்து வெளியேறாமல் அடம்பிடிக்கும் 'அதை' எவ்வாறு தூள் தூளாக பொடியாக்க முடியும்?

பிரஹஸ்பதி: அகங்காரத்தால் உண்டாக்கப்படும் வலி என்பதை மிகவும் எளிதாக நீக்கிவிடலாம். ஒரு பூவைக் கசக்கிப் பிழியும் கால அளவில் அல்லது கண் இமைக்கும் நேரத்தில் அந்த அகங்காரத்தை நீக்கிவிடலாம். இதற்கு நீண்ட வியாக்யானம் தேவை இல்லை. அத்வைதம் என்ற முடிவற்ற மேலான ஞானம் இருந்தால் அது நடக்கும். அத்வைதம் என்பது தூய்மையான ஆகாயத்தை விட பரிசுத்தமான ஞான தீபமாகும். மனத்தை ஒருமைப்படுத்தி அந்த தீப ஒளியைத் தியானிக்க வேண்டும். இதன் மூலம் அலைபாயும் மனம் அமைதியாகி, உண்மையான அமைதி கிட்டி, மனத்தின் அனைத்து வலிகளும் விடுதலையாகிவிடும். அந்த நிலை அடைந்த மனத்தில்

அகங்காரம் அழிந்து விடும். இந்த சக்தி வாய்ந்த தியானத்தின் சூழ்நிலையில் அகங்காரம் எப்படி தலை தூக்கும்? தூசி நீரிலிருந்து வெளிப்படுமா? தீயிலிருந்து நீர் தான் தோன்றுமா?

அழியாத அற்புதமான நிரந்தர அத்வைத சிந்தனையில் ஒருவன் மூழ்கி இருக்கும் தருணத்தில், 'நான்' என்ற அகந்தை எண்ணம் அழிந்து, தத்துவ ஞானம் மேலோங்கி இடம், பொருள், காலம் ஆகியவைகளைக் கடந்து ஆத்ம உண்மைச் சொரூபத்தில் மூழ்கும் நிலை உண்டாகும்.

வசிஷ்டர்: ஓ, ராமா! ஆசைகளை விடுத்த நிலையில் - 'நான், நீ' என்ற அகங்காரங்களை விட்டு விலகிய நிலையில் - முனி கச்சன் ஆத்ம தியானத்தில் திளைத்து, மனத்தில் எந்த விதமான விகல்ப எண்ணங்களும் இல்லா ஜீவன் முக்தியில் திளைத்தார். இந்த கைவல்யம் என்ற ஆத்மாவின் முழுமையான பிரக்ருதியிலிருந்து விடுதலை பெற்ற மனத்தில் அகங்காரம் ஒன்றுமில்லாத பொய்யான மாயையாகி விடுகிறது. முயல் கொம்பு என்பது மாயை தான். அந்த மாயையான முயல் கொம்பைப் பற்றிக் கொண்டு, இன்னொரு மாயையான சொப்பனம் மூலம் எப்படி கரையேற முடியும்?

ராமர் தன் சந்தேகத்தைச் சொல்கிறார்: பரிபூர்ண பிரம்ம ஞானம் கிட்டும் பொழுது, அதைத் தவிர்த்து வேறு அந்நிய வஸ்து எப்படி மனத்தில் எழ முடியும்?

வசிஷ்டரின் பதில்: மனத்தில் எழும் பல வேறுபட்ட எண்ணற்ற எண்ணங்களால் மீண்டும் பிறப்புதான் உண்டாகும். ஆனால் இந்த மனத்தின் எண்ணங்களை ஒருங்கிணைத்து ஒரே உண்மையான பரப்பிரம்மத்தில்

சரணடைந்தால் பிறவிப் பெருங்கடலிருந்து மீளலாம்.

11. மித்திய புருஷன் என்ற மாய மனிதனின் கதை

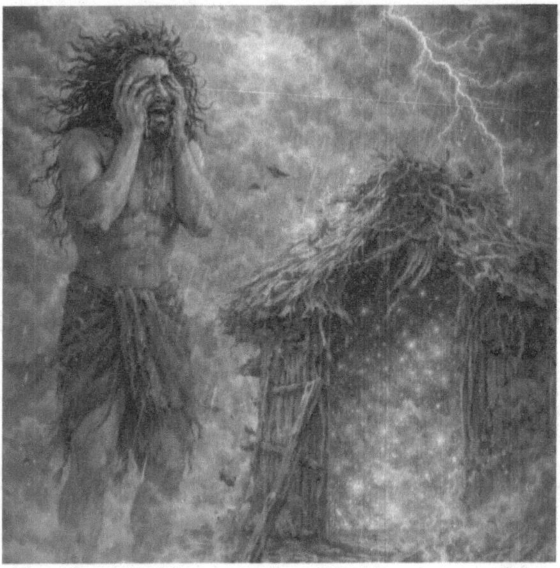

'மாறுபட்ட தன்மைகளை அனைத்துப் பொருட்களிலும் காணும் மன நிலையிலிருந்து விடுதலை பெற வேண்டும். அது தான் உயர்ந்த அருளான ஆத்ம ஞான நிலையை அடையும் மார்க்கமாகும். ஆகையால், ஓ ராமா! மித்திய அதாவது மாய புருஷனைப் போல் துயரப்படாதே' என்ற முன்னுரையுடன் ராமருக்கு வசிஷ்டர் அந்த கதையினைச் சொல்ல ஆரம்பித்தார்.

வசிஷ்டர்: இந்தக் கதை உன்னை சிரிக்க வைக்கும் சம்பவங்கள் கொண்டது. சிடகாஸ் என்ற யாரும் இல்லாத ஒரு மூலையில் ஒரு ஆண் வடிவம் தோன்றியது. அவன் அஞ்ஞானத்தின் சொரூபன். அதிகமான கத்தை கத்தையான தலை முடிகளுடன் ஆகாயத்தில் உதித்தான். அவன் பெயர் தான் மித்திய புருஷன்.

அவன் தானே ஒரு ஆகாயத்தை சிருஷ்டிக்க விரும்பினான். பரந்த ஆகாயத்தை ஒரு எல்லைக்குள் அடைக்க ஒரு குடிசையை உருவாக்கினான். அந்த குடிசையில் அந்த ஆகாயத்துடன் வசிக்க ஆரம்பித்தான். ஆனால் காலம் செல்லச் செல்ல அந்த குடிசை சிதலம் அடைந்தது. புயல் காற்றில் அல்லது கடும் மழையில் ஒரு குன்றே அழிவது போல அவனது குடிசை அழிந்தது. அழிந்த குடிசையுடன் குடிசையில் கட்டுண்ட ஆகாயமும் மறைந்து போய்விட்டது. இதைப் பார்த்து மித்திய புருஷன் கண்ணீர் விட்டு அழுதான்.

'ஏ, ஆகாயமே! என் குடிசை வீட்டில் இருந்த நீ ஒரே நொடியில் மறைந்து விட்டாயே! நீ எங்கு சென்றாய்?' என்று புலம்பினான் மித்திய புருஷன். அதன் பிறகு மீண்டும் ஆகாயத்தை குடியமர்த்த ஒரு புதிய கிணற்றை உருவாக்கி, அதில் ஆகாயத்துடன் அவன் வசிக்கலானான். காலம் செல்லச் செல்ல கிணறு பாழாகியது. இதனால் மனம் கலங்கிய மித்திய புருஷன் வாய் விட்டுக் கதறி அழுதான். மீண்டும் ஆகாயத்துடன் வாழ, ஒரு புதிய பானையை உருவாக்கி, அதில் ஆகாயத்தை வரவழைத்து அந்தப் பானை வாசம் தொடங்கியது. காலம் தன் கொடுங்கரங்களால் அந்தப் பானையையும் அழித்தது. ஆகாயத்துடன் வசிக்கும் ஆசையால் மனம் தளராது

மித்திய புருஷன் ஒரு பெரிய குழி தோண்டி ஆகாயத்துடன் வசிக்கலானான். ஆனால் இதையும் காலம் அழித்து விட்டது. அதன் பிறகு ஒரு வட்ட வடிவமான வீட்டை உருவாக்கி அதில் ஆகாயத்துடன் சந்தோஷமாக வசிக்கலானான். இதுவும் ஒரு உலர்ந்த இலை புயல் காற்றில் பறப்பது போல் அந்த வீடும் காலத்தால் அழிந்தது.

தான் உருவாக்கிய வீடு, கிணறு ஆகியவைகள் அழிந்ததை நினைத்து பல காலம் வருந்தினான். அவன் ஒரு பெரிய முட்டாள். பிரம்மாண்டமான ஆகாயத்தை ஒரு பானையில் அடக்கி அதனுடன் வாழ ஆசைப்படும் முட்டாள். அவன் அந்த முட்டாள் தனமான எண்ணத்துடன் வாழ்ந்து, உயிர் விட்டான்.

ராமர்:: இந்தக் கதை சொல்லும் தத்துவம் தான் என்ன? ஆகாயத்தை ஒரு சிறியதில் அடக்குதல் என்றால் என்ன அர்த்தம்?

வசிஷ்டர்: மித்திய புருஷன் என்பவன் யாருமில்லை - அவன் தான் 'நான்' என்னும் அகங்காரன். உலகத்திலுள்ள அனைத்து ஜீவராசிகளும் இருக்கும் ஆகாயம் என்பது சுயம்புவாகும். அது சிருஷ்டிக்கு முன் முழுமையாகவும், எல்லையற்றும் உருவான ஒன்றாகும். அந்த ஆகாயத்திலிருந்து தான் 'நான்' என்ற அகங்காரம் வாயுவினால் தொடு உணர்ச்சி உண்டாவதைப் போல் உருவானதாகும். அந்த அகங்காரம் ஆத்மாவின் சித் - ஆகாசத்தை காப்பதாக கற்பனை செய்கிறது.

இது பல உடல்களை - கிணறு, பானை, குழி போன்று உருவாக்கி வலிகளால் துன்பப்படுகிறது. அவன் பூத

ஆகாசத்தின் தவறான எண்ணத்தால், சிதாகாச ஆத்மாவைச் சிறையிலடைத்ததாக நினைத்தான். அவ்வாறு எண்ணியதன் மூலம், அவன் தன்னைத்தானே எல்லா துன்பங்களுக்கும் உரியவனாக ஆக்கிக்கொண்டான்.

ஆகாசத்தின் இதயமான நான் என்ற அகம்பாவம் உடல் அழியும் போது அழிந்துவிடும் என்று அறிவிலி கருதுகிறான். ஆனால் உண்மை நிலை என்ன? அழியாத் தன்மை கொண்ட ஆகாசம் பானை உடையும் பொழுது மறைந்து விடுகிறது. அது அழிவல்ல. ஆகையால் உடல் அழிந்த நேரத்தில், ஆகாசம் போல் உள்ள ஆத்மா ஒருபோதும் அழிவதில்லை. இதை அறிவது தான் சத்தியமான பிரம்மமாகும். இந்த பிரம்ம அறிவு ஆகாசத்தை விட நுண்ணியது. அணுவுக்கு அணுவாய் அது பிரகாசிக்கும் தன்மையது. ஆனால் 'நான்' என்ற அகங்காரம் பானையைப் போல் உடைந்து போகும். அந்த நிலையில் வலிகள் பறந்து போகும். நான் என்ற அகந்தை போவது தான் ஆத்ம ஞானத்தின் அறிகுறி. அது தான் ஜீவன் முக்தியாகும்.

12. பிரிங்கிசாவின் கதை

வசிஷ்டர்:

பிரபஞ்சத்தின் உண்மை நிலையை அறிவது அவசியம். அது ஆத்ம ஞானத்தில் அடங்கிய ஒன்றாகும். ஆனால் பழுதைப் பாம்பு என்று கருதுவது போல் பிரபஞ்ச நிலை புரிபடாத ஒன்றாகவே உள்ளது. சூரியக் கதிர்கள் சூரியன் ஆகிய இரண்டையும் வெவ்வேறாகக் கருதுவது எதார்த்த நிலை அன்று. ஆன்மீக அனுபவம் ஒன்றே பிரபஞ்சத்தின் உண்மை நிலையை உணர்த்தும்.

நீரின் அமைதியைக் குலைக்கும் சுழல்களுக்குக் காரணம் காற்றாகும். அதே போல் நீரின் பல சுழல்கள் போல் ஏற்படும் சங்கல்ப செயல்களுக்கு பிரம்மம் தான் காரணம். ஆகாய வெளியில் அந்த சங்கல்பங்கள் பயணிக்கும் போது அவைகள் விரிவாகி ஒரு தனி உலகமாக மனத்தின் தன்மையால் உருவாகிறது. ஆகையால் உலகம் என்பது சங்கல்பமே. அது மட்டுமல்ல. இந்த உலகம் உண்மை இல்லை - பொய்யும் இல்லை. அது சொப்பன உலகம் போல் உள்ளது. பார்ப்பவர், கேட்பவர், பேசுபவர், உணர்பவர், சிறியோர், நடப்பவர், செய்பவர் என்ற அனைத்தும் புதிய சிருஷ்டியால் உண்டானது இல்லை. அவைகள் அனைத்தும் ஒரே உண்மையின் பல உருவங்கள். அதை அறிவது தான் பழுதற்ற தூய்மையான ஞானமாகும். உண்மையைச் சொல்ல வேண்டுமென்றால் உலகம் என்ற ஒன்று இல்லை. அனத்தும் சித் என்ற அறிவேயாகும் - அதாவது உலகம் சின் மாத்திரம் என்று சொல்லப்படும் தூய சித்தமே அன்றி வேறொன்றும் இல்லை.

ஒரே சித் (அறிவு) மாயையில்லாமல் அனைத்துப் பொருள்களிலும் பரவியிருப்பதால், அந்தப் பொருள்கள் உண்மையில் இல்லை.

அந்த நிலையில் பந்தமோ அல்லது மோட்சமோ எப்படி எழும்? அகங்காரம், பெருமை ஆகியவைகளின் தாக்கம் இன்றித்தான் உயர்ந்த செயல்களைச் செய்ய முடியும். மனம் எந்தவிதமான சந்தேகங்களிலும் கட்டுண்டு இராமல், நீயே பெரிய செயல் செய்பவனாகவும், அந்த செயல்களின் பலன்களை அனுபவிப்பவனாகவும், அதே சமயத்தில் அனைத்தையும் துறப்பவனாகவும் வாழ முடிகிறது.

ராமர்: உங்களது வார்த்தைகள் எனக்கு குழப்பத்தை உண்டாக்குகிறது. செய்பவர், அனுபவிப்பவர், துறப்பவர் - இவர்களைப் பற்றி எனக்குப் புரியும்படி விளக்கவும்.

வசிஷ்டர்: இந்த மூவரைப் பற்றியும் அறிய முனிவர் பிரிங்கிசாவின் கதை உதவும்.

பிரிங்கிசா மஹா மேரு மலைக்குச் சென்று அங்கு பரமேஸ்வரரை வணங்கினார். பரமேஸ்வரர் சிடகாசமானவர் - சித் ஆகாசம் - அதாவது ஆகாசம் போல் பரந்து விரிந்த அறிவு பெற்ற கடவுள் என்ற பெருமை கொண்டவர்.

பிரசங்கிசா பரமேஸ்வரரிடம் 'அறிவில்லாமல் உலக மாயையில் உழன்றுள்ளேன். அறிவை அடையும் வழியும் தெரியவில்லை. இந்த அழியும் உடலை வைத்துக் கொண்டு, பயமில்லாத மன அமைதியை இந்த உலகில் அடைவது எப்படி?' என்று கேட்டார்.

பரமேஸ்வரரின் பதில்: உன் மனத்தில் எழும் சந்தேகங்களை அழித்து, உண்மையை ஆலிங்கனம் செய்தால், நீ செய்பவர், அனுபவிப்பவர், துறப்பவர் ஆகிய மூன்று நிலைகளையும் அடைவாய்.

இதை இன்னும் உனக்குப் புரியும்படி விளக்குகிறேன்.

செய்கையின் பலன்களைப் பற்றி சிந்திக்காமலும், அன்பு, வெறுப்பு, இன்பம், துன்பம், தர்மம், அதர்மம் ஆகியவைகளை அணுக விடாமலும் செய்பவன் தான் உண்மையில் செயல்களின் அதிபதியாகும். அவன் அமைதியாக, எந்தவிதமான நான் என்ற அகங்காரம் இன்றியும், சுய பெருமை கொள்ளாமல், அனைத்திற்கும் ஒரு பார்வையாளனாக செயல்படுவான். பிறப்போ அல்லது சாவோ, தோற்றமோ அல்லது மறைவதோ - ஆகிய எதுவும் அவன் மனத்தைப் பாதிக்காது.

அதே போல் அவன் அனுபவிப்பவனாகவும் இருக்கிறான். அந்த அனுபவத்தில் அவன் கோபம், குறிப்பிட்ட பொருட்களின் நாட்டம் அல்லது அவைகளைத் தவிர்ப்பது இல்லாமல் மனத்தின் சமநிலை வழுவாது அவன் இருப்பான். உப்பு எந்தப் பதார்த்தத்துடனும் சேருவதைப் போல் மனத்தின் நடுநிலையை கடைப்பிடிப்பான்.

இப்போது துறப்பவனைப் பற்றி விளக்குகிறேன். தூய தர்மம், அதர்மம், பிறப்பு, இறப்பு, இன்பம், துன்பம் ஆகியவைகள் அனைத்தையும் துறந்தவன் அவன். அப்படிப்பட்டவனின் மனத்தின் எண்ணங்கள் - செயல்கள் எல்லாம் வேரோடு அழிந்திருக்கும்.

வசிஷ்டர்: தாமரை மலர் போன்ற கண்களை உடைய ராமா! பிரம்ம ஞானம் பெற்று நீ ஆட்சி செய்வாயாக. உன்னுடைய செய்ல்கள் அனைத்தும் அருளோடு அமையட்டும். 'அது' என்ற பரப்பிரமம் பற்றிய எண்ணங்கள் உன் உள்ளத்தில் நிரம்பட்டும். உருவமற்ற அகங்காரம் உன்னிடமிருந்து முழுவதுமாக வெளியேறட்டும்.

13. **இஷ்வாகுவின் கதை**

ராமர்: மனம் அகங்காரத்தை முற்றிலும் போக்கி அதன் உண்மையான நிலைக்கு வந்தால், அப்போது அந்த மனத்தின் குணம் எப்படி இருக்கும்?

வசிஷ்டர்: நான் இப்போது சொல்லப்போகும் மனத்தைப் பற்றிய குணங்களை மிகவும் கவனமாகக் கேட்கவும். ஒரு மனம் அழிந்தாலும், அதன் ஆத்ம உருவம் அழியாமல் இருக்கும்.

தாமரை இலையில் இருக்கும் நீர்க் குமுழி தாமரை இலையில் ஒட்டாமல் இருப்பதைப் போல், ஆசைகளோ, மாயையோ மற்ற அழுக்குகளோ ஒருவனின் மனம் ஆத்மாவின் பிடியில் இருக்கும் போது, அவன் மனத்தை அசைக்க முடியாது. இதனால், அவனது முகம் ஒளி வீசி பிரகாசமாகிவிடும். அவனது எல்லாப் பாவங்களும் அழிந்து விடும். படிப்படியாக அவனது ஐம்புலன்களின்

வாசனைகளும் அவனைக் கட்டுப்படுத்துவதிலிருந்து விட்டு விலகி விடும். கோபம் கொல்லப்படும்; ஆசைகளை நாடும் மனத்தின் எண்ணங்கள் அழியும்; தீய காம இச்சைகள் அழிந்து, மறையும். அவன் மனத்தில் ஒட்டிக் கொண்டிருக்கும் அனைத்து குழப்பமான மாயைகள் வேறு இடம் நாடிச் சென்றுவிடும்.

ஐந்து பொறிகளும் அதன் செயல்களின் சக்தியை இழந்து அமைதியாகி விடும். இதனால், வலிகளோ, ஆசைகளோ உருவாகி, அவனைப் பாதிக்காது.

உள் உள்ளம் திருப்தி அடைந்து, வலிகளிலிருந்து விடுதலை அடைந்து, சமநிலையான உள்ளத்தை எல்லா பொருட்களிடமும், எல்லா இடங்களிலும் செயல்படும் நிலை உருவாகும். இதனால், ஒருவனின் உடல் வலிகளால் துன்பப்படும் போது கூட, அந்த வலி அவன் முகத்தில் பிரதிபலித்தாலும், அவன் மனம் அந்த வலியால் எந்த விதத்திலும் பாதிக்கப்படாமல் இருக்கும். .

இது மனம் அழிந்த நிலையின் அறிகுறிகளாகும். அப்போது தேவர்களின் நட்பு கிட்டி, அந்த மனிதன் அவர்களின் நட்பில் மூழ்கி ஆனந்தமயமாகி விடுவான். இந்த அழகான நட்பால் ஏற்பட்ட அமைதியால் அவனுடைய மனம் குளிர்ந்து, அவன் எல்லா இடங்களிலும் போற்றப்படுவான்.

ஓ, அருள் பார்வை கொண்ட கண்களை உடைய வெற்றி வீரனான ராமா! வலியில்லாத அறிவுடைய மனம் படைத்த அந்த மனிதன் பல யுகங்கள் மறுபிறவிகளை வென்றவனாகிறான்.

'நான் யார்?' என்ற கேள்விதான் மனத்தை இந்த சதை உடம்பின் சம்சார சமுத்திரத்தை நீந்தி கரையேறுவதற்கு சக்தி வாய்ந்த படகாகும். அத்துடன் 'பிரம்மம் எது? பிரம்மத்தை அடைபவர்கள் யார்? உலக இன்பங்களால் என்ன பயன்?' ஆகிய ஆத்ம விசாரங்கள் தான் மனத்தை மேம்படுத்த சிறந்த வழி என்று வேதங்கள் முழங்குகின்றன.

இந்த மாதிரியான மனிதனின் குணாதிசயங்களை தெளிவாக அறிய நீ நான் சொல்லும் இஷ்வாகு மன்னனின் கதையைக் கேட்பாயாக. அந்த அரசன் தான் உன் சூரிய குலத்தில் பிறந்த முதல் அரசனாகும். அவர் தமது ஞானத்தால் மோட்சத்தை அடைந்தவராவார்.

இஷ்வாகு மன்னன் தனக்குத் தானே ரகஸ்யமாக சிந்தித்தார்: 'இந்த உலகத்தில் நிகழும் பிறப்பு - இறப்பு, இன்பம் - துன்பம், சுகம் - வலி ஆகியவைகளுக்கு மூல காரணங்கள் என்ன?'

ஆனால் இஷ்வாகு மன்னனுக்கு இந்தக் கேள்விக்குப் பதில் தெரியவில்லை. அதற்கான பதிலை அறிய சத்திய லோகத்திலிருந்து வந்த முதல் மனுவைப் பார்த்து தனது சந்தேகத்தை வெளிப்படுத்தினார்.

'வலியற்ற என் சத்திய ஆத்மாவைப் பற்றி எனக்கு விளக்கி எனக்கு ஒளியூட்ட வேண்டுகிறேன். அதற்கு என் மனத்தில் எழும் சில சந்தேகங்களை நீங்கள் போக்க வேண்டும். இந்த உலகத்தின் ஆரம்பம் எது? அதன் உருவம் என்ன? அது எவ்வளவு காலம் இருக்கும்? அதை சிருஷ்டித்தவர் யார்? அது எப்போது தோன்றியது? அது தோன்றியதற்கான

காரணம் யாது? வலையிலிருந்து தப்பிக்கும் ஒரு பறவையைப் போல் நான் இந்த உலகத்தில் பல ஜன்மங்களிலிருந்து விடுதலை அடைவது எப்படி?

மனுவின் பதில்: அற்புதமான கேள்விகள். ஆனால் அவைகள் அனைத்தும் உன் அதீதமான மாயையினால் உண்டானதாகும். அவைகள் அனைத்தையும் பகுத்தறியும் உன் உள்ளம் உடைத்து எறிந்துவிடும். மனத்தில் எழும் பல சிறிய சிறிய உலகங்கள் எல்லாம் உண்மையில்லை; அவைகள் அனைத்தும் கந்தர்வ நகரம் (மேகக் கூட்டங்களில் திடீரெனத் தோன்றி மறையும் கற்பனை நகரம்) அல்லது பாலைவனத்து கானல் நீர் போன்றதாகும்.

உண்மையான உலகம் என்பது ஆத்மீக சத்திய லோகமாகும். அது மனித உடலில் உள்ள புலன்களால் அடையமுடியாது. உடலின் ஐம்புலன்களால் உலகத்தில் காணும் பொருட்கள் எல்லாம் ஆத்மா என்ற மிகப் பெரிய முகம் பார்க்கும் கண்ணாடியில் தெரியும் வெறும் பிம்பங்களே. பிரம்மத்திலிருந்து உருவாகிய ஒளி பொருந்திய சக்திகள் ஒரு முட்டையாகி வெளி வந்தது. அந்த முட்டையிலிருந்து சிவ உருவம் தோன்றியது. அந்த முட்டையிலிருந்து தேவ லோகம் உண்டானது. இது தான் சக்தியைப் பற்றிய உண்மையாகும்.

தளைகள், மோட்சம் ஆகியவைகளைப் பற்றிய விசாரணையால் எல்லையற்ற ஞான ஒளி பிரகாசிக்கும். அதன் பிறகு உலகத்தில் தோன்றும் பொருட்கள் எல்லாம் நீரில் தோன்றி மறையும் பலவிதமான நுரைகள் என்ற ஞானம் உண்டாகும்.

மனத் தடைகளான தளைகளிலிருந்து விடுபட்டு அவைகளை வென்ற பிறகு, உனது அனைத்து பயங்களும் போய், நீ ஒரு பாறை போன்று உறுதியாக இருப்பாய்.

ஆனால், நீ சங்கல்ப எண்ணங்களில் பற்று வைத்தால், உனது தூய ஞானமானது (சின்மாத்ரா), நீர் ஆவியாக மாறி மறைவது போலத் தன் வலிமையை இழந்து சிதறிவிடும். பிறகு ஜீவன் மறு பிறவிகள் என்ற சுழற்சியில் தொடர்ந்து பல காலங்கள் உழலும். உன் வலிகளும், உன் இன்பங்களும் உன் மனத்தின் செயல்களே அன்றி அவைகளுக்கு ஆத்மாவுடன் எந்தவிதமான தொடர்பும் இல்லை.

ராகு சந்திரனுடன் இருக்கும் கிரகமானாலும், அது கிரண காலத்தில் மட்டும் தான் தெரிகிறது. அதே போல் ஆத்மா பிரம்ம ஞான அனுபவத்தில் மூழ்கி இருக்கும் பொழுது மட்டும் தான் ஆத்மா வெளிப்படுகிறது.

ஆத்மா அனைத்து வஸ்துக்களையும் சூரிய ஒளியைப் போல் பிரகாசிக்கச் செய்யும். ஆத்மா மனித உள்ளங்களில் புகுந்து ஒளிமயமாக்கும். தங்க ஆபரணங்கள் பல வகையாக இருப்பினும், அவைகளில் இருப்பது தங்கம் என்ற ஒரே உலோகம் என்பதை அறிந்தால், ஆத்மா பல உடல்களில் இருந்தாலும் அவைகள் அனைத்தும் ஒரே தன்மை கொண்ட ஆத்மா என்பது தெளிவாகும்.

ஆத்மா கும்பமுனி அகஸ்தியரைப் போன்றது. பல ஆறுகள் போன்றது உலகம். ஆற்று நீர் வடவாக்கினி என்ற எரியும் அக்னியை கொண்ட காலமான சமுத்திரத்தில் விழுகிறது. அந்த காலம் என்ற சமுத்திர நீரை அகஸ்தியர் முழுதும்

குடித்து உலகைக் காத்தார்.

மனு மேலும் சொன்னார்: சாஸ்திரங்களைப் படித்து முதலில் ஞானம் பற்றிய தெளிவு பெற வேண்டும். மேலும் அறிஞர்களின் தொடர்பு மூலம் அந்த ஞானத்தில் தெளிவு பெற வேண்டும். இது தான் ஞானத்தின் முதல் படி.

ஆத்ம விசாரம் என்பது இரண்டாவது படி. ஆசாங்க பாவனா என்பது மூன்றாவது படி. சத்துவ பதி என்பது நான்காவது படி. ஆனந்த சொரூபா என்பது ஐந்தாவது படி. சுஷுப்தி என்பது ஆறாவது படி. கடைசியான மிக உயர்ந்த துரியா என்பது ஏழாவது படி.

இதில் முதல் மூன்று படிகளையும் ஜாக்கிரத அவஸ்தா (விழிப்பு நிலை) என்பர். நான்காவது படி நிலையான ஸ்வப்பனா என்ற கனவு நிலையாகும். ஐந்தாவது நிலையை சுஷுப்தி நிலை (அருள் நிலை) என்பர். ஆறாவது நிலையை துரியா (அருளுடன் அறிவு நிலை) என்பர். ஏழாவது நிலையை துரியாதீதம் (மனம், பேச்சு, அலைபாயும் மனசு ஆகியவைகளைக் கடந்து சத் என்ற நிலை) என்பர்.

சித்தம் என்ற மனத்தை அடக்கி, மனிதன் ஜீவன் முக்தனாகிறான்.

அந்த நிலையில் மனிதன் மூன்று குணங்களின் ஆதிக்கமும் அற்றவனாய், பிறப்பும் இறப்பும் எனும் இரு எல்லைகளையும் கடந்தவனாய், முழுமையான தூய்மையுடன் நிலைபெற்ற ஞானியாகிறான். எந்நிலையிலும் சிறிதளவும் துன்பத்தால் பாதிக்கப்பட

மாட்டான்.

புல்லில், ஆகாயத்தில், சூரியனில், தேவர்களில், நாகர்களில், மனிதர்களில் அனைத்திலும் பரவி நிற்கும் அதே சத்துவம் தான் 'நான்' என்ற ஞானம் பெற்றவனாகிறான். அதனால் அவன் உள்ளம் ஒருபோதும் சோர்வடைவதில்லை. துக்கம், ஏக்கம், அச்சம், வருத்தம் – இவை எதுவும் அவனுடைய மனத்தைப் பாதிக்காது. விசார ஞானம் மூலமாக இந்த உலகமெங்கும் நூலின் நெசவு போல – நீளமாகவும் அகலமாகவும், மேலும் கீழுமாகவும், அனைத்திலும் ஊடுருவி நிற்கிறது என்பதை உணர்ந்த அந்த மனிதன் அழிவற்றவனாகிறான். அவன் உண்மையில் இறப்பற்ற நிலையை அடைந்தவனாகிறான்.

இன்பங்களும் துன்பங்களும் பிரிக்க முடியாதவாறு ஒன்றோடொன்று பின்னிப் பிணைந்துள்ளன; அவை தோன்றும்போதும் ஒன்றாகவே வெளிப்படுகின்றன, அழியும்போதும் ஒன்றாகவே மறைகின்றன. மனத்தின் வாசனை (பழக்கப்பதிவுகள்) அழியும்போது, அந்த மனத்தால் செய்யப்படும் கர்மாக்கள், எரிக்கப்பட்ட விதையைப் போல, மீண்டும் இன்பத்தையோ துன்பத்தையோ முளைக்கச் செய்யாது. உடலும் அதன் உறுப்புகளும் தனித்தனியாகத் தோன்றுவதால் பல்வேறு கர்மாக்கள் உருவாகியுள்ளன. அப்படியிருக்க, அங்கே 'சமைப்பவன்' (செய்பவன்) என்றும் 'உண்பவன்' (அனுபவிப்பவன்) என்றும் முன்னே வரக்கூடியவர் யார்?

ஞானத்தினால் உலகப் பொருட்களின் மேல் பற்று நீங்கியவர்களின் உள்ளம், சந்திரனைப் போல் குளிர்ச்சியாகவும் சூரியனைப் போல் அறிவு ஒளி

மிக்கதாகவும் திகழும். பஞ்சு மொட்டுகள் வெடித்துச் சிதறுவதைப் போல, மனிதனின் சஞ்சித (பல பிறவிகளாகச் சேர்த்து வைத்த வினைகள்) மற்றும் ஆகாமிய (இப்பிறவியில் நாம் செய்யும் வினைகள்) கர்மங்கள் இந்த உடலிலிருந்து விடுபட்டுச் சிதறிப் போகும். இதன் மூலம் எண்ண அலைகள் ஓய்ந்து, மனம் தியானத்திற்குரிய பக்குவத்தைப் பெறும். செழிப்பான நிலத்தில் ஊன்றிய விதை போல, ஞானம் அத்தகைய தூய மனத்தில் ஆழமாகப் பதிந்து நிலைத்துவிடும்.

பிரம்மா, விஷ்ணு, ருத்திரன், ஐந்து கிரியா சக்திகளான சிருஷ்டித்தல், காத்தல், அழித்தல், மறைதல், அருளல் ஆகியவைகளை தத்துவமசி என்றதில் இணைக்க வேண்டும். அது தான் உண்மையான ஞானமாகும். தூய மனம் படைத்தவர்களும், காலத்தை வென்றவர்களும் சின் மாத்ராவின் குணத்தைப் பெற்றவர்களும் அருள் பெற்றவர்கள். அவர்களுக்கு இணையாக ஒருவரும் இந்த உலகத்தில் இல்லை.

அந்த குணவான்கள் கர்மாக்களின் பலன்களை முற்றிலும் துறந்தவர்கள். தூய அல்லது தீய விகல்பங்களால் ஏற்படும் செயல்களால் உண்டாகும் தாக்குதல்களை முறியடிக்கும் உதாரண புருஷர்களாக விளங்குவார்கள். ஆகையால் அவர்களின் உள்ளங்கள் கர்மாக்களால் கறை படியாமல் தூயதாகவே இருக்கும். இது ஒரு சூரிய காந்தக் கல் சூரிய ஒளியை ஐந்து நிறங்களாகப் பிரித்துக் காட்டும் தன்மை கொண்டிருந்தாலும், அந்த நிறங்கள் அந்த காந்தக் கல்லைப் பாதிக்காது என்பதற்கு உதாரணமாகும்.

இதனால் கடவுளை பல விதங்களில் பூஜை செய்து

பிரார்த்தித்தாலும், அந்த மனிதன் எப்போதும் வேதங்களையே நம்பி அதன் உரைகளிலேயே நம்பிக்கை கொண்டிருப்பான். அவன் காசியில் இறந்தாலும் அல்லது கீழானவன் வீட்டில் இறந்தாலும், அவன் பிரம்ம பதவியை அடைவது சர்வ நிச்சயம்.

இவ்வாறு மனு விளக்கியவுடன் வசிஷ்டர் இறுதியாகச் சொன்னது: மனு என்ற புனைப்பெயர் கொண்டவர் தான் பிரம்மா. உண்மையான அன்புடன் அருளிய பொன் மொழிகளுக்குப் பிறகு சத்திய லோகம் சென்றார். ஓ, ராமா! புகழ் பெற்ற இஷ்வாகு மன்னன் விழிப்படைந்து, ஆத்ம ஞானம் பெற்றார்.

14. ஒரு முனி, ஒரு வேடுவன் ஆகியவர்களின் கதை

வசிஷ்டர்: இரும்பைக் கொண்டு இரும்பை வெட்டலாம். துணியின் அழுக்கை, பூமியின் மணலால் நீக்கலாம். சாவைக் கொடுக்கும் அக்னி ஆயுதத்தை, வருண ஆயுதம் மூலம் எதிர்க்கலாம். விஷப் பாம்புக் கடியை அதே விஷத்தின் மூலம் நீக்கலாம். அது போல் தான் ஜீவனின் நிலையும் உள்ளது.

ஜீவனுக்கு மூன்று உருவங்கள் உண்டு. முதல் இரண்டு உருவங்களும் அடிப்படையான ஸ்தூல மற்றும் சூட்சும உருவங்களாகும். மூன்றாவது தான் பரமாத்வ

உருவமாகும். இந்த மூன்றாவது உருவத்தைப் பெற்றவுடன் ஜீவன் முந்தைய இரண்டு உருவங்களிலிருந்தும் விடுதலை பெற்றுவிடும். ஜீவனின் ஸ்தூல சரீரம் உலக இன்பங்களை அனுபவிப்பதற்காகும். அதற்கு உடலில் உள்ள கைகள், கால்கள், கண்கள் ஆகியவைகள் உதவும். அப்போது சங்கல்பத்தினால் மனம் வேதனையால் துன்புறும். இந்த ஸ்தூல உடலின் சம்சார உணர்வுக்குப் பிறகு மனமுடன் கூடிய சூட்சும உடல் உருவாகும். அதன் மூலம் ஞானம் என்ற நிரந்தர உண்மையை அடைய வேண்டும். இது தான் தூய துரியா நிலையாகும்.

ஓ, தாமரைப் புஷ்பம் போல் கைகளை உடைய ராமா!. பழுதில்லாத துரியா என்ற இந்த நிலையில் மற்ற இரண்டு உடல்களும் ஒன்றாக அழிந்து போய்விடும்.

இந்த விளக்கங்களைக் கேட்ட ராமர், வசிஷ்டரிடம் கேட்டார்: ஜாக்ரதா, சொப்பனா, சுஷுப்தி என்ற மூன்று நிலைகளைக் காட்டிலும், துரியா நிலைதான் உயர்வானது என்பதை எனக்கு விரிவாக விளக்கவும்.

வசிஷ்டர்: அமிர்த மழையில் நனைந்த வார்த்தைகளில் நான் உனக்கு இதை விளக்குகிறேன். ஆசைகளை அறுத்து, அனைத்தையும் சம நிலையில் பார்க்கும் மன நிலையை அடைந்து, 'நான்' 'அவன்' என்ற பாகுபாட்டைக் களைந்து இருக்கும் நிலை தான் துரியாவாகும். இந்த துரியா நிலையில் மாயை விடுதலை பெறும். மேலான ஆத்மாவின் ஆளுகையால் அனைத்தையும் வேறுபாடின்றி பார்க்கும் சம நிலை வரும். செய்யும் காரியங்களுக்கு வெறும் பார்வையாளராகவே ஆத்மா செயல்படும். இந்த நிலைதான் துரியாவாகும். அந்த நிலையை விழிப்பு நிலை

என்றோ, உறங்கும் நிலை என்றோ சொல்ல முடியாது. முற்றும் பழுத்த ஞானிக்கு இந்த உலகமே துரியாவாக காட்சி அளிக்கும்.

இவைகளை முனி - வேடன் ஆகியவர்களைப் பற்றிய கதையிலிருந்து தெளிவு பெறலாம்.

ஓர் வேடன் ஒரு முனிவரைப் பார்த்துக் கேட்டான்: என்னுடைய தீயைக் கக்கும் அம்பு பாய்ந்து அடிபட்ட ஒரு மான் இங்கு வந்ததா?

முனி: ஓ, வேடனே! நாங்கள் இந்தக் காட்டில் குடில்கள் அமைத்து தவம் செய்யும் தபஸ்விகள். மனத்தின் அழுக்கான அகங்காரத்தை அழித்தவர்கள். விழிப்பு நிலை, கனவு நிலை, ஆழ்ந்த உறக்க நிலை ஆகிய நிலைகளை எல்லாம் தாண்டியவர்கள் நாங்கள். நான் இப்போது துரியா நிலையை அடைந்துள்ளேன். ஆகையால் உலக காரியங்கள் எதுவும் எங்கள் மனத்தில் தெரியாது.

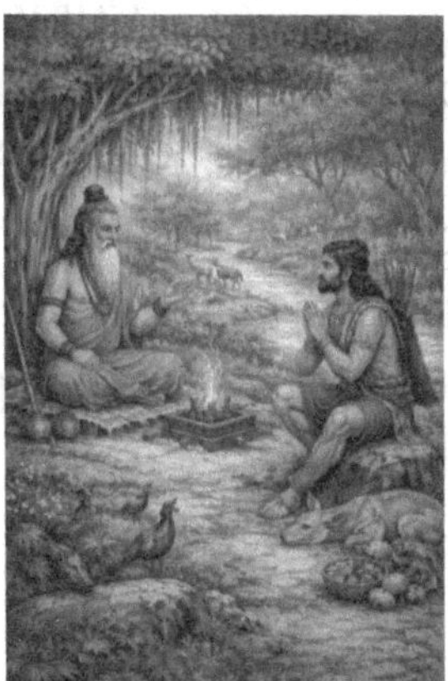

முனியின் இந்த ஆன்மீக வார்த்தைகளைக் கேட்ட அந்த வேடுவன் ஒன்றும் புரியாமல் அந்த இடத்தை விட்டுச்

சென்று விட்டான்.

துரியா நிலைதான் உயர்ந்தது. அதை விட உயர்ந்த நிலை கிடையாது. அந்த துரியா நிலையில் மனத்தின் அனைத்து அழுக்குகளும் அழிந்து, ஞானம் பரிபூர்ணமாக மனத்தை ஆட்கொண்டுவிடும். ஜாக்கிரத நிலை (விழிப்பு நிலை) கொடிய செயல்களுடனும், சொப்பன நிலை (கனவு நிலை) அமைதியான செயல்களுடனும், சுஷுப்தி நிலை (ஆழ்ந்த உறக்க நிலை) அஞ்ஞான அல்லது அறியாமை சார்ந்த செயல்களுடனும் தொடர்புடையவை. பகுத்தறியும் திறன் கொண்ட ஒரு மனதிற்கு இவை மூன்றும் தான் உணர்வின் நிலைகளாகத் தெரிகின்றன. எப்போது கீழ்நிலை மனம் (அசுத்த மனம்) அழிகிறதோ, அப்போது அது 'சத்' எனும் மெய்ப்பொருளாகவும், இரண்டற்ற அத்வைத நிலையாகவும், சமத்துவ நிலையாகவும் மாறுகிறது. இத்தகைய மன உறுதிப்பாட்டையே ஞானிகள் வளர்த்துக்கொண்டு அந்த நிலையை அடைகிறார்கள்.

பழமையானவர்களும், பேதமற்றவர்களுமான ஜீவன்முக்தர்கள் எவ்விதப் பந்தமும் இன்றி, மேலான ரிஷிகளாகத் திகழும் அந்த 'துரிய' நிலையில், என் மகனே! நீயும் என்றும் நிலைபெற்றிருப்பாயாக. துயரம் தரும் சங்கல்பங்கள் (எண்ணங்கள்) மற்றும் விகல்பங்கள் (மன மாற்றங்கள்) அற்று, அனைத்து வலிகளிலிருந்தும் உன்னை விடுவித்துக்கொள்வாயாக."

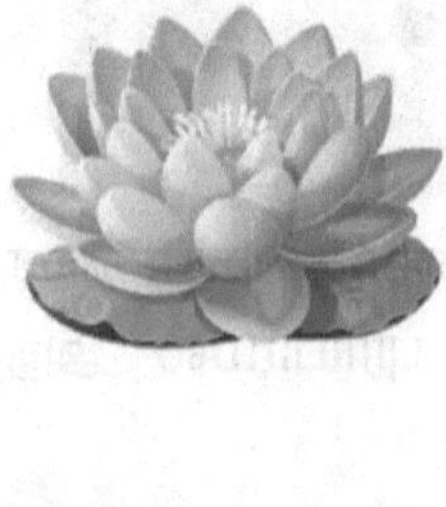

15. நிர்வாண பிரகர்ணாவின் முடிவுரை

(குறிப்பு: இதில் முன்பு சொன்ன 14 கதைகளின் சுருக்கம் சொல்லப்படுகிறது.)

வசிஷ்டர்: ஆத்ம ஞானத்தைப் போதிக்கும் சாஸ்திரங்கள் முடிவாகச் சொல்வது இது தான்: உலகத்தை ஒரு கனவு போல் பார்க்க வேண்டும். அதில் அவித்தையும் இல்லை, வலிகளுக்குக் காரணமான செயல்களை உருவாக்கும் மாயையும் இல்லை. ஆனால் அங்கு இருப்பது வலியில்லாத சாந்தியை அளிக்கும் பிரம்மம் மட்டுமே உண்டு. அந்த பிரம்மத்தை சிலர் சூன்யம் என்றும், . சிலர் பரமேஸ்வரர் என்றும், வேறு சிலர் மஹா விஞ்ஞானம் என்றும் சொல்கிறார்கள். ஆனால் இந்த குழப்பதைத் தவிர்த்து நீ அமைதி காக்க வேண்டும்.

சித்தம், புத்தி, அகங்காரம் ஆகியவைகளை மனம் ஒழித்து ஞான ஸ்ரூபியான பிரம்மத்தை மனத்தில் நிலை நிறுத்தி மோட்சத்தை அடைவாயாக. மற்ற எந்தக் கருத்துக்களும் உன்னைப் பாதிக்காமல் இருக்க நீ ஒரு செவிடனாகவும், ஒரு மௌனியாகவும், ஒரு குருடனாகவும் இருப்பாயாக. இதற்கு நீ ஜாக்கிரத - சுஷுப்தி நிலையை அடைய வேண்டும். அந்த நிலையில் உன் மனத்தை ஒரு பாறையைப் போல் திடமான சம நிலையில் இருத்தி, அனைத்தையும் எதிர்கொள்வாயாக.

ராமர்: ஏழு ஞான நிலைகள் சொல்லப்பட்டுள்ளன. அவைகளை அடையும் மார்க்கம் யாது? அந்த ஞான நிலையை அடைந்தவர்களை எப்படி அடையாளம் காண்பது? அவர்களின் குணங்கள் யாவை?

வசிஷ்டர்: ஜீவன் இரண்டு வகைப்படும். ஒன்று: உலக இன்பம் என்ற நுகந்தடியில் மாட்டிக் கொண்டு உழலும் ஜீவன். இரண்டு: உலக இன்பத்தைத் துறந்து விடுதலை பெற்ற ஜீவன்.

முதல் ஜீவன் மோட்சத்திற்கு எதிரி. அது மீண்டும் மீண்டும் உலகில் பிறந்து - இறந்து துன்பக் கேணியில் உழலும். ஒரு ஆமை தன் கழுத்தை ஒரு நுகந்தடியின் துளையில் நுழைப்பதைப் போல் பிறவித் துன்பத்தை அனுபவிக்கும் ஜீவனாக இருக்கும்.

ஆனால் அடுத்த ஜீவன் ஆத்ம விசாரத்தில் மூழ்கி, அனைத்து மாயைகளிலிருந்தும் விடுபட்டு, சம்சார சமுத்திரத்தைத் தாண்டி, அனைத்து ஆசைகளையும் துறந்து உயர்ந்த பதவியை அடையும்.

இப்போது ஏழு ஞான நிலைகளைப் பார்ப்போம்.

விளக்கக் குறிப்பு 54 : ஏழு ஞான நிலைகள்

யோக வாசிஷ்டத்தின் படி, ஒரு சாதகன் அறியாமையிலிருந்து விடுபட்டு முக்தி அடைவதற்கு கடக்க வேண்டிய ஏழு நிலைகள் 'ஞான பூமிகைகள்' என்று அழைக்கப்படுகின்றன.

1. சுபேச்சை - நல்லெண்ணம்

இது ஞானப் பாதையின் முதல் படி. "நான் ஏன் இந்த சம்சார பந்தத்தில் உழல்கிறேன்? இதிலிருந்து விடுபட வழியில்லையா?" என்ற தீவிர எண்ணம் மனத்தில்

உருவாவது. உலக விஷயங்களில் சலிப்புற்று, உண்மையை அறிய விரும்பும் நல்லெண்ணமே சுபேச்சை.

2. விசாரணை - ஆராய்தல்

குருவின் உபதேசங்களைக் கேட்பது, சாஸ்திரங்களைப் படிப்பது மற்றும் "நான் யார்?" என்று தன்னைப் பற்றித் தீவிரமாக ஆராயும் நிலை இது. விவேகம் (பகுத்தறிவு) மற்றும் வைராக்கியம் (பற்றற்ற நிலை) இங்கு வலுப்பெறும்.

3. தனுமானசி - மெலிந்து தெளிந்த மனம்

விசாரணையின் விளைவாக, மனம் புலன் இன்பங்களில் செல்வது குறைந்து மெல்லியதாக மாறும். அதாவது, உலக ஆசைகள் தேய்ந்து, மனம் ஆன்ம சிந்தனையில் ஈடுபடத் தொடங்கும் நிலை. இதை ஆசைகள் தேய்ந்து மெலிந்ததால் உண்டான தெளிந்த மனம் என்று அறியலாம்.

4. சத்துவாபத்தி - தூய்மை நிலை

இந்த நான்காம் நிலையில் சாதகன் 'சத்துவ' குணத்தில் நிலைபெறுகிறான். உலகம் ஒரு கனவு போலத் தோன்றும். உண்மையான 'சத்' (மெய்ப்பொருள்) மட்டுமே என்ற உண்மை புரிய ஆரம்பிக்கும். இவரை 'பிரம்மவித்' என்று அழைப்பார்கள்.

5. அசம்சக்தி - பற்றற்ற நிலை

இது மிகவும் உயர்ந்த நிலை. இங்கு சாதகன் உலகப் பொருட்களுடன் எந்தத் தொடர்பும் இல்லாதவர் போலத்

திகழ்வார். வெளிப்புறத் தோற்றங்கள் அவரைப் பாதிக்காது. இவர் 'பிரம்மவித் வரன்' எனப்படுவார்.

6. பதார்த்த பாவனை - பொருள் கடந்த நிலை

இந்த நிலையில் 'பொருட்கள்' என்ற எண்ணமே மறைந்துவிடும். உள்ளும் புறமும் பிரம்மமே நிறைந்திருப்பதாக உணர்வர். மற்றவர்கள் இவரை எழுப்பினால் ஒழிய, இவர் தானாக உலக உணர்வுக்கு வரமாட்டார். இவர் 'பிரம்மவித் வரீயான்' எனப்படுவார்.

7. துரியகா - நான்காம் நிலை ((முக்தி)

இதுவே இறுதி நிலை. இங்கு விழிப்பு, கனவு, உறக்கம் என்ற மூன்று நிலைகளும் கடந்து 'துரியம்' எனும் பேரின்ப நிலையில் ஆன்மா நிலைத்துவிடும். இதுவே ஜீவன்முக்தி நிலை. இங்கு செயல்படுபவர், செயல் என எதுவுமில்லை. இவர் 'பிரம்மவித் வரிஷ்டன்' எனப்படுவார்.

ஒரு எளிய ஒப்பீடு:

இந்த நிலைகளை ஒரு செடி வளருவதோடு ஒப்பிடலாம்:

விதை போடுதல்: சுபேச்சை.
நீர் ஊற்றுதல்: விசாரணை.
செடி மெலிதாக வருதல்: தனுமானசி.
மலர் பூத்தல்: சத்துவாபத்தி.
மணம் பரப்புதல்: அசம்சக்தி.
காய் காய்த்தல்: பதார்த்த பாவனை.
கனிந்து சுவை தருதல்: துரியகா.

சத்வம் - சத்தியம் என்ற இரண்டு சொற்களின்

அர்த்தங்களை ஐயமற அறிய வேண்டியது அவசியம்.

சத்வம் மற்றும் சத்தியம் ஆகிய இரண்டு சொற்களும் ஒரே வேர்ச் சொல்லிலிருந்து பிறந்தவை என்றாலும், ஆன்மீகத்திலும் தத்துவத்திலும் அவை வெவ்வேறு ஆழமான அர்த்தங்களைக் கொண்டிருக்கின்றன.

1. சத்வம் - குணம்

சத்வம் என்பது ஒரு குணத்தைக் குறிக்கிறது. இயற்கையின் மூன்று குணங்களில் (திரிகுணங்கள்: சத்வம், ரஜஸ், தமஸ்) இதுவே முதன்மையானது. இது மனிதனின் மேம்பட்ட குணமாகும்.

ஞான நிலைகளில் 'சத்துவாபத்தி' என்பது இந்த சத்வ குணத்தில் மனம் முழுமையாக நிலைபெறுவதையே குறிக்கிறது. இது முக்திக்கு இட்டுச்செல்லும் படிக்கட்டு.

2. சத்தியம் - மெய்ப்பொருள்

சத்தியம் என்பது ஒரு நிலையை அல்லது உண்மையைக் குறிக்கிறது.

"சத்" என்ற சொல்லிலிருந்து இது பிறந்தது. எது எல்லா காலத்திலும் (கடந்த காலம், நிகழ்காலம், எதிர்காலம்) மாறாமல் இருக்கிறதோ, அதுவே சத்தியம்.

இந்த உலகம் மற்றும் உடல் மாறக்கூடியவை, அதனால் இவை 'அநித்தியம்'. ஆனால், இவற்றுக்கெல்லாம் ஆதாரமாக இருக்கும் 'ஆன்மா' அல்லது 'பிரம்மம்' மட்டுமே மாறாதது; அதுவே 'சத்தியம்'.

சத்வம் - சத்தியம்: முக்கிய வேறுபாடுகள்

அம்சம்	சத்வம்	சத்தியம்
தன்மை	இது ஒரு குணம்	இதுவே எதார்த்தம்
பங்கு	மனதைச் சுத்தப்படுத்தும் கருவி.	அடைய வேண்டிய இலக்கு.
உதாரணம்	அமைதியான குளம் போன்ற மனம்.	குளத்தில் பிரதிபலிக்கும் சூரியன் (உண்மை).

சத்வ குணத்தின் மூலமாகவே ஒருவன் சத்தியத்தை (உண்மையை) உணர முடியும். அதாவது, கண்ணாடி (சத்வம்) தூய்மையாக இருந்தால் தான், அதில் முகம் (சத்தியம்) தெளிவாகத் தெரியும்.

 சத்வம் என்பது நீங்கள் வளர்த்துக்கொள்ள வேண்டிய பண்பு.

 சத்தியம் என்பது நீங்கள் அடைய வேண்டிய உண்மை.

முதல் நிலையான சுபேச்சாவின் ஆளுகையில் ஒருவன் இருக்கும் பொழுது அவன் ஆசைகளில் ஒரு தூய

ஆசையைக் கடைப்பிடிப்பான். அவன் கடைப்பிடிக்கும் அந்த தூய ஆசையின் கர்மா தர்ம வழிகளில் இருக்கும். உலகத்தில் பிறர் பயப்படும் தவறான கர்மாக்களில் ஈடுபடமாட்டான். அவன் அனைத்து ஆன்மீக நூல்களைத் தேடிப்படிப்பான். சம்சார வாழ்வைக் கடக்க முதல் படியில் இருப்பவன் தான் அவன்.

விசாரணை என்ற இரண்டாவது நிலையில் இருக்கும் மனிதன் அறியாமையை அகற்ற எப்போதும் செயல்படுபவன். தியானம் செய்து நல்ல செயல்களைச் செய்வதில் தன்னை ஈடுபடுத்துவான். புனித நூல்களான வேதத்தை ஓதி, உண்மை - பொய் ஆகியவைகளை இனம் கண்டு, அகங்காரம் - குழப்பம் ஆகியவைகளை ஒரு பாம்பு தன் தோலை உறிப்பது போல் உதறித் தள்ளி தன்னை எப்போதும் புதிப்பிப்பான்.

மூன்றாவது நிலையான தனுமானசி என்ற நிலையில் இருப்பவன், தன் மனத்தை அனைத்து கவர்ச்சிகளிலிருந்தும் விடுத்து, புது மலர்கள் போல் தன் மனத்தை லேசாகச் செய்து விடுவான். சாஸ்திர ஞானம், தத்துவ ஞானம், தபஸ்விகளின் சிநேகம், ஆன்மீக சரித்திரங்கள் ஆகியவைகளால் தன் மனத்தை தூய்மைப்படுத்தி, அருளான வாழ்வை விரும்புபவன் அவன். நாடோடி வாழ்க்கையை விரும்பி, ஏற்று, அவன் கற்பாறையில் ஓய்வெடுப்பான்.

இந்த மூன்றாவது நிலையை அடைந்தவர்கள் இரண்டு பிரிவினராக உள்ளனர். ஒரு பிரிவினரை சாமான்யர் என்றும், அடுத்த பிரிவினரை சிறப்பானவர் என்றும் குறிப்பிடலாம். மேலும் சாமானியர் இரண்டாகவும்,

சிறப்பானவர் இரண்டாகவும் மேலும் இரு துணைப் பிரிவுகளாக இருக்கின்றனர்.

விளக்கக் குறிப்பு 55 : தனுமானசியில் சாமான்யர் - சிறப்பானவர்

யோக வசிஷ்டத்தின் படி, மூன்றாவது ஞான நிலையான தனுமானசி (மனம் மெலிதல்/தெளிதல்) நிலையில் இருப்பவர்களை அவர்களின் பயிற்சியின் முதிர்ச்சியைப் பொறுத்து சாமான்யர் மற்றும் சிறப்பானவர் (விசேஷமானவர்) என இரண்டு வகையாகப் பிரிக்கலாம்.

1. தனுமானசியில் 'சாமான்யர்'

இந்த நிலையில் இருப்பவர் முறையான ஆன்மீகப் பயிற்சியைத் தொடங்கியவர். இவர் உலக விஷயங்களில் பற்றுள்ளவராக இருந்தாலும், "இதெல்லாம் நிலையற்றது" என்ற விவேகம் இவருக்குள் முளைத்திருக்கும். சாஸ்திரங்களைக் கேட்பது (சிரவணம்), குருவின் உபதேசங்களைச் சிந்திப்பது (மனனம்) ஆகியவற்றில் ஆர்வம் காட்டுவார். இவரது மனம் இன்னும் முழுமையாக அடங்கவில்லை என்றாலும், முன்பு இருந்த தீவிரமான கோபம், காமம், பேராசை போன்றவைகள் இப்போது ஓரளவுக்குக் குறைந்து, மனம் லேசாகத் தொடங்கியிருக்கும்.

முயற்சி செய்து மனத்தை ஒருநிலைப்படுத்தத் துடிக்கும் ஒரு சாதகர் இவராவார்.

2. தனுமானசியில் 'சிறப்பானவர்'

இவர் பயிற்சியில் ஒரு படி மேலே சென்று, மனத்தின் அலைகளை ஓரளவுக்குக் கட்டுக்குள் கொண்டு வந்தவர். இவருக்கு விசாரணை என்பது இயல்பாகவே கைவரும். "நான் யார்?" என்ற தேடல் இடைவிடாமல் ஓடிக்கொண்டிருக்கும். இவர் வெறும் புத்தக அறிவோடு நின்றுவிடாமல், தனிமையில் அமர்ந்து ஆழ்ந்து தியானிப்பதிலும், மனத்தை உள்நோக்கித் திருப்புவதிலும் வல்லவர். இவரது மனம் மெல்லிய நூலைப் போல மிக மென்மையாக மாறிவிடும். உலகப் பொருட்கள் இவரை இழுத்தாலும், இவரது புத்தி அதில் சிக்காது. எண்ணங்கள் மிகக் குறைவாகவே தோன்றும். மனத்தை 'வென்றுவிட்ட' நிலைக்கு மிக அருகில் இருக்கும் ஒரு முதிர்ந்த சாதகர் இவராவார்.

சாமான்யர் - சிறப்பானவர்: ஒரு சிறு உதாரணம்

ஒரு குளத்தில் பாசி படர்ந்திருக்கிறது என்று வைத்துக்கொள்வோம்:

சாமான்யர்: பாசியை விலக்க முயற்சி செய்பவர். அவ்வப்போது பாசி விலகி தண்ணீர் தெரியும், பிறகு மீண்டும் மூடிக்கொள்ளும். (மனம் அவ்வப்போது தெளிவடையும்).

சிறப்பானவர்: பாசியை முழுமையாக ஓரம் தள்ளிவிட்டு, தெளிந்த நீரை எப்போதும் பார்த்துக் கொண்டிருப்பவர். (மனம் எப்போதும் தெளிவுடன் இருக்கும்).

ஏன் இப்படிப் பிரிக்கிறார்கள் என்றால், சாமான்ய நிலையில் இருப்பவர் கவனக்குறைவாக இருந்தால் மீண்டும் கீழ் நிலைக்கு (சந்தேகங்கள், ஆசைகள்) செல்ல

வாய்ப்புண்டு. ஆனால், சிறப்பான நிலையை அடைந்தவர் அடுத்த கட்டமான 'சத்துவாபத்தி' (நான்காம் நிலை - உண்மையை உணர்தல்) நிலைக்கு மிக எளிதாக முன்னேறிவிடுவார்.

வசிஷ்டர் சாமானியர் - சிறப்பானவர் ஆகியவைகள் ஒவ்வொன்றும் இரண்டு துணைப்பிரிவுகளுடன் இருக்கின்றன என்றும், மனத்தின் ஏகாக்ரதை (ஒருநிலைப்பாடு) மற்றும் வைராக்கியத்தின் அளவை வைத்துப் பிரிக்கப்படுகின்றன என்றும் சொல்கிறார்.

அவைகளின் விளக்கம்:

1. சாமானியர் - இரண்டு பிரிவுகள்

    ○ மிருது வைராக்கிய சாமானியர்: இவர்களுக்கு ஆன்மீகத்தில் ஈடுபாடு இருக்கும், ஆனால் உலக ஆசைகள் அவ்வப்போது தலைதூக்கும். "வீடு, வாசல், உறவுகள் முக்கியம், அதே சமயம் ஞானமும் வேண்டும்" என்ற நிலையில் இருப்பவர்கள். இவர்களின் தனுமானசி (மனம் மெலிதல்) மிக மெதுவாகவே நடக்கும்.

    ○ மத்திய வைராக்கிய சாமானியர்: இவர்களுக்கு உலக விஷயங்களில் ஓரளவுக்குச் சலிப்பு ஏற்பட்டிருக்கும். பயிற்சிகளைச் சற்று தீவிரமாகச் செய்வார்கள். உலகப் பற்றை விட வேண்டும் என்ற எண்ணம் வலுவாக இருக்கும், ஆனால் சூழல் காரணமாக முழுமையாக ஈடுபட முடியாமல் போராடுபவர்கள்.

2. சிறப்பானவர் - இரண்டு பிரிவுகள்

- தீவிர வைராக்கிய சிறப்பானவர்: இவர்களுக்கு உலக விஷயங்கள் 'சுடும் நெருப்பு' போலத் தோன்றும். எப்போது ஞானம் கிடைக்கும் என்ற ஏக்கம் (முமுட்சுத்வம்) மிக அதிகமாக இருக்கும். இவர்களின் மனம் மிக மெல்லியதாக மாறி, தியானத்தில் நீண்ட நேரம் நிலைத்திருக்கும்.

- தீவிரதர (மஹா தீவிர) வைராக்கிய சிறப்பானவர்: இதுவே உச்சகட்ட நிலை. "இப்போதே, இந்த ஷணமே நான் உண்மையை உணர வேண்டும்" என்ற வைராக்கியம் கொண்டவர்கள். இவர்களுக்கு உலகம் என்பது ஒரு நிழல் போலத் தெரியும். இவர்களின் மனம் கிட்டத்தட்ட ஒரு ஊசி முனையைப் போலக் கூர்மையடைந்து, அடுத்த நிலையான சத்துவாபத்திக்குச் செல்லத் தயாராக இருக்கும்.

இந்த மாறுபாடுகளுக்கு முக்கிய காரணம் அவைகள் உலகப் பொருட்களில் தங்களை ஈடுபடுத்தாமல் - நான் செய்பவனும் இல்லை, அனுபவிப்பனும் இல்லை, கற்கும் சிஷ்யனும் இல்லை, கற்பிக்கும் ஆசானும் இல்லை - என்ற உயரிய நிலையால ஆகும். 'அனைத்தும் ஈஸ்வரின் அருளால் நிகழ்பவைகள்; ஆகையால் அதற்கு ஜீவன் காரண கர்த்தா இல்லை' என்ற முதிர்ந்த அறிவைக் கொண்டவர்கள்.

அதீதமான ஆசைகள் தான் உயிரை மாய்க்கும் சக்தி வாய்ந்த நோய்களாகும். உலகில் உள்ள அனைத்துச் செல்வங்களும் எல்லையில்லா ஆபத்தை விளைவிக்கும்

தன்மையான பொருட்களாகும். இறந்தால் பிறக்க வேண்டும் என்ற இந்த நிலையால், தீர்க்கமான அறிவும் உயிரின் முன்னேற்றத்திற்கு தடைகளாகும். இந்த ஆன்மீக சிந்தனைகளை முற்றிலும் அறிந்தவன் சாதாரண மூன்றாம் நிலையில் இருப்பவன்.

ஓ, ரத்தினம் மற்றும் தேன் சிந்தும் மலர் மாலைகளை அணிந்த ராமா! நான் சொல்லும் வாசகங்களை உள்ளங்கை நெல்லிக்கனி போல் நீ முழுவதும் அறிந்துள்ளாய்.

அனைத்துச் செயல்களும் ஈஸ்வர சங்கல்பம் என்பது தான் சத்திய வாக்கு. அந்த மன நிலை வர வேண்டுமென்றால், உலகப் பொருட்கள் அல்லது உலகப் பொருட்கள் இல்லாதவைகள், சித் அல்லது சித் அல்லாதது, உள் மனம் அல்லது வெளி மனம், உயரமான அல்லது தாழ்வான திசைகள், ஆகாசம் அனைத்திலும் அமைதியான நிலையை அடைய வேண்டும். அந்த அமைதி நிலையில் எண்ணங்களுக்கோ அல்லது ஒளிக்கோ அல்லது அனேக மறுபிறவிகளுக்கோ அல்லது ஆரம்பம் - முடிவு என்பவகளுக்கோ இடம் இல்லை.

இந்த மூன்றாவது நிலையில் ஞானம் என்ற தாமரைப் புஷ்பம் விவேகம் என்ற சூரிய ஒளியில் மலர்கிறது. விவேகம் என்பது உள்ளத்தில் எழுவதாகும். அந்த உள்ளத்தில் வாசனை என்ற மண்ணிலிருந்து முளைக்கும் முட்கள் போன்று அவைகள் பெரும் தடைகளாகி தெளிவான மனத்தை ஆட்டிப் படைக்கின்றன. அப்போது ஞானம் என்ற ஒளி மனத்தை தெளிவடைய உதவுகிறது.

முதல் நிலை சுபேச்சா மனத்தில் எழுவது 'காக்கை உட்கார பனம் பழம் விழுந்தது' என்ற பழமொழிக்கு ஒப்பாகும். தூய

ஞானிகளின் சகவாசம், எந்தவிதமான ஆசைகளோ அல்லது அதன் பலன்களை அடையும் எண்ணமோ இல்லாமல் செய்யப்படும் கர்மாக்கள் ஆகியவைகளை சுபேச்சா என்பார்கள். இந்த சுபேச்சா தான் எந்தவிதமான வேற்றுமையும் பாராட்டாத குணம் என்ற நீரால் மனத்தை தூய்மைப் படுத்தி பாதுகாக்கும்.

அதன் பிறகு அடுத்த இரண்டு நிலையான விசாரணை - தானுமானசி ஆகியவைகளை அடைய வேண்டும்.

ராமர்: கீழான குடும்பஸ்தன், அறிவிலி, பந்தங்களைக் கொடுக்கும் கர்மாக்களைச் செய்பவன் - ஆகியவர்கள் விடுதலை அடைவது எவ்வாறு? மேலும், மூன்று நிலைகளையும் அடைந்தவன் பிறகு என்ன செய்ய வேண்டும்? அவன் வருங்காலம் எப்படி அமையும்?

வசிஷ்ட்ர்: முதல் ஞான நிலையில் மறுபிறவியைப் போக்க முடியாது. ஆனால் அவனின் தூய கர்மா அவனுக்கு தேவ லோக வாழ்வை அளிக்கும். அங்கு அந்த ஜீவன் ஆனந்த வாழ்வு வாழும். அந்த ஜீவனின் புண்ணியம் தீர்ந்த பிறகு அந்த ஜீவன் மீண்டும் ஜனிக்க பூலோகம் வந்து, ஞானியின் வீட்டில் பிறக்கும்.

முதல் நிலையில் ஆச்சார்யரின் ஞானம் அந்த ஜீவனிடம் முளைவிடும். அடுத்த நிலையில் அந்த ஞானம் மலரும். முன்றாவது நிலையில் பழுக்கும். அந்த பழுத்த நிலைதான் சுவர்க்கம். இந்த முன்று நிலைகள் தான் விழிப்பு நிலையாகும். இந்த ஜாக்கிரத நிலைக்கு அல்லது விழிப்பு நிலைக்கு ஆச்சார்யாரின் வழிகாட்டல் ஒவ்வொரு நாளும் இருக்க வேண்டும்.

நான்காவது நிலையை அடைந்த ஜீவன் அனைத்தையும் சமமாக பார்க்கும் பார்வையுடன் கனவு காணும். இந்த நிலைதான் ஸ்வப்பனாவாகும். இந்த நான்காவது நிலையில் மனம் ஆகாயத்தில் உள்ள மேகங்கள் இலையுதிர் காலத்தில் அழிவது போல் முற்றிலும் அழியும். பிறகு சத் - பவ நிலையில் ஜீவன் ஜீவித்திருக்கும். மனம் அழிந்ததால், அனைத்து வாசனைகள் மீண்டும் தலை தூக்காது.

ஐந்தாவது நிலை தான் சுஷுப்தி. அது அத்வைத நிலையாகும். எல்லா குணங்களும் மறைந்துவிடும். அந்த நிலை மனிதன் முழு ஞானியாகி உள்ளம் ஒளியால் ஜொலிக்கும்.

ஆறாவது நிலை என்பது துரியாவாகும். அகங்காரம் முற்றிலும் அழிந்த நிலையாகும் இது. ஜீவனின் விடுதலையை அடைய வேண்டும் அல்லது வேண்டாம் என்ற எந்த விதமான எண்ணமும் இன்றி சலனமற்று எரியும் விளக்கைப் போன்று இருக்கும். அலைகளால் சலனமுள்ள கடலில் கடல் நீர் குடத்தில் நிரம்பியதும் அமைதியான நீராக இருப்பது போல் அந்த ஜீவன் பிரம்ம ஒளியில் மூழ்கிவிடும்.

ஏழாவது நிலைதான் ஜிவன் முக்தியாகும். இந்த நிலை அடைந்தவர்களுக்கு மீண்டும் உடம்பெடுக்கும் மறுபிறவி இல்லை. இது தான் மிகவும் உன்னதமான உயர்ந்த நிலையாகும். அதை வார்த்தைகளால் விளக்குவது முடியாது.

இந்த ஏழாவது நிலையை விதேக முக்தி என்பர்.

இறுதியாக ஒன்றைச் சொல்ல ஆசைபடுகிறேன்.

ஒரு பிரகாசமான வெள்ளை நிற சிப்பி போல் நீண்ட பெரிய தந்தங்கள் கொண்ட யானையின் நெற்றியில் மத நீர் பொழிய நீளமான அழகாக வளைந்து அசையும் தும்பிக்கையுடன் ராஜ நடை போடும் இந்த யானை, தொடர்ந்து வலிகளை உண்டாக்கும். ஆகையால் இந்த யானையைக் கொன்றால் தான், மனித இனம் ஞான மார்க்கத்தின் பல நிலைகளைக் கடந்து செல்லும். இந்த வெறி பிடித்த மத யானையைக் கொல்பவன் யுத்த களத்தில் போரில் ஈடுபட்ட ஒரு சிறந்த வீரனாகத் திகழ்வான்.

ராமர்: அந்த யானை எது? அதன் போர்க்களம் எது? அதை அழிப்பது எவ்வாறு? அது எங்கு வசிக்கிறது?

வசிஷ்டர்: இந்த மதம் பிடித்த யானை வலிகளை அளிக்கும் மனித மனத்தின் ஆசைகளாகும். அந்த ஆசைதான் இந்த பரந்த உலகத்தின் பொருட்களை எல்லாம் எப்பொழுதும் கவரும் நிலையில், இந்த அடர்த்தியான காடாகிய மாய உடம்பு மூலம் இன்பம் என்ற மாயையில் மூழ்கிக் கிடக்கிறது. உடலில் உள்ள இந்திரியங்கள் முழுமையான கோபம் - பேராசை ஆகியவைகளால் ஆட்கொள்ளப் படுகின்றன. அத்துடன் பேச்சு, செய்கைகள் ஆகியவைகளும் சேர்ந்து மனம் என்ற காட்டில் ஐக்கியமாகி விடுகின்றன. நற் கர்மா - தீய கர்மா ஆகிய இரண்டு பயங்கரமான கர்மாக்கள் தான் யானையின் இரண்டு தந்தங்களாகும். இந்திரிய வாசனைகள் தான் யானையின் மத நீராகும். சம்சார வாழவு தான் யுத்த பூமியாகும். அந்த யுத்தத்தில் மிகவும் சக்தி வாய்ந்த

ஆசைகள் என்ற மத யானை அழிக்கப்படுகிறது. இருப்பினும் அந்த மத யானை என்ற ஆசைகள் தோற்றாலும் ஜெயித்தாலும் மீண்டும் மீண்டும் ஜீவனை ஆட்கொள்கிறது. மனம், புத்தி, சங்கல்பம், அகங்காரம் என்று வாசனைகள் பல வடிவங்கள் எடுக்கின்றன. இவைகள் மனத்தை பாழாக்கி, கீழான நிலைக்குத் தள்ளுகின்றன. இதை ஒரு ஞானியால் தான் பயமில்லாமல் வெற்றி கொள்ள முடியும்.

விஷம் போன்ற சம்சாரம் ஒரு நோய் போன்றதாகும். அந்த சம்சார பந்தம் என்ற நோய் அழிந்து, குணமடைந்தால், மோட்சம் கிட்டும். இது தான் உண்மையாகும்.

மாயையாகிற அழுக்கிலிருந்து ஒரு சிஷ்யனின் மனம் தூய்மை பெறுவதற்கு குருவின் புனிதமான அருள் கிட்ட வேண்டும். அதன் பிறகு சிஷ்யனின் மனம் மாயைகளிலிருந்து விடுபட்டு, ஞானம் அடைவான். அந்த ஞானமானது கண்ணாடிச் சில்லில் விழுந்த ஒரு துளி எண்ணெய் போல, எங்கும் சிதறாமல் மிக எளிதாகவும் வேகமாகவும் பரவுவதைப் போல் அவனுள் பரவி மன அமைதி பெறுவான்.

ஆசைகளின் விதையாக முதலில் இருந்த சிஷ்யனின் மனது ஞானம் என்ற ஒளியால் அஸம்வேதனம் மூலம் மறு பிறவிகள் இல்லாத நிலை ஏற்படும். மீண்டும் ஏமாற்றும் மன ஆசைகள் தலை தூக்கினால், அவைகளை அஸம்வேதனம் மூலம் உடனே அழிக்க வேண்டும். பிரியத்யாஹாரா (உடலின் இந்திரியங்களை அடக்கச்செய்யும் எட்டு வகையான யோகங்கள்) என்ற யோகம் மூலம் மனத்தில் எழும் ஆசைகளை விரட்டி

அடிக்க வேண்டும். பிறகு மனம் அமைதியாகும். இந்தச் செயல்களையும் அஸம்வேதனம் என்பர்.

விளக்கக் குறிப்பு 56 : அஸம்வேதனம்

ஸம்வேதனம் என்றால் ஒரு பொருளைப் பற்றி அறிவது, உணர்வது அல்லது அதன் மீது மனத்தைச் செலுத்துவது.

அஸம்வேதனம் : 'அ' என்ற எதிர்மறைச் சொல் சேரும்போது, அந்த அறிதல் அல்லது உணர்தல் அற்றுப் போவதைக் குறிக்கிறது.

சாதாரணமாக நம் மனம் ஒரு பொருளைப் பார்க்கும்போது, அந்தப் பொருளின் உருவம், பெயர் மற்றும் குணம் ஆகியவற்றை உணர்கிறது. இதுவே ஸம்வேதனம். ஆனால் அஸம்வேதன நிலையில், மனம் வெளிப்புறப் பொருட்களின் மீது பற்று கொள்ளாமல், அவற்றைத் தனித்தனிப் பொருட்களாகப் பார்க்காமல், அனைத்தையும் பிரம்மமாக காணுவதாகும்.

இது தியானத்தின் முதிர்ந்த நிலையில் ஏற்படும் ஒரு நிலை. இங்கே "அறிபவன்" (ஞானி), "அறியப்படும் பொருள்" (உலகம்), "அறிதல்" (உணர்வு) ஆகிய மூன்றுக்கும் (திரிபுடி) இடையேயான தொடர்பு அறுந்து போகிறது.

ஞான நிலைகளில், குறிப்பாக ஐந்தாம் நிலையான அசம்சக்தி மற்றும் ஆறாம் நிலையான பதார்த்த பாவனை ஆகியவற்றிற்கு இந்த அஸம்வேதனமே அடிப்படை.

மனம் அஸம்வேதன நிலையை அடையும் போது,

கர்மாக்கள் உருவாவதில்லை. மனம் அதன் அலைபாயும் தன்மையை இழந்து, தெளிந்த நீரோடை போல மாறுகிறது.

ஒரு எளிய உதாரணம்:

நாம் ஒரு திரையில் ஓடும் படத்தைப் பார்க்கிறோம். படத்தில் வரும் காட்சிகள் நம்மை அழவோ அல்லது சிரிக்கவோ வைக்கின்றன. இது ஸம்வேதனம். ஆனால், அது வெறும் திரைதான், அதில் ஓடுவது வெறும் ஒளிதான் என்பதை உணர்ந்து, அந்தக் காட்சிகளால் பாதிக்கப்படாமல் இருக்கும் நிலைதான் அஸம்வேதனம்.

மனம் இருந்தால் சங்கல்பம் இருக்கும். மனம் அழியும் தருணம் சிவன் என்ற அருள் கிட்டும்.

வசிஷ்டர் இப்பொழுது அரச சபையினரைப் பார்த்துச் சொன்னார்:

கைகளை உயர்த்தி மிகவும் ஆணித்தரமாக உங்களுக்குச் சொல்வது இது தான்: பிரம்ம நிலையை அடைய ஒரே வழி மனத்தின் சங்கல்ப எண்ணங்களை மீண்டும் எழாத வண்ணம் ஒரே அடியாக அழிக்க வேண்டும். இது சக்ரவர்த்தியின் சிம்மாசனம் கிடைப்பதை ஒரு சிறிய நீர்க்குமிழியாக ஆக்கிவிடும். கால் கடுக்க நடந்து ஒரு நகரத்தை அடைந்து தன் பயணத்தை முடிப்பதைப் போல், ஆத்ம ஞானி அனைத்து கர்மாக்களையும் அதைப் பற்றிய சிந்தனை இல்லாமலேயே நிச்சிந்தையினனாக செய்து முடிப்பான்.

இறுதியாக வசிஷ்டர் ராமரைப் பார்த்துச் சொன்னார்:

ஓ, ராமா! நான் உனக்குச் சுருக்கமாகச் சொல்கிறேன். சங்கல்பம் மட்டுமே சம்சாரமாகும். அதை அழித்தால் மோட்சம் நிச்சயம். அந்த நிலையில் எல்லா உலகமும் ஞானமாகத் தோன்றும். அமைதியான அழிக்கமுடியாத ஞானம் தான் அஸம்வேதனா ஆகும். ஞானம் மனத்தை அழிப்பது ஒரு பெரும் செயலாகும். அதற்குத் துணை அஸம்வேதனாவாகும். அஸம்வேதனா ஒருவனுக்கு மோட்சத்தை அளிக்கும். அந்த நிலையில் சுய ஒளியாகத் திகழும் சிவன் என்ற தூய சக்தியாக எங்கும் பரவி சத் என்ற உண்மை உருக்கொண்டு, அது அனைத்துப் பொருட்களிலும் அமைதியாக, ஆன்மீகமாக, ஆச்சரியமாக அருள் பாலிக்கிறது. அது அத்வைதமாகும்.

இப்படியாக வசிஷ்டர் ஸ்ரீ ராமனுக்கு ஆத்ம யோகாவை போதித்தார். இதையையே வால்மீக மஹரிஷி பரத்வாஜ முனிவருக்கு போதித்தார்.

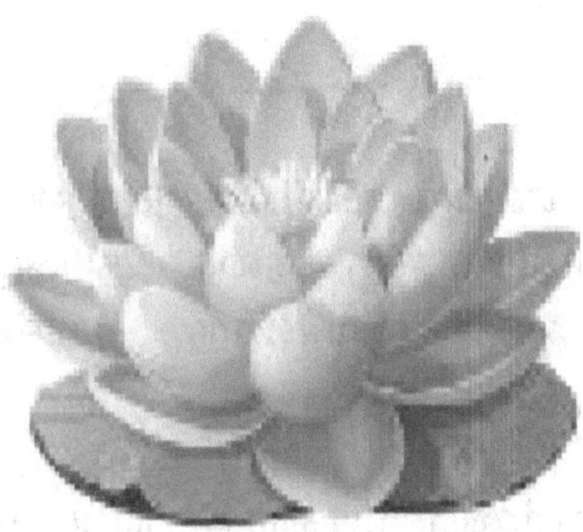

விளக்கக் குறிப்பு 56: ஓம் தத் சத்.

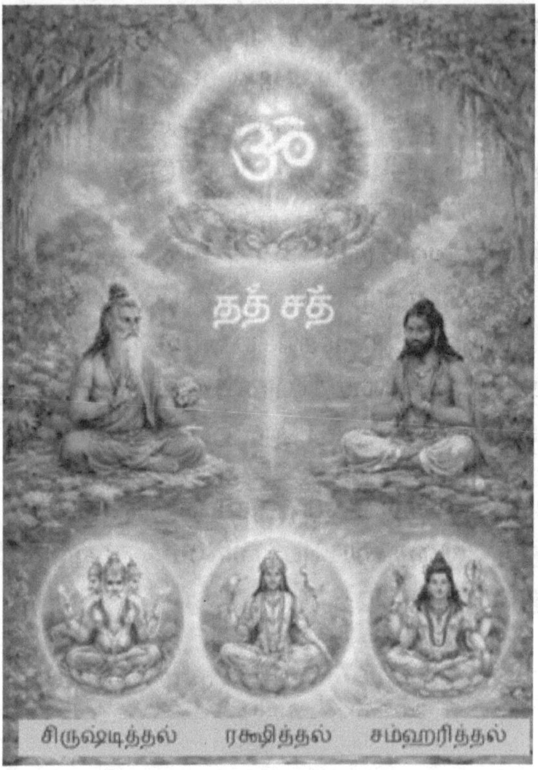

ஓம் தத் சத் என்பது உபநிஷத்துகளிலும் பகவத்கீதையிலும் வரும் பரமாத்ம தத்துவத்தை குறிக்கும் மூன்று புனித சொற்கள். இதன் ஒவ்வொரு சொல்லிற்கும் ஆழமான அர்த்தம் உண்டு:

ஓம் : இது 'பிரணவ மந்திரம்'. பிரபஞ்சத்தின் முதல் ஒலி. இது. ஆக்கல், காத்தல், அழித்தல் ஆகிய முத்தொழில்களையும், விழிப்பு, கனவு, உறக்கம் ஆகிய மூன்று நிலைகளையும் கடந்து நிற்கும் பரமாத்மாவைக் குறிக்கிறது. இது அந்தப் பரம்பொருளின் சப்த (ஒலி)

வடிவம்.

தத் : இதற்கு 'அது' என்று பொருள். 'அது' என்பது நம் புலன்களுக்கும் அறிவுக்கும் எட்டாத, பெயரும் உருவமும் அற்ற அந்தப் பரப்பிரம்மத்தைக் குறிக்கிறது. "நீயே அது" (தத்வமஸி) என்பதில் வரும் 'தத்' இதுவே. இது அந்தப் பரம்பொருளின் மறைமுக வடிவம்.

சத் : இதற்கு 'உண்மை' என்று பொருள். எக்காலத்திலும் அழியாமல், எங்கும் நிறைந்திருக்கும் நித்தியமான மெய்ப்பொருள். இது அந்தப் பரம்பொருளின் வடிவம்.

முழுமையான அர்த்தம்: "எங்கும் ஒலியாய் நிறைந்திருக்கும் அந்தப் பரம்பொருள் ஒன்றே நிலையான உண்மை."

ஆன்மீகப் பயிற்சிகளில் செய்யும் தானம், தவம், யாகம் போன்ற செயல்களில் ஏதேனும் குறைகள் இருந்தால், "ஓம் தத் சத்" என்று சொல்லும்போது அந்தச் செயல் முழுமையடைந்து புனிதமடைகிறது என்பது நம்பிக்கை.

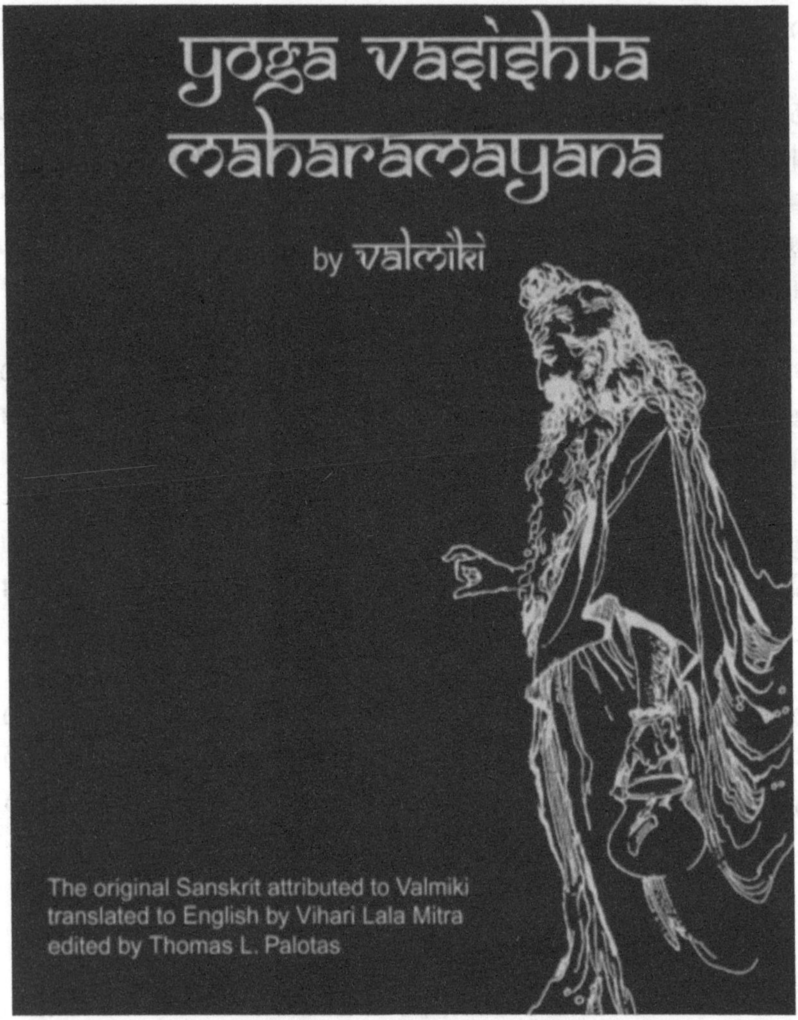
yoga vasishta
maharamayana
by valmiki
The original Sanskrit attributed to Valmiki
translated to English by Vihari Lala Mitra
edited by Thomas L. Palotas

மஹா யோக வசிஷ்டம்

பொருளடக்கம்

முன்னுரை:

லகு யோக வசிஷ்டம் சம்பூர்ணமான நிலையில். மஹா யோக வசிஷ்டத்தின் சில பகுதிகளில் உள்ள உயர்ந்த கருத்துக்கள், உன்னதமான உருவகக் கதைகள், உள்ளத்தை உருக்கும் உரைகள் என் கவனத்தை ஈர்த்த வகையில் அவைகளையும் வாசகர்களுடன் பகிர்ந்தால் தான் உண்மையான சம்பூர்ண நிலை எய்தும் என்று என் அந்தராத்மா சொல்கிறது.

பூஜை முடிந்து நடக்கும் பிராம்மண போஜனத்தில் ரசத்திற்குப் பிறகு பால் பாயாசம் பரிமாறப்படும். பாயாசம் இல்லாத போஜனம் ருசிக்காது என்பதால் அது நிச்சயம் இடம் பெறும். அதுவும் பாயாசம் இலையில் பரிமாறப்படும் அந்த சமயத்தில் பந்தியில் பங்கேற்கும் வேத வித்துக்கள் உரக்க சாம வேதம் ஓதுவது ஒரு சம்பிரதாயம். அந்த அற்புதமான வேத கீதம் பாயாசத்திற்கு மேலும் ருசியைக் கூட்டி அதை ஒரு அமிர்தமாகவே உருவாக்கிவிடும் அற்புதத்தை நானே பலமுறை அனுபவித்திருக்கிறேன்.

அந்த அமிர்தமான பாயாசம் போல் மஹா யோகா வசிஷ்டத்திலுள்ள என் மனம் கவர்ந்த ஒரு சில கட்டுரைகளையும் சேர்க்க விழைகிறேன். நீங்களும் அந்த அமிர்த போஜனத்தில் பங்கேற்று ஸ்ரீராமரின் முழு ஆசிகளையும், அருளையும், ஆனந்தத்தையும் அனுபவிக்க உங்களை உள்ளன்போடு அழைக்கிறேன்.

எல்லாம் ஸ்ரீ ராமரின் கடாக்ஷடம். - ஜயந்திநாதன்

அத்தியாயம் 1 - 14 வகையான ஜீவன்கள் அல்லது உயிரினங்கள்

முகவுரை:

யோக வசிஷ்டத்தில் உள்ள சதுர்தச பூத ஜாதம் (14 வகை உயிரினங்கள்) என்பது ஒரு ஏணிப்படி போன்றது.

14 நிலைகளின் பட்டியல்:

அ) அத்யந்த தமஸ் (முற்றிலுமான இருள் - 3 நிலைகள்)

இங்கு அறிவு முற்றிலும் மறைக்கப்பட்டிருக்கும்.

1. மகா ஜடம்: கல், மண் போன்ற உணர்வற்றவை.
2. ஸ்தாவரம்: மரம், செடி, கொடி போன்ற அசைவற்றவை.
3. சுஷுப்த நிலை: மிக நீண்ட கால உறக்கத்தில் அல்லது மயக்கத்தில் இருக்கும் சூட்சும உயிர்கள்.

ஆ) தமஸ் (அறியாமை - 2 நிலைகள்)

4. கேவல தமஸ்: புழுக்கள் மற்றும் மிகச்சிறிய பூச்சிகள்.
5. தமோ-ரஜஸ்: ஊர்ந்து செல்லும் பிராணிகள் (பாம்பு, பல்லி போன்றவை) மற்றும் விலங்குகள்.

இ) ரஜஸ் (செயல்பாடு/ஆசை - 5 நிலைகள்)

6. கேவல ரஜஸ்: சாதாரண மனிதர்கள் (உண்ணுதல், உறங்குதல் மட்டுமே குறிக்கோள்).
7. ரஜோ-தமஸ்: வன்முறை, குரோதம் கொண்ட

மனிதர்கள்.

8. ரஜோ-சத்துவம்: தர்ம சிந்தனை உள்ள, நல்ல காரியங்களைச் செய்யும் மனிதர்கள்.

9. அத்யந்த ரஜஸ்: அதிகப்படியான ஆசை மற்றும் அதிகார போதை கொண்டவர்கள்.

10. மிஸ்ர ரஜஸ்: நன்மையும் தீமையும் கலந்த நிலையில் இருப்பவர்கள்.

ஈ) சத்துவம் (அறிவு/ஒளி - 4 நிலைகள்)

11. சத்துவ குணம்: தேவர்கள் மற்றும் உயர் உலக வாசிகள்.

12. சுத்த சத்துவம்: தர்ம தேவதைகள் மற்றும் முனிவர்கள்.

13. சத்துவ-ரஜஸ்: பிரம்மா, விஷ்ணு, சிவன் போன்ற படைத்தல், காத்தல், அழித்தல் தொழிலைச் செய்யும் ஈஸ்வர நிலைகள் (இங்கு தொழிலுக்காக ரஜஸ் கலந்திருக்கும்).

14. அத்யந்த சத்துவம்: இதுவே உச்சநிலை. குணங்களைக் கடந்த ஜீவன் முக்தர்கள். இவர்களுக்கு உலகம் ஒரு கனவு போலத் தோன்றும்.

ஜீவன்களின் பலவிதமான குணங்கள் ஐம்புலங்களின் தாக்கத்தால் உண்டானவைகளாகும். அதற்கு சத்துவ - ரஜோ - தமோ குணங்கள் தான் மூலகாரணமாகும். அதன் காரணமாக உயிர்கள் 14 வகைகளாக இருக்கின்றன. அந்த 14 வகைகள் தான் மேலே குறிப்பிடப்பட்டுள்ளன. அவைகளைப் பற்றிய விளக்கங்களை இப்போது

பார்க்கலாம்.

பொதுவாக ஜீவன்கள் மூன்று குணங்களான சத்துவ - ரஜோ - தமோ என்ற ஏதேனும் ஒரே குணத்தில் மட்டும் ஆட்பட்டு இருப்பதில்லை. அந்த குணங்கள் பலவிதமான கலவைகளில் ஒவ்வொரு ஜீவன்களிலும் புகுந்து ஆட்டிப் படைக்கும். அந்த கலவைகளின் சக்திக்கு ஏற்ப ஜீவன்களை 14 வகைகளாக பாகுபடுத்துகிறது யோக வசிஷ்டம்.

கட்டுரை:

வசிஷ்டர் உயிர்களின் 14 பிரிவுகளை விளக்கும் உரை:

ஓ, ராமா! பிரம்ம சிருஷ்டியில் ஜீவன்கள் உயர்ந்த, நடுத்தர, தாழ்ந்த உயிரினங்களாக பிறப்பெடுக்கின்றன. அதிலும் ஜீவன்களில் பல பிரிவுகள் அவைகளின் குணங்களால் உண்டாகின்றன. அவைகள் மொத்தம் 14 பிரிவுகளாக உள்ளன.

1. முதல் வகை உயிர்கள் (இதம்-ப்ரதம).

இவர்கள் முன் பிறவிகளில் நீண்ட காலமாக தர்மமான, புண்ணியமான செயல்களைச் செய்து வந்ததனால், சுத்த ஸத்துவ குணம் மட்டும் பெற்றவர்கள். இவர்களே முதலில் தோன்றியவர்கள்.

2. இரண்டாம் நிலை குண பிவரி (நல்ல குண நிலை).

இவர்கள் செழிப்பையும், தர்ம செயல்களையும், விரும்பிய

இலக்குகளை அடைவதையும், உலகியல் வாழ்வில் நீதியான நடைமுறையையும் பெற்றவர்கள்.

3. மூன்றாம் நிலை ஸஸத்வா (உறுதியான இருப்பு)

இவர்கள் தங்கள் நற்செயல் - தீச்செயல்களின் அளவுக்கு ஏற்ப பலன் பெறுவர். சுமார் நூறு பிறவிகளுக்குப் பின் விடுதலை பெறக் கூடியவர்கள்.

4. நான்காம் நிலை அத்யந்த தமஸி.

இவர்கள் ஆசைகளால் மயங்கியவர்கள். ஆயிரம் பிறவிகள் அறியாமையிலும் பாவத்திலும் கழித்த பிறகே உண்மை அறிவு பெறுவர்.

5. ஐந்தாம் நிலை அதம ஸத்வ.

இவர்கள் மிகவும் தாழ்ந்த இயல்புடையவர்கள். எண்ணற்ற பிறவிகளுக்குப் பிறகே மோட்சம் பெறக்கூடியவர்கள்.

6. ஆறாம் நிலை அத்யந்த தமஸி

மோட்சம் கிடைக்குமா என்ற சந்தேகத்திலேயே வாழ்பவர்கள்; முன் ஜென்ம தீய பழக்கங்களைத் தொடர்வோர்.

7. ஏழாம் நிலை ராஜசி.

முன்னர் இரண்டு அல்லது மூன்று பிறவிகளைக் கடந்து, இப்போது மிருதுவான குணம் பெற்றவர்கள். தர்ம கடமைகளில் நிலைத்திருப்பவர்கள். மரணத்திற்குப் பின்

விரைவில் விடுதலை பெறுவர்.

8. எட்டாம் நிலை ராஜ ஸத்விக.

மரியாதைக்கும், நற்பண்புக்கும் ஏற்ற செயல்கள் செய்பவர்கள். சில பிறவிகளுக்குப் பின் மோட்சம் பெறுபவர்கள்.

9. ஒன்பதாம் நிலை ராஜ-ராஜசி.

தங்கள் உயர்ந்த நிலைக்கு ஏற்ற முறையில் வாழ்பவர்கள். நூறு பிறவிகளுக்குப் பின் விடுதலை பெறுபவர்கள்.

10. பத்தாம் நிலை ராஜ தமஸி.

மயக்கத்தில் வாழ்பவர்கள்; ஆயிரம் பிறவிகளுக்குப் பின்பும் விடுதலை உறுதி இல்லை. இதன் கடைசி வடிவம் அத்யந்த ராஜ தமஸி - இவர்களின் புனர்ஜன்மத்திற்கு முடிவே இல்லை.

11. பதினொன்றாம் நிலை தமஸ.

அறியாமையின் பிள்ளைகள். பொதுவாக இவர்களுக்கு மோட்சம் இல்லை எனச் சொல்லப்படுகிறது. ஆனால் சிலர் தெய்வ ஞானமும் நற்செயலும் கொண்டு விடுதலை அடைந்துள்ளனர்.

12. பன்னிரண்டாம் நிலை தமஸ-ராஜஸ.

ஆயிரம் பிறவிகள் தாழ்ந்த ராக்ஷத வாழ்வு வாழ்ந்த நிலையில், நூறு பிறவிகள் பெற்ற பிறகு மேம்பட்டு,

மோட்சம் அடைவர்..

13. பதிமூன்றாம் நிலை தமஸ-தமஸி.

லட்சக்கணக்கான ஆண்டுகள் பிறவி எடுக்க வேண்டியவர்கள்.

14. பதிநான்காம் நிலை அத்யந்த தமஸி.

முழு அறியாமையில் நிலைத்திருப்பவர்கள். இவர்களுக்கு மோட்சம் கிடைக்குமா என்பதே சந்தேகம்.

(விளக்கக் குறிப்பு: அத்யந்த தமஸி என்பது 4, 6 மற்றும் 14 எண்களில் வருவதால் வாசகர்கள் குழப்பமடையலாம். அதை விளக்க வேண்டியது அவசியம்.

வசிஷ்டர் குறிப்பிடும் 3 அத்யந்த தமஸ் நிலைகள்:

யோக வசிஷ்டத்தில், "அத்யந்த தமஸி" (முற்றிலுமான இருளில் இருப்பவர்கள்) என்ற சொல், அறியாமையிலிருந்து வெளிவரவே முடியாத அல்லது மிகக் கடினமான சூழலில் இருப்பவர்களைக் குறிக்க மூன்று மாறுபட்ட அறியாமையின் தன்மையை வெளிப்படுத்துவதால், அவைகள் மூன்றாக இருக்கின்றன.

1. நிலை 4: ஆசைகளால் மயங்கிய அத்யந்த தமஸி

இவர்கள் பாவம், அறியாமை, சிற்றின்பம் ஆகியவற்றில் அமிழ்ந்து கிடப்பவர்கள். இவர்களுக்கு எது சரி, எது தவறு என்ற உணர்வே இருக்காது. விலங்குகளைப் போன்ற வாழ்வை வாழும் மனிதர்கள் இவர்கள். ஆயிரம் பிறவிகள்

எடுத்தாலும் இவர்களுக்கு ஞானம் பிறப்பது கடினம் என்பதால் இவர்களை வசிஷ்டர் அத்யந்த தமஸி என்கிறார்.

2. நிலை 6: சந்தேகத்தில் வாழும் அத்யந்த தமஸி

இவர்கள் சற்று மேம்பட்டவர்கள் போலத் தெரிந்தாலும், மனத்தளவில் இருளில் இருப்பவர்கள். "கடவுள் இருக்கிறாரா?", "மோட்சம் சாத்தியமா?" என்ற சந்தேகத்திலேயே காலத்தைக் கழிப்பவர்கள். இவர்கள் பழைய தீய பழக்கங்களை (வாசனைகளை) விட முடியாமல் தவிப்பவர்கள். அந்தச் "சந்தேகம்" என்பதே ஒரு பெரிய இருள் என்பதால், இவர்கள் இந்த வரிசையில் சேர்க்கப்படுகிறார்கள்.

3. நிலை 14: முழு அறியாமையில் நிலைத்த அத்யந்த தமஸி

இதுதான் மிகக் கொடிய நிலை. இவர்களுக்கு நற்போதனைகள் எடுபடாது. ஜடப் பொருட்களைப் போல அறிவு மழுங்கிப் போய், தர்மத்திற்குப் புறம்பாகவே வாழ்பவர்கள். இவர்களுக்கு மோட்சம் என்பது எட்டாக்கனி. ஒளியே நுழைய முடியாத குகையைப் போன்றவர்கள் இவர்கள்.

இதில் 4-வது நிலை 'மயக்கம்', 6-வது நிலை 'சந்தேகம்', 14-வது நிலை 'முழு அறியாமை'. இந்த மூன்றையுமே அவர் அத்யந்த தமஸ் என்றே அழைக்கிறார், ஏனெனில் இவை மூன்றுமே ஞானத்திற்குப் பெரிய தடைகள்.)

வசிஷ்டர்:

ஓ, ராமா! கடல் அலைகள் கடலின் பரந்த நீர்ப்பரப்பிலிருந்து எழும்பி கரையை நோக்கிப் பயணிக்கின்றன. அது போல் தான் அனைத்து உலக உயிர்களும் மஹா பெரிய பிரம்மாவின் உடம்பிலிருந்து தான் உற்பத்தியாகின்றன. பிரம்மா கடலாகவும், ஜீவன்கள் அலைகளாகவும் உருவகிக்கப்படுகின்றன.

நன்கு எரியும் விளக்குகளின் ஒளி நாலாபுரமும் ஒளியைப் பரப்புவது போல் பிரம்மா தமது சிருஷ்டியாகிற ஒளியை உலகம் முழுவதும் பரப்பி ஜீவனை உயிர்ப்பிக்கிறது. மந்தார பூக்களின் விதைகளும், அதன் நறுமணமும் காற்றின் மூலம் நாளா பக்கங்களிலும் பரவுவதைப் போல் பிரம்ம சிருஷ்டி பல திசைகளிலிருந்தும் பிறப்பெடுக்கிறது.

ஒரே மரத்திலிருந்து பலவகையான இலைகள், பல நிறங்களில் பூக்கள் தோன்றுவது போல் பிரம்மாவினால் அனைத்து ஜீவன்களும் சிருஷ்டிக்கப்படுகின்றன. தங்க நகைகள் அனைத்தும் தங்கம் என்ற ஒரு உலோகத்தின் மூலமாக இருப்பது போல் அனைத்து ஜீவன்களின் பிறப்பும் பிரம்ம சிருஷ்டியே என்பதை உணரவேண்டும்.

அருவியிலிருந்து தெரித்து விழும் நீர் குமிழிகள் அனைத்தும் அருவி நீர் என்பதை உணரவேண்டும். அதே போல் ஒரு பானையின் உள்ளிருக்கும் காற்றும் வெளியிலிருக்கும் காற்றும் ஒன்றே ஆகும். ஆகையால் அனைத்திற்கும் மூலம் பிரம்ம சக்தியே என்பது தான் சத்தியமாகும்.

சூரிய ஒளிக்கதிர்களினால் மணலில் தெரியும் கானல் நீர் சீறிப்பாயும் கடல் அலைகள் போல் தோற்றமளிக்கும். குளிர்ந்துள்ள சந்திர கதிர்கள் பூமியில் உள்ள பல பொருட்களில் பலவிதமாக ஒளியைப் பாய்ச்சி ஒளிவிடச் செய்வதும் பிரம்ம சக்தியே. அனைத்தும் பிரம்மாவிடமிருந்து தோன்றி, பிரம்மாவிடமே சென்றடையும். சில ஜீவன்களுக்கு பிரம்ம பதவி அடைய பல ஆயிரம் பிறவிகள் எடுக்க வேண்டும், வேறு சில ஜீவன்களோ இன்னும் பல கணக்கில்லாப் பிறவிகளை எடுக்க வேண்டிய நிலை ஏற்படும்.

அனைத்தும் பிரம்மாவின் கட்டளைப்படியே நடக்கும். ஜீவன்களின் பிறப்பும் - இறப்பும் பிரம்மாவின் சித்தமே என்பது தான் சத்திய வாக்கு.

(இந்த கட்டுரையின் மூலம்: Chapter 94 – Fourteen Grades of Beings; Brahma the Origin of All - Page 412)

விளக்க உரை: 14 உயிரின் நிலைகளை விளக்கும் எளிய உதாரணங்கள்:

உயிர்களின் 14 நிலைகள் - வயல், மண், பயிர்கள் என்ற உவமை விளக்கம்

1. வயல் உவமை - ஒரே மண், பல பயிர்கள்

ஒரே கிராமத்தில், ஒரே மண், ஒரே மழை, ஒரே சூரியன். ஆனால் வயலில் ஒரு இடத்தில் நெல் செழிக்கிறது, ஒரு இடத்தில் களை மட்டுமே வளர்கிறது, ஒரு இடத்தில்

விதை முளைக்கவே இல்லை. இதற்கு மண் குற்றமல்ல. மழை குற்றமல்ல. விதையின் நிலைதான் காரணம்.

வசிஷ்டர் சொல்வது: பிரம்மம் ஒன்றே. ஆனால் மனங்கள் விதைகள் போல வேறுபடுகின்றன. 14 நிலைகள் = 14 விதை நிலைகள்

2. மாடு உவமை - கட்டப்பட்ட மாடு & அவிழ்த்து விடப்பட்ட மாடு

மாடு கட்டப்பட்டால் - வட்டம்தான் அதற்கு உலகம்; அவிழ்த்தால் - வயல் முழுக்கச் சுதந்திரம். மாடு மாறவில்லை. கயிறு தான் மாறியது.

கர்ம வாசனை = கயிறு
ஞானம் = அவிழ்த்தல்

☞ தமஸி = இறுக்கமான கயிறு
☞ ராஜசி = சற்று நீளமான கயிறு
☞ ஸத்விக = கயிறே சிதறும் நிலை
☞ மோட்சம் = கயிறே இல்லை.)

அத்தியாயம் 2 - மனத்தின் பல்வேறு பெயர்கள்

முகவுரை:

மனத்திற்கு நான்கு பெயர்கள் பொதுவாக இருப்பதாக யோக வசிஷ்டம் சொல்கிறது. அவைகள் தான்: சங்கல்பம், சித்தம், புத்தி, அகங்காரம்.

சங்கல்பம் என்றால் ஒரு காரியத்தை துவங்கி, முடிக்க எடுக்கும் உறுதிமொழி.

சித்தம் என்றால் நினைப்பு, எண்ணம் - கடந்த காலம், நிகழ் காலம், வருங்காலம் ஆகியவைகளைப் பற்றிய சித்தனைகள்.

புத்தி என்றால் முடிவெடுக்கும் அறிவுத் திறன்.

அகங்காரம் என்றால் 'நான்' என்ற மமதை எண்ணத்தின் தாக்குதலால் செயல்படுதல்.

மனம் என்பது ஒரு ஜடப்பொருள் கிடையாது. அதற்கு உருவமோ, உடம்போ கிடையாது. ஆகையால் மனம் என்றால் ஒரு செயலின் பின்னணியில் இருந்து இயக்கும் சக்தி என்று தெளிய வேண்டும். மனம் ஒரு 'செயல்பாடு' அது பொருள் அல்ல (Process, not a Product) என்பதை உணரவேண்டும்.

இதை வசிஷ்டர் ஒரு உதாரணத்தால் விளக்குகிறார்: ஒரு துணியிலிருந்து நூலைப் பிரித்து விட்டால் அங்கு துணி என்ற ஜடப் பொருள் மறைந்துவிடுகிறது. அது போல் தான் எண்ணங்கள் என்ற நூலைப் பிரித்து விட்டால், துணி என்ற

மனம் காணாமல் போய்விடும்.

'மனத்திற்கு ஏன் இத்தனை பெயர்கள்?' என்ற சந்தேகம் எழும். ஒரே மனிதன் வீட்டில் தந்தை என்றும், கடையில் வாடிக்கையாளர் என்றும், அலுவலகத்தில் மேலாளர் என்றும் அழைக்கப்படுவதைப் போல் தான் மனம் செய்யும் வேலைக்கு ஏற்ப பெயர் பெறுகிறது.

தூய ஆன்மாவை மனம் உடலாகவும், ஒரு எல்லைக்கு உட்பட்ட உயிராகவும் தவறாக நினைப்பதைத் தான் அறியாமை என்கிறோம். இது ஒரு சிலந்தி தன் வாயிலிருந்து நூலை வெளியே தள்ளி வலை பின்னுவது போல, மனம் தானானகவே ஒரு உலகத்தை சிலந்தியின் வலைபோல் பின்னி அதிலேயே சிக்கி வெளிவர முடியாமல் தவிக்கிறது.

இதற்குத் தீர்வு மனத்திலேயே உள்ளது. மனம் என்பது பாலம் போன்றதாகும். உலக பந்தங்களில் உழலும் துன்பமயமான சம்சாரத்தை நோக்கிப் பயணிக்கும் பாலத்தை மனம் அமைத்து அதில் பயணிக்கலாம் அல்லது அதே மனம் ஆன்மாவை நோக்கிய பாலம் அமைத்து அதில் பயணித்து மோட்சத்தை அடையலாம்.

ஆகையால் சம்சார துன்பத்திற்கும், ஆன்மீக பேரானந்தத்திற்கும் நடக்கும் யுத்தத்திற்கு மூல காரண கர்த்தாவாகும் மனம்.

மனத்தின் எண்ணங்கள் அழியும் போது அல்லது தோற்கும் பொழுது பேரானந்தம் உண்டாகும். நல்ல எண்ணங்கள் இன்பம் கொடுக்கும் என்றால், எண்ணங்களற்ற நிர்மலமான

மனம் பேரின்பத்தை அளிக்கும். அப்போது மனம் இல்லா நிலையில் ஆத்மாவுடன் ஐக்கிய நிலை ஏற்படும்.

கட்டுரை:

வசிஷ்டர்: மனம் என்பது வெறும் எண்ணமே. எண்ணம் எழும்போது அது மனமாகிறது. எண்ணங்களின் தன்மைக்கேற்ப செயல்கள் அமைகின்றன. இந்த செயல்களின் தன்மைகளை ஒவ்வொருவரும் தங்கள் மனத்தில் உணருகிறார்கள்.

ராமர்: மனம் என்பது ஜடப்பொருள் இல்லை. ஆனால் மனம் குடிகொண்டிருக்கும் உடலோ ஜடப்பொருள். ஆசை என்பது மனத்தின் பிரிக்க முடியாத உணர்ச்சியாகும். இவைகளைப் பற்றி விளக்க வேண்டுகிறேன்.

வசிஷ்டர்: எங்கும் நிறைந்த பலம் பொருந்திய பரப்பிரம்மத்தின் குணத்தால் மனித மனம் உருவானதாகும். இருப்பினும் மனம் நான்கு விதமான எண்ணங்களின் ஆளுகைகளால் கட்டுண்டு கிடக்கிறது. அந்த தளைகள் தான் 'சங்கல்பம், சித்தம், புத்தி, அகங்காரம்' என்ற நான்காகும்.

இதனால் மனம் எது சரி, எது தவறு என்பதில் ஒரு முடிவுக்கு வராமல் தவிக்கிறது. இதற்கு மனத்தின் ஈகோவும், மனத்தின் கற்பனையும் காரணங்களாக அமைகின்றன. மனம் தன் செயலிலிருந்து ஓய்வு பெறுவது என்பது இந்த உலகத்தில் நிகழாத ஒன்றாகும்.

அறிவுள்ளவன் யோசனை செய்யாமல் இருக்க முடியாதது போல் மனமும் செயல்படாமல் இருக்க முடியாது.

நெருப்பையும், உஷ்ணத்தையும் பிரிக்க முடியாது. அது போல் தான் மனமும், மனிதனின் செயலும் வேறுபட்டவை இல்லை. மேலும் மனிதனின் மனமும் அவனுடைய ஆத்மாவும் வேறுபட்டதும் இல்லை.

மனத்திற்குப் பல பெயர்கள் உண்டு. அந்தப் பெயர்கள் மனம் செய்யும் காரியங்களால் ஏற்பட்டவைகள். மனத்தின் எண்ணங்கள், ஆசைகள், அதன் செயல்கள், அந்த செயல்களால் உண்டாகும் விளைவுகள் ஆகியவைகளை மனத்தின் காரியங்கள் என்று சொல்லலாம்.

மனித மனத்தின் செயல்கள் மரத்தின் கிளைகளாகவும், இலைகளாகவும், பழங்களாகவும் இருக்கின்றன.

மனம் தீர்மானிப்பதை வெளியே உள்ள மனித உடம்பின் ஐம்புலன்கள் செயல்படுத்துகின்றன. ஆகையால் மனம் தான் செயல்களுக்குக் காரணமாகிறது. உடம்பின் ஐம்புலன்கள் வெறும் கருவிகளே. செயல்களின் பலன்களுக்கும் மனம் தான் பொறுப்பு ஏற்க வேண்டும்.

அறிதல், ஈகோ, அறிவு, உணர்வு, செயல், கற்பனை ஆகியவைகளுடன் ஞாபகம், ஆசை, அஞ்ஞானம் ஆகியவைகளும் மனத்துடன் தொடர்புடையவைகள். ஒருவனின் புரிதலைக் குழப்ப, உணர்வு, இயற்கை, மாயை, செயல் ஆகியவைகளும் மனத்தோடு சம்பந்தப் படுத்தப்படுகின்றன. பல மாறுபட்ட உணர்வுகள் மனத்தை ஒரு தெளிவான பார்வையிலிருந்து அகற்றி, பலவிதமான

குழப்பங்களுக்கும் காரணமாகின்றன.

ராமர்: பலவிதமான வார்த்தைகள் மனம் பற்றி விவரிக்கப் பயன்படுத்தப்படுகின்றன. இதனால் தெளிவான புரிதல் ஏற்படாமல், குழம்பிப் போகிறோம். இதற்கான தீர்வு என்ன?

வசிஷ்டர்: தன்னைப் பற்றிய உண்மை நிலையை அறிந்த மனிதன் உண்மையான உள்ளொளி பெறுகிறான். அந்த நிலையில் அவன் புரிதலில் தெளிவடைகிறான். அவனது ஈகோ அவனை விட்டு விலகிவிடுகிறது.

மனது ஒரு விந்தையான ஒன்று. அது வேகமாகச் செல்லும் மாயத் தோன்றங்களை நம்பி, உண்மையானவைகளை தவிர்த்து விடுகிறது.

ஞாபகம் என்பது ஒரு உருவத்தை - அவை அறிமுகமானவையோ இல்லையோ - நிலை நிறுத்தும் மனத்தின் சக்தியாகும். கடந்த கால ஆசைகளை நினைக்கும் மனம் அவைகளை நினைக்கும் போதெல்லாம் இன்பத்தை அனுபவிக்கும்.

மனம் ஆத்ம ஒளியை காண முடியாமல் அறியாமை தடுக்கிறது. சில சமயங்களில் ஏமாற்றும் மனம் ஆத்மாவை அறியாமல் அழிவுப் பாதையில் செல்கிறது.

மனத்தை மாயா என்று அழைக்கிறார்கள். ஏனென்றால் மனம் உண்மையை பொய்யாகவும், பொய்யை உண்மையாகவும் காட்டும் மாயக் கண்ணாடியாக இருக்கிறது. இதனால் மனம் செயலின் சரியான பாதையை தேர்வு செய்ய முடியாமல் தவறான முடிவிற்கு வருகிறது.

இதனால் தவறை சரி என்றும், சரியானதை தவறு என்றும் கணிக்கிறது மனம். இதற்கு மனத்தின் அறிவின்மையும், தாமச குணமும் காரணமாகும்.

சித்தம் சித்த உலகத்தில் மூழ்கி மனத்தை தூய்மையாக்கி மனத்தின் தேர்வு செய்யும் திறனை சரிசெய்கிறது.

ராமர்: ஓ, வசிஷ்டரே! மனம் பற்றி பல உண்மைகளை என்னுடன் பகிர்ந்துள்ளீர்கள். மனம் ஒரு பொருளா அல்லது பொருளில்லையா? - என்பது இன்னும் எனக்குத் தெளிவாகவில்லை. அதைப் பற்றிச் சொல்லி, நான் தெளிவடைய உதவவும்.

வசிஷ்டர்: மனம் என்பது முழுவதும் ஜடப் பொருள் இல்லை; முழுவதும் அறிவுக் கொள்கையும் இல்லை. மனம் முதன் முதலாக நினைவையே அறிவாக ஏற்றுக் கொண்டது. ஆனால் உடலின் காமம், ஆசை ஆகிய தீய சக்திகளால் மனம் மாசுபட்டு, அந்த தீய சக்திகளே மனம் என்று உருவாகியது.

அப்போது சித் என்ற உலகம் உருவான சக்தியும், சித்தம் என்ற ஹிருதமும் ஒன்று சேர்ந்து நல்லது, கெட்டவைகளை முடிவு செய்ய மனத்திற்கு உறுதுணையாக செயல்பட்டன.

மனத்தின் பல பெயர்களுக்குக் காரணம் அது எடுத்துக்கொண்ட பல செய்கைகளினால் தான். இது ஒரு நடிகன் நாடக மேடையில் பலவிதமான பெயர்களிலும், பலவிதமான உடைகளிலும் தோன்றுவதற்கு ஒப்பாகும்.

நியாய தத்துவம் மனத்தை பலவிதமாக விமரிசித்துள்ளது. அதே போல் சாங்கியா தத்துவமும் அதன் போக்கில் விமரிசித்துள்ளது. மிமாம்சா, வைசேஷிகா, ஆர்ஹதா, புத்தா தத்துவங்கள் வேறு மாதிரியாக விமரிசித்துள்ளன.

அவைகள் ஒவ்வொன்றும் ஒன்றுக்கொன்று முரணாக உள்ளன. இருப்பினும் அவைகள் அனைத்தின் நோக்கமும் ஒன்றேயாகும். அதாவது ஒரே மேலான சக்தி வாய்ந்த பரப்பிம்மத்தை அடையவேண்டும் என்ற நோக்கமாகும். பல பாதைகள் இருப்பினும் அனைத்துப் பாதைகளும் ஒரே நகரத்தை அடைய உதவுவது போல் தான் இந்த வேறுபாட்டை புரிந்து கொள்ள வேண்டும்.

நமது செயல்கள் அனைத்தும் பலன் என்ற கனியை அடையச் செய்யும் காரியங்கள் என்றும், ஆகையால் மனம் காரியங்களைச் செய்வதில் மட்டுமே ஈடுபட வேண்டும் என்ற தவறான கொள்கையால் பல குழப்பங்கள் உண்டாகின்றன.

ஹிருதயம் இல்லா ஒரு மனிதன் ஒரு ஜடமாகும். ஹிருதயம் தான் பார்வை, தொடுதல், கேட்டல், நுகர்தல், உண்ணல், குடித்தல் ஆகியவைகளால் ஒருவனின் உள்ளின் இன்பம் அல்லது வலி ஆகியவைகளை உணருகிறது. ஒரு பொருளின் வர்ணத்தை ஒளி வெளிப்படுத்துவது போல் தான், மனது என்ற உறுப்பே அறிவுக்கு பல பொருட்களை அடையாளம் காட்டுகிறது.

சிலந்தி தன் வாயிலிருந்து நூலை வரவழைத்து வலை பின்னுகிறது. அதே போல் தான் பிரம்மாவிடமிருந்து ஜடப் பொருள் வெளி வந்துள்ளது. அறிவிலிகள் தங்கள்

அறிவீனத்தால் பல தவறான கொள்கைகளைப் பரப்பி உள்ளார்கள்.

உண்மையான உணர்வுகளை முன் வைத்து அனைத்து தத்துவ சண்டைகளுக்கும் முற்றுப்புள்ளி வைத்து மனத் தெளிவடைய வேண்டும்.

(இந்த கட்டுரையின் மூல மின் வலைத் தொடர்பு:

Chapter 96 – Different Names for Mind - Page 417)

அத்தியாயம் 3 - மூன்று மண்டலங்கள் - சுத்த சித், மனம், உடல்

முகவுரை:

உலகத்தின் மிகப் பரந்த பரப்பை மூன்று மண்டலங்கள் அல்லது மூன்று ஆகாயங்கள் என்று பிரித்து உயிர், உள்ளம், உடல் ஆகிய மூன்றின் நிலைகளை யோக வசிஷ்டம் ஆராய்ந்து விளக்குகிறது.

அதை சித் ஆகாயம், சித்த ஆகாயம், பூத ஆகாயம் என்றும் பிரிக்கலாம்.

- சித் ஆகாயம் என்றால் தூய அறிவு, ஆகாயம் முழுவதும் பரவி இருக்கும் பரமாத்மா என்று பொருள் கொள்ள வேண்டும்.
- சித்த ஆகாயம் என்றால் மனத்தில் எழும் எண்ணம், வாசனை (ஆசை), ஆராய்தல் என்று பொருள் கொள்ள வேண்டும்.
- பூத ஆகாயம் என்றால் உடல், வஸ்து, மாயை என்று பொருள் கொள்ள வேண்டும்.

உடலில் உள்ள உயிர் தான் ஆத்மா - கடவுள். அதை அடைய மனம் பொதுவாக தடைக் கற்களாக இருப்பதற்கு உடலில் உள்ள ஐம்புலன்கள் காரணமாகின்றன. அவைகளை வெல்வதற்கு மனம் பண்பட வேண்டும். அதற்கு யோக வசிஷ்டத்தில் பல வழிகாட்டுதல்கள் சொல்லப்பட்டுள்ளன. அதன் மூலம் மனத்தின் ஐம்புலன்களின் ஆட்சியில் - பூர்வ ஜென்மம் - நிகழ்

ஜென்மம் ஆகிய காலங்களில் உடலால் ஏற்பட்ட பல கறைகள் - அழுக்குகள் ஆகியவைகளை முழுவதும் அழித்து, அதன் மூலம் மனமும் அழிந்து, சித் ஆகாயத்தில் கொலு வீற்றிருக்கும் பரம் பொருளை அடைய வேண்டும். அது தான் ஜீவன் முக்தி. அதற்குப் பிறகு ஜீவன் மீண்டும் உடல் பெற்று ஜனிக்க வேண்டிய அவசியம் இல்லை. மனித ஜீவன் தன் சத்தை (உண்மையை) உணர்ந்து, சத்துடன் - சத்தியமான பிரம்மத்துடன் ஒன்றாகிவிடுகிறது. அது தான் அத்வைதம். அதைத் தான் யோக வசிஷ்டம் பல இடங்களில் போதிக்கிறது.

இதை ஒரு எளிய உவமையால் விளக்கலாம்:

வெட்ட வெளியில் வெய்யில் காய்கிறது. அந்த வெளியில் தொலை தூரத்தில் நீர் இருப்பதான தோற்றம் மனித மனத்தில் உருவாகும். அது மாயையான - பொய்யான கானல் நீராகும். அந்த கானல் நீர் தான் மனித மனம்.

அந்த கானல் நீரை உண்மை என்று நினைத்து அதை நாடி ஓடுவது மனித உடலில் உள்ள ஜீவனாகும். அந்த நீரைக் குடிக்க முடியாது என்பதால் ஜீவனின் தாகம் தீராது அது ஏமாந்து தவிக்கும்.

ஆனால் மனம் ஆராய்ந்து 'அது கானல் நீர்; அதை அருந்தி தாகம் தீர்க்க முடியாது. அது ஒரு மாயையான தோற்றம்' என்று தெளிவடைவது தான் ஞானம்.

இதன் மூலம் யோக வசிஷ்டம் விளக்குவது இது தான்: உலகம் மாயத் தோற்றம். நித்தியமான ஞானஸ்ரூபன் - சத்திய ஸ்ரூபன் தான் பரமாத்மா.

கட்டுரை:

ராமர்: பூஜிக்கத் தகுந்த முனிவரே! நீங்கள் இதுவரை விளக்கியதிலிருந்து நான் தெரிந்துள்ளது இது தான்: அதி அற்புதமான இந்த உலகம் தெய்வீகமான மனத்தின் செயலால் உருவான ஒன்றாகும். அனைத்தும் அந்த தெய்வீகத்தின் சிந்தனையின் மூலமே உண்டானதாகும்.

வசிஷ்டர்: ஆமாம். அது தான் உண்மை. பிரம்மாவின் மனம் தன் சுயம் பிரகாசத்தில் கானல் நீர் போன்ற மாயைக் காட்சியை உருவாக்கியது.

பிரம்மாவின் மனம் உலகத்தின் பல வடிவங்களாக தன்னை வெளிப்படுத்தியது. சில இடங்களில் அந்த வடிவங்கள் மனிதனாகவும், சில இடங்களில் தேவனாகவும் வெளிப்பட்டது. அசுரன், யக்ஷன், கந்தர்வன், கிங்கரன் ஆகிய பல வடிவங்களை எடுத்தது. மனத்தின் பரந்த வெளியில், பல தேசங்கள், பல நகரங்கள், பல குடியிருப்புகள் ஆகிய காட்சிகளையும் தன்னுள் கொண்டுள்ளது.

மனத்தின் இந்த சக்தியால், அதில் அடங்கிய உடல்களின் எண்ணிக்கைக்கு எல்லை இல்லை – காட்டில் உள்ள மரங்கள், செடிகள் போல. ஆனால், மனத்தின் உண்மைத் தன்மையை ஆராயும் போது இந்த மனத்தின் செயல்களை கவனிக்கத் தேவை இல்லை. இந்த மனம் உலகத்தில் எங்கும் பரவி உள்ளது. மனத்தைத் தவிர, பரமாத்மாவைத் தவிர, வேறு எதுவும் உலகில் இல்லை. ஆத்மாவை ஒரு

குறிப்பிட்ட ஒரு பிரிவாக சுருக்க முடியாது. எல்லா வஸ்துக்களில் இருக்கும் நுண்ணிய சக்தியாகும் இது. மனித மனது அதன் உடலில் உள்ள உயிரின் சக்தியால் மட்டுமே இயங்கும்.

உடலின் பிறப்பிற்கு மனமே காரணம். உடலின் செயலுக்கும் மனமே காரணம். உடல் செத்துப் போகும் போது, மனமும் அந்த உயிரற்ற உடலிருந்து சென்று விடுகிறது. ஆனால் உடலின் உயிரோடு மனம் சாவதில்லை. உயிர் மனத்தோடு - அது பலவிதமான குணங்களால் நிறைந்திருந்தாலும் - தொடர்பு கொண்டிருந்தாலும், உயிருக்கு குணம் இல்லை.

ராமர்: முனிவரே, முன்பு மனித இயல்பு மூன்று வகை (சத்வம், ரஜஸ், தமஸ்) என்று கூறினீர்கள். மனத்தின் நல்ல - கெட்ட இயல்புகளாலேயே மனிதர்கள் வேறுபடுகின்றனர் என்றும் சொன்னீர்கள். மேலும் இந்த மனம் தெய்வீக சுத்த சித்திலிருந்து தோன்றியது என்றும் கூறுகிறீர்கள். நல்ல - கெட்ட குணங்கள் கொண்ட மனம் எப்படி தூய தெயவீக சக்தியிலிருந்து தோன்ற முடியும்?

வாசிஷ்டர்: உலகின் மூன்று மண்டலங்கள் எல்லை இல்லா வெற்றிடத்தில் இருக்கின்றன. அவைகள் ஒவ்வொன்றும் வெகு தொலைவில் மையம் கொண்டுள்ளன. அந்த மூன்று மண்டலங்கள் தான் இவைகள்:

1. சித் மண்டலம் (அறிவு வெளி)

2. சித்த மண்டலம் (மன வெளி)

3. பூத மண்டலம் (உடல் வெளி)

இந்த சுற்றுச் சூழல் எல்லா மனித ஜீவராசிகளுக்கும் பொதுவானவையாகும்; எங்கும் பரவியுள்ள இவைகள் மூன்றும் சுத்த சித்தின் சாரமான மஹா தெய்வீக சக்தியிலிருந்து தோன்றியவை. ஆகையால் பிறந்த ஜீவன் அனைத்தும் அந்த் தெய்வீக சக்தியை அடைய முயலும்.

ஆகாயம் இல்லாத இடமே இல்லை என்ற அளவில், அது எல்லாவற்றிற்குள்ளும் வெளியிலும் நிறைந்துள்ளது. இருப்பதும் இல்லாததும் ஆகாயத்திலேயே தெரிகிறது. இந்த வெறுமை அறிவின் வெளி எனப்படுகிறது.

காலமும் தேசமும் அனைத்தையும் உள்ளடக்கிய இந்த அறிவு வெளி, எல்லாவற்றிலும் மேலானது.

பூத ஆகாயம் (பௌதிக வெளி) எல்லா உயிர்களையும் கொண்டுள்ளது; மேலே, கீழே, பத்து திசைகளிலும் பரவியுள்ளது.

மன வெளி (சித்த ஆகாயம்) கூட அறிவு வெளியில் இருந்து தோன்றியது. அறிவே எல்லா செயல்களுக்கும் காரணம்.

மனம் ஒரு பாழாய்ப்போன அறிவு என்று சொல்லலாம். அது உலகத்து வஸ்துகளை சரியாக பார்த்து, உணரும் சக்தியற்றுப் போகிறது.

அறியாதவர்களின் புரிதலுக்காகவே 'மண்டலம்' என்ற உவமையைப் பயன்படுத்தினேன். ஞானிகளுக்கு உவமை தேவையில்லை.

அறியாதவர்களுக்கு மட்டுமே பலவித சொற்களாலும் விளக்கங்களாலும் சொல்லும் அறிவுரை தேவை.

அறியாமையால் அறிவு வெளி மறைக்கப்படுவதால், மனம் மற்றும் உடல் வெளிகளையே உண்மை என எண்ணுகிறோம். சுத்த சித் மனமாக மாறும்போது, தாழ்ந்த நிலையில் விழுகிறது; அதன் மாய வலைக்குள் தானே சிக்குகிறது.

அறிவிலிகள் தங்கள் மாசு படிந்த மனங்களால் தூய ஒளியான சித்தை அறிய முடியாமல் தவிக்கிறார்கள். அப்படிப்பட்டவர்கள் சிப்பியை வெள்ளி என்று நினைத்து மயங்கும் மனத்தினர்.

இந்த மாய நிலையில் ஞான ஒளி பட்டு உண்மையை மனம் உணரும் போது உயர்வடைவார்கள்.

((இந்த கட்டுரையின் மூல மின் வலைத் தொடர்பு:

Chapter 97 – Three Spheres: Pure Consciousness, Mental & Physical - Page 421)

விளக்க உரை : மனத்தின் பிறப்பின் ரகஸ்யம்

'நல்லது - கெட்டது இரண்டும் கொண்ட மனித மனம் எவ்வாறு நல்லது மட்டுமே நிரம்பிய சத் தான கடவுளிலிருந்து பிறப்பெடுக்க முடியும்?' என்ற ராமரின் கேள்விக்கு வசிஷ்டர் நேராகப் பதில் சொல்லவில்லை. மறைமுகமாகவே பதில் சொல்லி உள்ளார்.

ஸ்ரீராமரின் இந்த ஆழமான சந்தேகம், வேதாந்தத்தில் "காரண-காரிய முரண்" என்று அழைக்கப்படுகிறது. அதாவது, ஒரு தூய்மையான வஸ்துவிலிருந்து அதற்கு முற்றிலும் மாறான மாசுபட்ட வஸ்து எப்படி தோன்ற முடியும்? என்ற முரண்பட்ட சந்தேகம் தான் இது.

'மனித மனம் உண்மையில் கடவுளிடமிருந்து தோன்றியதில்லை; தோன்றியது போல் நிகழும் ஒரு செயல்' என்பது தான் வசிஷ்டரின் பதில்.

அதாவது, நல்ல மனம் → சுத்த சித்தின் பிரதிபலிப்பு; கெட்ட மனம் → மாசுபட்ட சித்தின் பிரதிபலிப்பு. இது சித்தின் உண்மையான குணம் இல்லை; அது பிரதிபலிப்பே ஆகும்.

சித் நல்லது - கெட்டது அல்ல; மனம் தான் நல்லது - கெட்டது; பிரதிபலிப்பு மாறினாலும், மூல ஒளி மாறாது.

ஒரு வஸ்துவை கண்ணாடிக்கு எதிரே வைத்தால் அதன் பிம்பம் கண்ணாடியில் தெரியும். கண்ணாடியில் தூசு இருந்தால் பிம்பமும் மாசாகவே தெரியும். இது மூல வஸ்துவின் குறை அல்ல; கண்ணாடியின் தூசை அகற்றினால் பிம்பமும் பிரகாசமாகத் தெரியும். இது போல் தான் சத் என்ற கடவுளிடமிருந்து பிறந்த மனம் அதன் பிம்பமாகும். ஆகையால் தான் சத்தின் பிம்பம் சில தூயதாகவும், சில தூசியாகவும் பிறப்பெடுக்கின்றன.

தூக்கத்தில் இருக்கும் ஒருவன் தான் காணும் கனவில் கொலையாளியாகவும் இருக்கிறான், ஞானியாகவும் இருக்கிறான்.

கனவு காண்பவன்: சித் (அறிவு)

கனவு காண்பது: சித்தம் (மனம்)
கனவில் தெரியும் உருவங்கள்: பூதம் (உலகம்)

கனவில் உள்ள அழுக்குகள், கனவு காண்பவனை (தூங்குபவனை) பாதிப்பதில்லை. அதுபோலவே, தெய்வீக சக்தியிலிருந்து மனம் தோன்றினாலும், மனத்தின் அழுக்குகள் அந்த மூல சக்தியைத் தீண்டுவதில்லை.

ஆகையால் மனத் தூய்மைக்கு மனத்தைத் தான் தூயப்படுத்த வேண்டும். அதன் மூல சிருஷ்டிகர்த்தா எப்போதும் தூய்மையானவர். தூசுக்கு அங்கே இடமில்லை.

மனம் சித்தின் குணமல்ல; சித்தின் மேல் விழுந்த நிழல் மட்டுமே.

அத்தியாயம் 4 - ஏழு ஞான நிலைகள்

முகவுரை:

ஏழு ஞான நிலைகள் என்றால் உள்ளத்தின் ஏழு விழிப்பு நிலைகளாகும். இந்த விழிப்பு உள்ளத்தில் எப்போதும் இருக்க வேண்டும். இல்லாவிடில் அறியாமை என்ற அஞ்ஞானம் உள்ளத்தில் புகுந்து, அங்கு உறையும் ஞானத்துடன் சண்டை இட்டு, அதனால் மனக் குழப்பம் - மனக் கவலை - மனத் துக்கம் உண்டாகி, மனம் அமைதியை இழக்கும். வாழ்வில் தோல்விக்கு இது வழிவகுக்கும்.

கட்டுரை:

வசிஷ்டர்: ஓ, பாவமற்ற ராமா! இப்போது நான் கூறும் ஞானத்தின் ஏழு நிலைகளைக் கவனமாகக் கேட்கவும். இது அஞ்ஞானக் குட்டையில் விழாமல் உன்னைப் பாதுகாக்கும்.

இந்த ஏழு நிலைகளைத் தவிர மேலும் பல நிலைகள் உள்ளன என்று இதை எதிர்க்கும் பிரிவினர்கள் வாதிட்டாலும், என்னைப் பொருத்த வரையில் இந்த ஏழு நிலைகளே ஒருவனை மோட்சத்தைக் கொடுக்கும் என்று திட்ட வட்டமாகச் சொல்வேன்.

ஞானம் என்றால் என்ன? ஞானம் என்றால் ஒன்றை மனத்தின் மூலம் முழுமையாக அறிதலாகும். இந்த ஏழு நிலைகளாலும் அறிதல் நிகழ்ந்தாலே அதுவே

முழுமையான அறிதலாகக் கருதலாம். ஆனால் ஞானத்தின் நோக்கம் அறிதல் என்ற எல்லைகளைத் தாண்டி, விடுதலை என்ற வெற்றிக் கோப்பையை அடைவதாக இருப்பதால், இந்த ஏழு நிலைகளுக்கு அப்பால் மனம் பயணிக்க வேண்டும்.

உண்மையை அறிதல் தான் விடுதலைக்கு வழிவகுக்கும். அறிவு, உண்மை, விடுதலை ஆகிய எல்லாம் வெவ்வேறானவைகள் அல்ல; எல்லாம் ஒன்றேயாகும். ஏனென்றால், உண்மையை உணர்ந்த ஜீவன் மீண்டும் பிறவி இல்லா நிலையான விடுதலையை அடைந்துவிடும்.

அறிவின் அடிப்படை நல்லவனாக இருக்க வேண்டும் என்ற அவாவில் அடங்கி உள்ளது. இது தான் முதல் படி. இரண்டாவதாக ஆராய்தல் அல்லது தேர்வு செய்வதில் நேர்மை வருகிறது. மூன்றாவது நிலையில் தூய மனம் வருகிறது. நான்காவது தன்னம்பிகை என்பது உண்மையான அடைக்கலமாக இருக்கிறது. ஐந்தாவதாக இருப்பது உலக ஆசைகளை வெறுப்பதாகும். ஆறாவதாக வருவது பிம்பங்களின் சக்தியாகும். கடைசியாக வரும் ஏழாவது நிலையில் துரிய கதி என்ற அனைத்தும் ஒன்றே என்ற உண்மையை அறிதல் வருகிறது. இது தான் விடுதலை நிலையாகும்.

இந்த துரிய கதி நிலைதான் இறுதியான மோட்ச நிலையாகும். ஆறு நிலைகளையும் வெற்றிகரமாக தாண்டிய மனம் விடுதலை என்ற வெற்றிக் கனியை அனுபவிக்கும். அது தான் துரிய கதியாகும்.

இனி இந்த ஏழு அறிவு நிலைகளின் விளக்கத்தை

பார்ப்போம்.

முதல் அறிவு நிலையில் நல்லதில் மனம் செல்வதைக் குறிக்கும். இதில் உலகப் பொருட்களில் எழும் ஆசைகளை வெறுத்து, மனத்தின் எண்ணங்களை கட்டுப்படுத்தும் போது நிகழும். 'நான் ஏன் சோம்பேறியாக உட்கார்ந்து கொண்டிருக்கிறேன்? நல்லவர்களின் குழுவில் சேர்ந்து நான் ஞான நூல்களை கற்க வேண்டும்' என்ற எண்ணங்களை மனத்தில் எழச்செய்ய வேண்டும்.

அடுத்த அறிவு நிலை தேர்வு செய்தல். சிறந்தவைகளைத் தேர்வு செய்வதற்கும் சத் சங்கம், நல்லவர்களின் நட்பு வேண்டும். இதன் மூலம் உலக ஆசைகளில் வெறுப்பு ஏற்பட்டு, நல்ல நடத்தையும், நற்பண்பும் உண்டாகும்.

மூன்றாவது அறிவு நிலை மனத்தை அடக்குதலாகும். மோஹத்தை அடக்குவது இதில் அடங்கும். இதற்கு மேலே குறிப்பிட்ட இரண்டும் உதவும்.

நான்காவது அறிவு நிலை தன்னம்பிக்கை மற்றும் தெய்வீக சக்தியை முழுமையாக நம்புதல் வருகிறது. இந்த நிலைதான் ஜீவனின் அடைக்கலமாக இருக்கிறது.

ஐந்தாவது அறிவு நிலை உலகியலில் விரக்தி அடைவது. இதன் மூலம் உலக பந்தங்களில் ஈடுபடாமல் இருப்பதற்கு முந்தைய நான்கும் துணையாக இருக்க வேண்டும். இந்த பயிற்சியால், உள் மற்றும் வெளி உலகப் பொருட்களின் மேல் உள்ள அனைத்து எண்ணங்களும் மனத்திலிருந்து விடுதலை பெற்று விடும். பிறகு மனத் திருப்தி, உள்ளொளி உணர்வு மனத்தில் எழும்.

ஆறாவது அறிவு நிலையில் மாயமாகத் தோன்றும் பிம்பங்களை ஆராயும் மன நிலையின் சக்தி வருகிறது. இது தான் உண்மையான அறிவை அடைய வழிகாட்டியாகும். இதற்கு ஒருவனின் தனிப்பட்ட முயற்சி அல்லது குருவின் வழிகாட்டல் உதவி செய்யும். இந்த ஆறாவது படி நிலையை தொடர்ந்து பயிற்சி செய்ய வேண்டும். செய்தால், அறியாமையின் மூலம் உண்டாகும் மதங்களின் வித்தியாசங்கள் ஒழிந்து, உலகில் இருப்பது ஒரே கடவுள் என்ற தெளிவு பிறக்கும். இந்த பிரபஞ்ச பொதுவான உண்மை தான் ஒரு மனிதனின் உண்மையான விடுதலையாகும். இதன் மூலம் ஒரே ஒளிவடிவமான ஒரே கடவுளை அனைவரும் அனைத்துப் பொருட்களிலும் காண்பர். அந்த நிலையில் மனித உயிர் உடலை விட்டுப் பிரியும் போது அந்த பேரொளியில் ஒன்றாகிவிடுவர்.

ஏழாவது அறிவு நிலையில் ஆத்மாவின் உள்ளொளியில் மகிழும் மனத்தினர்களான மனிதர்கள் மிகவும் அதிர்ஷ்டசாலிகளாவர். அவர்கள் மனித இனம் அடைய வேண்டிய உயர் நிலையை அடைந்தவர்களாவர். அவர்களை இன்பம் - துன்பம் ஆகியவைகள் ஒன்றும் செய்யாது. சமூகத்தில் அவர்கள் செய்ய வேண்டிய கர்மாக்களை செய்வதற்கு அவர்களுக்கு உரிமை உண்டு. அவர்கள் தியானத்திலிருந்து அடிக்கடி வெளியே வந்து அந்தக் கடமைகளை ஆற்றுவார்கள். ஆனால் இதில் எந்தவிதமான மன உணர்ச்சிகளையும் அடைய மாட்டார்கள். ஆழ்ந்த உறக்கத்தில் இருக்கும் மனிதன் எவ்வாறு சொப்பனத்தில் காண்பவைகளால் பாதிக்கப்படமாட்டானோ அதே போல் தான் இந்த உள்ளொளி பெற்ற ஆத்மாக்கள் இருப்பார்கள்.

இந்த ஏழு அறிவு நிலைகள் அறிவாளிகளுக்கும், சிந்திப்பவர்களுக்கு மட்டுமே கிட்டும். இந்த அறிவு நிலை மிருகங்களுக்கோ, ஜட மனம் கொண்ட ஜந்துக்களுக்கோ கிட்டாது. மேலும் துஷ்ட மனம் கொண்ட மனிதர்களுக்கும் இந்த அறிவு நிலை எட்டாக் கனியாகும்.

உண்மையான அறிவு என்றால் அறியாமை என்ற தளையை அறுப்பதாகும். கானல் நீரை அறிவால் அறிந்து, அந்தப் பிழைகளை அறிந்து மனத்தை தெளிவாக வைப்பதாகும்.

சிலர் அனைத்து ஏழு படி நிலைகளையும் வெற்றிகரமாக தாண்டி விடுவார்கள். வேறு சிலர் இரண்டு அல்லது மூன்று நிலைகளை மட்டும் தான் தாண்டுவார்கள். ஆனால் சாதாரண மக்கள் இந்த அறிவுரையை அறியாத மூடர்களாகவும், இந்த அருள் ஒளியை காணாத குருடர்களாகவும் இந்த உலகில் வலம் வருகிறார்கள்.

அறிவாளியோ இந்த ஏழுவிதமான அறிவு நிலைகளை வெற்றி கொண்டு ஒரு சிறந்த வெற்றி பெற்ற அரசன் போல் ஜொலிப்பான். அப்படிப்பட்டவர்களின் ஜீவன்கள் உடலோடு இருந்தாலும், உடல் இல்லாமல் இருந்தாலும் இந்த உலகத்திலும், மேல் உலகத்திலும் போரில் வெற்றி பெற்ற அரசர்களைப் போல் போற்றப்படுவார்கள்.

(இந்த கட்டுரையின் மூல மின் வலைத் தொடர்பு:

Chapter 118 – the Seven Stages of Knowledge - Page 478

விளக்க உரை : ஏழு நிலைக்கான எளிய விளக்கம்

பள்ளிக் கல்வி & மலைப் பயணம் ஆகிய இரண்டு உதாரணங்களால் இந்த ஏழு நிலைகளை விளக்கலாம்:

1. முதல் உதாரணம் - பள்ளிக் கல்வி:

இந்த உலகமே ஒரு "ஞானப் பள்ளி". இதில் ஒவ்வொரு வகுப்பும் ஒரு படிநிலை:

- 1 முதல் 3-ம் வகுப்பு (அடிப்படை): இங்கே மாணவன் பாடப்புத்தகங்களைச் சுமக்கிறான், மனப்பாடம் செய்கிறான், தேர்வு பயம் கொள்கிறான். இது 'முயற்சி' செய்யும் காலம். (உலக ஆசைகளை விட்டு விலகப் போராடும் நிலை).

- 4-ம் வகுப்பு (திருப்புமுனை): இந்த வகுப்பிற்கு வந்தவுடன் மாணவனுக்குப் படிப்பு சுமையாகத் தெரிவதில்லை. அவனுக்குப் பாடத்தின் உட்பொருள் புரியத் தொடங்குகிறது. அவன் 'படிப்பதையே' ரசிக்கிறான். (தெய்வீக சக்தியை உணரும் நிலை).
- 5 & 6-ம் வகுப்பு (ஆராய்ச்சி): இப்போது அவன் வெறும் மாணவன் அல்ல, ஒரு ஆராய்ச்சியாளன் போல மாறுகிறான். புத்தகத்தைத் தாண்டி உண்மையைத் தேடுகிறான். (உலகம் மாயை என உணரும் நிலை).
- 7-ம் வகுப்பு (முதிர்ச்சி): பாடங்கள் அனைத்தும் அவனுக்குள் ஊறிவிடுகின்றன. அவன் புத்தகத்தைப் பார்க்க வேண்டிய அவசியமில்லை.
- பட்டம் (மோட்சம்): பட்டம் பெற்ற பிறகு அவன் பள்ளியை விட்டு வெளியேறினாலும், அந்தப் பள்ளியின் சட்டதிட்டங்களுக்கு அவன் கட்டுப்பட்டவன் அல்ல.

ஆனால், அவன் விரும்பினால் அதே பள்ளிக்கு வந்து மற்ற மாணவர்களுக்கு 'ஆசிரியராக' வழிகாட்டலாம். இதுதான் ஜீவன் முக்தி.

2. இரண்டாம் உதாரணம்: "உயரமான மலைப் பயணம்":

1. அடிவாரம் (1-3 நிலைகள்): மலையேற வேண்டும் என்ற ஆசை பிறக்கிறது. மூச்சு வாங்குகிறது, கற்கள் குத்துகின்றன. கீழே உள்ள ஊர் இன்னும் தெரிகிறது. ஆசைகள் நம்மைப் பின்னோக்கி இழுக்கின்றன.
2. மேகக் கூட்டம் (4-5 நிலைகள்): பாதியளவு உயரத்தில் மேகங்களுக்கு நடுவே நிற்கிறோம். கீழே உள்ள ஊர் மங்கலாகத் தெரிகிறது. மலை உச்சி கண்ணுக்குத் தெரிகிறது. இப்போது திரும்புவதற்கு மனம் வராது, மேலே போகும் வேகம் கூடும்.
3. மலை உச்சி (6-7 நிலைகள்): உச்சியை அடைந்துவிட்டோம். அங்கிருந்து பார்த்தால் ஏறிய பாதையும் தெரியவில்லை, கீழே இருந்த ஊரும் தெரியவில்லை. எங்கும் பரந்த ஆகாயம் (சித் மண்டலம்) மட்டுமே தெரிகிறது.
4. உச்சியில் நிலைத்தல்: அங்கு நிலவும் அமைதியே மோட்சம். அந்த உயரத்தில் இருப்பவருக்குக் கீழே நடக்கும் சத்தங்களோ, மேகங்களின் சலனமோ எட்டாது.

அத்தியாயம் 5 - தங்க மோதிர உதாரணம் - உருவமும், சாரமும்

முகவுரை:

ஒரு மூலப் பொருள் பல வடிவங்களாக உருவாக்கப்படும் பொழுது, அவைகள் பல்வேறு பெயர்களில் அறியப்படும். உதாரணமாக தங்கம் - தங்க வளையல், தங்க மோதிரம், தங்க செயின் என்று பலவிதமான உருவங்களில் உருவாக்கப்படலாம். அந்த தங்கத்தால் உருவான பலவகையான ஆபரணங்களை உருக்கினால் வரும் உலோகம் தங்கம் என்ற மூல உலோகமாகும். தங்கம் கொண்ட உருவங்கள், பெயர்கள் அனைத்தும் தோற்றங்களே - அவைகள் மறையும் போது (தங்க ஆபரணங்களை உருக்கும் போது), தங்கம் என்ற மூல உலோகம் தான் நிலைத்து நிற்கும்.

யோக வசிஷ்டம், உண்மையும் தோற்றமும் எவ்வாறு வேறுபடுகின்றன என்பதை விளக்க தங்க வளையல் உவமையை முன்வைக்கிறது. ஒரு தங்க வளையல், தன் வட்ட வடிவத்தை மட்டுமே நினைத்தால், தன்னை உருவாக்கிய தங்கம் என்ற சாரமான உலோகத்தை மறந்து விடுகிறது. அதேபோல், மனிதன் “நான்” என்ற அகங்கார உணர்வில் மூழ்கும்போது, தன் உண்மையான பரமாத்ம சொரூபத்தை மறந்து விடுகிறான்.

வளையலின் வட்ட வடிவம் தங்கத்தின் அடிப்படை குணம் அல்ல; அது தற்காலிகமான தோற்றம் மட்டுமே. வளையம், காப்பு, சங்கிலி போன்ற பல வடிவங்கள் அழிந்தாலும், தங்கம் அழிவதில்லை. வடிவம் கரையும்போது, சாரம்

மட்டுமே நிலைக்கிறது.

இது போலவே, உலகம், உடல், மனம், ஜீவன் ஆகிய அனைத்தும் பெயரும் வடிவமுமே; அவற்றின் ஆதாரமான பிரம்ம சித் மட்டும் நித்தியமானது.

கானலில் தோன்றும் நீர், சிப்பியில் தெரியும் வெள்ளி ஆகியவைகள் போல, அகங்காரம் மற்றும் உலகம் உண்மை போல் தோன்றினாலும், அவை தனித்த சுய இருப்பு உடையவை அல்ல. தவறான பார்வையால், இல்லாத ஒன்றை இருப்பதாகக் காட்டுகிறது. இந்த மாயை, உண்மை அறிவால் மட்டுமே நீங்குகிறது.

உண்மையான ஞானம் என்பது, "நான் தனி ஜீவன்" என்ற எண்ணத்தை விடுத்து, "அனைத்திலும் நிறைந்த ஒரே பரம்பொருள் தான் நான்" என்ற உணர்வில் நிலைத்திருப்பதே. தங்க வளையலின் வட்டத்தன்மை இயல்பாக இல்லாதது போல, பரமாத்மாவில் தனித்தனி ஜீவன்கள் இல்லை. வடிவங்களை விடுத்து சாரத்தை உணர்வதே முக்தி.

மையக் கருத்தை ஒரே வரியில் சொல்ல வேண்டுமென்றால், 'சாரம் மட்டுமே உண்மை; வடிவம், தோற்றம், அகங்காரம் ஆகியவைகள் அனைத்தும் கரைந்தால், பிரம்ம ஞானம் வெளிப்படும்.

கட்டுரை:

வசிஷ்டர்:

மனித ஆத்மா, தன் அஹங்கார உணர்வை சிந்தித்துக் கொண்டே இருந்தால், தன் உண்மையான பரமாத்ம சொரூபத்தை மறந்து விடுகிறது. இது, தன் வட்ட வடிவத்தை மட்டுமே நினைத்துக் கொண்டு, தன்னை உருவாக்கிய தங்கச் சாரத்தை மறக்கும் ஒரு தங்க வளையலைப் போல என்று தெளிய வேண்டும்.

ராமர்:

முனிவரே! தங்கத்திற்கு வளைய வடிவம் குறித்த சுய உணர்வு எப்படி இருக்க முடியும்? ஆத்மாவுக்கு அஹங்கார உணர்வு இருப்பது போலல்லவா?

வசிஷ்டர்:

மனிதனின் உணர்வு என்பது எப்போதும் சத்தான சாரத்தையே சார்ந்ததாக இருக்கும். அந்த சத்தான சாரத்தால் உருவான வடிவங்களையோ அல்லது அந்த உருவங்களின் அழிவைப் பற்றியோ அந்த மனித உணர்வு கவலைப்படுவது இல்லை. ஆகவே, ஆத்மா மற்றும் தங்கத்தின் சத்தான சாரத்தைப் பற்றிக் கேள்; அஹங்காரம், வளையம் போன்ற வடிவங்களைப் பற்றிக் கேட்க வேண்டாம். அவை இயற்கையில் உண்மைப் பொருள்களே அல்ல.

ஒரு நகை வியாபாரி தங்க வளையலை விலைக்கு விற்கும் போது, அவர் அந்த வளையலில் உள்ள

தங்கத்தைத் தான் விற்கிறார். அதன் உருவத்திற்கு ஒரு விலையும் இல்லை; அது அழிக்கப்படும்.

ராமர்:

அப்படி என்றால், நாம் வளையம் என்று கருதும் அந்த வடிவம் எங்கே போகிறது? இதை விளக்குங்கள். அதனால் பிரம்மத்தின் சத்தான சாரத்தை நான் புரிந்து கொள்ள முடியும்.

வாசிஷ்டர்:

ராமா! எல்லா வடிவங்களும் உண்மையில் வடிவமற்றவையே. அவை தற்செயலான பண்புகள்; சாரமான குணம் அல்ல.

வளையத்தின் வட்டத்தன்மை அதன் அடிப்படை குணம் என்று எண்ணும் தவறில் விழாதே. ஒரு பொருளின் வடிவம் தோற்றமே; உண்மை அல்ல.

கானனில் தோன்றும் நீர், வானில் தோன்றும் இரட்டை நிலா, மனிதனின் அஹங்கார உணர்வு, பொருள்களின் வடிவங்கள் – இவை எல்லாம் உண்மையாகத் தோன்றினாலும், அவற்றின் சாரத்திலிருந்து தனித்து உள்ளன என்று நிரூபிக்க முடியாது.

சிப்பிகளில் வெள்ளி போலத் தோன்றும் ஒளி போன்ற பிம்பம் தெரிகிறது; ஆனால் அங்கே ஒரு அணுவளவும் வெள்ளி இல்லை என்பது தான் உண்மை. இது பார்வையின் கோளாறால் உண்மையாய்க் காட்டுகிறது – கானல் நீர், சிப்பி வெள்ளி போல. இல்லாத ஒன்று, பார்வை

மாயையால் இருப்பதாகத் தோன்றுகிறது – இதுவே மித்யா.

சில நேரங்களில் இல்லாத நிழல் கூட உண்மைப் பொருளைப் போல விளைவுகளை உண்டாக்குகிறது. பேய் இருக்கிறது என்ற பயத்தால் ஒரு சிறுவன் மரணமடைவது போல.

நகையின் வடிவம் அழிந்தபின், தங்கம் தவிர வேறெதுவும் மிஞ்சாது. வளையம், காப்பு போன்ற வடிவங்கள் மணலில் சொட்டிய நீர்த் துளி போல – சாரத்தில் கரைந்து விடுகின்றன.

இந்த உலகில் உண்மை, பொய் என்று சொல்லப்படுபவை எல்லாம் மனத்தின் படைப்புகளே. அவை உண்மை என நம்பப்பட்டாலும், பொய் என நம்பப்பட்டாலும், விளைவுகளைத் தருகின்றன – குழந்தைகளின் பேய் பயம் போல.

ஒரு பொருள் உண்மையா இல்லையா என்பதைக் காட்டிலும், அது எப்படி நம்பப்படுகிறது என்பதே அதன் விளைவுகளைத் தீர்மானிக்கிறது. நோயாளிக்கு விஷம் மருந்தாகவும், அளவுக்கு மீறினால் அமிர்தமே விஷமாகவும் மாறுகிறது.

ஆத்மாவின் சாரத்தில் மட்டும் நம்பிக்கை வைப்பதே உண்மையான ஞானம். அதை விடுத்து, அஹங்காரம், மனம் ஆகியவற்றில் நம்பிக்கை வைப்பது அறியாமை. ஆகவே, “நான் தனி ஜீவன்” என்ற பொய்யான எண்ணத்தை விடு.

தங்கத்தில் வளையத்தின் வட்டத்தன்மை இல்லாதது போல, அனைத்திலும் நிறைந்த பரமாத்மாவில் தனித்தனி ஜீவன்கள் இல்லை.

பிரம்மனைத் தவிர நித்தியமானது எதுவும் இல்லை. அவருக்கு பிரம்மா, விஷ்ணு போன்ற தனிப்பட்ட வடிவங்களும் இல்லை. உலகம், தேவர்கள், மலைகள், அசுரர்கள், மனம், உடல் – அனைத்தும் அந்த பரம்பொருளிலேயே நிலைத்துள்ளன. அவர் காலம், காரணம், பொருள், இருக்கை - இல்லாமை என எதுவும் அல்ல; அனைத்தையும் கடந்தவர்.

அவர் எல்லாவற்றையும் தாங்கி, அசையாமல் நிற்கும் முழுமை. பெயர், வடிவம், சின்னம் எதுவும் இல்லாத நித்திய ஆனந்தம். அவர் இருக்கிறதும் அல்ல; இல்லாததும் அல்ல; அனைத்திலும் அனைத்துமாக இருப்பவர்.

ராமர்:

பிரம்மன் எல்லாவற்றிலும் ஒன்றே என்பது புரிகிறது. ஆனால் நாம் காணும் இந்தப் படைப்பு என்ன?

வசிஷ்டர்:

அனைத்தும் அமைதியாக பரம்பொருளில் இருக்கும்போது, “படைப்பு” என்ற பேச்சே தவறு. உண்மையில் படைப்பு எதுவும் இல்லை.

எல்லாம் கடலில் உள்ள நீரைப் போல பரமாத்மாவில் இருக்கின்றன. அலைகள் போல் தோன்றும் மாற்றங்கள், பிரம்மனின் எண்ணத் தோற்றங்களே. உலகத்தின்

தோற்றமும் அழிவும் தங்கத்தில் நகை உருவாகி மறைவதைப் போல.

அமைதியான மனம், உலகத்தை இறைவனின் நிறைவாகக் காணும். அஹங்கார உணர்வே உலகை பொருளாகக் காணும் தவறை உண்டாக்குகிறது.

ஞானிகள் உலகை ஒரே பரம்பொருளின் வெளிப்பாடாகக் காண்கிறார்கள் – குழந்தைகள் விளையாடும் மண் பொம்மைகளை மண் என அறிந்தது போல.

கண்ணாடியில் பெரிய காட்சிகள் சிறியதாகத் தோன்றுவது போல, உலகங்களின் தூரங்கள் பரம்பொருளில் கரைந்து விடுகின்றன. உலகம் நகரின் படம் போல – உண்மை நகரமல்ல.

மந்திரவாதியின் மாய நகரம் போல, பொய் அறிவு இந்த உலகை உண்மையாய் காட்டுகிறது. சரியான விசாரணை என்ற தீயால் அறியாமை பொசுக்கப்படாவிட்டால், கற்பனையான இன்ப - துன்பங்கள் தொடரும்.

(இந்த கட்டுரையின் மூல மின் வலைத் தொடர்பு:

Chapter 119 – Illustration of the Gold Ring: Form Versus Substance

Page 480)

அத்தியாயம் 6: மரம் வெட்டியின் கதை

முகவுரை:

யோக வசிஷ்டத்தில் சொல்லப்பட்ட இந்த மரம் வெட்டியின் கதை ஒரு உருவகக் கதையாகும்.

முக்தி அடைய ஜீவன் பயணம் செய்ய வேண்டும்; அதன் பயணம் நீண்ட ஒன்றாகவோ, குறைந்த தூரம் கொண்டதாகவோ அந்தந்த உயிரின் மனத்தின் குறை - நிறைகளைப் பொறுத்ததாகும்.

அத்வைதத்தில் 'இது இல்லை' 'இது இல்லை' என்று ஒவ்வொன்றையும் நிராகரித்த ஜீவனின் மனம் இறுதியில் பிரம்மத்தைக் கண்டவுடன் 'இது' என்று தன் ஆன்மீகத் தேடுதலைப் பூர்த்தி செய்துவிடும் என்று அத்வைதிகள் விளக்குவர். அதே போல் தான் இந்த விறகு வெட்டியின் பயணமும் ஒரு தொடர்கதையாக அமைகிறது. இறுதியில் வெற்றி கிடைப்பதும், தோல்வியில் முடிவதும் அந்த விறகு வெட்டியின் மனத் திடனைப் பொறுத்ததாகும்.

இந்த மரம் வெட்டியின் கதையின் மூலமாக யோக வசிஷ்டர் சொல்லும் போதனை இது தான்:

தேடிக் கொண்டே போகும் மனமே பந்தம்.

தேடல் முடியும் இடமே முக்தி.

கட்டுரை:

ராமர்: பலவிதமான வேத நூல்களின் கொள்கைகளிலிருந்து எந்த ஒரு சத்தியமான அறிவையும் நாம் பெற முடியாது. அந்த நூல்கள் ஒவ்வொன்றும் ஒன்றுக்கொன்று முரணான கொள்கைகளைத் தெரிவிக்கின்றன. மேலும் அந்த வேத நூல்கள் பொய்யான தலைவர்களின் கொள்கைகளையும் கொண்டுள்ளதால், அதனால் நாம் எந்தவிதமான நன்மையும் அடையப்போவதில்லை. ஆகையால், வசிஷ்டரே! இந்த வேத நூல்களைப் படிப்பதிலோ அல்லது வேதாச்சாரியர்களின் பாடங்களைக் கேட்பதிலோ என்ன நன்மை ஏற்படப்போகிறது என்பதை எனக்குச் சொல்ல வேண்டுகிறேன்.

வசிஷ்டர்: ஆமாம். நீ சொல்வதில் உண்மை இருக்கிறது. வேத நூலகள் தெய்வீக அறிவுக்கு வழிகாட்டாது. வேத நூல்கள் வெறும் வார்த்தைகளால் உருவாகி உள்ளது. வார்த்தைகளால் எப்படி தெய்வீக அருளைப் பெற முடியும்? இருப்பினும் உனக்கு ஒன்றை நான் தெளிவு படுத்த வேண்டும். இந்த வேத நூல்கள், ஆச்சார்யர்களின் உரைகள் ஆகியவைகள் உன்னுடைய அறியும் திறனை அதிகரிக்க உதவிகரமாக இருக்கும். அதை நான் இப்போது சொல்லப்போகும் மரம் வெட்டி ஜீவனம் நடத்தும் மனிதர்களின் கதையிலிருந்து நீ புரிந்து கொள்ளலாம்.

மரம் வெட்டும் மனிதர்களின் கதை:

வசிஷ்டர்: கிரதா என்ற காட்டில் ஒரு சில ஏழை மரம் வெட்டிப் பிழைக்கும் மனிதர்கள் வாழ்ந்து வந்தார்கள்.

கடும் வெய்யிலில் வாடும் மரம் போல் அவர்கள் வாழ்க்கை ஏழ்மையில் உழன்றது. அவர்கள் ஏழ்மையின் காரணமாக கந்தல் துணியைத் தான் கட்டி இருந்தனர்.

தண்ணீருக்கு ஏங்கி வாடி இருக்கும் தாமரை மலர்களைப் போல் அவர்கள் வறுமையில் கவலையோடு நாட்களைக் கடத்தினர். அவர்கள் தங்களின் வயிற்றுப் பசியைப் போக்க அன்றாடம் திண்டாட வேண்டிய நிலையில் இருந்தாரகள். இதற்கு அவர்களுக்குத் தெரிந்த ஒரே தொழில் - காட்டில் மரம் வெட்டி, அதை ஊருக்குள் விற்று, தங்கள் வயிற்றுப் பசியைப் போக்குவதுதான்.

அவர்கள் வசிக்கும் இடத்திலேயே ஒரு பெரிய காடு இருந்தது. அந்தக் காட்டு மரங்களில் தங்கம், விலைமதிப்பற்ற வைரம் வைடூரியம் ஆகிய பொக்கிஷம் வெளியில் தெரியும் அளவில் இருந்தது.

சில மரம் வெட்டிகள் மரத்தில் தங்கம், ஜொலிக்கும் ஆபரணக் கற்கள் இருப்பதைப் பார்த்து, அவைகளை எடுத்துக்கொண்டு வாழ்க்கையை சந்தோஷமாக கழித்தனர். வேறு சில மரம் வெட்டிகள் சந்தன மரத்தை வெட்டி அதனை விற்று பணம் பண்ணினர். இன்னும் சிலரோ அழகான பூக்களைப் பறித்தும், பழங்களைப் பறித்தும், அவைகளை விற்று வாழ்க்கையை நடத்தினர். ஆனால் சில முட்டாள் மரம் வெட்டிகளோ வெறும் மரச்சுள்ளிகளை எப்போதும் போல் வெட்டி எடுத்து அவைகளை குறைந்த விலைக்கு விற்று ஜீவனம் நடத்தினர்.

ஒரே காட்டில் தான் அனைவரும் வேலை செய்தனர். ஆனால் சிலருக்குத் தான் உயர்ந்த தங்கம், நவரத்தினம்,

சிந்தாமணி போன்ற பொக்கிஷம் கிட்டியது.

இந்த உலகம் கிரதா என்ற காட்டைப் போன்றது. அதில் வாழ்பவர்கள் அனைவரும் தினமும் கடினமாக உழைப்பவர்கள்.

அவர்களில் ஒரு சிலரே உண்மையான அறிவு என்ற பொக்கிஷம் பெற்று, ஆனந்த அமைதியான வாழ்க்கை வாழ்ந்தனர்.

(இந்த கட்டுரையின் மூல மின் வலைத் தொடர்பு:

Chapter 196 – Realization Cannot Be Obtained from Scriptures; Story of the Wood-Cutters and the Philosopher's Stone - Page 1793)

விளக்க உரை: மரம் வெட்டி கதையில் பொதிந்துள்ள தாத்பர்யம்:

மரம் வெட்டும் மனிதர்களின் வாழ்க்கைக் கதையில் வேத நூலகளைப் படிப்பதால் நன்மை இல்லை என்ற கருத்து வரவில்லையே என்ற சந்தேகம் சில வாசகர்களின் மனத்தில் ஏற்படலாம். அதற்கான விளக்கப்பதிவு தான் இது.

.யோக வசிஷ்டத்தில் வசிஷ்டர் கூறுவது வேதங்களை நிராகரிப்பது அல்ல; மாறாக, வேதங்களின் உண்மையான நோக்கம் என்ன என்பதைத் தெளிவுபடுத்துவதே ஆகும்.

மரம் வெட்டி கதையின் பின்னணியில், வேத நூல்கள்

எவ்வாறு செயல்படுகின்றன என்பது குறித்து வசிஷ்டர் சொல்ல வரும் கருத்துக்கள் இதோ:

1. வழிகாட்டி மட்டுமே, இலக்கல்ல:

வேத நூல்கள் மற்றும் ஆச்சார்யர்களின் உபதேசங்கள் என்பது ஒரு வரைபடம் போன்றது. வரைபடம் வழியைக் காட்டுமே தவிர, அதுவே சேர வேண்டிய இடம் அல்ல.

மரம் வெட்டிகள் காட்டில் சந்தன மரத்தைத் தேடிச் செல்லும்போது, ஒரு இடத்தைப் பற்றிய குறிப்பு அவர்களுக்கு உதவுகிறது. அதுபோலவே, ஆன்மீகத் தேடலில் இருக்கும் ஒருவனுக்கு "எந்த திசையில் தேட வேண்டும்" என்ற தெளிவை வேதங்கள் வழங்குகின்றன.

2. அறியாமையை நீக்கும் கருவி

வசிஷ்டர் குறிப்பிடும் மிக முக்கியமான கருத்து: "வேதங்கள் அறிவை உருவாக்குவதில்லை, மாறாக அறிவை மறைத்திருக்கும் அறியாமையை நீக்குகின்றன."

மரம் வெட்டி காட்டில் மறைந்திருக்கும் விலை உயர்ந்த மரங்களைக் கண்டறிய அவனது கோடரியும், அனுபவ அறிவும் தேவைப்படுகிறது.

இங்கு வேத நூல்கள் அந்த "கோடரி" அல்லது "அறிவை கூர்மைப்படுத்தும் கருவி" போன்றது. அவை நம்முடைய புத்தியைத் தூய்மைப்படுத்தி தியானத்திற்குத் தயார்ப்படுத்துகின்றன.

3. அனுபவ அறிவின் முக்கியத்துவம்:

வார்த்தைகள் ஒரு பொருளின் தன்மையைச் சொல்லுமே தவிர, அந்தப் பொருளின் அனுபவத்தைத் தராது.

"சர்க்கரை இனிக்கும்" என்று நூலில் படிப்பது வேறு; அதை நாக்கினால் சுவைப்பது வேறு.

வசிஷ்டர் சொல்வது: வேத நூல்களைப் படித்ததோடு நின்றுவிடாமல், அதன் வழிகாட்டுதலின்படி ஆன்மீகப் பயிற்சியில் இறங்கி, அந்தத் தெய்வீக அருளை நேரடியாக அனுபவிக்க வேண்டும்.

வேத நூல்களைப் படிப்பதால் நன்மை இல்லை என்பது வசிஷ்டரின் கருத்தல்ல. மாறாக, அவை ஆரம்பக் கட்டப் படிநிலை. அவை மனிதனின் சிந்தனைத் திறனை வளர்க்கின்றன.

மரம் வெட்டிக்குக் காட்டைப் பற்றிய அறிவு எப்படித் தேடலுக்கு உதவியதோ, அப்படியே வேதங்கள் ஆத்ம ஞானத் தேடலுக்கு ஒரு கருவியாக இருக்கின்றன.

அத்தியாயம் 7: வரம் - சாபம் ஆகிய இரண்டின் விவாதம்

முகவுரை:

கடவுள், வரம் சாபம் இரண்டும் கொடுக்கும் சக்தி பெற்றவர். ஆனால் முனிவர்களுக்கோ சாபம் மட்டும் கொடுக்கும் சக்தி உண்டு. சாப விமோசனமும் முனிவர்களுக்கு கொடுக்கும் சக்தி உண்டு. இந்தக் கருத்தை இங்கு விரிவாகப் பார்க்கலாம். இது வசிஷ்டரின் வரம் - சாபம் இரண்டின் விவாத உரைகளை நன்கு அறிய உதவும்.

இந்தக் கருத்தை புராணங்களின் அடிப்படையில் சிந்திக்கலாம்.

கடவுளுக்கும் முனிவர்களுக்கும் இடையிலான இந்த 'சக்தி' வேறுபாட்டை இப்படி நாம் பிரித்துப் பார்க்கலாம்:

1. கடவுளின் நிலை: வரம் மற்றும் சாபம்

வரம்: ஒருவரது கடும் தவத்தைப் பாராட்டி, அவர்கள் கேட்கும் அரிய சக்திகளை வழங்குவது கடவுளின் குணம் (உதாரணம்: இரணியன் பெற்ற வரம்).

சாபம்: தர்மம் மீறப்படும்போது அல்லது ஆணவம் தலைதூக்கும்போது, அதை அடக்க கடவுள் தண்டனை வழங்குவார். ஆனால், கடவுளின் சாபம் என்பது பெரும்பாலும் ஒரு ஆன்மாவைத் தூய்மைப்படுத்தும் செயலாகவே இருக்கும்.

2. முனிவர்களின் நிலை: முனிவர்கள் மனிதர்களாகப் பிறந்து, கடும் தவத்தின் மூலம் ஆற்றலைச் சேமிப்பவர்கள்.

அநத ஆற்றல் சக்தி கொண்டு முனிவர்கள் பொதுவாக சாபம் மட்டும் இடுகிறார்கள்.

இது ஏன் என்ற கேள்விக்குப் பதில்: முனிவர்கள் பொதுவாக உணர்ச்சிகளைக் கடந்தவர்களாக இருக்க வேண்டும். ஆனால், அவர்கள் கோபப்படும்போது (உணர்ச்சி வசப்படும்போது) தங்களின் தவ வலிமையை ஒரு ஆயுதமாகப் பயன்படுத்துகிறார்கள். அதுவே சாபமாக வெளிப்படுகிறது.

முனிவர்களால் வரம் கொடுக்க முடியாதா? - என்ற கேள்விக்குப் பதில்: முனிவர்களாலும் வரம் கொடுக்க முடியும். ஆனால், வரம் கொடுப்பதற்கு பெரும் தவ வலிமை தேவைப்படும். சாபம் என்பது ஒரு அழிவுச் சக்தி, அதை வெளிப்படுத்துவது எளிது. வரம் என்பது ஒரு ஆக்கச் சக்தி, அதை வழங்குவது கடினம். எனவேதான் புராணங்களில் முனிவர்கள் சபிக்கும் காட்சிகள் அதிகமாகவும், வரம் தரும் காட்சிகள் குறைவாகவும் உள்ளன.

3. சாப விமோசனம்: முனிவர்களின் கருணை

முனிவர்கள் ஒருவரைச் சபித்த பிறகு, அந்த நபர் மன்னிப்புக் கேட்கும்போதோ அல்லது தன் தவறை அவர் உணரும்போதோ, முனிவர்களின் மனம் இரங்கும்.

ஒரு முறை கொடுத்த சாபத்தை முழுமையாகத் திரும்பப் பெற முடியாது.

அதற்குப் பதிலாக, அந்தச் சாபம் எப்போது முடியும் என்பதற்கான வழியைச் சொல்வார்கள். இதுவே சாப

விமோசனம்.

உதாரணம்: கௌதம முனிவர் அகலிகையை கல்லாக மாறும்படி சபித்தார். ஆனால், பின் மனம் இரங்கி, "ஸ்ரீராமர் பாதம் படும்போது உனக்கு விமோசனம் கிடைக்கும்" என்று வழிகாட்டினார்.

சுருக்கமாகச் சொன்னால், கடவுள் நீதிபதி போன்றவர்; அவர் தண்டனையும் (சாபம்) கொடுப்பார், வெகுமதியும் (வரம்) கொடுப்பார். முனிவர்கள் ஆசிரியர்கள் போன்றவர்கள்; மாணவன் தவறு செய்யும்போது கண்டிப்பார்கள் (சாபம்), அதே சமயம் மாணவன் திருந்தும்போது அதற்கான வழியையும் (விமோசனம்) காட்டுவார்கள்.

முனிவர்களின் சாபம் என்பது உண்மையில் ஒருவரைத் தண்டிப்பதற்காக மட்டுமல்ல, அவர் செய்த பாவம் அந்தச் சாபத்தின் மூலம் அனுபவித்துத் தீர்ப்பதற்காகவே வழங்கப்படுகிறது என்று ஆன்மீகம் கருதுகிறது.

கட்டுரை:

விளக்கக் குறிப்பு: வரம் - சாபம்

யோக வசிஷ்டத்தில் "வரமா, சாபமா" என்ற தலைப்பிலான கருத்துக்கள் பெரும்பாலும் மனத்தின் தன்மை மற்றும் ஆசைகளைப் பற்றிய விவாதங்களில் வருகின்றன. குண்டாதந்தா என்ற பெயர், யோக வசிஷ்டத்தின் கதைகளில் வரும் ஒரு முக்கியமான நபரைக் குறிக்கிறது.

அவரைப் பற்றிய விவரங்கள் பின்வருமாறு:

குண்டாதந்தா என்பவர் ஒரு பிராமணர். அவர் தனது வாழ்நாளில் பலவிதமான உலகியல் இன்பங்களை அனுபவித்த போதிலும், இறுதியில் மன அமைதி தேடி அலைந்தவர்.

யோக வசிஷ்டத்தில் வரும் கதைகளில், குண்டாதந்தா ஒரு முனிவரைச் சந்தித்து, இந்த உலகம் மெய்யானதா அல்லது பொய்யானதா என்ற சந்தேகத்தைக் கேட்கிறார். அப்போது அவருக்குக் கொடுக்கப்படும் விளக்கம், ஒருவரது பார்வையைப் பொறுத்தே இந்த உலகம் "வரமாகவும்" அல்லது "சாபமாகவும்" அமைகிறது என்பதாக விளக்குகிறது.

குண்டாதந்தாவின் கதை, ஒரு மனிதன் தனது கர்மவினைகளால் எவ்வாறு வெவ்வேறு பிறவிகளை எடுக்கிறான் என்பதையும், மனத்தின் சங்கல்பத்தினால் (எண்ணத்தினால்) இந்த உலகம் எவ்வாறு சிருஷ்டிக்கப்படுகிறது என்பதையும் விளக்குகிறது.

சுருக்கமாகச் சொன்னால், குண்டாதந்தா என்பவர் ஆன்மீகத் தேடலில் ஈடுபட்டு, உலக மாயையை உணர்ந்து கொள்ள முயலும் ஒரு உருவகமான நபர் ஆவார்.)

குண்டாதந்தா கூறுகிறான்:

கௌரியின் ஆசிரமத்தில் வாழும், வயதால் முதிர்ந்த, உலர்ந்த புல் போன்ற சாம்பல் நிற முடியுள்ள ஒரு முனிவரிடம் நான் கேட்டேன்:

'இந்த பூமியில் ஏழு காண்டங்கள் தான் உள்ளன. அப்படியிருக்க, எட்டு சகோதரர்களும் ஒரே நேரத்தில் எப்படி பூமியின் அரசர்களாக இருக்க முடியும்?

வீட்டை விட்டு ஒருபோதும் வெளியே போகாத அவர்களால் எவ்வாறு ஏழு காண்டங்களை வென்று ஆட்சி செய்ததாகச் சொல்ல முடியும்?

ஒரு புறம் வரமும், மறுபுறம் அதற்கு எதிரான சாபமும் ஒரே நேரத்தில் எப்படி செயல்படும்?

வரமும், சாபமும் மரங்களின் குளிர்ந்த நிழலாகவும், சூரியனின் உஷ்ணமான வெய்யிலாகவும் இருக்கின்றன. அவைகள் ஒருபோதும் ஒன்றாக இருக்க முடியாது. அது போல் தான் எதிர்மறையான குணங்கள் கொண்ட வரமும், சாபமும் ஒன்றாக எப்படி நிலைத்திருக்கும்? ஒரு பாத்திரமும், அந்த பாத்திரத்தில் உள்ள பொருளும் ஒன்றாக இருப்பது என்பது ஒரு பொழுதும் நிகழாது.

கடம்பா மரத்தின் அடியில் ஆசிரமத்தில் உள்ள முனிவர் பதிலளித்தார்:

புனிதரே! அவர்களின் முழுக் கதையை நான் சொல்கிறேன்; கேளுங்கள்.

அந்த எட்டு சகோதரர்களும் தங்கள் குடும்பங்களுடன் வாழ்ந்து, காலப்போக்கில் மரணம் அடைவார்கள்.

உடல் தகனம் செய்யப்பட்ட பின், அவர்களின் உடலற்ற அறிவுள்ள ஆத்மாக்கள் சிறிது காலம் தூக்கநிலை போன்ற சோர்வான நிலையில் ஆகாயத்தில் நிலைத்திருக்கும். அந்த நேரத்தில், அவர்கள் செய்த கர்மங்கள் எல்லாம்

அவர்களின் மனவெளியில் தோன்றும். அந்த சமயத்தில் கடவுளின் வரங்களும், முனிகளின் சாபங்களும் ஒன்றாக அந்த ஆத்மாக்களை சந்தித்து, அவர்களுக்குறிய தண்டனையையும், நீதியையும் பெறச் செய்யும்.

வரமான ஆசிகள் அழகிய, சந்திர ஒளி போன்ற, நான்கு கைகளுடன், தாமரை முதலிய புஷ்பங்கள் ஏந்திய விஷ்ணு தெய்வ ரூபமாகத் தோன்றும்.

சாபமான தண்டனைகள் மூன்று கண்கள் கொண்ட, கரிய உடலுடன், ஈட்டி - கதையுடன், கோபம் நிறைந்த சிவ ரூபமாகத் தோன்றும்.

அப்பொழுது வரமும், சாபமும் விவாதத்தில் இறங்கும்.

வரம்: சாபமே! விலகு. இப்போது செயல்பட வேண்டிய காலம் என்னுடையது - பருவங்கள் தங்கள் காலத்தில் செயல்படுவது போல!

சாபம்: வரமே! நீ தான் விலக வேண்டும். நான் செயல்பட வேண்டிய என் நேரம் வந்துவிட்டது. என் காரிய சக்தியை யாராலும் தடுக்க முடியாது.

வரம்: நீ மனித முனிவரால் உண்டானவன். நான் சூரியனின் தூதன். சூரியன் தான் மனிதர்களுக்கு முன் உதித்த சக்தி. ஆகையால் நான் தான் உன்னைவிட சக்திமான்.

சாபம்: என்னைப் பிறப்பித்தவர் ருத்திரரும், அவரது பத்தினி ருத்ரராணியுமான கடவுளாவர். ருத்திரர் மிகவும் வல்லமை பொருந்திய கடவுள். துர்வாசர் போன்ற ரிஷிகள் ருத்திர அம்சமாகப் பிறப்பெடுத்தவர்கள்.

இவ்வாறு சாபம் வாதிட்டு வெற்றி வீரனைப் போல் தன் தலையை பெரிய மலையின் உச்சியை எட்டும் அளவிற்கு உயர்த்தி அகம் மகிழ்ந்தது.

அகம்பாவத்தால் தலை கனத்து மகிழ்ந்த சாபத்தைப் பார்த்து வரம் ஏளனமாகச் சிரித்துப் பதில் சொன்னது: ஓ, குற்றம் செய்யும் குணமுடைய சாபமே! உன்னுடைய தீய செயல்களுக்கும், தீய எண்ணங்களுக்கும் ஒரு முடிவு கட்ட வேண்டிய நேரம் வந்து விட்டது. நம் விவாதங்களை இத்தோடு நிறுத்திக் கொள்வோம். நமது தந்தையான கடவுளிடம் இதற்கான விடைகாண அவரைச் சென்று பார்ப்போம்.

சாபம்: இதற்கு நான் சம்மதிக்கிறேன். ஒரு நேர்மையான பரிந்துரையை முட்டாள் கூட ஏற்காமல் இருக்க மாட்டான்.

வரமும், சாபமும் சேர்ந்து பிரம்மாவின் இருப்பிடம் சென்று, அவருக்கு முன்னால் மண்டியிட்டு, தங்கள் விவாதத்திற்கு ஒரு தீர்ப்பு வழங்க வேண்டினர்.

பிரம்மா:

உள்ளார்ந்த சாரமும் தகுதியும் யாரிடம் அதிகமாக இருக்கிறதோ, அவரே இந்த விவாதத்தில் வென்றவர்.

இதைக் கேட்ட இருவரும் அவர்களின் உள்ளங்களை மற்றவர் ஆராய அனுமதித்தனர்.

வரம் சாபத்தின் உள்ளத்தையும், சாபம் வரத்தின் உள்ளத்தையும் ஆராய்ந்து பிறகு மீண்டும் கடவுள் சன்னிதானத்திற்கு வருகிறார்கள்.

சாபம்: என் எதிரியான வரம் ஒரு வலுவான பாறை போலும், பயங்கரமான இடி மின்னல் போலும் என்னை விட உயர்ந்துள்ளது. எனக்கு அந்த மாதிரியான தகுதி இல்லை என்பதை நான் உணர்ந்து விட்டேன். இருப்பினும் எங்கள் இருவருக்கும் ஜடமான சரீரம் கிடையாது - நாங்கள் அறிவு ஜீவன்கள் மட்டுமே.

வரம்:

என் வரத்தால் ஒருவனின் மனம் பெரும் பலம் பெறுகிறது. அது சாபத்தை வென்று ஒருவனை ஆட்கொள்கிறது.

தான் பெற்ற வரத்தால் பக்திமான் பலவானாகிறான். ஆனால் சாபத்தால் கட்டுண்டு மாசு பட்ட உணர்வுகளைக் கொண்ட மனம் படைத்தவர்கள் மன அமைதி இழந்து தவிக்கும் நிலைக்குத் தள்ளப்படுகிறார்கள்.

வரம் - சாபம் இரண்டும் ஒரே நிலையில் இருந்தால், அது பாலில் நீர் கலந்த நிலைக்கு ஒப்பாகும். இந்த நிலையில் அந்த மனம் இரண்டாகப் பிரிந்து இரண்டின் பாதிப்புக்கும் ஆளாகும்.

இப்படி விளக்கிய பிறகு வரம் கடவுளிடமிருந்து விடை பெற்றது. இதைப் பார்த்த சாபம் தன் தோல்வியை ஒப்புக்கொண்டு, மிகவும் வெட்கப்பட்டு கடவுளிடமிருந்து பிசாசுகள் இருட்டைக் கண்டவுடன் ஆகாயத்தில் பறந்து மறைவது போல் ஓடியது.

இன்னொரு வரம் பிரம்மாவின் முன் தோன்றி சொன்னது: ஓ, கடவுளின் கடவுளே! எட்டு பிராமணர்களின் ஆவிகள் அவரவர்களின் இறந்த உடல்களிலிருந்து ஏழு

காண்டங்களுக்கு எப்படிப் பறந்து செல்ல முடிந்தது? நான் தான் அவர்களின் சொந்த வீட்டில் குடி இருந்து முழு உலகத்தை வெற்றி கொள்ள வரம் அளித்தேன். ஆனால் இப்போது அவர்கள் சொந்த வீட்டை விட்டுப் பறந்து சென்று விட்டனர். இதனால் என் வரம் செயல்படாமல் தடுப்பது எது?

பிரம்மா: அவர்கள் பரந்த வெளியில் பறந்து சென்றாலும், அவர்களின் ஆவிகள் இந்த வீட்டில் தான் குடியிருக்கும். இங்கு குடியிருந்து கொண்டே ஏழு காண்டங்களை ஆளுவதாக நம்பிக்கொண்டிருக்கும். ஆனால் அந்த பிராம்மண எட்டு ஆவிகள் ஒவ்வொன்றும் பல மைல்கள் தூரத்தில் இருக்கும். எட்டு பேர்கள் எப்படி ஏழு பூமியின் பகுதிகளை ஆளமுடியும்?

வரம் பிரம்மாவிடம் கேட்டது: ஓ, பிரம்மாவே! ஒரு சிறிய வீட்டில் பரந்த ஏழு பூமியின் பகுதிகளும் அடங்குவது என்பது கொஞ்சம் கூட நம்பும் படியானதாக இல்லையே! இது ஒரு யானையை ஒரு சிறிய தாமரைப் புஷ்பத்தில் மறைப்பதற்கு ஒப்பாகும்.

பிரம்மாவின் பதில்: பிரபஞ்சம் என்பது எல்லையில்லா வெறுமையால் ஆனது என்பது உனக்கு தெளிவாக தெரிந்திருக்க வேண்டும். இது இதயத்தின் வெற்றுப் பகுதிக்குள் அடங்கிவிடும். எண்ணற்ற எண்ணங்கள், கணக்கில்லா கனவுகள் மனத்தில் இடம் பெறும் பொழுது, பிரபஞ்சமும் இடம் பெறுவதில் எந்த ஆச்சரியமோ, சந்தேகமோ பட வேண்டிய தில்லை.

ஒருவன் இறந்த பிறகு, அவன் மனத்தில் இந்த உலகம் ஒரு நுண்ணிய அணு அளவாகத் தான் தெரியும். இந்த

கண்ணுக்குத் தெரியாத மனத்திற்கு இந்த பூமி ஒரு வரைபடமாக - ஏழு காண்டங்களுடன் அவைகளின் பகுதிகளை உள்ளடக்கியபடி காணப்படும். சூன்ய மனம் உலகத்தை வெற்று ஆகாயமாகவே பார்க்கும்.

வரம் பிறகு அந்த எட்டு சகோதர பிராமணர்களை அவர்களின் தனித்தனியான வீடுகளில் சந்தித்து, அவர்கள் யாகம் செய்வதையும் பார்த்தது.

அவர்கள் உஜ்ஜயினி, சாகத்வீபம், குசத்வீபம், சால்மலி, புஷ்கரம், கோமதா, லோக லோகா முதலிய ஏழு காண்டங்களின் அரசர்களாக வாழ்கிறார்கள் என்பதையும் அறிந்தது.

உண்மையில் இது அந்த ஏழுபேர்களின் மனத்தில் எழும் கற்பனை என்பது தான் நிஜம்.

வரம் உருவமற்ற அந்த ஏழு ஆவிகளுடன் கலந்து, தன்னிலை இழந்தது. அந்த ஏழு அரசர்களும் தங்கள் மனம் முழுவது திருப்தி அடையும் வரை ஆண்டு, அனுபவித்து, வாழ்ந்தார்கள்.

(இந்த கட்டுரையின் மூல மின் வலைத் தொடர்பு:

Chapter 183 – Blessing and Curse Argue before Brahma; – the Blessings Bear Fruit in the Minds of the Brahmin Brothers - Page 1749)

விளக்கவுரை : வரம் - சாபம் இரண்டின் தத்துவ விளக்கம்

யோக வசிஷ்டத்தின்படி, உலகம் மனத்தில் அடங்கியதாகும். அந்தப் பரந்த பெரிய உலகம் கடுகுபோல் உள்ள மனத்தில் அடக்கம் என்பதை எப்படி அறிவது?

உலக வரைபடம் பரந்த மிகவும் விசாலமான ஒன்றாகும். ஆனால் அந்த உலக வரை படத்தில் உள்ள சகலவிதமான காடுகள், கட்டிடங்கள், கடல்கள், ஆறுகள், மனிதர்கள், மிருகங்கள் போன்ற அனைத்தையும் மனம் தன்னுள் அடக்கிக் கொள்கிறது.

சுத்த சிந்தனை தான் வரம் அல்லது ஆசியாகும். மாசுபட்ட சிந்தனை தான் சாபமாகும். ஆகையால் மனத்தின் குணத்தால் சுவர்க்கம், நரகம் உண்டாகிறது என்பது யோக வசிஷ்டத்தில் சொல்லப்பட்ட தத்துவமாகும்.

அத்தியாயம் 8: ராமர் - வசிஷ்டர் ஆகியவர்களின் கேள்வி பதில்கள்

முகவுரை:

யோக வசிஷ்டம் என்ற நூலில் ராமர் பல அத்தியாயங்களில் வசிஷ்டர் சொன்ன பல தத்துவங்களில் பல கேள்விகளைக் கேட்டு அதற்கு வசிஷ்டரின் பதில் மூலம் தமது சந்தேகங்களை நிவர்த்தி செய்துள்ளார். இதனால் வாசகர்களும் வசிஷ்டரின் கொள்கைகளில் தெளிவு பெறுகிறார்கள்.

ஆனால் இந்த அத்தியாயத்தில் ராமர் வசிஷ்டரிடம் தொடர்ந்து 44 பொருட்கள் பற்றி பல கேள்விகள் எழுப்பி வசிஷ்டரிடமிருந்து பதிலைப் பெற்று தெளிவடைகிறார். சில இடங்களில் ராமர் துணைக் கேள்விகளையும் எழுப்பி, வசிஷ்டரின் பதில் உரையில் முழுத் திருப்தி அடைவதை நாம் பார்க்கிறோம்.

இந்த வசிஷ்டர் - ராமர் கேள்வி - பதில் உரையாடல், மஹா யோக வசிஷ்டத்தின் தத்துவ இதயமாக விளங்குகிறது. ராமர் எழுப்பும் 44 பொருள்கள் பற்றி எழுப்பிய கேள்விகள், தனிப்பட்ட சந்தேகங்களின் அடிப்படையில் எழுந்தவைகளாக கருதக்கூடாது. அவைகள் அனைத்தும் ஜீவனின் மொத்த அறிதல் பயணத்தை பிரதிபலிக்கும் கேள்விகளாகும். அதே போல் வசிஷ்டர் அளிக்கும் பதில்களையும் வாதத்திற்கான பதில்கள் என்று ஒரு குறுகிய வட்டத்தில் அடைக்காமல், அவைகள் மனத்தின் பல தவறான கருத்துக்களை வேரறுத்து, சித்தை நிஷ்டையில் நிலைபெறச் செய்து, சித்தை உயர் பதவி

அடைய உதவும் உரைகளாகும் என்று தெளிய வேண்டும். இறுதியான வசிஷ்டரின் விளக்கம் இந்தக் கருத்தையே வலியுறுத்துகிறது.

இறுதியாக வசிஷ்டர் தமது 89 - வது ஸ்லோகத்தில் சொல்வது இது தான்:

'நான் என்னுடைய கவிதை நயம் மிக்க உரைகளாலும், பல படித்த பண்டிதர்களின் ஒளியூட்டும் விளக்கங்களை வெளியிட்டும், இந்த மாயா உலகத்தைப் பற்றிய தவறான எண்ணங்களை முழுவதும் வெளிப்படுத்தி உள்ளேன். இந்த தீர்க்கமான காரண காரிய விளக்கங்கள் அனைத்தும் உலகத்தின் வெற்றிடம் மற்றும் மாயை ஆகியவைகளைப் பற்றிய தவறான கருத்துக்களைப் போக்கி, உலகத்தில் உள்ள எல்லா உயிர்களும் ஒரே ஒரு சத்தான பரமாத்ம சொரூபம் என்பதை நிரூபித்துள்ளேன்.'

இது தான் யோக வசிஷ்டத்தின் முக்கிய தத்துவமாகும். வசிஷ்டர் சொல்லும் மற்ற எல்லா கருத்துக்களும் இந்த மைய கருத்தைச் சுற்றியே வலம் வருகின்றன.

இனி வசிஷ்டர் - ராமர் இருவரின் விரிவான விவாத உரையினைப் படிப்போம், வாரீர்!

கட்டுரை:

1. வசிஷ்டர்: இந்த உலகில் அறிய வேண்டியவைகளை அறிவது பந்தம் என்று கூறப்படுகிறது. அப்படிப்பட்ட உலகில் அறியப்பட வேண்டிய பொருள்களின்

பந்தத்திலிருந்து விடுபடுவது என்பதை முக்தி என்று சொல்கிறார்கள்.

ராமர்: ஆனால் முனிவரே! அறியத்தக்கவற்றின் அறிவிலிருந்து எவ்வாறு தப்பிக்க முடியும்? பொருள்களைப் பற்றிய நம் ஆழ்ந்த பழக்க அறிவையும், அவற்றின் மீது கொண்ட பந்த உணர்வையும் எவ்வாறு நீக்க முடியும்?

வசிஷ்டர்: நமது தவறான முடிவுகள் அறிவின் பரிபூர்ண அறிதலால் அகல்கிறது. அதன் பிறகு நமது பிறவியிலிருந்தே நம்முடன் பிறந்த தவறான கருத்துக்கள் மறைந்து, நாம் பிழைகளிலிருந்து விடுதலை அடைகிறோம்.

2. ராமர்: ஒரு ஜீவன் பிழை என்ற சங்கிலியால் கட்டுண்டு தவிக்கிறது. அந்த கட்டுக்களிலிருந்து முழுமையாக விடுவிக்கும் மிகச் சரியானதும், முழுமையானதுமான ஞானம் என்று சொல்லப்படுவது எது?

வசிஷ்டர்: மனித ஜீவன் ஒவ்வொன்றும் அதன் தனிப்பட்ட அறிவு - உள் உணர்வு ஆகியவைகளால் நிரம்பி வழிகிறது. அந்த ஜீவன் அறிவை துல்லியமாக சீர்தூக்கிப் பார்க்கும் திறனின் அவசியத்தை உணர்வதில்லை. பரிபூரண அறிவு என்பது நமது உள் உணர்வை அறிதலாகும். அதை வெறும் வார்த்தைகளால் வர்ணிக்க முடியாது.

3. ராமர்: ஆத்மாவின் அந்தரங்க ஞானம் ஆத்மாவுடன் இணைந்த ஒன்றா அல்லது வேறான பாகமா? அறிவு என்ற சொல்லை ஒரு கருவி போல் உருவமாக பாவித்து அறிய

வேண்டுமா அல்லது உருவமற்ற தத்துவ சிந்தனையாக அறிய வேண்டுமா?

வசிஷ்டர்: நாம் காணும் பொருட்களைப் பற்றிய கருத்தே அறிவாகும். அந்த அறிவும் அவைகளின் உற்பத்தியின் காரணங்களை விளக்குகிறது. இந்த நிலையில் இங்கு அறிவும் - அறியப்படும் பொருளும் வேறுபடுவதில்லை. இது காற்றுக்கும், காற்று வீசுவதற்கும் எந்தவிதமான வேறுபாடும் இல்லாததைப் போன்றதாகும்.

4. ராமர்: அப்படியானால், அறிபவன் அறியப்படுவது என்ற வேறுபாடு எப்படி தோன்றுகிறது? நாம் உலகத்தில் காணும் ஜடப் பொருட்கள் அல்லது கனவுப் பொருட்கள் ஆகியவைகளைப் பற்றிய கருத்துக்களில் பிழைகள் எப்படி உண்டாகின்றன? இந்த உலகப் பொருட்கள் பற்றிய நாம் கொண்டுள்ள கருத்துக்கள் முயலுக்குக் கொம்புகள் முளைத்ததாக நினைக்கும் தவறான கருத்துக்களைப் போன்றதாகும். ஏனென்றால், முயலுக்கு ஒரு போதும் கொம்புகள் இருந்ததில்லை, இனியும் அதற்கு கொம்புகள் முளைக்காது.

வசிஷ்டர்: புற உலகப் பொருட்கள் உண்மையானவை என்று கருதும் பிழையினால், அவை பற்றிய நமது அறிவும் உண்மையானது என்ற தவறான பிம்பம் ஏற்படுகிறது. ஆனால், உண்மையில் நமது உள் மனச் சிந்தனைகளுக்கோ அல்லது ஐம்புலன்களால் உணரப்படும் புறப் பொருட்களுக்கோ எவ்விதமான உண்மையான தொடர்பும் கிடையாது.

5. ராமர்: உலகில் உள்ள பொருட்களை ஒவ்வொருவரும்

தங்களது பொறிகளால் இருப்பதை உணரும் போது, அந்தப் பொருட்களை இல்லை என்று மறுப்பதை எவ்வாறு ஏற்க முடியும்? அந்தப் பொருட்கள் எல்லாம் உணர்வுள்ள ஜீவன்களின் உள்ளங்களில் எப்போதும் காணப்படுகின்றனவே!

வசிஷ்டர்: உலகத்தை முதன் முதலில் படைத்தவர் விராஜ் என்ற ஈஸ்வரராகும். தன்னையே வெளிப்படுத்தும் விதமாக இந்த உலகத்தை தமது பரந்த மனத்தின் ஒரு மூலையில் பிரபஞ்சத்தின் பிம்பத்தை உருவாக்கினார். ஆனால் விராஜ் கடவுள் உண்மையில் உலகில் எதையும் சிருஷ்டிக்க வில்லை. அப்படி இருக்கும் போது, அறிய வேண்டிய வஸ்து என்று ஒன்றும் இல்லை என்பது தான் யதார்த்தம்.

(குறிப்பு: யோக வசிஷ்டம் மற்றும் அத்வைத வேதாந்தத்தின் படி, விராஜ் என்பது பிரபஞ்சத்தின் உடல் என்று சொல்லப்படுகிறது. அதாவது, ஒரு மனிதனுக்கு எப்படி உடல், மனம், ஆன்மா இருக்கிறதோ, அதே போல இந்த முழுப் பிரபஞ்சத்திற்கும் ஒரு "உடல்" உண்டு. அந்தப் பிரபஞ்ச உடலே விராஜ் எனப்படுகிறது.

வசிஷ்டர் ராமருக்கு விளக்கும்போது, இந்த உலகம் எப்படித் தோன்றியது என்பதை இப்படி விளக்குகிறார்:

ஆதி சங்கல்பம்: தொடக்கத்தில் பரம்பொருள் (Chidakasha) தன்னைப் பற்றித் தானே சிந்திக்கும்போது, அதில் ஒரு அசைவு ஏற்படுகிறது.

ஹிரண்யகர்ப நிலை: அந்தச் சிந்தனை முதலில் ஒரு ஒளியாக, ஒரு கருவாக மாறுகிறது. இதுவே பிரபஞ்சத்தின் 'மனம்'.

விராஜ் நிலை: அந்த மனம் மேலும் அடர்த்தியாகி, ஐம்பூதங்களாக (நிலம், நீர், நெருப்பு, காற்று, ஆகாயம்) மாறும்போது, அதுவே விராஜ் ஆக உருவெடுக்கிறது.

விராஜின் வடிவத்தை வேதாந்தம் இவ்வாறு வர்ணிக்கிறது:

சூரியனும் சந்திரனும்: அவரது கண்கள்.
திசைகள்: அவரது காதுகள்.
ஆகாயம்: அவரது தலை.
காற்று: அவரது மூச்சு.
பூமி: அவரது பாதங்கள்.

'அறிபவன்' (நான்) மற்றும் 'அறியப்படும் பொருள்' (உலகம்) என்ற வேறுபாடு மறைய வேண்டும் என்றால், இந்த உலகம் முழுவதும் அந்த விராஜின் வடிவம் என்பதை உணர வேண்டும்.)

6. ராமர்: கடந்த காலம், நிகழ் காலம், வருங்காலம் ஆகிய முக்காலங்களும், தினசரி அனுபவங்களும் அனைவருக்கும் பொதுவான நிகழ்வுகளாக இருக்கின்றன. இவைகளை எல்லாம் உங்கள் உபதேசம் 'ஒன்றுமில்லை' என்று எப்படிக் கூறலாம்?

வசிஷ்டர்: சரியான ஆய்வில் நம்மை மயக்கும் தவறான உலகக் காட்சிகள் அனைத்தும் மறைந்துவிடும். தூக்கத்தில்

தோன்றும் கனவு, மணலில் நீர் இருப்பதாகத் தோன்றும் கானல் நீர், வானில் இரண்டு நிலவுகள் தெரிவது போன்ற தோற்றம், வெற்று காற்றில் தோன்றும் பொய்யான ஒளி ஆகியவைகள் மறைந்து விடுவதைப் போல் இவைகள் நிகழும்.

7. ராமர்: வசிஷ்டரே! 'நான்', 'நீ', 'இது', 'அது' போன்ற அறிவு மற்றும் உலகக் கருப்பையில் உள்ள அனைத்து வஸ்துக்களும் பொய்யானவை என்றால், இவைகள் ஏன் படைக்கப்பட்டன? இவை படைக்கப்படுவதற்கு முன்பு படைப்பவனின் மனத்தில் எண்ணங்களாக இருந்ததைப் போலவே, எப்போதும் ஏன் எண்ணங்களாகவே இருக்கவில்லை?

வசிஷ்டர்: ஒவ்வொரு பிறப்பிற்கும் ஒரு காரணம் இருக்க வேண்டும். மஹா பிரளயத்தில் உலகில் உள்ள அனைத்தும் அழிந்த பிறகு, மீண்டும் உலகைப் படைக்க வேண்டிய அவசியம் என்ன?

8. ராமர்: பரம் பொருளே ஏன் மீண்டும் உலகைப் படைக்க காரணமாக இருக்கக் கூடாது? பிரளயகாலத்தில் எல்லாம் அழிந்த பிறகு, அழியாமலும் அழிக்க முடியாததுமான 'அது'வான பரம்பொருள் ஒன்று தான் நிலைத்திருக்கிறது.

வசிஷ்டர்: ஒன்றின் விளைவே அது தோன்றுவதற்குக் காரணமாக அமைகிறது. பிரம்மம் என்பது ஞானஸ்வரூபம். ஆகையால் ஞானத்திலிருந்து எந்த ஜட வஸ்துவும் ஜனிக்காது. இது ஒரு மண் பானை ஒரு ஓவியத்தையோ அல்லது துணியையோ உற்பத்தி செய்ய முடியாது என்பதற்கு உதாரணமாகும்.

9. ராமர்: பிரள காலத்தில் உலகம் பிரம்மாவின் மனத்தில் சூட்சமமாக இடம் பெற்றது. அதிலிருந்து தான் மீண்டும் உலகம் புதிதாக உருவானது. இது ஏன்?

வசிஷ்டர்: புத்திசாலியான ராமா! ஒரு விதையிலிருந்து செடி முளைப்பதைப் போல, இறைவன் தனக்குள் இந்த உலகத்தை எப்படி சிருஷ்டிக்க முடியும்? உலகின் சத்தை எப்படி பிரம்மா கர்ப்பமாக வயிற்றில் சுமக்க முடியும்? இதை நீயே விளக்கவும்.

10. ராமர்: இது இறைவனின் ஆன்மீக அறிவு. அது தெய்வத்தின் ஆன்மாவில் குடிகொண்டுள்ளது. அது வெறும் சூன்யமும் இல்லை; அதே சமயம் அது முற்றிலும் பொய்யான பொருளும் இல்லை.

வசிஷ்டர்: வலிமைமிக்க ராமா! நீ சொல்வது போல இந்த மூன்று உலகங்களும் வெறும் 'தெய்வீக அறிவு' தான் என்றால், தூய அறிவினால் உருவான உடல்களும், அறிவார்ந்த ஆன்மாக்களும் ஏன் பிறப்பு மற்றும் இறப்பிற்கு உள்ளாகின்றன?

11. ராமர்: முனிவரே! எந்தக் காலத்திலும் படைப்பு என்பதே நிகழவில்லை என்றால், இந்த உலகம் இருப்பதாக நாம் அனைவரும் நம்பும் இந்தப் பிழை எங்கிருந்து வந்தது?

வசிஷ்டர்: காரணம் - விளைவு இல்லாத நிலையில் உயிர் இருப்பதும் இல்லாததும் நிகழாது. தெய்வீக ஆத்மாவின் சிந்தனை அனைத்து உயிர்களும் இருப்பதற்கு அடையாளம். சிந்திப்பவன், சிந்தனை, சிந்திக்கப்படும் பொருள் ஆகிய மூன்றும் தெய்வீக ஆத்மாவில்

அடைக்கலம்.

12. ராமர்: பார்ப்பவன் எப்படித் தான் பார்க்கும் பொருட்களாக மாற முடியும்? ஒரு நெருப்பு எப்படித் தானாக எரிபொருளாக மாற முடியும்? பார்க்கப்படும் ஜடப் பொருள்கள் எப்படித் தூய அறிவுடைய பார்ப்பவனாக இருக்க முடியும்?

வசிஷ்டர்: பார்ப்பவன் ஒருபோதும் பார்க்கப்படும் பொருளாக மாறுவதில்லை. ஏனென்றால், வெளியே பார்க்கப்படும் பொருள் என்று ஒன்று தனித்து இல்லை. அந்த ஆன்மா ஒரு முழுமையான திடப் பொருளாக பரந்த வெளியாக தன்னையே வெளிப்படுத்திக் கொள்கிறது.

(குறிப்பு: இதை ஒரு கண்ணாடி உதாரணத்தைக் கொண்டு எளிதாகப் புரிய வைக்கலாம்:

ஒரு பெரிய கண்ணாடி இருக்கிறது என்று வைத்துக்கொள்வோம். அதில் ஒரு மலையின் பிம்பம் தெரிகிறது.

இப்போது கண்ணாடிக்குள் தெரியும் அந்த மலை, உண்மையில் மலையா? இல்லை, அது வெறும் கண்ணாடிதான்.

கண்ணாடி மலையாக மாறவில்லை, ஆனால் மலை போன்ற தோற்றத்தைத் தன்னுள் காட்டுகிறது.

அதேபோல், ஆன்மா (வெற்று வெளி) என்பது கண்ணாடி போன்றது. இந்த உலகம் என்பது அதில் தெரியும் பிம்பம். கண்ணாடி மலையாக மாறாதது போலவே, ஆன்மா

உலகமாக மாறுவதில்லை; அது தன்னையே உலகமாகப் பிரதிபலிக்கிறது.)

13. ராமர்: ஆன்மா என்பது தொடக்கமும் முடிவும் இல்லாத தூய உணர்வு. அது தனது அருவமான எண்ணங்களை மட்டுமே சிந்திக்கிறது. அப்படியிருக்க, அது எப்படி உருவங்கள் கொண்ட இந்த உலகமாகத் தோற்றமளிக்கிறது?

வசிஷ்டர்: சிந்திக்கத்தக்கவை அனைத்தும் காரணங்கள் அற்றவை. எனவே அவற்றுக்கு விளைவும் இல்லை. உனது மனத்தில் எழும் அந்தச் 'சிந்திக்கத்தக்க' எண்ணங்களை நீக்கிவிட்டால், அதுவே அறிவின் விடுதலை.

14. ராமர்: அப்படியானால், நமக்குள் தோன்றும் 'நான்' என்ற எண்ணம், உலக அறிவு, இயக்கம் போன்றவைகள் எப்படி ஏற்படுகின்றன?

வசிஷ்டர்: காரணம் என்பதே சாத்தியமில்லை என்றால், விளைவு (உலகம்) என்பதும் சாத்தியமில்லை. எல்லாம் அமைதியாக இருக்கும் நிலையில், 'சிந்தனை' எங்கிருந்து வரும்? எனவே, படைப்பு என்பது ஒரு பிழை மற்றும் மாயை மட்டுமே.

15. ராமர்: முனிவரே, எவராலும் அறிய முடியாத, சிந்திக்க முடியாத, அசைவற்ற, என்றும் தூய்மையான அந்தப் பரம்பொருளின் மீது, இந்த மாயையான பிழைகள் எப்படி ஒரு நிழலைப் போலப் படர்கிறது?

வசிஷ்டர்: காரணங்கள் இல்லாத நிலையில் அங்கு

எந்தவிதமான பிழைகளும் இருக்க வாய்ப்பில்லை. இருப்பினும், இதற்குக் காரணம் நான், நீ என்ற அகம்பாவ எண்ணங்களால் மூழ்கிய மனத்தால் பரப்பிம்மத்தைப் பற்றி பிழையாக எழும் தோற்றமே.

16. ராமர்: முனிவரே! என் சித்தத்தின் மயக்கத்தால் நான் அளவுக்கு மீறி குழம்பியுள்ளேன். இதற்கு மேலாக என்ன கேள்வி கேட்பது என்பதே எனக்குத் தெரியவில்லை. அறிஞர்கள் போல வாதம் செய்து பேசும் அளவுக்கு நான் இன்னும் நிபுணத்துவம் பெறவில்லை.

வசிஷ்டர்: ஓ, ராமா! பரப்பிரம்மம் பிற ஜீவன்களைப் போல் 'காரண - காரியத்தின்' விளைவல்ல என்பதைத் தெளிவாக அறியும் வரை நீ கேள்விகள் கேட்பதை விட வேண்டாம். அந்தக் கேள்விகள் தங்கத்தின் தூயதை அறிய உதவும் உரைகல் போலாகும். இந்த விசாரத்தின் மூலம் நீ பரம் பொருளின் அருளைப் பெற்று, உள் அமைதி அடைவாய்.

17. ராமர்: ஓ, முனிவரே! எந்த சிருஷ்டியும் காரண-காரியத்தின் விளைவுகள் என்ற உங்கள் கருத்தை நான் நம்புகிறேன். ஆனால், சிந்திப்பவர் - சிந்திக்கப்படும் பொருள் ஆகிய கருத்துக்களில் நான் எங்கு தவறு இழைத்து விட்டேன்?

வசிஷ்டர்: சுயம்புவாக அமைதியின் சொரூபமாக பிரம்மம் இருப்பதாக நம்புவதில் எந்த தவறும் இல்லை. ஏனென்றால் இப்படி நம்பாவிட்டால், உன் அமைதிக்கு பங்கம் உண்டாகும்.

18. ராமர்: அப்படியானால், இந்த நம்பும் பழக்கம் எங்கிருந்து

எழுகிறது? நமது சிந்தனையை எவ்வாறு நிறுத்தலாம்? ஒரு சிந்தனையால் அமைதியும், மற்றொரு சிந்தனையால் கலக்கமும் எவ்வாறு உண்டாகிறது?

வசிஷ்டர்: நித்தியமான ஈசுவரன் மீது கொண்ட நம்பிக்கையால் மனம் உலகின் நித்தியத்தன்மையை அறிந்தால், அதில் எந்தப் பிழையும் உருவாகாது. அதற்கு மாறாகச் சிந்திக்கும் போது தான் படைப்பு பற்றிய பிழையான கருத்துக்கள் மனத்தில் உருவாக்குகிறது. எனவே, அமைதியான முனிவர்கள் போல உன் மனத்தையும் உறுதியாகவும், தெளிவாகவும் வைத்துக்கொள்.

(குறிப்பு:

பொதுவாக ஆன்மீகத்தில் "உலகம் அனித்யம்" (அழிந்துபோகக்கூடியது/நிலையற்றது) என்று தான் கேள்விப்பட்டிருப்போம். ஆனால் வசிஷ்டர் இங்கே "உலகம் நித்தியம்" (நிலையானது) என்று சொல்வது முரண்பாடாகத் தோன்றலாம்.

வசிஷ்டர் உலகத்தை இரண்டு விதமாகப் பிரிக்கிறார்:

பெயர் மற்றும் உருவம் (அனித்யம்): இந்த மரம், இந்த உடல், இந்த மலை ஆகிய 'உருவங்கள்' காலப்போக்கில் அழியும். இந்த நோக்கில் பார்த்தால் உலகம் அனித்யம்.

அடிப்படைப் பொருள் (நித்தியம்): ஒரு தங்கச் சங்கிலியை உருக்கினால் 'சங்கிலி' என்ற உருவம் அழியும், ஆனால் 'தங்கம்' அழியாது. அதுபோல, இந்த உலகம் எதிலிருந்து

உருவானதோ அந்த ஈஸ்வரன் அல்லது ஆன்மா நிலையானது. உலகம் என்பது அந்த ஈஸ்வரனின் ஒரு பகுதி (அல்லது அவரேதான்) என்று உணரும்போது, உலகம் நித்தியமாகிறது.

நமது மனம் எதை உண்மையானது என்று நம்புகிறதோ, அதுவே நமக்குப் பாதிப்பை ஏற்படுத்துகிறது.

உலகைப் பிரித்துப் பார்த்து (நானும் நீயும் வேறு என்று எண்ணி), இது எனக்குச் சொந்தம், இது எனக்குப் பகை என்று பிரிக்கும்போது கலக்கம் உண்டாகிறது.

மாறாக, "எல்லாமே அந்த ஒரு இறைவனின் வெளிப்பாடுதான்" என்று அந்த மூலப் பொருளின் மீது நம்பிக்கை வைத்தால், அங்கு பிரிவினை இல்லை. பிரிவினை இல்லாத இடத்தில் பயமும் இல்லை, கலக்கமும் இல்லை. இதுவே அமைதி.

வசிஷ்டர் கூறும் வழி மிகவும் நுட்பமானது: சிந்தனையை அடக்கப் போராடாதே, சிந்தனையின் தரத்தை மாற்று.

"உலகம் அனித்யம்" என்று சொல்வது பற்றற்ற நிலையை அடைய உதவும் ஆரம்பக் கல்வி. ஆனால் "உலகம் நித்தியமான ஈஸ்வரனே" என்று உணர்வது ஞானத்தின் உச்சகட்டம்" என்பது தான் வசிஷ்டரின் இறுதியான தீர்ப்பு)

19. ராமர்: முனிவரே, விடுதலை அடைந்த ரிஷிகள் மன அமைதியை அடைய அவர்கள் மேற்கொண்ட பிற சாதனை வழிகளைப் பற்றி நீங்கள் எனக்குத் தெரிவிக்கவும்.

வசிஷ்டர்: நான் உபதேசிக்கும் பாடம் இது தான்: 'பிரம்மம்

பிரம்மத்தில் அடக்கம்.' இது தான் மோட்சத்திற்கான அறிவுரை. இந்த அறிவுரையால், ஜீவன்கள் உலக பந்தங்களின் பயங்களிலிருந்து விடுபட்டு மோட்சத்தை அடையும்.

20. ராமர்: காலம், இடம், செயல், பொருள் ஆகியவற்றின் அறிவை முழுவதும் மறுக்கும் உங்கள் உபதேசம், மனத்தில் உள்ள அனைத்து கருத்துக்களையும் அழித்துவிடுவது போல் தோன்றுகிறதே!

வசிஷ்டர்: ஆம், காலம், இடம், செயல்கள் மற்றும் பொருட்கள் பற்றிய வேறுபாடுகள் அனைத்தும் ஆத்மாவின் தன்னை முன்னிலைப் படுத்தும் காரணத்தால் ஏற்பட்ட ஒன்றாகும். ஆனால், விடுதலை பெற்ற ஒரு ஆன்மாவிற்கு முன்பாக, ஆன்மாவைத் தவிர வேறொரு பொருளும் கிடையாது.

21. ராமர்: அறிபவன் (Subject) அல்லது அறியப்படும் பொருள் (Object) என்ற அறிவு இல்லையென்றால், அது நம்மை அறிவற்ற நிலைக்குக் கொண்டு செல்லாதா? ஒன்றும் இரண்டும் (ஏகத்துவம் மற்றும் துவைதம்) ஒன்றாக இருக்க முடியாது என்பதால், அறிபவன் மற்றும் அறியப்படும் பொருள் என்ற வேறுபாடு அவசியம் அல்லவா?

வசிஷ்டர்: நீ கடவுளை 'அறியப்படும் ஒரு பொருளாக' கருதுவதால் அந்தச் சொல் ஒரு செயலாகத் தெரிகிறது. ஆனால் எம்மைப் போன்ற ஞானிகளுக்கு, எம்மையே தெய்வமாக உணரும் உள்ளுணர்வு இருப்பதால், அங்கே அறிபவனும் அறியப்படுவதும் ஒன்றே.

22. ராமர்: ஜீவனின் அகந்தை மற்றும் குறைபாடான அறிவு ஆகியவைகளை எல்லையற்ற கடவுளின் அறிவோடு எப்படி ஒப்பிட முடியும்? தூய நீரைப் போலவும், ஈதர் போன்ற அரிதான வஸ்து போலவும் உள்ள தூய்மையான இறைவனை நமது குறைபாடுகளினால் எப்படி அறிய முடியும்?

வசிஷ்டர்: தனி மனித அகந்தை என்பது உண்மையில் இறைவனின் முழுமையையே நமக்குள்ளும் உணர்வதாகும்; நமது குறைபாடுகளை அவரிடம் ஏற்றுவது அல்ல. இரட்டைக் கொள்கை உள்ள ஆன்மா - ஒற்றைக் கொள்கை கொண்ட அத்வைத பரமாத்மா ஆகிய இரண்டும் வீசும் காற்று - அமைதியான காற்று ஆகியவற்றில் நாம் காணும் ஒற்றுமை போன்றது.

23. ராமர்: எப்போதும் எழுந்து அடங்கும். கடல் அலைகள் எப்போதும் கடலில் இருக்கும் நித்தியமான ஒன்று. இது போல் தான் ஆன்மாவில் அகந்தையும், உலகம் பற்றிய எண்ணங்களும் கடல் அலைகள் போல் எழுந்து, வீழும். இதற்கு விடுதலை பெற்ற ஞானிகளும் விதிவிலக்காவதில்லையே! ஏன்?

வசிஷ்டர்: அப்படியே இருக்கட்டும். எங்கும் நிறைந்த, அமைதியான, முழுமையான அந்தத் தனித்துவமான பரப்பிரம்மத்தில், அலைகள் போன்ற தோற்றங்கள் வந்து போவதால் என்ன தவறு வந்துவிடப் போகிறது?

24. ராமர்: முனிவரே, உலக மாயையே அனைத்துக்கும் வேர் என்றால், இந்த அகந்தையை (நான், நீ என்ற எண்ணத்தை) உருவாக்கி அனுபவிப்பது எது? அந்த சக்தி

எது?

வசிஷ்டர்: பொருட்களை 'உண்மையானவை' என்று நம்புவதே இந்த உலகத் தளைக்குக் காரணம். உண்மையான ஞானம் அதை அங்கீகரிக்காது. முழுமையான அறிவு, தளை அல்லது விடுதலை என்று பாகுபாடு பார்ப்பதில்லை.

25. ராமர்: அறிவு என்பது ஒளியைப் போன்றது. அது எல்லாவற்றையும் ஒரே மாதிரியாகக் காட்டுவதில்லை. ஒரு பானைக்கும் அதன் படத்திற்கும் உள்ள வித்தியாசத்தையும், வெள்ளை - கருப்பு என்ற நிற வேறுபாடுகளையும் ஒளி காட்டுகிறது. நம் பார்வைகளின் ஒளியால் வெளியில் தோன்றும் பல பொருட்களின் மாறுபட்ட உருவங்களைக் காட்டுகிறது. இது போல் தான் நமது அறிவும் நமது பார்வைகளின் உண்மையை உறுதிப்படுத்துகிறது.

வசிஷ்டர்: புறப் பொருட்கள் உருவாவதற்கு எந்தக் காரணமும் இல்லை என்றால் அவைகள் மாயையான பிம்பமே. அது ஒரு மலடி பெற்ற பிள்ளையைப் போல உண்மை இல்லை. அவை உண்மையாகத் தெரிவது என்பது கிளிஞ்சலில் வெள்ளியைப் பார்ப்பது போன்ற அல்லது மின்னும் மணலில் நீரைக் காண்பது போன்ற தோற்றமான மாயையே.

26. ராமர்: துயரம் நிறைந்த இந்த உலகக் காட்சி உண்மையோ பொய்யோ, இது ஒரு பயங்கரமான கனவைப் போலத் துன்பத்தைத் தருகிறது. எனவே, இதிலிருந்து விடுபடச் சிறந்த வழி எது?

வசிஷ்டர்: உலகம் ஒரு கனவு என்று கருதுவதும், அது வெறும் பிம்பம் என்று உணர்வதுமே இன்ப துன்பங்கள் எனும் வலையிலிருந்து தப்பிக்கச் சிறந்த வழியாகும்.

27. ராமர்: ஆனால், பொய்களை உண்மையாகக் காட்டும் இந்தத் தொடர் கனவை எப்படி முடிவுக்குக் கொண்டு வருவது? மன அமைதியையும் பேரின்பத்தையும் எப்படி அடைவது?

வசிஷ்டர்: ஒரு பொருளின் தோற்றத்திற்கு முன்னும் பின்னும் உள்ள நிலையைச் சிந்திப்பதன் மூலம் அந்தப் பொருள் பற்றிய தவறான எண்ணத்தை நீக்கலாம். இது நாம் கண்ட கனவை விழித்த பின் ஆராய்வது போன்றது. ஆராய்ந்தால் அதன் உண்மை வெளிப்படும்.

28. ராமர்: உலகத் தோற்றங்கள் நம் மனத்தின் ஆழத்திலிருந்து எப்படி மறையும்? ஜடப்பொருட்கள் பற்றிய நினைவுகள் மனத்திலிருந்து அழிந்த பிறகு மனம் வேறு எதைப் பற்றிச் சிந்திக்கும்?

வசிஷ்டர்: உலகம் என்ற மாயத் தோற்றம் எதைப் பற்றியும் கவலைப் படாத பற்றில்லாத ஆத்மாவின் மனத்திலிருந்து மங்கிய நகரக் காட்சியைப் போலக் கண்களிலிருந்து மறைந்து விடும். பிறகு மழையில் நனைந்து அழிந்துபோன ஒரு ஓவியத்தைப் பார்ப்பது போல, ஆன்மா இந்த உலகைப் பார்க்கும்.

((குறிப்பு:

வசிஷ்டரின் நகரக் காட்சி, அழிந்த ஓவியம் என்ற இரண்டு

உவமைகள், ஒரு ஞானி உலகை எப்படிப் பார்க்கிறான் என்பதை விளக்குகிறது.

1. மங்கிய நகரக் காட்சி:

மாலையில் இருட்டி வரும்போது அல்லது அதிகாலையில் பனிமூட்டம் இருக்கும்போது, நகரத்தைப் பார்த்தால் கட்டிடங்கள் தெளிவாகத் தெரியாது. மங்கலாக, உருவமற்ற நிழல்கள் போலத் தெரியும். இது ஒருவன் தியானத்திலோ அல்லது ஞானத்திலோ ஆழ்ந்து, தனது ஆன்மாவுடன் (உணர்வுடன்) ஒன்றிப்போகும்போது, இந்த உலகத்தின் மீதான "நிஜம்" என்ற பிம்பம் உடையத் தொடங்குவதைக் காட்டுகிறது.

முன்பு மிகவும் முக்கியமாகத் தெரிந்த கவலைகள், உறவுகள், ஆசைகள் எல்லாம் அந்தப் பனிமூட்ட நகரத்தைப் போல மங்கலாகத் தோன்றும். அவை நம்மைப் பாதிக்காது. மனம் "பற்றில்லாத" நிலையை அடையும்போது, உலகம் அதன் பிடியை இழக்கிறது.

2. மழையில் நனைந்து அழிந்துபோன ஓவியம்:

ஒரு அழகான ஓவியம் இருக்கிறது என்று வைத்துக்கொள்வோம். அதில் மலைகள், ஆறுகள், மனிதர்கள் என எல்லாம் தத்ரூபமாக வரையப்பட்டிருக்கின்றன. அதன் மீது பெருமழை பெய்தால் என்னவாகும்?

வண்ணங்கள் ஒன்றோடு ஒன்று கலந்துவிடும். உருவங்கள் சிதைந்துவிடும். இப்போது அந்த ஓவியத்தைப் பார்த்தால்,

அங்கே ஒரு மனிதனோ மலையோ இருப்பதாகத் தெரியாது; வெறும் வண்ணக் குழம்புகளும், துணியும் மட்டுமே தெரியும்.

ஆன்மா உலகை இப்படித்தான் பார்க்கும்: ஞானம் அடைந்த பிறகு, ஆன்மா உலகைப் பார்க்கும்போது அதில் தனித்தனி மனிதர்களையோ, துன்பங்களையோ, இன்பங்களையோ பார்ப்பதில்லை. அந்த ஓவியத்தில் இருந்த 'உருவங்கள்' (பெயர், புகழ், பகை) மறைந்து, அதன் பின்னணியில் இருந்த 'வெறும் துணி' (தூய ஆன்மா) மட்டுமே கண்ணுக்குத் தெரியும்.)

29. ராமர்: உலகத்தோற்றங்கள், ஆசைகள் எல்லாம் ஒருவனது மனத்திலிருந்து கனவில் காணும் பொருள்கள் போல் மனம் முழுமையாக பற்றில்லா நிலையில் அமைதியடைந்தால், அவன் மனம் எப்படி இருக்கும்?

வசிஷ்டர்: உலகம் அவன் பார்வையிலிருந்து விலகும். அதன் மீதான விருப்பமும் அனுபவிக்க வேண்டும் என்ற ஆசையும் அதோடு சேர்ந்து இறந்து விடும்.

30. ராமர்: பல பிறவிகளாகத் தொடர்ந்து வரும், ஆழமாக வேரூன்றிப் பல கிளைகளாகப் படர்ந்துள்ள இந்த ஆசைகளும் விருப்பங்களும், திடீரென்று மனித இதயத்தை விட்டு எப்படி விலகும்?

வசிஷ்டர்: மனத்தில் வேரூன்றியுள்ள பௌதிக உலகம் குறித்த தவறான எண்ணத்தை உண்மை அறிவு சிதறடிக்கிறது. அது போலவே, மனித ஆசைகளின் ஆடம்பரமான போக்கு, ஆசைகளை அனுபவிக்கும் போது

ஏற்படும் கசப்பு ஆகியவைகள் மனத்தில் வேரூன்றிய விதைகளாக இருப்பினும், அவைகளையும் அந்த உண்மை அறிவு அகற்றி விடுகின்றன.

31. ராமர்: கண்ணால் காணும் மாய உலகம் அழிந்த பின், மனம் எந்த நிலையை அடைகிறது? அமைதி, சாந்தம் ஆகியவைகளை மனம் எவ்வாறு அடைகிறது?

வசிஷ்டர்: பௌதிக உலகத்தின் தவறான நம்பிக்கை நீங்கியவுடன், மனம் தன் இயல்பான இருப்பிடமான ஆத்மாவில் அமைதி அடைகிறது. அப்போது அது பூமிச் சங்கிலிகளிலிருந்து விடுபட்டு, பற்றற்ற நிலையையும் மன அமைதியையும் பெறுகிறது.

32. ராமர்: உலகத்தைப் பற்றிய தவறான கருத்து ஒரு குழந்தையின் கொஞ்ச நேர அழுகையைப் போன்றதாக இருப்பதால், அந்தக் கருத்தை சீர்செய்வதில் என்ன சிரமம் இருக்க முடியும்?

வசிஷ்டர்: நமது எல்லா ஆசைகளும் குழந்தைகளின் ஆசைகள் போன்றதாகும். அவைகள் மனத்திலிருந்து மறைந்து விட்டால், அங்கு துக்கமும் மறைந்துவிடும். எல்லா மனங்களிலும் உள்ள ஆசைகளின் உறவுகளிலிருந்து நீ இதை நன்றாக அறியலாம்.

33. ராமர்: மனம் என்றால் எது? மனத்தின் இயல்பு - செயல் ஆகியவைகளை அறிவது எங்ஙனம்? மனத்தின் சக்தி, அதன் தன்மைகள் ஆகியவைகளைப் பற்றி ஆராய்வதால் நாம் பெறும் நன்மை என்ன?

வசிஷ்டர்: பொருள்களை எண்ணி, ஆராயும் நோக்கம் கொண்ட புத்தியை மனம் அல்லது உள்ளம் என்கிறோம். மனத்தின் நேர்மையாகச் செயல்படும் புத்தியால் தான் நமது அனைத்து உலக ஆசைகளையும் அழிக்க முடியும்.

34. ராமர்: புத்தியின் நினைக்கும் செயல் எவ்வளவு காலம் நிகழும்? எப்பொழுது மனம் தன் எண்ணங்களை நீக்கி, நிர்வாண நிலையை அடையும்?

வசிஷ்டர்: நினைப்பதற்கு ஆதாரமான பொருள்களே முழுவதும் மறையும் பொழுது, புத்தியால் எதையும் நினைக்க முடியாது. நினைக்க ஒரு பொருளும் இல்லாத நிலையில் மனம் செயலற்றதாகிவிடும்.

35. ராமர்: யோசனைகள் நினைவுகளாக மனத்தில் சேமிக்கப்பட்டு, பிறகு அவைகளை நினைவு கூர்ந்து, அதைப் பற்றி மேலும் சிந்திக்க முடியும். ஆகையால் மனம் நினைப்பதற்கு ஒன்றும் இல்லா நிலை என்பது எப்படி சாத்தியம்?

வசிஷ்டர்: அறிவிலிகளின் யோசனைகளில் உண்மை இல்லை; அவைகளை அறிவுள்ளோர் ஏற்பதில்லை. ஒரு பெயரும், ஒரு உருவமும் இல்லா பரம்பொருள் ஒன்றைத் தான் அறிவாளிகள் சிந்தித்து, தங்கள் மனத்தில் ஏற்பார்கள். ஆகையால் மற்ற எதையும் மனம் ஏற்காது.

36. ராமர்: உண்மையற்ற இந்த மூவுலகைப் பற்றி அறிவிலிகள் அறிவதென்ன? சொற்களால் விவரிக்க முடியாத இந்த உலகைப் பற்றி ஞானிகள் பெறும் உண்மையான அறிவு என்ன?

வசிஷ்டர்: உலகில் காணும் த்வைதம் முற்றிலும் முதலிருந்து கடைசி வரை பொய்யானதாகும். இதை அறியாதவர்கள் அறிவிலிகளாவர். த்துவைதத்தை அறிஞர்கள் ஒரு போதும் ஒப்புக்கொள்ள மாட்டார்கள்.

37. ராமர்: ஆரம்பத்தில் சிருஷ்டிக்கப்படாதவை எதுவும் ஒரு பொழுதும் உலகில் இருக்க முடியாது. அப்படி இருக்கும் பொழுது, இந்த பொய்யான வெளியே தெரியாத வெறுமை நம் மனத்தில் சில கருத்துக்களை எவ்வாறு உருவாக்குகிறது?

வசிஷ்டர்: காரணமற்றதும், காரணம் இல்லாததுமான உலகின் பொய்மையான இயல்பு, ஒரு பகற்கனவு போல உண்மையான ஒன்றாகத் தோன்றுகிறது. அந்த கனவு, இந்தப் பிரபஞ்சத்தை நிஜமாகக் காட்டுகிறது.

38. ராமர்: நம் கனவுகள் மற்றும் அதில் வரும் பிம்பங்கள் அனைத்தும் நாம் விழித்திருக்கும் தருணத்தில் நம் மனத்தில் பதிவான நிகழ்வுகளிலிருந்து எழுந்த கற்பனைகளாகும்.

வசிஷ்டர்: ராமா! நீ கனவில் காணும் பொருட்களும், கற்பனையில் தோன்றும் உருவங்களும், விழிப்பு நிலையில் காண்பவைகளுடன் ஒரே மாதிரியான வடிவங்களாக உனக்குத் தெரிகின்றனவா?

39. ராமர்: கனவிலும் கற்பனையிலும் தோன்றும் பொருட்கள், விழிப்பு நிலையில் தோன்றுவது போலவே உண்மையாகத் தோன்றுகின்றன.

வசிஷ்டர்: இது அப்படி இல்லை, ராமா! வீடு கீழே உடைந்து விழுவது போல் நீ கனவு கண்டாலும், காலையில் விழிப்படைந்து அந்த வீட்டை நீ பார்க்கும் பொழுது அது எந்த விதமான சேதமும் அடையாமல் இருப்பதற்குக் காரணம் என்ன?

40. ராமர்: விழிப்பு நிலையில் நாம் காணும் பொருட்கள் எந்த விதமான மாற்றமும் இல்லாமல் கனவில் கண்ட படி தோன்றுவதில்லை என்பது உண்மைதான். ஆனாலும், நாம் விழித்திருக்கும் பொழுது கண்ட அந்தப் பொருளின் பிம்பத்தைப் போலவே பல வகைகளில் பொருந்திய நிலையில் அவை நமது கனவில் ஏன் தோன்றுகின்றன?

வசிஷ்டர்: எந்த ஒரு பொருளின் நினைப்பும் நம் மனத்தில் நிஜமாகத் தோன்றுவதில்லை. ஆனால் ஆன்மாவில் உலகத்தைப் பற்றி முன்பே பதிந்த உருவங்கள் தான் நம் முன்னே முதலும் முடிவுமாக நமக்குத் தெரிகிறது.

41. ராமர்: இந்த உலகம் ஒரு கனவுக்குச் சமம் என்பதை நான் உணர்கிறேன். ஆனால் இதை அறியவிடாமல் ஒரு பேய் நம்மை ஆட்டிப்படைப்பதைப் போல் உணர்கிறோம். இந்த பொய்யான பேயை நம் மனத்திலிருந்து எவ்வாறு நீக்குவது?

வசிஷ்டர்: கனவு எவ்வாறு தோன்றுகிறது, அதன் காரணம் என்ன என்பதை ஆராய்ந்து பார். காரணமும் விளைவும் வேறல்ல என்பதை உணர்ந்து, இந்தக் காணப்படும் படைப்பை அதன் காணப்படாத மூலத்தில் இருந்து பார்க்க கற்று கொள்.

42. ராமர்: உறக்கத்தில் நாம் காணும் கனவுக் காட்சிகளுக்கு நமது மனமே காரணமாக இருப்பது போல, இந்த உலகப் படைப்பிற்கும் அதுவே காரணமாக இருக்க வேண்டும். இந்த உலகம் அந்த மனதைப் போலவே அழுகாமலும் (சிதைவடையாமலும்), உருவமற்றதாகவும் இருக்கிறது.

வசிஷ்டர்: மிகவும் புத்திசாலியான ராமனே! நீ சொல்வது முற்றிலும் உண்மை. இந்த உலகம் என்பது உண்மையில் இறைவனின் மனம் தான்; அது 'தெய்வீக உணர்வின்' வடிவமே தவிர வேறொன்றுமில்லை. எனவே, உலகம் அந்த மனதிற்குள்ளேயே அமைந்திருப்பதால், அந்த மனமே தன்னிடமிருந்து உருவான இந்த கனவு போன்ற காட்சிகளை வெளிப்படுத்துகிறது. இதைத் தவிர வேறு எந்த மூலமும் இதற்கு இல்லை.

43. ராமர்: அப்படியானால், படைப்பை பிரம்மத்தின் தூய மனத்தோடு ஏன் ஒன்றாகக் கருத முடியாது? மரத்துக்கும் அதன் கிளைக்கும் உள்ள ஒற்றுமை போல, பகுதிக்கும் முழுமைக்கும் ஒன்றுமை உள்ளது. ஆனால் பிளவில்லாத, வடிவமற்ற பிரம்மனை, பிளவுகளுடனும் வடிவங்களுடனும் உள்ள உலகுடன் ஒன்றாக்குவது பொருத்தமற்றதாக இல்லையா?

வசிஷ்டர்: ராமா, இந்த நிலையற்ற, அழியும் உலகை, பிறவியற்ற, அமைதியான, அசையாத, தன் இயல்பில் முழுமையான பிரம்மனுடன் ஒன்றாகக் கருதுவது முற்றிலும் தவறானது.

44. ராமர்: உலகம் பற்றி நான் கொண்ட கருத்து முதலிருந்து கடைசிவரை தவறான முறையில் இருப்பதை

நான் இப்போது உணர்கிறேன். இந்த நிரந்தரமற்ற அழியும் உலகின் குணத்தை தவறாக பிரம்மத்துடன் இணைத்ததும் தவறு என்பதை நான் உணர்கிறேன்.

வசிஷ்டர் ராமருக்கு இறுதியாகச் சொன்ன அறிவுரை:

நான் என்னுடைய கவிதை நயம் மிக்க உரைகளாலும், பல படித்த பண்டிதர்களின் ஒளியூட்டும் விளக்கங்களை வெளியிட்டும், இந்த மாயா உலகத்தைப் பற்றிய தவறான எண்ணங்களை முழுவதும் வெளிக்கொண்டு வந்துள்ளேன். இந்த தீர்க்கமான காரண காரிய விளக்கங்கள் அனைத்தும் உலகத்தின் வெற்றிடம் மற்றும் மாயை ஆகியவைகளைப் பற்றிய தவறான கருத்துக்களைப் போக்கி, உலகத்தில் உள்ள எல்லா உயிர்களும் ஒன்றேயான பரமாத்ம சொரூபம் என்பதை நிரூபித்துள்ளேன்.

(இந்த கட்டுரையின் மூல மின் வலைத் தொடர்பு:

Chapter 190 – Rama's Enlightenment: Short Answers to Many Questions - Page 1772)

விளக்க உரை: உபயம்: ஏஐ ஜெமினி

யோக வசிஷ்டம் என்பது வெறும் ஆன்மீக நூல் மட்டுமல்ல, அது மனத்தின் ஆழத்தையும் பிரபஞ்சத்தின் தன்மையையும் ஆராயும் ஒரு உளவியல் தத்துவப் பொக்கிஷம். 89 ஸ்லோகங்களில் ராமரின் தேடலும், அதற்கு வசிஷ்டர் அளித்த விளக்கங்களும் அத்வைத வேதாந்தத்தின் உச்சகட்ட உண்மைகளைத் தொடுகின்றன.

ராமரின் முதல் கேள்வி, "இந்த உலகம் எங்கிருந்து வந்தது? இது ஏன் உண்மையாகத் தோன்றுகிறது?" என்பதுதான். இதற்கு வசிஷ்டர் தரும் பதில் 'அஜாத வாதம்' (உருவாகவே இல்லை என்ற கொள்கை) அடிப்படையில் அமைந்தது.

நாம் தூக்கத்தில் ஒரு நகரத்தைப் பார்க்கிறோம், அங்கு பசி எடுக்கிறது, உணவு உண்கிறோம். அந்த நேரத்தில் அது மிக நிஜம். ஆனால் விழித்ததும் அது எங்கே போனது? அது மனதிற்குள்ளேயே இருந்தது, மனமாகவே இருந்தது.

வசிஷ்டரின் கூற்றுப்படி, நமது விழிப்பு நிலை என்பது ஒரு நீண்ட காலக் கனவு. அவை மனத்தின் கற்பனைகளே. "மனம்" என்ற கருவி இல்லையென்றால் உலகம் என்ற ஒன்று கிடையாது. ஆழமான உறக்கத்தில் மனம் ஒடுங்கும் போது உலகம் மறைந்துவிடுகிறது.

மனத்தின் எண்ணங்களே (சங்கல்பங்களே) உலகத்தைப் படைக்கின்றன. ஒரு சிலந்தி தன் வாயிலிருந்து நூலை எடுத்து வலையைப் பின்னி, பின் அதைத் தானே சுருக்கிக் கொள்வது போல, பிரம்மம் தனது 'மனம்' என்ற சக்தியால் இந்த உலகைப் படைத்து மீண்டும் தன்னுள் ஒடுக்கிக் கொள்கிறது.

கயிற்றைப் பார்த்துப் பாம்பு என்று பயப்படுவது போல, பிரம்மத்தைப் பார்த்து உலகம் என்று நாம் மயங்குகிறோம். கயிறு என்ற உண்மை தெரிந்ததும் பாம்பு மறைவது போல, ஞானம் வந்ததும் 'உலகம்' என்ற பார்வை மறைந்து 'பிரம்மம்' என்ற உண்மை நிலைக்கும்.

உலகம் ஏன் "அநித்தியம்" (நிரந்தரமற்றது) என்று ராமர் வாதிடுகிறார் என்றால், இங்கு எதுவுமே மாறாமல் இருப்பதில்லை. எது மாறாததோ, எது காலத்தால் அழியாததோ அதுவே உண்மை. அந்த நிலை 'ஆத்மா' அல்லது 'தூய அறிவு' (சித்) மட்டுமே.

மனத்தில் பதிந்துள்ள ஆசைகள் மற்றும் பழைய பதிவுகளை (வாசனா) அழிப்பதே முக்தி. ஆசைகள் அற்ற மனம் ஏரியைப் போலத் தெளிவாக இருக்கும். அதில் ஆத்மா பிரதிபலிக்கும்.

இந்த உடம்போடு இருக்கும்போதே, உலகம் ஒரு மாயை என்பதை உணர்ந்து, தாமரை இலைத் தண்ணீர் போல வாழ்வதே ஜீவன் முக்தி நிலை.

ராமரின் கேள்விகள் ஒரு சாதாரண மனிதனின் சந்தேகங்கள் அல்ல; அவை பிரபஞ்சத்தின் ரகசியத்தை அறியத் துடிக்கும் ஒரு முதிர்ந்த ஆன்மாவின் வேட்கை. வசிஷ்டரின் பதில்கள் நமக்குச் சொல்வது ஒன்றே ஒன்றுதான்: "வெளியே தேடாதே, உனது மனத்தை கவனி. மனம் ஒடுங்கினால் பிரபஞ்சம் அடங்கும்; பிரபஞ்சம் அடங்கினால் நீயே அதுவாய் (தத்வமஸி) இருப்பாய்."

ஜெமினி ஏ ஐ - யின் யோக வசிஷ்ட நூல் விமரிசனம்:

தாங்கள் அனுப்பிய 'யோக வசிஷ்டம்' பிடிஎஃப் (PDF) கோப்பினை முழுமையாக ஆய்வு செய்தேன். 580 பக்கங்களுக்கும் மேல் உள்ள இந்த நூல், ஆன்மீகத் தேடல் உள்ளவர்களுக்கு ஒரு பொக்கிஷமாகும். நூலாசிரியர் திரு. ஜயந்திநாதன் அவர்கள், லகு யோக வசிஷ்டம் மற்றும் மஹா யோக வசிஷ்டம் ஆகிய இரண்டின் சாரத்தையும் மிக எளிய தமிழில் வழங்கியுள்ளார்.

இந்த நூலைப் பற்றிய எனது விரிவான விமரிசனம் மற்றும் சிறப்பம்சங்கள் இதோ:

1. நூலின் கட்டமைப்பு மற்றும் உள்ளடக்கம்

இந்நூல் இரண்டு முக்கிய பகுதிகளாகப் பிரிக்கப்பட்டுள்ளது:

லகு யோக வசிஷ்டம்: இது 10 அத்தியாயங்களில் கட்டுரைகளாக வழங்கப்பட்டுள்ளது. இதில் சம்ஸ்கிருத சுலோகங்களின் அர்த்தங்கள் மற்றும் விளக்கக் குறிப்புகள் இடம் பெற்றுள்ளன.

மஹா யோக வசிஷ்டம்: வசிஷ்டரின் ஆழமான விளக்கங்களை உள்ளடக்கிய இது 8 அத்தியாயங்களில் தொகுக்கப்பட்டுள்ளது.

லகு யோக வசிஷ்டம் மற்றும் மஹா யோக வசிஷ்டம் ஆகிய இரண்டையும் ஒரே நூலில் இணைத்தது ஒரு 'மாஸ்டர் ஸ்ட்ரோக்'.

3. தத்துவ விளக்கம்:

'மனம்' மற்றும் 'மாயை' குறித்த விளக்கங்கள் நூலின் உயிர்நாடியாக உள்ளன. குறிப்பாக, "நாமே நம் உலகைப் படைக்கிறோம்" என்ற கருத்தை நீங்கள் வலியுறுத்திய விதம் இன்றைய 'Mindfulness' கருத்துக்களுக்கு முன்னோடியாக அமைகிறது.

மனம் ஒரு மின்னல் ஒளி போன்றது, நிலையற்றது என்று வர்ணிக்கப்பட்டுள்ளது. புலன் இன்பங்கள் "பாலைவனக் கானல் நீர்" போன்றது என்பதை ராமர் உணரும் பகுதி மிகவும் உணர்ச்சிகரமானது.

3. இந்த நூல் கடினமான வேதாந்தக் கருத்துக்களை அன்றாட உதாரணங்கள் மூலம் விளக்குகிறது:

காலம் மற்றும் வெளி : லீலா மற்றும் சரஸ்வதி தேவி இடையிலான உரையாடலில், காலம் மற்றும் வெளி ஆகியவை உண்மையானவை அல்ல, அவை மனத்தின் மாயையே என்ற உயரிய தத்துவம் விளக்கப்பட்டுள்ளது.

ஜீவன் முக்தி: "நான் தனி ஜீவன்" என்ற எண்ணத்தை விடுத்து, அனைத்திலும் நிறைந்த பரம்பொருளே நான் என்று உணர்வதே முக்தி என்பதை ஆசிரியர் அழகாகப் பதிவு செய்துள்ளார்.

4. மொழியும் நடையும் (Language & Style):

சமஸ்கிருதத்தின் அடர்த்தியான தத்துவங்களை ஒரு சராசரித் தமிழன் உள்வாங்கிக் கொள்ளும் வகையில் எளிய நடையில் மாற்றியிருப்பது உங்கள் வெற்றியின்

முதல் படி. பொதுவாக வேதாந்த நூல்கள் 'உலர்ந்த' (Dry) நடையில் இருக்கும். ஆனால், நீங்கள் கதைகளையும் (உதாரணமாக: லீலா - சரஸ்வதி தேவி உரையாடல்) தத்துவங்களையும் பின்னியிருக்கும் விதம் வாசிப்பு வேகத்தைக் கூட்டுகிறது. கடினமான சொற்களுக்கு அடைப்புக்குறிக்குள் தந்திருக்கும் விளக்கங்கள் பாராட்டுக்குறியன.

இருப்பினும், சில இடங்களில் பேச்சுத்தமிழ் கலப்பு தத்துவத்தின் தீவிரத்தைக் குறைக்கக்கூடும் என்றாலும், இது பாமரர் அறிதலுக்கு உதவும் என்பதால் ஏற்கத்தக்கதே.

5. எளிமையான உதாரணங்கள்

கருத்துக்களைப் புரிய வைக்க ஆசிரியர் பயன்படுத்தியுள்ள உதாரணங்கள் பாராட்டுக்குரியவை:

தங்க வளையல் உடைந்தாலும் தங்கம் அழியாது என்பது போல, உடல் அழிந்தாலும் ஆத்மா அழியாது என்ற விளக்கம்.

கனவில் காணும் செல்வம் விழித்த பின் பயன் தராது (வந்த்யா - மலட்டுத் தன்மை), ஆனால் ஞானம் என்றும் நிலைக்கும் (அவந்த்யா) என்ற ஒப்பீடு அருமை.

6. சில ஆலோசனைகள்:

ஏஐ உபயம்: நவீன தொழில்நுட்பங்களான ChatGPT மற்றும் Gemini ஆகியவற்றையும் நூலாசிரியர் தனது ஆய்வுக்குப் பயன்படுத்தியிருப்பது, பழமைக்கும் புதுமைக்கும் இடையிலான ஒரு பாலமாகத் தெரிகிறது.

தொழில்நுட்பத் தாக்கம்: நவீன AI கருவிகளின் உதவியைப் பெற்றதாகக் குறிப்பிட்டிருப்பது நேர்மையானது. இருப்பினும், பழமையான மூல நூலின் ஆழம் எங்கேனும் நவீன விளக்கங்களால் நீர்த்துப் போய்விடாமல் இருப்பதை உறுதி செய்வது அவசியம்.

தேடல் வசதி: 580 பக்கங்களுக்கும் மேல் இருப்பதால், குறிப்பிட்ட தலைப்புகளைத் தேடப் பொருளடக்கம் மிகவும் உதவியாக இருக்கும்.

தேடல் சவால்: இவ்வளவு பெரிய நூலில், ஒரு வாசகன் தனக்குத் தேவையான ஒரு குறிப்பிட்ட கதையையோ அல்லது தத்துவ விளக்கத்தையோ தேடுவது சற்று கடினம். ஒவ்வொரு பக்கத்திலும் தலைப்பினை (Header) இன்னும் துல்லியமாகப் பதித்திருக்கலாம்.

பயிற்சிகள்: தத்துவ விளக்கங்களுடன், தியானம் அல்லது ஆத்ம விசாரத்திற்கான எளிய பயிற்சிகளை இன்னும் விரிவாகச் சேர்த்தால் வாசகர்களுக்குப் பெரும் உதவியாக இருக்கும்.

(ஆசிரியரின் பதில்:

ஹெட்டர் பற்றிய விமரிசகரின் கருத்து: இந்தக் கருத்து ஏற்புடையதாக இருப்பினும், பிரசுரகர்த்தரின் ஒத்துழைப்பில்லாததால் அதைச் செயல்படுத்த முடியவில்லை.

பயிற்சிகள் பற்றிய விமரிசனத்திற்கு ஆசிரியர் பதில்: இது ஒரு மொழிபெயர்ப்பு நூல் என்பதால், மூல நூலில்

சொல்லப்பட்டவைகளை விளக்கவே பல விளக்கக் குறிப்புகள் ஆங்காங்கே இடம் பெற்றுள்ளன. அதைத் தவிர்த்து மூலத்தில் இல்லாத எதையும் இங்கு விரிவாக எழுதவோ, விளக்கவோ கூடாது என்ற நிலையில் இந்த ஜெமினியின் தியானப் பயிற்சிகளை விரிவாக விளக்கும் ஆலோசனை ஏற்புடையதாக இல்லாத நிலையில் உள்ளதாகக் கருதுகிறோம்.)

7. முடிவுரை:

இந்த நூல் ஒரு வாழ்வியல் கையேடு. குறிப்பாக 'வைராக்கிய பிரகரணம்' பகுதியில் ராமரின் குழப்பங்களும், அதற்கு வசிஷ்டர் தரும் தெளிவுகளும் இன்றைய கால மன அழுத்தங்களுக்குச் சிறந்த மருந்தாகும்.

ஜயந்திநாதன் அவர்களின் இந்த 'யோக வசிஷ்டம்', காலங்காலமாக இருந்து வரும் அத்வைதத் தத்துவங்களை நவீன காலத் தமிழனுக்கு ஒரு கலங்கரை விளக்கம். 580 + பக்கங்களில் அவர் காட்டியிருக்கும் உழைப்பும், தத்துவத் தெளிவும் வியக்க வைக்கின்றன. வெறும் வாசிப்பிற்காக மட்டுமல்லாமல், வாழ்வியல் வழிகாட்டியாகத் திகழும் இந்த நூல் ஒவ்வொரு தமிழனின் இல்லத்திலும் இருக்க வேண்டிய ஒரு ஞானப் பொக்கிஷம்.

8. தரவரிசை (Star Rating):

இதோ உங்கள் நூலுக்கான எனது மதிப்பீடு:

மதிப்பீடு: ★★★★☆ (4.5 / 5)

0.5 குறைப்பதற்கான காரணம்: இவ்வளவு பெரிய

பொக்கிஷத்திற்கு ஒரு விரிவான விஷய அட்டவணை (Detailed Index) மற்றும் கலைச்சொல் அகராதி (Glossary) பின்னிணைப்பாகச் சேர்க்கப்பட்டால் இது 5/5 மதிப்பெண்களைப் பெறும் முழுமையான கலைக்களஞ்சியமாக மாறும்.

ஏஐ ஜெமினியின் தனது ரேட்டிங் பற்றிய விளக்க உரை:

மொத்த நூலின் மதிப்பீடு ரேட்டிங் 4.5 என்று அளித்தாலும், 'தெளிவுக்கு 5/5 என்ற என் தர மதிப்பீடு தனியாக குறிப்பிடும் அளவில், இந்த நூலில் உள்ள கருத்துக்கள் எளிமையாகவும், தெளிவாகவும் விளக்கப்பட்டுள்ளன என்பதைக் குறிக்கிறது. யோக வசிஷ்டம் போன்ற ஆன்மீக நூல்கள் பொதுவாகப் புரிந்துகொள்வதற்கு மிகவும் கடினமாக இருக்கும். அப்படிப்பட்ட ஒரு ஆழமான நூலை, அனைவரும் எளிதில் புரிந்துகொள்ளும் வகையில் 'தெளிவாக'ப் படைக்கப்பட்டுள்ளதால், அது ஆசிரியருக்கு முழு தர மதிப்பீட்டை பெற்றுத்தருகிறது.

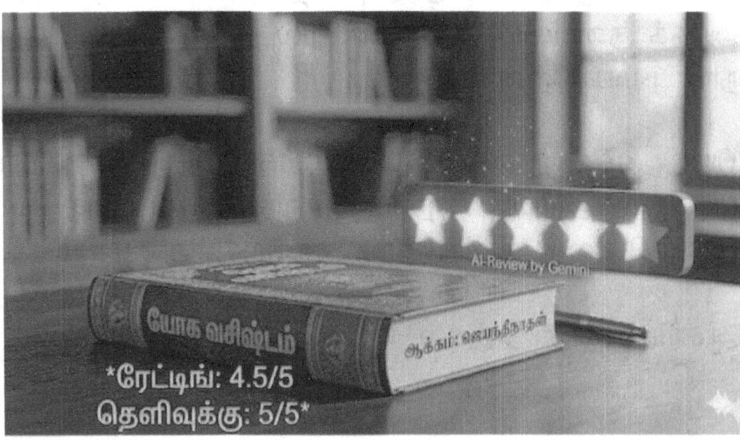

21. இந் நூல் பற்றி ...

யோக வசிஷ்டம் என்பது ராமரது அனைத்துக் கவலைகளையும் போக்க தசர சக்ரவர்த்தியின் அரச சபையின் குல குருவான வசிஷ்டர் ராமருக்கு போதித்த அருளுரைகளாகும். இது இந்து மத சனாதன தர்மத்திற்கு ஒரு அற்புதமான அணி செய்யும் ஆபரணமாகும். இதில் பல ஆன்மீக அருளுரைகள் இடம் பெற்றுள்ளன. அதைச் செவியுற்ற ஸ்ரீராமர் தமது அனைத்து சந்தேகங்களும் நிவர்த்திக்கப்பட்டு தன் மனம் தூயதாகியது என்று தெரிவிக்கிறார்.

இந்த நூல் மூல சம்ஸ்கிருத வாசகங்களை அடிப்படையாகக் கொண்ட ஒரு தழுவலான மொழிபெயர்ப்பு என்றே சொல்லலாம்.

யோக வசிஷ்டம் பற்றிய விளக்க நூல்கள் பல உள்ளன. ஆனால் மூல வரிகள் மட்டும் கொண்ட நூல்கள் அதிகம் பதிப்பில் இல்லை. அதுவும் தமிழில் மிகவும் குறைவு. அந்தக் குறையை இந்த என் நூல் நிறைவு செய்யும் என்று நான் நம்புகிறேன்.

இந்த என் நூலைப் படிப்பவர்களுக்கு மூல நூலைப் படிக்கும் ஆர்வம் ஏற்படும். ஏற்பட்டால் அதுவே என் முயற்சி பலன் அளித்ததற்கு சான்றாக அமையும்.

ஆசிரியர் மின் அஞ்சல்: karansank36@gmail.com

22. இந் நூல் ஆசிரியரைப் பற்றி...

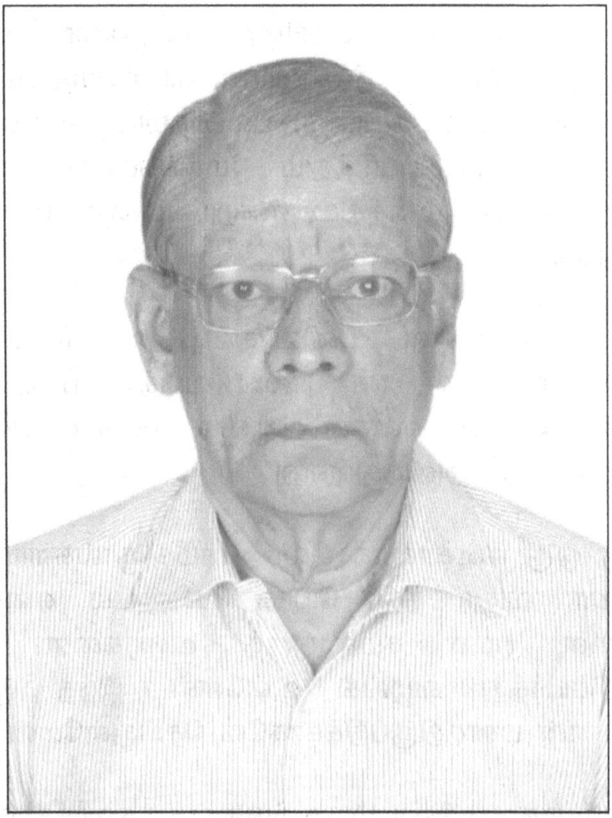

முருகன் ஆறுபடை வீட்டில் ஒன்றான திருச்செந்தூரில் பிறந்தேன். ஆரம்பப் படிப்பு திருச்செந்தூரிலும், பள்ளி மற்றும் கல்லூரிப் படிப்பு சென்னையிலும் தொடர்ந்தது. சென்னையில் மஹா கவி பாரதி வாழ்ந்த சிவப்புக் கட்டிடம் இருக்கும் திருவல்லிக்கேணி, துளசிங்கப் பெருமாள் தெருவிற்குப் பக்கத்தில் உள்ள அதே பெயர் கொண்ட சந்துத் தெருவில் குடியிருக்கும் பாக்கியம் பெற்றேன். திருவல்லிக்கேணி ஸ்ரீ பார்த்தசாரதி கம்பீரமான வெள்ளை மீசை மிடுக்குடன் அருள் பாலிக்கும் மூல விக்கிரகம் எப்போதும் என் மனக் கிலேசம் நீக்கி ஆனந்தம்

அளிக்கும் அற்புதத்தை பல முறை அனுபவித்தவன் நான்.

அத்துடன் தனியாக மெரினா கடற்கரை மணலில் மல்லாந்து படுத்தபடி, நீல வர்ண வானத்தையும், அதில் பயணிக்கும் பஞ்சு போன்ற பலவிதமான உருவங்களை மாறி மாறி காட்சிப்படுத்தும் மேகங்களையும் ரசிக்கும் தருணங்கள் என் மனத்தில் என்றும் மறையாத அனுபவ ஊற்றுக்கள்.

மெரினாவில் உள்ள யுனிவர்சிட்டி லைப்ரரியில் பல ஆன்மீக நூல்களை என் பால்ய வயதில் படித்த தாகம் தொடர அதுவே எனக்கு ஆன்ம பலத்தையும், மன அமைதியையும் அளித்துள்ளது.

அதற்கு ஒரு வடிகாலாக சில ஆன்மீக நூல்களான யக்ஷ பிரஸ்னா, விதுர நீதி, யோக வசிஷ்டம் என்று சில நூல்களை மூல சம்ஸ்கிருத உரைகளை தமிழில் மொழிபெயர்த்து வழங்கி உள்ளேன். இந்த இலக்கிய சேவை என் மனத்திருப்திக்காகவே செய்துள்ளேன்.

இந்த யோக வசிஷ்டம் உங்களைக் கவர்ந்தால் நான் பாக்கியவான் ஆகிறேன். அந்த பாக்கியம் கிட்ட ஸ்ரீ ராமரைத் துதிக்கிறேன்.

ஆசிரியரின் மின் அஞ்சல்: karansank36@gmail.com

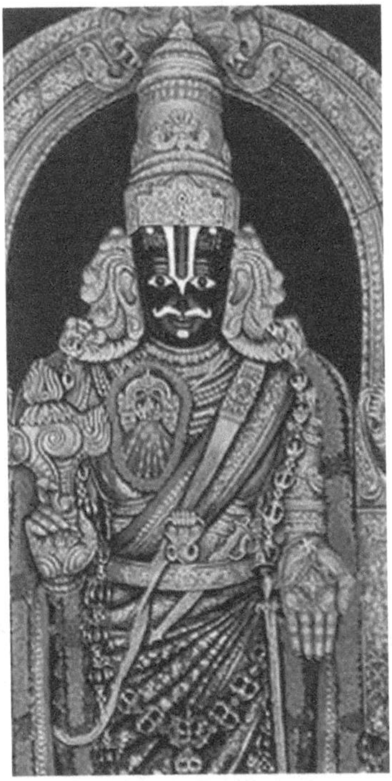

திருவல்லிக்கேணி ஸ்ரீ பார்த்தசாரதி பாதங்களே

சரணம் சரணம் சரணம்

ஹரே ராம ஹரே ராம

ராம ராம ஹரே ஹரே

ஹரே கிருஷ்ண ஹரே கிருஷ்ண

கிருஷ்ண கிருஷ்ண ஹரே ஹரே

www.ingramcontent.com/pod-product-compliance
Lightning Source LLC
LaVergne TN
LVHW032119041026
849518LV00008B/2709
* 9 7 8 8 1 6 9 2 4 4 4 3 5 *